普通高等教育"十二五"规划教材
教育部特色专业建设系列成果教材

医药学基础

邱丽颖　主　编
范红斌　副主编

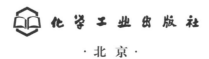

·北京·

本书共三篇十七章，第一篇解剖形态学基础，主要介绍了人体的大体解剖结构和形态学特征，重点突出了与药物评价关系紧密的内脏学解剖和形态学内容。第二篇生理学基础，除全面介绍人体基本生理功能外，重点突出了与药物评价有关的功能发生的机制及功能的调节。第三篇病理学基础与疾病概论，主要围绕常见的病理表现与发病的基本环节进行介绍，旨在为理解药物作用靶点和新药设计奠定基础。全书内容翔实、丰富，突出了科学性、新颖性、实用性。

本教材主要供高等院校制药工程专业、医药贸易专业、医药营销专业等医药学相关专业本科生、专科生及成人教育学生使用，也可作为医药从业人员岗前培训教材和医药爱好者自学参考书。

图书在版编目（CIP）数据

医药学基础/邱丽颖主编．—北京：化学工业出版社，2012.1（2023.9重印）

普通高等教育"十二五"规划教材．教育部特色专业建设系列成果教材

ISBN 978-7-122-12990-1

Ⅰ．医⋯ Ⅱ．邱⋯ Ⅲ．医药学-高等学校-教材 Ⅳ．R

中国版本图书馆 CIP 数据核字（2011）第 258379 号

责任编辑：赵玉清　　　　　　　　　　文字编辑：周　倜
责任校对：陈　静　　　　　　　　　　装帧设计：关　飞

出版发行：化学工业出版社（北京市东城区青年湖南街 13 号　邮政编码 100011）
印　　装：涿州市般润文化传播有限公司
787mm×1092mm　1/16　印张 19　字数 493 千字　　2023 年 9 月北京第 1 版第 7 次印刷

购书咨询：010-64518888　　　　　　售后服务：010-64518899
网　　址：http://www.cip.com.cn
凡购买本书，如有缺损质量问题，本社销售中心负责调换。

定　　价：48.00 元

《医药学基础》
编写人员名单

主　　编： 邱丽颖

副 主 编： 范红斌

参编人员（按姓名汉语拼音为序）：

　　　　杜　斌　范红斌　高越颖

　　　　李　英　马　鑫　邱丽颖

前　言

药物评价是药学及相关专业要掌握的核心内容之一，医药学基础知识是掌握药物评价的重要学科基础，各高校都非常重视相关课程的教学工作。目前不同高校针对这部分知识所用教材有较多层次，如在《解剖生理学》课程后再开设《病理生理学》，或把所用基础医学知识作为一门课程等，尚无统一教材和统一内容。

我们在多年基础医学教学基础上，根据"国家'十二五'中长期教育规划纲要"精神和我们在教育部特色专业建设过程中的经验，策划并完成了本书编写。本书由《药理学》主讲教师编写，将药物评价所需要的前期基础知识进行了系统梳理，编写强调基础知识为专业服务的宗旨，内容包括解剖形态学基础、生理学基础、病理学基础与疾病概论三部分。

本书共三篇十七章，第一篇解剖形态学基础，主要介绍了人体的大体解剖结构和形态学特征，重点突出了与药物评价关系紧密的内脏学解剖和形态学内容。第二篇生理学基础，除全面介绍人体基本生理功能外，重点突出了与药物评价有关的功能发生的机制及功能的调节。第三篇病理学基础与疾病概论，主要围绕常见的病理表现与发病的基本环节进行介绍，旨在为理解药物作用靶点和新药设计奠定基础。为了更好使用本书，我们还编写了与之配套的《医药学基础实验教程》同步出版。

在本书的编写过程中，得到了化学工业出版社有关编辑的悉心指导和大力支持，在此表示衷心感谢！

在此书出版之际，深感给学生一本好的学习用书的重要，也感到编写一本优秀指导用书的难度。希望各位同仁对本书中不尽如人意之处提出更合理的建议和意见，恳请各位读者不吝赐教与指正。

邱丽颖　范红斌
2011 年 9 月于江南大学

目　录

第一篇　解剖形态学基础

第二篇　生理学基础

第三篇　病理学基础与疾病概论

第一篇

解剖形态学基础

解剖学是研究正常人体形态结构的科学。分为细胞、组织、器官和系统三个层次。广义的概念包括解剖学、组织学、细胞学和胚胎学。属于生物科学中形态学范畴，是医学科学中一门重要的基础课程。组织学是在细胞和组织水平研究机体微细结构的科学。

第一章　运 动 系 统

第一节　骨 与 关 节

一、骨的形态、构造，骨的化学组成

运动系统由骨、骨连接和骨骼肌组成，具有支持、保护和运动等功能。它构成人体的支架，并赋予人体基本形态。大部分骨骼肌附于骨，并跨过关节。在神经系统的支配下，骨骼肌收缩能使骨以关节为支点而进行运动。所以说，在运动过程中，骨骼肌是运动的主动部分，为运动的动力；而骨和骨连接是运动的被动部分，为运动的杠杆和枢纽。

1. 形态　长骨、短骨、扁骨和不规则骨（图 1-1）。

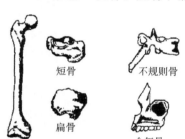

短骨　不规则骨

扁骨

长骨　含气骨

图 1-1　骨的形态

2. 结构　骨质、骨膜、骨髓。

3. 骨的化学成分和物理性质

（1）有机质　主要是骨胶原纤维束和黏多糖蛋白，约占 1/3。构成支架，赋予骨的弹性和韧性。

（2）无机质　主要是碱性磷酸钙，约占 2/3。赋予骨硬度和脆性。

二、上肢骨及主要的骨性标志

1. 上肢带骨　锁骨、肩胛骨。

（1）锁骨：具有胸骨端、胸骨关节面、肩峰端、肩峰关节面和上面、下面。

（2）肩胛骨：分为上缘、内侧缘、外侧缘和内侧角、外侧角、下角。前面亦称肋面、有肩胛下窝；后面亦称背面、有喙突、肩胛切迹。关节盂、盂上结节、盂下结节、肩胛冈、冈上窝、冈下窝、肩峰、肩峰关节面。

2. 自由上肢骨　肱骨、尺骨、桡骨、腕骨、手骨。

（1）肱骨　肱骨头、解剖颈、大结节、大结节嵴、小结节、小结节嵴、结节间沟、外科颈、三角肌粗隆、桡神经沟、内上髁、外上髁、肱骨滑车、肱骨小头、冠突窝、桡窝、尺神经沟、鹰嘴窝。

（2）尺骨　鹰嘴、冠突、滑车切迹、尺骨粗隆、桡切迹、骨间缘、尺骨头、环状关节面、尺骨茎突。

（3）桡骨　桡骨头、桡骨头凹、环状关节面、桡骨颈、桡骨粗隆、骨间缘、桡骨茎突、尺切迹。

（4）手骨　腕骨 8 块，排成两列，每列 4 块，近侧列由外侧向内侧依次为手舟骨、月

骨、三角骨和豌豆骨；远侧列由外侧向内侧依次为大多角骨、小多角骨、头状骨和钩骨。掌骨5块，由外侧向内侧依次为第一至第五掌骨，每块掌骨分为掌骨底、掌骨体和掌骨头。指骨共14块，除拇指外，余皆为3块，分为近节（基节）指骨、中节指骨（拇指无中节指骨）和远节（末节）指骨，近节指骨和中节指骨分为指骨底、指骨体和指骨滑车，远节指骨的远端为指骨粗隆。

3. 上肢骨主要体表标志的触扪

（1）锁骨　位于皮下，呈S形，可触扪到全长。

（2）肩胛骨　可触扪到肩峰、肩胛冈、下角、内侧缘。

（3）肱骨　可触扪到大结节、内上髁和外上髁。

（4）尺骨　可触扪到尺骨体、鹰嘴、尺骨头和尺骨茎突。

（5）桡骨　可触扪到桡骨头和桡骨茎突。

（6）手骨　可触扪到全部手骨的背面。

三、下肢骨及主要的骨性标志

1. 下肢带骨　髋骨。

髋骨有一对，左右各一块，由髂骨、耻骨和坐骨3骨愈合而成，整体上可见髋臼和闭孔。

（1）髂骨　髂骨体、髂骨翼、髂嵴、髂前上棘、髂前下棘、髂后上棘、髂后下棘、髂窝、髂粗隆、耳状面、臀面。

（2）耻骨　耻骨体、耻骨上支、耻骨下支、耻骨梳、耻骨结节、耻骨联合面。

（3）坐骨　坐骨体、坐骨支、坐骨结节、坐骨棘、坐骨大切迹、坐骨小切迹。

2. 自由下肢骨　股骨、髌骨、胫骨、腓骨、足骨。

（1）股骨　股骨头、股骨颈、大转子、小转子、转子间线、转子间嵴、粗线（内侧唇、外侧唇）、内侧髁、外侧髁、腘面、髌面、髁间窝、内上髁、外上髁、收肌结节。

（2）髌骨　髌底、髌尖、髌关节面。

（3）胫骨　内侧髁、外侧髁、上关节面、髁间隆起、腓关节面、胫骨粗隆、内踝、内踝关节面、下关节面、腓切迹、骨间缘。

（4）腓骨　腓骨头、腓骨头关节面、骨间缘、外踝、外踝关节面。

（5）足骨　由跗骨、跖骨和趾骨组成。

① 跗骨　有7块，分别为距骨、跟骨、足舟骨、内侧楔骨、中间楔骨、外侧楔骨和骰骨。辨认跟骨结节、距骨滑车、舟骨粗隆、骰骨粗隆。

② 跖骨　有5块，由内侧向外侧依次为第一至第五跖骨，分为跖骨底、跖骨体、跖骨头。

③ 趾骨　有14块，除拇趾为2节外，余皆为3节，分为近节（基节）趾骨、中节趾骨（拇趾无中节趾骨）和远节（末节）趾骨，近节趾骨和中节趾骨分为趾骨底、趾骨体、趾骨滑车，远节趾骨的远端为趾骨粗隆。

3. 下肢骨主要体表标志的触扪

（1）髋骨　可触扪到髂嵴、髂前上棘、髂后上棘、耻骨结节和坐骨结节。

（2）股骨　可触扪到大转子、外侧髁和内侧髁。

（3）髌骨　位于皮下可触扪到前面。

（4）胫骨　可触扪到内侧髁、外侧髁、胫骨粗隆、胫骨前嵴、胫骨内侧面和内踝。

（5）腓骨　可触扪到腓骨头和外踝。

（6）足骨 可触扪到跟骨结节、载距突，以及除跟骨和距骨以外的全面足骨的背面。

四、躯干骨及主要的骨性标志

1. 胸骨 胸骨柄、胸骨体、剑突、颈静脉切迹、锁切迹、肋切迹、胸骨角。
2. 肋骨 肋骨体、肋结节、肋头、肋角、肋弓、肋沟。
3. 椎骨 椎体、椎弓、椎孔、一个棘突、一对横突、一对上关节突、一对下关节突、椎上切迹、椎下切迹以及上下位椎骨连结所形成的椎管和椎间孔。
4. 三块特殊椎骨的标志
（1）寰椎（第1颈椎） 有椎孔、前弓、后弓、侧块、横突孔、上关节面、下关节面、齿突凹。
（2）枢椎（第2颈椎） 有齿突、前关节面、后关节面。
（3）骶骨（骶椎） 上关节面、骶骨岬、骶管、耳状面、骶前、后孔、骶管裂孔、骶角。
5. 躯干骨主要体表标志的触扪
（1）胸骨 位于皮下，可触扪到胸骨的前面。胸骨角是很重要的体表标志。
（2）肋骨 可触扪到第2至第12肋骨的外面。
（3）椎骨 位于皮下，可触扪到全部椎骨的棘突，低头时在颈后部最长的棘突为第七颈椎，是确定各椎骨的重要标志。
（4）骶骨 可触扪到骶骨的骶中嵴、骶角以及尾骨的背面。

五、颅骨

1. 分为脑颅骨和面颅骨。脑颅骨8块、面颅骨15块。
2. 颅骨的主要骨性标志：下颌角、颧弓、乳突、枕外隆凸。

六、关节的基本结构和辅助结构，关节的类型和运动

（一）基本结构
关节面、关节囊、关节腔。
（二）辅助结构
韧带、关节内软骨、滑膜囊与滑膜襞。

七、上肢关节

（一）肩关节
1. 组成：肩胛骨关节盂和肱骨头。
2. 关节囊较松而薄，关节囊前上方有喙肱韧带和前方有盂肱韧带，喙肩韧带。
3. 关节腔中有肱二头肌长头腱穿过。
（二）肘关节
1. 组成：肱尺、肱桡和桡尺近侧关节。
肱骨滑车和肱骨小头分别与尺骨的滑车切迹、桡骨头凹相连接，并将尺骨的桡切迹与桡骨头环状关节面相连结。
2. 构成肘关节的3个关节只有一个关节囊，关节囊前后较松弛。
（三）桡腕关节
桡骨的腕关节面与近侧列腕骨的手舟骨、月骨、三角骨共同构成的椭圆形凸起相连接。形成的关节腔较宽，便于关节运动。

八、下肢关节

(一) 髋关节

构成：由髋臼和股骨头构成。

主要特点：①股骨头圆小，髋臼由髋臼唇加深。②关节囊厚而坚韧，只有后下壁稍薄弱。③囊内、囊外均有韧带加强，囊外为髂股韧带，囊内为股骨头韧带。

(二) 膝关节

组成：股骨下端和胫骨上端、髌骨。

主要特点：关节囊宽阔而松弛，周围有很多韧带加强，关节内有半月板。有滑膜襞、滑膜囊。

(三) 踝关节

组成：胫骨、腓骨下端和距骨滑车。

内侧的三角韧带，外侧的距腓前韧带、跟腓韧带、距腓后韧带。

九、脊柱

(一) 椎骨的连接

椎骨间的连接主要有椎间盘、韧带和关节等。

1. 椎间盘

(1) 位置　位于相邻椎体之间。

(2) 构成　由纤维环和髓核构成。纤维环为环形的纤维软骨，连于上下椎体之间，髓核为胶冻状，位于中央。

(3) 临床意义　纤维环后外侧较薄弱，用力过猛时可致髓核脱出而压迫脊神经。

2. 韧带　主要有五条，即三长两短。

(1) 三条长韧带　①前纵韧带，连接于椎体之前。②后纵韧带，连接于椎体之后。③棘上韧带，连接于棘突之后。

(2) 两条短韧带　①棘间韧带，连接于棘突之间。②黄韧带，连接于椎弓之间。

(3) 临床意义　腰椎穿刺时由外向内依次经过的韧带是棘上韧带、棘间韧带、黄韧带。

(二) 脊柱的整体观

1. 前面观　椎体自上而下依次增大，骶尾部又逐渐缩小，与承受体重压力密切相关。

2. 后面观　棘突上下排列成一条直线。各部棘突方向有所不同，颈部棘突较短，胸部棘突向后下呈叠瓦状排列，腰部棘突近水平后伸。

3. 侧面观　可见四个生理弯曲，即颈曲、胸曲、腰曲、骶曲。主要起减缓振荡作用。其中，颈腰二曲凸向前，胸骶二曲凸向后。

(三) 胸廓

由12块胸椎、12对肋、1块胸骨构成。

1. 胸骨

(1) 形态分部　自上而下分为胸骨柄、胸骨体和剑突三部。胸骨柄上方凹陷为颈静脉切迹，柄、体交界处形成略微向前隆凸的胸骨角。

(2) 临床意义　胸骨角平对第2肋软骨，是记数肋的标志。

2. 肋　共12对。

(1) 形态分部　前部为肋软骨，后部为肋骨，末端有肋头，内面下缘处有肋沟。

(2) 肋的连接

① 肋的后端连接　肋的后端连于胸椎。

② 肋的前端连接　肋的前端连接不尽相同。a. 第 1 肋借肋软骨连于胸骨柄。b. 第 2 肋借肋软骨连于胸骨角。c. 第 3～7 肋借肋软骨与胸骨体相连。d. 第 8～10 肋借肋软骨依次连于上位肋软骨，形成肋弓。e. 第 11、12 肋前端游离于腹肌之中，称浮肋。

3. 胸廓的整体观及运动

胸廓呈前后略扁的圆锥形，上窄下宽。肋骨间为肋间隙，由肋间肌封闭。

（1）胸廓上口　由第 1 胸椎、第 1 肋、胸骨的颈静脉切迹围成，向前下倾斜。

（2）胸廓下口　由第 12 胸椎、第 12 肋、第 11 肋、肋弓、剑突围成，膈肌就是附着于胸廓下口周围的骨面。

（3）胸廓的运动　吸气时，胸廓和肋上升；呼气时，胸廓和肋下降。

第二节　肌　肉

一、肌肉的形态和构造

运动系统中叙述的肌，均属横纹肌，大多跨过关节，附于骨面，故称骨骼肌（图 1-2）。它可随人的意志而收缩和舒张，故又称随意肌。全身骨骼肌约为全身体重的 40％。

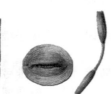

长肌　半羽肌　羽肌　短肌

阔肌　轮匝肌　二腹肌

图 1-2　骨骼肌的形状

（一）肌的分类

1. 根据其分布的部位可分为头肌、颈肌、躯干肌和四肢肌。

2. 根据肌的外形，大致可分为长肌、短肌、阔肌和轮匝肌 4 类。

① 长肌　呈梭形，主要分布于四肢。收缩时显著缩短，引起大幅度的运动。

② 短肌　小而短，多分布于躯干深层。收缩时运动幅度较小。

③ 阔肌　呈扁阔状，多分布于躯干浅层，参与体腔的围成。

④ 轮匝肌　呈环形，主要分布于颜面、体腔的孔、裂周围，收缩时可以关闭孔裂。

（二）肌的结构

肌肉分为肌性部分和腱性部分。肌性部分主要由肌纤维组成。色红、柔软，具有一定的收缩和舒张功能。腱性部分主要由平行致密的胶原纤维构成，色白强韧，无收缩功能。

二、上肢肌

上肢肌分为肩带肌、臂肌、前臂肌和手肌。

（一）肩带肌

三角肌：位于肩部皮下，为三角形的多羽状肌。注意观察此肌前、中、后 3 部的起点及肌纤维方向，确定该肌收缩时肌拉力方向及其与肩关节运动轴的关系，分析其功能。

（二）臂肌

肱二头肌：位于上臂前面皮下，长、短头分别起于关节盂上、下结节。

肱三头肌：位于上臂后面皮下，有长头、内侧头和外侧头。

（三）前臂肌

位于桡、尺骨周围，包括前后两群，每群又可分为浅、深两层。前群一般为屈肌（屈肘、屈腕、屈掌、屈指）或旋前肌（前臂旋前），后群一般为伸肌（伸肘、伸腕、伸掌、伸指）或旋后肌（前臂旋后），每块肌的功能多与名称一致。

1. 前群　共9块，浅层由桡侧向尺侧依次为：肱桡肌、旋前圆肌、桡侧腕屈肌、掌长肌、指浅屈肌和尺侧腕屈肌；深层包括拇长屈肌、指深屈肌和旋前方肌。

2. 后群　共10块，浅层由桡侧向尺侧依次为：桡侧腕长伸肌、桡侧腕短伸肌、指伸肌、小指伸肌和尺侧腕伸肌；深层由桡侧向尺侧依次为：旋后肌、拇长展肌、拇短伸肌、拇长伸肌和示指伸肌。

（四）手肌

可分为外侧群、中间群、内侧群。

（1）外侧群　较发达，有4块，作用于拇指，隆起形成鱼际。

（2）中间群　位于掌心或掌骨之间。

（3）内侧群　有3块，作用于小指，形成小鱼际。

三、下肢肌

1. 股四头肌位于大腿前面及外侧的皮下。股直肌起点在髂前下棘，该肌4个头合并形成股四头肌向下包绕髌骨，形成髌韧带，止于胫骨粗隆。作用是伸膝、屈髋。

2. 半腱肌、半膜肌、股二头肌：在股后方，作用是屈膝关节，伸髋关节。共同起于坐骨结节（股二头肌短头起于股骨粗线）。半腱肌、半膜肌的肌腱经膝关节后面转至内侧止于胫骨粗隆的内侧。股二头肌则经膝关节后面转至外侧止于腓骨头。

3. 臀大肌位于骨盆后外侧面臀部皮下，为四方形强厚的扁肌。臀中肌位于臀大肌深面，将臀大肌肌腹翻开便可观察到。臀小肌位于臀中肌深面，将臀中肌翻开便可观察到。

4. 小腿三头肌位于小腿后面，包括浅层的腓肠肌内、外侧头和深面的比目鱼肌。腓肠肌内、外侧头与比目鱼肌在小腿中部合并移行为强大的跟腱而止于跟骨结节。

四、胸背肌

（一）背肌

1. 浅层：斜方肌、背阔肌、肩胛提肌和菱形肌。

① 斜方肌：位于项部和背上部，为三角形的阔肌。该肌起自枕外隆凸、项韧带和全部胸椎棘突。其上、中、下纤维向肩部聚拢（注意其中各部纤维方向不同，因而作用不一样）。止于肩峰、肩胛冈及锁骨肩峰端（因两侧斜方肌在一起形似斜方形而得名）。

作用：上部纤维收缩，上提肩胛骨，使肩胛下角外旋。下部纤维收缩，可使肩胛下降。两侧共同收缩，使肩胛骨向脊柱靠拢；当肩胛骨固定时，可使头后仰。

② 背阔肌：将臂极度外展然后观察。该肌位于背下部和胸外侧壁。背阔肌呈三角形，为全身最大的阔肌，其以腱膜起自下6个胸椎的棘突、全部腰椎棘突、骶骨正中嵴及髂嵴后部，肌束向外上方集中，止于肱骨小结节嵴。

作用：使臂内收、旋内及后伸，上肢上举被固定时，则上提躯干（如引体向上）。

2. 深层：包括许多肌，在此只讲竖脊肌。

竖脊肌：又称骶棘肌，为纵列脊柱后方及两侧的强大肌，在维持躯体的直立姿势中发挥极其重要的作用。另外，两侧竖脊肌共同收缩，使头后仰并伸脊柱。

3. 胸腰筋膜。

（二）胸肌

1. 胸上肢肌　胸大肌：位置表浅，覆盖胸廓前壁的大部，呈扇形，宽而厚。该肌起于锁骨内侧半、胸骨及上部肋软骨的前面，纤维聚拢，止于肱骨大结节嵴。

作用：使臂内收和旋内，若上肢上举并固定，则可上提肋，扩大胸廓，以助吸气。此外，也可引体向上。

2. 胸固有肌

① 肋间外肌　在肋间隙的浅层，肋骨之间找到此肌。它起于上一肋骨的下缘，纤维斜向前下（但在胸后壁则向外下方），止于下一肋骨的上缘。在肋软骨的间隙内，无肋间外肌，由结缔组织形成的肋间外膜所取代。

作用：上提肋，扩大胸廓，助吸气。

② 肋间内肌　在肋间外肌深面，翻起肋间外肌便可见到。它的纤维方向与肋间外肌垂直相交，起于下一肋上缘，止于上一肋下缘。自肋角以后该肌被肋间内膜所取代。

作用：使肋下降，缩小胸廓，助呼气。

3. 膈　膈封闭胸廓下口，介于胸、腹腔之间，为圆顶形宽薄的阔肌，其周围为肌性部，起自胸廓下口内面及腰椎前面，各部肌束向中央集中移行于腱性部，称中心腱。

膈上可见 3 个裂孔：①主动脉裂孔，约在第 12 胸椎水平、膈与脊柱之间，有主动脉及胸导管通过；②食管裂孔，约在第 10 胸椎水平，在主动脉裂孔之左前方，有食管及迷走神经通过；③腔静脉孔，约在第 8 胸椎水平，在主动脉裂孔之右前方，有下腔静脉通过。

作用：膈为主要呼吸肌，收缩时助吸气，舒张时助呼气，此外膈与腹肌同时收缩则增加腹压，可协助排便、呕吐及分娩活动。

五、腹部肌肉

前外侧群包括腹直肌、腹外斜肌、腹内斜肌和腹横肌。

1. 腹直肌　位于腹前正中线两侧，包被在腹直肌鞘内。该肌上宽下窄，在肌的表面可见 3～4 条横行的腱结构，称为腱划。

2. 腹外斜肌　为腹前外侧壁浅层的一块阔肌，肌纤维斜向前内下方，一部分止于髂嵴，而大部分在腹直肌外侧缘处移行为腱膜。腱膜向内侧参与腹直肌鞘的构成，腱膜的下缘增厚，连于髂前上棘与耻骨结节之间，形成腹股沟韧带。在耻骨结节外上方，腱膜形成一小裂隙，称为腹股沟管浅环（皮下环）。

3. 腹内斜肌　在腹外斜肌的深面，将腹外斜肌翻起便可看到。它的纤维与腹外斜肌垂直相交。大部分肌束向前内上方，下部肌束向前内下方，在腹直肌外侧缘移行为腹内斜肌腱膜。腱膜在腹直肌外侧缘分为前、后两层并包裹腹直肌，参与腹直肌鞘前、后壁的构成，肌纤维下部游离呈弓状，其腱膜下部游离缘的内侧端与腹横肌腱膜形成联合腱，又称为腹股沟镰。

4. 腹横肌　是最内一层肌，将腹内斜肌翻开，便可见到它的肌束横行向前内。在腹直肌外侧缘移行为腹横肌腱膜，参与构成腹直肌鞘后壁。

腹肌作用：腹肌收缩，可以缩小腹腔，增加腹压，有协助排便、分娩、呕吐以及维持腹腔内脏正常位置等作用，同时也参与脊柱的前屈、侧屈和旋转等运动。

肌间结构：腹白线、腹股沟管、直疝三角。

六、头颈肌

（一）头肌

1. 面肌（表情肌）　此组肌较细、薄弱，大多数一端起于骨，另一端则附于皮肤深面。

（1）眼轮匝肌　为椭圆形薄肌，位于眼裂周围。作用：使眼裂闭合。

（2）口轮匝肌　位于口裂周围，呈扁环形。作用：使口裂闭合。

（3）颊肌　位于口角两侧，面颊深部。作用：使唇、颊紧贴牙齿，帮助咀嚼和吸吮。

2. 咀嚼肌　有4块。

（1）咬肌　长方形，起于颧弓，止于下颌骨外面。紧咬牙时，在颧弓下方可清晰地看到其轮廓。

（2）颞肌　呈扇形，起自颞窝，下行渐集中，经颧弓深面，止于下颌骨的冠突。

作用：咬肌和颞肌的作用主要是上提下颌骨，使上、下颌牙咬合。

（二）颈肌

1. 颈浅肌群

（1）胸锁乳突肌　是极其重要的肌性标志，斜列于颈部两侧。起自胸骨柄前面及锁骨胸骨端，纤维行向上后外侧方，止于颞骨乳突。在活体如将面转向左侧，则右侧之肌在体表隆起很明显，特别是它的起点两头看得很清楚。

作用：两侧收缩，头向后仰；单侧收缩，使头屈向同侧，面转向对侧。

（2）颈中肌群　包括舌骨上肌和舌骨下肌。

舌骨下肌群：包括下列4肌，均位于舌骨下方。

胸骨舌骨肌：位于颈正中线两侧。

胸骨甲状肌：位于胸骨舌骨肌的深面。

甲状舌骨肌：被胸骨舌骨肌上部遮盖。

肩胛舌骨肌：在胸骨舌骨肌的外侧，可分上、下肌腹及一个中间腱。

2. 颈深肌群　此肌群位置较深，位于颈椎两侧，包括前、中、后斜角肌。3肌均起自颈椎横突，下行止于第一肋骨和第二肋骨。前、中斜角肌下部之间隙名斜角肌间隙，有臂丛及锁骨下动脉通过。

（范红斌　杜斌）

第二章　内脏系统大体解剖

第一节　神经系统

一、神经系统的组成及分部，神经系统的常用术语

神经系统由脑、脊髓以及附于脑和脊髓的周围神经组成。

（一）功能

1. 控制和调节其他系统的活动。

2. 维持机体与外环境间的统一。

3. 作为高级神经活动的物质基础。

（二）神经系统的区分

1. 中枢神经系统　脑、脊髓。

2. 周围神经系统　脑神经、脊神经、内脏神经。

3. 依分布对象　躯体神经、内脏神经。

4. 按性质　感觉（传入）神经、运动（传出）神经、内脏运动神经（又分为交感神经和副交感神经）。

（三）神经系统的组成

1. 神经元：胞体、轴突、树突。

2. 神经胶质。

（四）神经元的分类

突起数目 $\begin{cases} 双极神经元 \\ 假单极神经元 \\ 多极神经元 \end{cases}$ 　　功能 $\begin{cases} 感觉神经元 \\ 运动神经元 \\ 联络神经元 \end{cases}$

（五）神经系统的常用术语

1. 中枢部

（1）灰质　在中枢神经系统，神经元胞体及其树突的集聚部位称灰质，如脊髓灰质。

（2）皮质　灰质在大、小脑表面成层分布，称为皮质。

（3）白质　在中枢神经系统，神经纤维的集聚称白质。

（4）髓质　位于大脑和小脑的白质因被皮质包绕而位于深部，称为髓质。

（5）神经核　在中枢神经系统内，除皮质以外，形态和功能相似的神经元胞体聚集成团或柱称神经核。

（6）纤维束　在白质中，凡起止、行程和功能基本相同的神经纤维集合一起称纤维束。

2. 周围部

（1）神经节　在周围神经系统，神经元胞体集聚称神经节。

① 感觉神经节　感觉神经元胞体集聚而成。

② 内脏运动神经节　传出神经元胞体集聚而成。

（2）神经　在周围神经系统，神经纤维的集聚称神经。

① 神经外膜　包绕在每条神经外面的结缔组织。

② 神经束膜　结缔组织伸入束内将神经分为若干小束，并包围之。

③ 神经内膜　包在每根神经纤维外面的结缔组织。

二、脊髓

（一）脊髓的外形

脊髓呈前后稍扁的圆柱体，位于椎管内上平枕骨大孔与延髓相连，下止于第1腰椎体下缘。全长上部有颈膨大、下部有腰骶膨大，向下渐渐缩小成脊髓圆锥，再向下延伸为一根细长的终丝（图 2-1）。

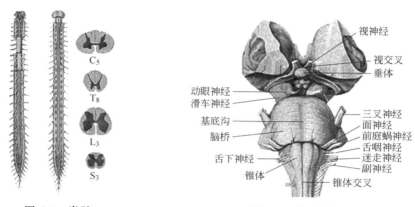

图 2-1　脊髓　　　　　　　　图 2-2　脑干腹侧面

（二）脊髓表面的沟及脊髓相关的结构

1. 脊髓表面的沟　腹侧面可见正中较深的前正中裂及其两侧一对较浅的前外侧沟；背侧面可见正中较浅的后正中沟及其两侧一对较浅的后外侧沟。

2. 与脊髓相关的结构　自脊髓前外侧沟走出的前根；自后外侧沟进入的后根；同一节段的前根和后根在椎间孔处汇合成脊神经（共有 31 对）。后根在与前根汇合之前，于椎间孔处有膨大的脊神经节。

（三）脊髓的内部结构

1. 在脊髓的中央颜色较深，呈蝶形的灰质，它纵贯脊髓全长，中央有中央管。每侧灰质前端膨大部分的前角、后端较窄细部分的后角和在脊髓胸段灰质的前后角之间有一个向外突出的侧角。

2. 在脊髓的灰质周围有颜色较浅的白质，包括前、后和外侧索。在灰质前联合前方的横行纤维称为白质前联合。在白质中向上传递神经冲动的传导束称为上行（感觉）纤维，向下传递神经冲动的传导束称为下行（运动）纤维。

三、脑

（一）脑干、间脑和小脑

脑干呈柱状，上方为间脑，大部被大脑半球覆盖，下方连脊髓，脑干的背侧、大脑后下方为小脑。脑干自下而上依次为延髓、脑桥、中脑。脑干腹侧面见图 2-2。

1. 脑干外部形态及主要结构

（1）延髓腹侧面上部正中裂两侧，有一对纵行隆起为锥体，其下方有锥体交叉；锥体外侧一对卵圆形隆起为橄榄形。背面有与脊髓相连的后正中沟两侧，有两对隆起，近中线的一对为薄束结节；外上方一对为楔束结节。在楔束结节外上方有小脑下脚，以及延髓与脑桥背侧面的菱形窝，即第四脑室底。

（2）脑干腹侧面为隆起的基底部，有横行粗大的纤维束，中央纵行的基底沟，下方为延髓与脑桥的界沟，背侧面的菱形窝上半部以及小脑中脚。

（3）脑干的腹侧面有两条纵行的大脑脚；背面的小脑中脚内侧上方有小脑上脚和两对圆形隆起，上方一对为上丘，下方一对为下丘。

2. 与脑干相连的脑神经

（1）在延髓的前外侧沟中自上而下有舌咽神经（Ⅸ）、迷走神经（Ⅹ）、副神经（Ⅺ），锥体与橄榄之间有舌下神经（Ⅻ）。

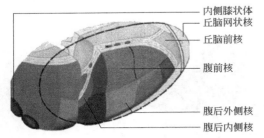

内侧膝状体
丘脑网状核
丘脑前核
腹前核
腹后外侧核
腹后内侧核

图 2-3　丘脑核团模式图

（2）在脑桥的小脑中脚根部有三叉神经（Ⅴ），在延髓与脑桥界沟中从内向外依次有外展神经（Ⅵ）、面神经（Ⅶ）和前庭蜗神经（Ⅷ）。

（3）在中脑的大脑脚内侧有动眼神经（Ⅲ），背侧下丘下方有滑车神经（Ⅳ）。

3. 间脑的分部与结构　间脑分为 5 部分，即上丘脑、背侧丘脑、后丘脑、下丘脑、底丘脑。丘脑核团模式图见图 2-3。

4. 小脑的形态（图 2-4）和内部结构

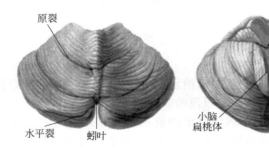

原裂

绒球
后髓帆

水平裂　蚓叶

小脑扁桃体

蚓垂
蚓锥体

图 2-4　小脑

（1）小脑半球、中间的蚓部及表面的沟回。

（2）在小脑切面上小脑皮质和深部的白质，以及白质中有 4 对染色较深的小脑中央核。

（二）大脑

1. 大脑的位置与外形（图 2-5）

（1）端脑由正中的大脑纵裂分为左、右大脑半球。

（2）大脑半球的主要沟裂，从前下向后上行为外侧沟；位于背外侧面，半球上缘中点稍后方向前下斜行的中央沟；位于内侧面后部，从前下向后上行，并略转至背外侧面的顶枕沟。

2. 大脑半球分为 5 个分叶　在中央沟之前、外侧沟之上的额叶；位于中央沟之后、外侧沟之上、顶枕沟之前的顶叶；位于顶枕沟之后的枕叶；位于外侧沟之下的颞叶；位于外侧沟深部的岛叶。

3. 大脑半球的主要沟、回及大脑皮质功能中枢部位

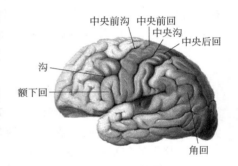

中央前沟　中央前回
中央后回
中央后回
沟
额下回

角回

图 2-5　大脑半球外侧面

（1）额叶中的中央前沟，位于中央沟前方，并与其平行；两沟之间为中央前回。额上沟和额下沟自中央前沟水平向前走出，将额叶前部分为额上、中、下回。

（2）顶叶中的中央后沟，位于中央沟的后方，并与其平行；两沟之间为中央后回。顶间沟在中央后沟之后，由前向后走行，将顶叶分为顶上、下小叶；顶下小叶的前部是缘上回，后部是角回。

（3）枕叶内侧面的距状沟与顶枕沟相交，此沟上方是楔回，下方是舌回。

（4）颞叶中的颞上、下沟是外侧沟下方并与其平行的沟，此两沟将颞叶分为颞上、中、下回。在外侧沟内有几条横行的小回是颞横回。

（5）内侧面的旁中央小叶，是中央前、后回从背外侧面延续到内侧面的部分。旁中央小叶下方的环行沟为扣带沟，扣带沟下方与其平行的是胼胝体沟，两沟之间环抱胼胝体的回是扣带回；扣带回向后延续至颞叶底面的部分是海马回；海马回前端的突起是海马回钩。三部分总称穹窿回，又称边缘叶。

4. 大脑的内部结构　在大脑冠状切面上，其表层染色较深的为灰质，深部色淡的为白质。白质中可见回与回之间走向的，即为联络纤维；位于两半球之前弧形走向的为联合纤维，也即构成胼胝体的纤维；从各回向下行走至脑干的纤维为投射纤维。在白质中接近脑底部有灰质，此即基底核。

内囊的重要临床意义：内囊是投射纤维的主要通路，许多重要的纤维束通过于此（图 2-6）。一侧内囊病变，患者出现对侧半身感觉丧失、对侧半身运动障碍、双眼对侧视野偏盲，即"三偏"征。

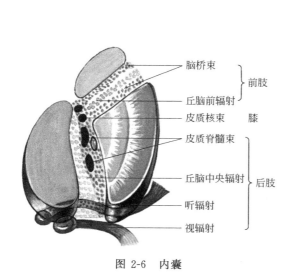

图 2-6　内囊

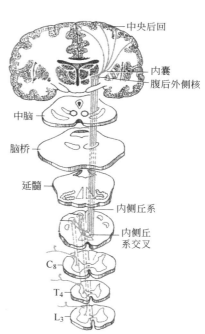

图 2-7　躯干和四肢意识性本体感觉及精细触觉传导通路

四、中枢神经系统的传导通路

（一）躯干和四肢意识性本体感觉及精细触觉传导通路（图 2-7）
本体感觉是指肌、肌腱、关节等运动器官的位置觉、运动觉和振动觉，又称其为深感觉。在传导通路中还传导浅感觉中的精细触觉（如辨别皮肤两点间的距离和感受物体的纹理粗细等）。本体感觉主要描述躯干和四肢的深感觉传导通路（头面部本体感觉传导通路尚不清楚）。该传导通路由 3 级神经元组成。

第 1 级神经元是脊神经节的假单极神经元，其胞体在脊神经节内，周围突随脊神经分布于肌、肌腱、关节等处的本体感觉感受器和皮肤的精细触觉感受器，中枢突经脊神经后根进入脊髓后索，其中，来自第 5 胸节以下的中枢突形成薄束，来自第 4 胸节以上的中枢突形成楔束。两束上行，分别止于延髓的薄束核和楔束核。

第 2 级神经元的胞体位于薄束核和楔束核内，由此两核发出的轴突向前绕过中央灰质的腹侧，并左右交叉（内侧丘系交叉），交叉后的纤维排列于延髓中线两侧、锥体束的后面，向上行走形成内侧丘系。在中脑位居红核的背外侧，向上止于丘脑的腹后外侧核。

第 3 级神经元的胞体在腹后外侧核，其轴突形成丘脑中央辐射（丘脑皮质束），经过内囊后肢，大部分纤维投射到大脑皮质中央后回的中、上部和中央旁小叶后部。

若此通路不同部位（脊髓或脑干）损害，可使患者在闭眼时不能确定相应部位各关节的位置和运动方向以及两点间的距离。

（二）躯干和四肢非意识性本体感觉传导通路（图 2-8）

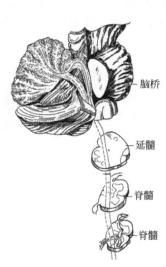

图 2-8　躯干和四肢非意识性
本体感觉传导通路

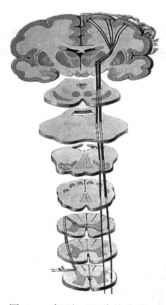

图 2-9　躯干、四肢的痛觉、
温觉和粗触觉传导通路

非意识性本体感觉传导通路实际上是反射通路的上行部分，为传入至小脑的本体感觉，由 2 级神经元组成。第 1 级神经元为脊神经节细胞，其周围突分布于肌、腱、关节的本体感受器，中枢突经脊神经后根的内侧部进入脊髓，终止于 $C_8 \sim L_2$ 节段胸核和腰骶膨大第 V ～ VII 层外侧部。由胸核发出的 2 级纤维在同侧侧索组成脊髓小脑后束，向上经小脑下脚进入旧小脑皮质；由腰骶膨大第 V ～ VII 层外侧部发出的第 2 级纤维组成对侧和同侧的脊髓小脑前束，经小脑上脚止于旧小脑皮质。以上第 2 级神经元传导躯干（除颈部外）和下肢的本体感觉。传导上肢和颈部的本体感觉的第 2 级神经元胞体在颈膨大部第 VI、VII 层和延髓的楔束副核，这两处神经元发出的第 2 级纤维也经小脑下脚进入小脑皮质。

（三）痛觉、温觉、粗触觉和压觉（浅）传导通路

痛觉、温觉和粗触觉传导通路传导躯体皮肤、黏膜的痛觉、温觉和粗触觉冲动，又称浅

感觉传导通路。也是由3级神经元组成。

1. 躯干、四肢的痛觉、温觉和粗触觉传导通路（图2-9）

第1级神经元是脊神经节的假单极神经元，其胞体在脊神经节内，周围突分布于躯干、四肢皮肤内的感受器，中枢突经脊神经后根进入脊髓背外侧束，在束内上升1～2个脊髓节后进入后角，终止于第2级神经元。

第2级神经元的胞体位于脊髓灰质后角，发出的轴突经白质前联合，到对侧的外侧索和前索内上行，组成脊髓丘脑侧束和脊髓丘脑前束（侧束的纤维传导痛觉、温觉冲动，前束的纤维传导粗触觉和压觉冲动）。脊髓丘脑束上行至脑桥和中脑，走在内侧丘系的外侧，向上终止于背侧丘脑的腹后外侧核。

第3级神经元的胞体在丘脑的腹后外侧核，发出的轴突组成丘脑中央辐射，经内囊后肢，最后投射至大脑皮质中央后回中、上部和中央旁小叶后部。

2. 头面部的痛觉、温觉和触压觉传导通路（图2-10）

第1级神经元是三叉神经节内的假单极神经元，其周围突组成眼神经、上颌神经和下颌神经，分布于头面部皮肤和黏膜的相关感受器，中枢突组成三叉神经感觉根，进入脑桥，传导痛觉、温觉冲动的纤维终止于三叉神经脊束核；传导触压觉冲动的纤维终止于三叉神经脑桥核。

第2级神经元的胞体在三叉神经脊束核和脑桥核内，两核发出的纤维交叉到对侧形成三叉丘系，终止于丘脑的腹后内侧核。

第3级神经元的胞体在丘脑的腹后内侧核，发出的纤维形成丘脑中央辐射，经内囊后肢，投射到大脑皮质的中央后回下部。

上述传导通路的共同特点是：①传导通路由3级神经元组成；②第2级神经元纤维交叉到对侧；③第3级神经纤维经内囊再投射到中央后回。

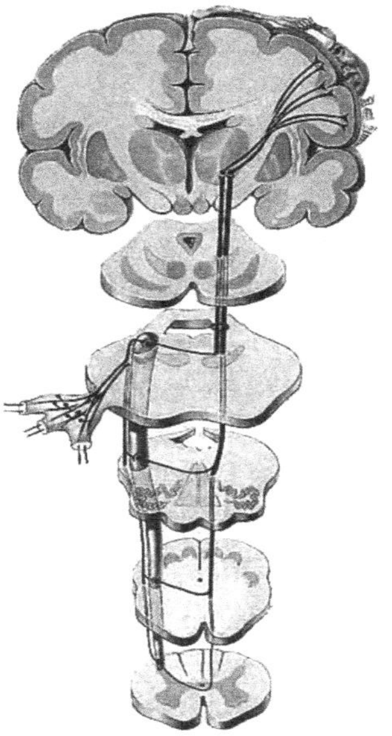

五、脑室、脑的血液供应和脑脊液循环、血-脑屏障

（一）侧脑室

大脑半球内，左右各一，内有脉络丛，借室间孔通第三脑室。

图2-10 头面部的痛觉、温觉和触压觉传导通路

（二）脑和脊髓的被膜

脑和脊髓表面包有三层被膜，由外向内依次为硬膜、蛛网膜和软膜，有支持、保护脑和脊髓的作用。

1. 脊髓的被膜（图2-11） 由外向内为硬脊膜、蛛网膜、软脊膜。

2. 脑的被膜（图2-12） 由外向内为硬脑膜、蛛网膜、软脑膜。

（三）脑和脊髓的血管

1. 动脉

（1）颈内动脉 主要分支有：大脑前动脉、大脑中动脉、脉络丛前动脉、后交通动脉。

（2）椎动脉 主要分支有：脊髓前动脉、小脑下后动脉。

（3）基底动脉 主要分支有：大脑后动脉、小脑上动脉、脑桥动脉、小脑下前动脉（图2-13）。

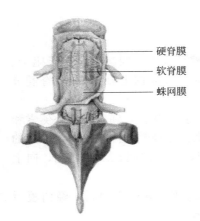 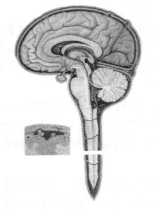 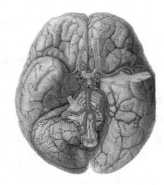

图 2-11　脊髓的被膜　　　图 2-12　脑的被膜及脑脊液循环　　图 2-13　基底动脉及大脑动脉环

硬脊膜
软脊膜
蛛网膜

（4）大脑动脉环　组成：大脑前动脉、大脑后动脉、前交通动脉、后交通动脉、颈内动脉（图2-13）。意义：使颈内动脉系统与椎动脉系统互相交通；当某一动脉血流下降或阻断，可以代偿性供血。

2．静脉　大脑外静脉、大脑内静脉。

（四）脑脊液循环

脑脊液主要由脑室脉络丛产生，少量由室管膜上皮和毛细血管产生。在成人总量平均约150ml，处于不断产生、循环和回流的平衡状态。其循环途径如下：左、右侧脑室脉络丛产生的脑脊液→左、右室间孔→第三脑室＋第三脑室脉络丛产生的脑脊液→中脑水管→第四脑室＋第四脑室脉络丛产生的脑脊液→第四脑室正中孔和两个外侧孔→蛛网膜下隙→沿蛛网膜下隙流向大脑背面→蛛网膜粒渗透→硬脑膜窦（主要是上矢状窦）内，回流入血。

少量脑脊液可经室管膜上皮、蛛网膜下隙的毛细血管、脑膜的淋巴管和脑、脊神经周围的淋巴管回流。

（五）脑屏障

维持中枢神经系统神经元周围的微环境稳定性的结构，称脑屏障。由三部分组成。

1．血-脑屏障　位于血液与脑、脊髓的神经元之间，其结构基础是：①无窗孔毛细血管内皮细胞，内皮细胞之间为紧密连接，使大分子物质难以通过；②毛细血管基膜；③毛细血管基膜外有星形胶质细胞终足围绕，形成胶质膜。

2．血-脑脊液屏障　位于脑室脉络丛的血液与脑脊液之间，其结构基础主要是脉络丛上皮与上皮之间有闭锁小带相连。脉络丛的毛细血管内皮细胞有窗孔，该屏障仍有一定的通透性。

3．脑脊液-脑屏障　位于脑室和蛛网膜下隙的脑脊液与脑、脊髓的神经元之间，其结构基础为：室管膜上皮、软脑膜和软膜下胶质膜。此屏障的作用有限。

在正常情况下，脑屏障能使脑和脊髓免受内、外环境各种物理、化学因素的影响，维持相对稳定的状态。在脑屏障损伤（如炎症、外伤等）时，脑屏障的通透性发生改变，使脑和脊髓神经元受到各种致病因素的影响，导致脑水肿等严重后果。

第二节　脉管系统

脉管系统由心血管系统和淋巴系统组成。

一、心血管系统的组成和功能

心血管系统：心脏、动脉、毛细血管和静脉。

淋巴管系统：毛细淋巴管、淋巴管、胸导管和右淋巴导管（单向）。

二、血液循环及血管的吻合

心血管系统是由心脏、血管、毛细血管及血液组成的一个封闭的运输系统（图 2-14）。由心脏不停地跳动，提供动力推动血液在其中循环流动，为机体的各种细胞提供了赖以生存的物质，包括营养物质和氧气，也带走了细胞代谢的产物二氧化碳。同时许多激素及其他信息物质也通过血液的运输得以到达其靶器官，以此协调整个机体的功能，因此，维持血液循环系统在良好的工作状态，是机体得以生存的条件，而其中的核心是将血压维持在正常水平。

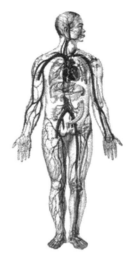

图 2-14　血液循环

人体的循环系统由体循环和肺循环两部分组成。

1. 体循环开始于左心室。血液从左心室搏出后，流经主动脉及其派生的若干动脉分支，将血液送入相应的器官。动脉再经多次分支，管径逐渐变细，血管数目逐渐增多，最终到达毛细血管，在此处通过细胞间液同组织细胞进行物质交换。血液中的氧和营养物质被组织吸收，而组织中的二氧化碳和其他代谢产物进入血液中，变动脉血为静脉血。此间静脉管径逐渐变粗，数目逐渐减少，直到最后所有静脉均汇集到上腔静脉和下腔静脉，血液即由此回到右心房，从右心房再到右心室，从而完成体循环过程。

体循环：左心室→主动脉→各级动脉→全身毛细血管→各级静脉→上下腔静脉→右心房→

2. 肺循环自右心室开始。静脉血被右心室搏出，经肺动脉到达肺泡周围的毛细血管网，在此排出二氧化碳，吸收新鲜氧气，变静脉血为动脉血，然后再经肺静脉流回左心房。左心房的血再入左心室，又经大循环遍布全身。这样血液通过体循环和肺循环不断地运转，完成了血液循环的重要任务。

肺循环：左心房←肺静脉←肺部各个毛细血管←肺动脉←右心室←

血液流经毛细血管网时，血液中的二氧化碳进入肺泡，肺泡中的氧进入血液，与红细胞中的血红蛋白结合。这样，血液就由含氧量较少、颜色暗红的静脉血，变成了含氧丰富、颜色鲜红的动脉血。

人体的血管除经动脉-毛细血管-静脉相通外，在动脉与动脉之间，静脉与静脉之间，甚至动脉与静脉之间，都可彼此直接连通，形成血管吻合。

三、心脏

（一）心脏的位置

心脏位于胸腔纵隔内，膈之上，左、右两肺之间，整个心脏的 1/3 位于正中线的右侧，2/3 居正中线的左侧（图 2-15）。

（二）心脏的形态

心脏外形呈前后稍偏的圆锥体，锥底即心底，朝向后上方，锥尖即心尖，朝向左前下方（图 2-16），用右侧手指指腹在左侧第 5 肋间隙可摸到心尖搏动。在近心底处可看到环形沟，即冠状沟，此沟为心房与心室的表面分界标志；在胸肋面和膈面由冠状沟下行到心尖的前室间沟和后室间沟，它们是左、右心室的表面分界标志。

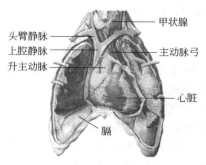

图 2-15 心脏的位置

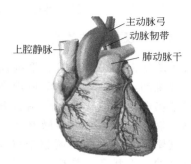

图 2-16 心脏前面

（三）心腔的结构（图 2-17）

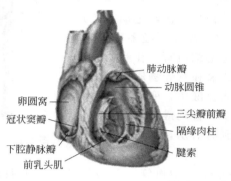

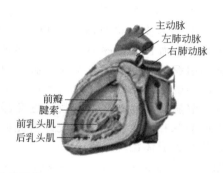

图 2-17 心腔的结构

1. 右心房 右心房分为固有心房和腔静脉窦两部分。右心房有三个入口（上腔静脉口、下腔静脉口和冠状窦口）、一个出口（右房室口）。

2. 右心室 右房室口周围纤维环上附着的 3 个三角形瓣膜，即三尖瓣。三尖瓣借腱索连于乳头肌。在右心室左上方有肺动脉口，口周缘纤维环附有 3 个半月形的肺动脉瓣，肺动脉瓣的 3 个袋口朝上。右心室内有肉柱、隔缘肉柱、室上嵴动脉圆锥等结构。

3. 左心房 左心房的后部较大，壁光滑，两侧有左、右肺静脉的 4 个开口。前部左前方为左心耳，内有发达的梳状肌。有通向左心室的大裂口，即左房室口。

4. 左心室 左房室口及其周缘的纤维环上附着的二尖瓣，瓣膜也借腱索连于乳头肌尖端。在左房室口的前内侧有主动脉口，口周缘纤维环上附着半月形的主动脉瓣，其结构与肺动脉瓣相同。

（四）心壁构造

心壁由内向外分为：心内膜、心肌层和心外膜 3 层结构。

心内膜覆盖于心房和心室壁的内表面，不易分离。但在心室壁内的心内膜向心腔突出而成心瓣膜。

（五）心的血管

1. 冠状动脉 起自主动脉起始部，行于冠状沟和前、后室间沟的左、右侧。

左冠状动脉较右侧的稍大，发自主动脉起始部后分为两支，即前室间支（降支），沿前室间沟下降；旋支，在左心耳的下后方沿冠状沟转到心脏后面。

2. 心的静脉 心小静脉、心中静脉和心大静脉汇集于冠状窦，开口于右心房。

（六）心壁的组织结构

1. 心内膜 内皮、内皮下层、心内膜下层（含心脏传导系分支）。

2. 心肌层 厚，主要由心肌纤维构成。

3. 心外膜 心包膜脏层、结缔组织（含脂肪细胞）等组成。

4. 心瓣膜 由心内膜向腔内折叠而成，包括房室瓣、主动脉瓣和肺动脉瓣，两面为内皮，中心为结缔组织。

（七）心脏传导系统

1. 组成 窦房结、房室结、房室束、及左、右束支和浦肯野纤维（图2-18）。

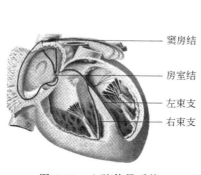
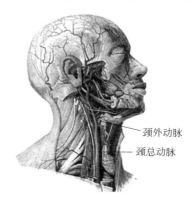

图 2-18 心脏传导系统   图 2-19 颈总动脉及分支

2. 特殊心肌纤维 起搏细胞（心肌兴奋的起搏点）、移行细胞（传导冲动）、束细胞（浦肯野纤维）。

四、体循环的动脉

1. 肺动脉干及左、右肺动脉的行径，动脉韧带。

肺动脉干在左侧第3胸肋关节后方起自右心室，在升主动脉前方斜向左后方，在主动脉弓下方分为左、右肺动脉。左肺动脉横行向左，沿左主支气管前方达左肺门，分两支进入左肺上、下叶。右肺动脉横行向右，经升主动脉和上腔静脉后方达右肺门，分三支分部进入右肺上、中、下叶。

动脉韧带是位于左肺动脉与主动脉弓下缘之间的一纤维结缔组织索，是胚胎时期动脉导管闭锁后的遗迹。

2. 主动脉的起止、行径和分部。

升主动脉起自左心室，向右前上方斜行，至右侧第2胸肋关节高度移行为主动脉弓，再弓形弯向左后方，至第4胸椎体下缘左前方移行为胸主动脉，再向下穿膈的主动脉裂孔延为腹主动脉，腹主动脉至第4腰椎体下缘处分为左、右髂总动脉。主动脉弓的分支主要有：头臂干、左颈总动脉、左锁骨下动脉。

左颈总动脉起自主动脉弓，右颈总动脉起自头臂干，上行至甲状软骨上缘分为颈内、外动脉。颈外动脉的主要分支有：甲状腺上动脉、舌动脉、面动脉、颞浅动脉、上颌动脉（脑膜中动脉）等（图2-19）。

左锁骨下动脉起自主动脉弓，右锁骨下动脉起自头臂干，都经胸锁关节的后方至第1肋的外侧缘移行为腋动脉。腋动脉是上肢的动脉主干（图2-20，图2-21）。掌浅弓位于掌腱膜深面，由尺动脉末端和桡动脉的掌浅支吻合而成，主要分支有：3支指掌侧总动脉和1支小指尺掌侧动脉。掌深弓由桡动脉末端和尺动脉的掌深支吻合而成，位于指深屈肌腱的深面，主要分支有3支掌心动脉。

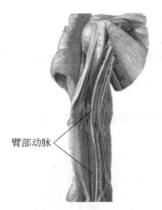

图 2-20 臂部动脉

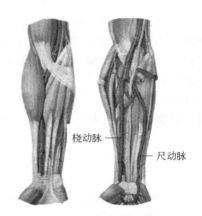

图 2-21 前臂动脉

胸主动脉的起止、行径：在第 4 胸椎体下缘左前方由主动脉弓移行而来，在胸腔内向下穿膈的主动脉裂孔延为腹主动脉（图 2-22）。

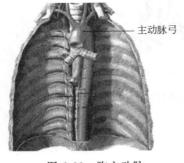

图 2-22 胸主动脉

腹主动脉的起止、行径：在膈的主动脉裂孔处由胸主动脉移行为腹主动脉，腹主动脉在腹腔内向下至第 4 腰椎体下缘处分为左、右髂总动脉。分支有脏支（成对和不成对脏支）、壁支。

腹腔干的主要分支有：胃左动脉、肝总动脉、脾动脉（图 2-23）。

肠系膜上动脉的主要分支有：胰十二指肠下动脉、空肠动脉、回肠动脉、回结肠动脉、右结肠动脉、中结肠动脉（图 2-24）。

肠系膜下动脉的主要分支有：左结肠动脉、乙状结肠动脉、直肠上动脉（图 2-25）。

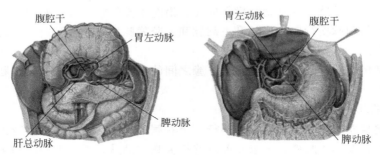

图 2-23 腹腔干及分支

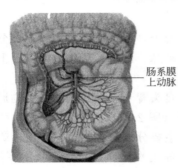

图 2-24 肠系膜上动脉

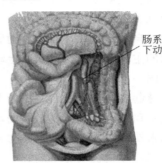

图 2-25 肠系膜下动脉

髂总动脉行向外下至骶髂关节的前方分为髂内动脉和髂外动脉。髂外动脉沿腰大肌内侧缘，下行，经腹股沟韧带中点深面至股部移行为股动脉。股动脉是下肢的动脉主干。

五、体循环的静脉

由于血液自动脉、毛细血管流至静脉时压力已降低，而且大多数静脉位于心平面以下，因此，静脉在维持回心血量与心输出量平衡过程中，不断进化演变，在结构和分布方面形成许多特点。

① 由小支汇合成大支，最后汇合成大静脉干，其管径越来越大。

② 静脉壁薄，管腔比同级动脉大，内皮突出形成静脉瓣，瓣膜成对，形似半月状小袋，其袋口朝向心脏，可防止血液倒流，有利于静脉血向心回流，在重力影响较大的下肢静脉中，静脉瓣较多。

③ 体循环静脉分深、浅两类，深静脉位于深筋膜深面与动脉伴行，故称伴行静脉，其名称、行程和引流范围与其伴行的动脉相同，一般中等动脉均由两条静脉伴行，如尺动脉、胫前动脉等两侧都有伴行静脉。浅静脉位于皮下浅筋膜内，又称皮下静脉。浅静脉数目多，不与动脉伴行，有各自独立的名称、行程和引流范围，但最终均注入深静脉，从而进入循环。因此，临床可通过浅静脉取血检查或输入液体、药物。

④ 静脉之间有丰富的吻合交通支，浅静脉之间，深静脉之间，浅、深静脉之间均存在广泛的交通。一条静脉被阻断后，可借这些交通支建立侧支循环。许多脏器周围都有静脉丛、如膀胱静脉丛、直肠静脉丛等。

⑤ 某些部位静脉结构特殊，如硬脑膜窦，硬脑膜参与窦壁的构成，壁内无平滑肌，腔内无瓣膜，对颅脑静脉血的回流起重要作用。又如板障静脉是颅骨松质内的静脉，与颅内、外静脉相交通。

1. 上腔静脉系　上腔静脉系由上腔静脉及其属支组成，收集头颈、上肢及胸部（心除外）的静脉血，注入右心房。

上腔静脉：为一条短而粗的静脉干，于右侧第1肋的后面，由左、右头臂静脉汇合而成，沿升主动脉右侧垂直下降，注入右心房（图2-26）。

（1）头臂静脉　是由同侧颈内静脉和锁骨下静脉，在胸锁关节后汇合而成，其汇合处形成的夹角称静脉角（图2-26）。

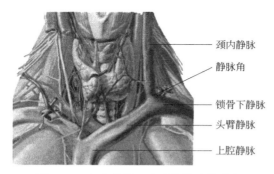

图 2-26　上腔静脉、头臂静脉和静脉角

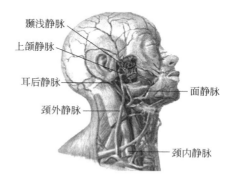

图 2-27　颈部静脉

（2）头颈部的静脉（图2-27）

① 颈内静脉　是头、颈部的静脉主干，上端起自颅底颈静脉孔，收集颅内静脉血，沿颈内动脉和颈总动脉外侧下行，在胸锁关节的后方与锁骨下静脉汇合成头臂静脉。颈内静脉的属支分为颅内属支与颅外属支。主要观察颅外属支。

② 面静脉　起自眼内眦（内眦静脉），与面动脉伴行，在下颌角附近与下颌后静脉前支汇合，下行注入颈内静脉。

③ 下颌后静脉　由颞浅静脉与上颌静脉汇合而成。注入颈内静脉。

④ 颈外静脉　起自下颌角附近，沿胸锁乳突肌表面下降，注入锁骨下静脉。颈外静脉为一浅静脉干，一般在活体透过皮肤可见。

（3）上肢的静脉　有深、浅两种，浅静脉居皮下，深静脉与动脉伴行。

① 浅静脉（图 2-28）　手背皮下的浅静脉形成手背静脉网，由此网汇集成头静脉和贵要静脉，注入肱静脉或腋静脉。

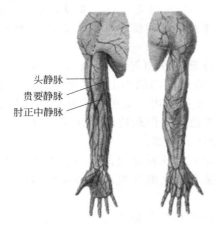
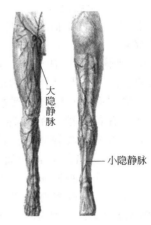

头静脉
贵要静脉
肘正中静脉

大隐静脉

小隐静脉

图 2-28　上肢浅静脉　　　　　　图 2-29　下肢浅静脉

a. 头静脉　起自手背静脉网的桡侧，沿前臂桡侧和肱二头肌外侧沟上行，至三角肌和胸大肌之间注入腋静脉或锁骨下静脉。

b. 贵要静脉　起自手背静脉网的尺侧，沿前臂尺侧和肱二头肌内侧沟上行。

c. 肘正中静脉　位于肘窝内，是连接头静脉与贵要静脉的一条短干。

② 深静脉　与同名动脉伴行，在臂以下，一般有两条静脉与同名动脉伴行。

（4）胸部的静脉

① 奇静脉　在除去胸腔脏器的标本上观察，可见奇静脉在椎体右侧上行，至第 4 或第 5 胸椎水平向前弯，绕过右肺根上方，注入上腔静脉。奇静脉收集右侧肋间后静脉、食管静脉、支气管静脉及半奇静脉的血液。

② 胸廓内静脉　与同名动脉伴行，注入头臂静脉。

2. 下腔静脉系　下腔静脉系由下腔静脉及其属支组成，收集下肢、盆部、腹部等处的静脉血，注入右心房。

下腔静脉：是一条粗大的静脉干，约在第 5 腰椎体右侧，由左、右髂总静脉汇合而成，沿腹主动脉右侧上升，经肝的腔静脉窝，穿膈的腔静脉孔入胸腔，注入右心房。

（1）下肢的静脉　可分浅静脉和深静脉两类。

① 浅静脉　下肢的浅静脉在皮下组织内构成静脉网，其中有两条较恒定的静脉，即大、小隐静脉（图 2-29）。

a. 小隐静脉　在足外侧起自足背静脉弓。经外踝后方上升，沿小腿后面正中线行至腘窝，注入腘静脉。

b. 大隐静脉　是全身最长的皮下静脉，于足内侧起自足背静脉弓，经内踝前方，沿小腿和大腿内侧上行，至隐静脉裂孔注入股静脉。大隐静脉在注入股静脉之前还收纳腹壁浅静脉、旋髂浅静脉及股内、外侧浅静脉的静脉血。

② 深静脉　与同名动脉伴行，在小腿以下的动脉有两条同名静脉伴行，到腘窝处合成一条腘静脉，然后延续为股静脉。股静脉经腹股沟韧带深面延续为髂外静脉。

（2）盆部的静脉　盆壁和盆腔内脏的静脉汇集成髂内静脉；与由股静脉延续来的髂外静脉在骶髂关节处合成髂总静脉。

（3）腹部的静脉　可分为腹壁的静脉和腹腔内脏的静脉。

① 成对脏器的静脉

a. 肾静脉：与肾动脉伴行，成直角注入下腔静脉。

b. 睾丸静脉。

② 不成对脏器的静脉　不成对脏器的静脉先汇集成肝门静脉入肝，经肝静脉再注入下腔静脉。

（4）肝静脉　有2～3支，由腔静脉沟（窝）内穿出肝实质，汇入下腔静脉。

六、肝门静脉

肝门静脉收集腹腔不成对脏器（除肝外）的静脉血。肝门静脉是一短而粗的静脉干，多由肠系膜上静脉和脾静脉在胰头后方汇合而成。在十二指肠上部后方上行，进入肝十二指肠韧带内至肝门。

在肝十二指肠韧带内查看肝门静脉、肝固有动脉和胆总管的位置关系。肝门静脉的属支有：肠系膜上静脉，沿同名动脉上行，收集同名动脉分布区的静脉血；脾静脉，起自脾门，沿同名动脉右行，至胰头后方与肠系膜上静脉汇合成肝门静脉；肠系膜下静脉，与同名动脉伴行，通常注入脾静脉，有时注入肠系膜上静脉；胃左静脉，与胃左动脉伴行，注入肝门静脉；附脐静脉，起自脐周静脉网，沿肝圆韧带上行至肝门，注入肝门静脉（图2-30）。

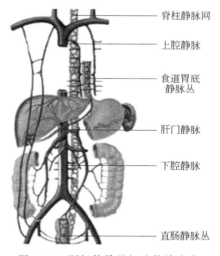

脊柱静脉网

上腔静脉

食道胃底静脉丛

肝门静脉

下腔静脉

直肠静脉丛

图 2-30　肝门静脉及门腔静脉吻合

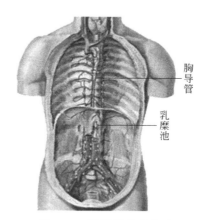

胸导管

乳糜池

图 2-31　胸导管及乳糜池

七、淋巴系统

1. 胸导管和右淋巴导管

（1）胸导管　是全身最长最粗的淋巴导管，长30～40cm。在示胸导管标本上轻轻提起食管的胸段，即可在胸主动脉和奇静脉之间见到胸导管，再向下，向上追索观察其位置及行程。胸导管的下端膨大称为乳糜池，此池通常位于第 1 腰椎体前面，由左腰干、右腰干和肠干合成。胸导管约在第 4、5 胸椎处，移向左侧，出胸廓上口至颈根部，呈弓状弯曲注入左静脉角。胸导管收集左侧上半身和整个下半身的淋巴（图 2-31）。

（2）右淋巴导管　在标本或模型上观察，右淋巴导管为一短干，长约 1.5cm，它收集右上半身的淋巴，注入右静脉角。

2. 全身主要淋巴结

（1）下颌下淋巴结　位于下颌下腺附近，收纳面部等处的浅、深淋巴，此淋巴结的输出管注入颈外侧深淋巴结。

（2）颈淋巴结　可分为浅、深两组。

①颈外侧浅淋巴结　位于颈部皮下，沿颈外静脉排列，收纳耳后、枕部及颈浅部的淋巴，其输出管注入颈外侧深淋巴结。

②颈外侧深淋巴结　沿颈内静脉排列成一条纵行淋巴结链。它直接或间接地收集头、颈部淋巴，其输出管汇集成颈干。

（3）腋淋巴结　位于腋窝内的血管周围。主要收集上肢、胸壁和乳房等处的淋巴，其输出管注入锁骨下干。

（4）腹股沟淋巴结　可分浅、深两群，浅群位于腹股沟韧带下方及大隐静脉上段周围的阔筋膜浅面；深群位于阔筋膜的深面，股静脉根部的周围。收集下肢、会阴、外生殖器、臀部和脐以下的腹前壁淋巴，其输出管经髂外淋巴结、腰淋巴结，最后经腰干注入乳糜池。

（5）腹部淋巴结　大致观察即可。

①腰淋巴结　位于腰椎体前面，沿腹主动脉及下腔静脉排列，其输出管汇合一对腰干，注入乳糜池。

②腹腔淋巴结　位于腹腔干周围，其输出管入肠干。

③肠系膜上、下淋巴结　分别沿肠系膜上、下动脉根部周围排列，其输出管均入肠干。

3. 脾

（1）脾的位置　打开腹前壁，可见脾位于左季肋区，在第 9～11 肋之间。

（2）脾的形态　利用游离标本观察，脾略成长扁椭圆形。脾可分为膈、脏两面，前、后两端和上、下两缘。脏面凹陷，近中央处为脾门。上缘较锐，有 2～3 个脾切迹。脾肿大时，可作为触摸的标志。

第三节　呼 吸 系 统

呼吸系统包括鼻、咽、喉、气管、支气管和肺等器官。从气管至肺内的肺泡，是连续而反复分支的管道系统。呼吸系统可分为导气部和呼吸部。导气部从鼻腔开始直至肺内的终末细支气管，无气体交换功能，但具有保持气道畅通和净化吸入空气的重要作用。鼻还有嗅觉功能，鼻和喉等又与发音有关。呼吸部是从肺内的呼吸细支气管开始直至终端的肺泡，这部分管道都有肺泡，行使气体交换功能。此外，肺还参与机体多种物质的合成和代谢功能。

一、呼吸道

（一）鼻
鼻分为外鼻、鼻腔和副鼻窦。

鼻腔分为鼻前庭和固有鼻腔。固有鼻腔分为嗅区和呼吸区。鼻腔外侧壁上从上到下分别有上、中、下鼻甲。

副鼻窦有额窦、筛窦、上颌窦和蝶窦（图 2-32）。

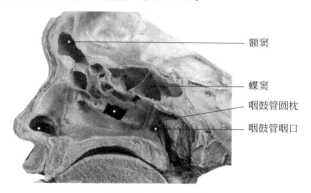

图 2-32 鼻腔结构

（二）喉

喉（图 2-33）由软骨、韧带、喉肌及黏膜构成，不仅是呼吸管道，还是发声器官。喉腔分为喉前庭、喉中间腔和声门下腔。喉腔的侧壁上有两对黏膜皱襞，其中上一对叫前庭襞，二者之间的裂隙为前庭裂；下一对黏膜皱襞为声襞，二者之间的裂隙称为声门裂，是上呼吸道最为狭窄之处。

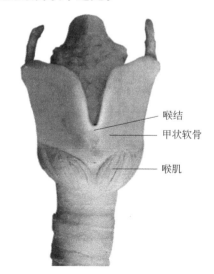

图 2-33 喉

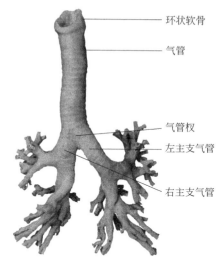

图 2-34 气管和支气管

（三）气管和支气管

气管由呈"C"形的软骨组成。左、右主支气管的形态有差异，右主支气管较陡直，与气管的夹角小；而左主气管较为水平，与气管的夹角大。气管异物易坠入右主支气管（图 2-34）。

二、肺

肺质地柔软，有弹性，肺表面因被覆胸膜而光滑（图 2-35）。右肺的斜裂、水平裂将右肺分为三叶（上叶、中叶、下叶），左肺的斜裂将左肺分为两叶（上叶和下叶）。

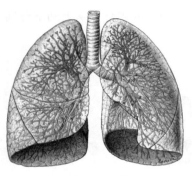

图 2-35 肺

三、胸膜及胸膜腔

胸膜分为脏胸膜和壁胸膜。

壁胸膜的分部：胸膜顶、肋胸膜、膈胸膜和纵隔胸膜。

胸膜腔：脏胸膜和壁胸膜之间的间隙称为胸膜腔，内含少量浆液，可减少呼吸时的摩擦。

肋膈隐窝：壁胸膜相互移行转折之处的胸膜腔称为胸膜隐窝。在下方，肋胸膜与膈胸膜相互转折处的胸膜隐窝称为肋膈隐窝，在深吸气时肺下缘也不能充满此空间，是胸膜腔最低部位，胸膜腔积液首先积于此，故临床常在此处进行胸腔穿刺，抽出积液或进行胸腔闭式引流。

四、纵隔

纵隔分为上纵隔和下纵隔。下纵隔又以前后心包为界，分为前纵隔、中纵隔和后纵隔三部分。

第四节 消 化 系 统

一、消化管

（一）口腔

口腔分为口腔前庭和固有口腔（图 2-36）。

1. 舌　舌的上面后部有 "V" 字样界沟，界沟以前为舌体，约占舌的前 2/3；界沟以后为舌根，约占舌的 1/3。舌背面的黏膜突起为舌乳头，分布于舌尖和舌缘呈红色圆点状的为菌状乳头，分布于舌背呈白色丝绒状的为丝状乳头，在舌体两边呈树叶状的为叶状乳头，位于界沟前的为轮廓乳头。其中，叶状乳头、菌状乳头和轮廓乳头为味觉感受器。在舌根部有大小不一的结节状隆起为舌扁桃体。将舌尖翘起后有舌系带、舌下阜和舌下襞。

2. 牙

（1）牙的外形　分为牙冠、牙颈和牙根三部分。牙冠内有腔隙，称为牙冠腔；牙根内有牙根管，该管开口于牙根尖孔。牙根管与牙冠腔合称为牙腔或髓腔。

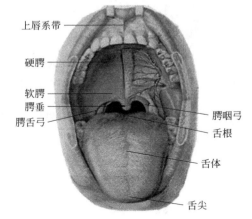

图 2-36 口腔

（2）牙的构造　由牙质、釉质、牙骨质和牙髓组成。

（3）牙周组织　由牙周膜、牙槽骨和牙龈组成，对牙起保护、固定和支持作用。

3. 口腔腺

（1）腮腺　位于外耳道的前下方，呈不规则的三角形，腮腺的前缘有腮腺管发出，腮腺管在颧弓的下一横指处前行，经咬肌的前缘转向深面，穿颊部开口于平对上颌第二磨牙处的颊黏膜。

（2）颌下腺和舌下腺：下颌骨体的深面有卵圆形的下颌下腺，口腔底舌下襞的深面有舌下腺，舌下襞上有舌下腺的开口，舌下阜是下颌下腺、舌下腺大导管的共同开口部位。

（二）咽

咽（图 2-37）位于第 1～6 颈椎前方，上端附于颅底，向下在第 6 颈椎下缘续于食管。咽从上向下分为鼻咽部、口咽部和喉咽部三部分。在鼻咽部的两侧壁上，相当于下鼻甲后方 1.0～1.2cm 处，有咽鼓管咽口。喉咽位于会厌与环状软骨之间，向下与食管相延续。喉口的两侧与甲状软骨之间有梨状隐窝，是异物容易存留的部位。

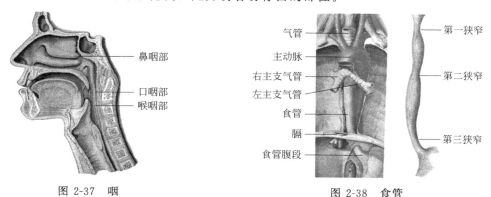

图 2-37 咽　　　　　　　　　　　　　　图 2-38 食管

（三）食管

食管自第 6 颈椎体下缘起自咽，沿脊柱下降，经胸廓上口入胸腔，穿膈的食管裂孔进入腹腔至第 11～12 胸椎左侧连接胃的贲门。

食管的三个狭窄：第一狭窄在食管的起始处；第二狭窄在与左主支气管交叉处；第三狭窄在穿食管裂孔处（图 2-38）。分别距中切牙 15cm，25cm 和 40cm。

（四）胃

胃上端接食管，下端接十二指肠，胃大部分位于左季肋区，小部分位于腹上区。胃的入口为贲门，出口为幽门。胃的上缘短而凹称胃小弯；下缘较长，凸向左下方称胃大弯。胃小弯的最低处，常形成角切迹（图 2-39）。分为贲门部、胃底部、胃体部和幽门部四部分。

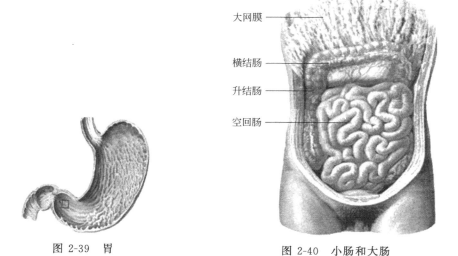

图 2-39 胃　　　　　　　　　　　图 2-40 小肠和大肠

（五）小肠

小肠上接幽门，下接盲肠。小肠全长共分十二指肠、空肠和回肠三部分（图 2-40）。

(1) 十二指肠　十二指肠是小肠最短的一段，分为上部、降部、水平部和升部。十二指肠降部的黏膜后内侧壁上，有一纵行皱襞称十二指肠纵襞，纵襞下端有一圆形突起称十二指肠大乳头，乳头的顶端有小口为胆总管和胰管的共同开口。

(2) 空肠和回肠　二者之间无明显界限，一般近侧 2/5 为空肠，位于左上部；远侧 3/5 为回肠，位于右下部。

(六) 大肠 (结肠)

大肠在右髂窝内接回肠，终于肛门，全长可分为盲肠、结肠、直肠、肛管和阑尾五部分。

大肠在表面有三个明显特征：①有三条沿肠管纵轴平行排列的结肠带；②有袋状膨出的结肠袋；③在沿结肠的边缘有许多大小不等的脂肪突起即肠脂垂。

(1) 盲肠　是一盲端肠管，与回肠末端相连，盲肠后内侧壁有一蚓状突起为阑尾（图 2-41）。

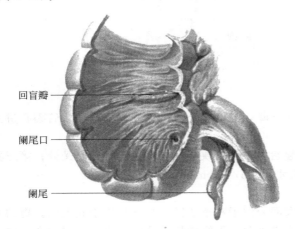

图 2-41　盲肠和阑尾

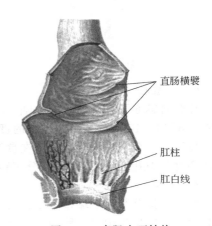

图 2-42　直肠内面结构

(2) 结肠　可分为升结肠、横结肠、降结肠和乙状结肠四段。

升结肠为盲肠的延续，升结肠向上到肝右叶的下方，弯向左形成结肠右曲而移行为横结肠。横结肠常下垂形成一弓形弯曲到达脾的下方，以锐角弯向下，形成结肠左曲，从而称行为降结肠。降结肠向下至左髂嵴处移行为乙状结肠。乙状结肠呈"乙"形弯曲，向下到第3骶椎平面处接直肠。

(3) 直肠　直肠有两个弯曲，即凸向后的骶曲和凸向前的会阴曲。直肠下部肠腔膨大形成直肠壶腹，黏膜有 2～3 个半月形皱襞称直肠横襞。直肠上段黏膜形成的纵行皱襞称肛柱，肛柱下端连于两肛柱之间的半月形皱襞为肛瓣，肛瓣与相邻两肛柱之间的凹陷称为肛窦。肛柱下端和肛瓣的连接线为齿状线。齿状线下方约 1cm 处的浅沟称白线，其位置恰在肛门内外括约肌的交界处（图 2-42）。

二、消化腺

消化腺包括分布于消化管壁内的许多小消化腺（如口腔黏膜小唾液腺、胃腺、肠腺等）和构成器官的大消化腺（唾液腺、胰腺和肝）。大消化腺是实质性器官，外包以结缔组织被膜，被膜的结缔组织伸入腺内，将腺分隔为若干叶和（或）小叶，血管、淋巴管和神经也随同进入腺内。腺分实质和间质两部分。由腺细胞组成的腺泡以及腺的导管为实质；被膜和叶间与小叶间结缔组织为间质。

（一）肝脏

1. 肝　肝大部分位于右季肋区和腹上区，小部分位于左季肋区。肝上界与膈穹窿一致，其最高点右侧在右锁骨中线与第 5 肋的交点，左侧相当于左锁骨中线与第 5 肋间隙的交点。肝的下界右侧大致与右肋弓一致，但在腹上区，肝的下界可达剑突下 3～5cm。

肝质软，其前缘锐利，后缘钝圆，上面膨隆称膈面，膈面借镰状韧带将肝分成左、右两叶；肝下面凹陷称脏面，脏面有两条矢状方向的纵沟和一条位于两纵沟之间的横沟。右纵沟的前部为胆囊窝，容纳胆囊；后部有下腔静脉通过。左纵沟的前部有肝圆韧带附着；后部有静脉韧带。横沟也叫肝门，出入肝门的结构有肝固有动脉、门静脉、肝管、神经和淋巴管等。肝的脏面因此被这三条沟分成肝左叶、右叶、方叶和尾叶（图 2-43）。肝管很短，出肝门后很快合成肝总管。

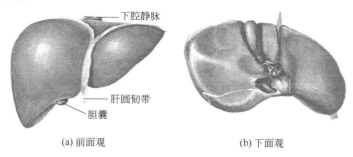

(a) 前面观　　　　　(b) 下面观

图 2-43　肝脏前面观和肝脏下面观

2. 胆囊　胆囊位于胆囊窝内，分为胆囊底、胆囊体、胆囊颈和胆囊管四部分。

胆总管经十二指肠韧带下行并与胆囊管相接，并合成胆总管。胆总管下降至十二指肠降部的中部并斜穿十二指肠的后内侧壁与胰管合并成肝胰壶腹，开口于十二指肠大乳头（图 2-44）。

（二）胰腺

胰呈横位，位于第 1、2 腰椎的前方。胰的前面被有腹膜，后面借结缔组织连于腹后壁。胰的右侧被十二指肠所环抱称胰头，胰体呈棱柱状，末端较狭细称为胰尾。

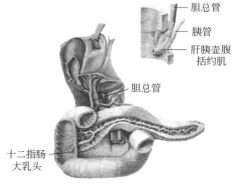

图 2-44　胆道、十二指肠和胰腺

胰腺表面覆以薄层结缔组织被膜，结缔组织伸入腺内将实质分隔为许多小叶，但人胰腺小叶分界不明显。腺实质由外分泌部和内分泌部两部分组成。外分泌部分泌胰液，含有多种消化酶，经导管排入十二指肠，在食物消化中起重要作用。内分泌部是散在于外分泌部之间的细胞团，称胰岛，它分泌的激素进入血液或淋巴，主要参与调节碳水化合物的代谢。

第五节　泌尿系统

一、泌尿系统的组成和功能

组成：肾、输尿管、膀胱、尿道等器官。

功能：泌尿、贮尿、排尿及内分泌等，调节机体内环境的衡定。

二、肾

1. 位置、形态和毗邻关系

(1) 位置　肾位于腹膜后间隙。脊柱的两侧。左肾上端一般平第 11 胸椎下缘，下端平第 2 腰椎下缘，第 12 肋斜过肾后方的中部；右肾低于左肾半个锥体，第 12 肋斜过肾后方的上部（图 2-45）。

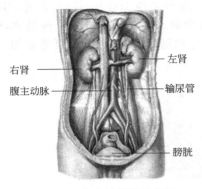

图 2-45　肾和输尿管的位置

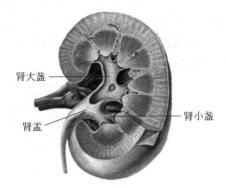

图 2-46　肾的结构

(2) 形态　肾似蚕豆状，有上下两端，前后两面，左右两缘，内侧缘有肾蒂经过肾门。肾蒂内诸结构的排列关系，由前向后依次为：肾静脉、肾动脉、肾盂末端；从上至下依次为：肾动脉、肾静脉、肾盂末端。

(3) 毗邻　两肾毗邻不同，左肾上端的内侧有左肾上腺，左肾前面的上部与胃底后壁接触，中部与胰尾和脾血管相依，下半部邻接空肠，左肾外侧缘的上方大部分与脾相邻，下部与结肠左曲相贴。右肾上端的内侧被右肾上腺遮盖，右肾前面的上 2/3 与肝相邻，下 1/3 与结肠右曲相邻，右肾内侧缘邻接十二指肠。两肾的后面上 1/3 贴膈，下部自内向外依次与腰大肌、腰方肌及腹膜邻接。

2. 肾的结构（图 2-46）　肾分为肾实质和肾窦两部分。

肾实质分为两部：表层红褐色部分为皮质；皮质深部淡红色的为髓质。髓质主要由15～20 个肾锥体构成，锥体的底朝向皮质，尖朝向肾窦，称肾乳头。肾乳头突入到肾小盏内，上有 10～30 个小孔，称乳头孔。肾锥体之间嵌入的皮质，称肾柱。

肾窦中有肾动脉、肾静脉、淋巴管、神经、肾小盏、肾大盏和肾盂等，其间充填有脂肪组织。

三、输尿管

输尿管起始于肾盂的末端（约平第 2 腰椎上缘），全长分为腹部、盆部、壁内部。有三处狭窄：上部的在肾盂与输尿管的移行处，中部的在骨盆上口输尿管跨髂血管处，下部的在膀胱壁内部。

四、膀胱、膀胱三角

膀胱在空虚时呈锥体形；位于小骨盆的前方；尖朝向前方贴于耻骨联合，底朝向后下方，在女性邻子宫颈和阴道，在男性邻接精囊腺、输精管和直肠；膀胱体的上部盖以腹膜；膀胱的最下部为膀胱颈，在男性，与前列腺相接，在女性与盆膈相接。

在膀胱底的内面有一个三角形的区域，称膀胱三角。在膀胱三角底的两侧是输尿管的开口，尖端是尿道内口，两输尿管内口之间的黏膜皱襞称输尿管间襞，是膀胱镜检时寻找输尿管口的标志，也是临床上结核、息肉、炎症、肿瘤的好发部位（图 2-47）。

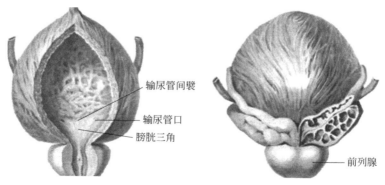

图 2-47　膀胱

五、尿道

女性尿道起自膀胱的尿道内口，行于耻骨联合和阴道之间，穿尿生殖膈外口开口于阴道前庭。

第六节　感官系统

一、视器

眼的结构见图 2-48。

1. 眼球壁　由外向内可分为 3 层。

（1）眼球纤维膜　可分为角膜和巩膜两部分。

① 角膜　为眼球纤维膜的前 1/6，无色透明，约呈圆形，向前突出。

② 巩膜　占眼球纤维膜的后 5/6，呈乳白色。活体上看到的"白眼珠"就是巩膜的一部分。巩膜厚而坚韧，后部有视神经穿出。

（2）眼球血管膜　在眼球纤维膜内面，此膜由于含大量色素细胞，颜色较深。从前向后可分为虹膜、睫状体和脉络膜三部分。

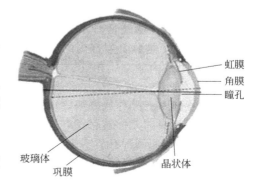

图 2-48　眼的结构

① 虹膜　为眼球血管膜的最前部，中国人呈棕色，中央有一圆形的瞳孔。虹膜与角膜周缘形成的夹角，称虹膜角膜角隙。

② 睫状体　是眼球血管膜环形增厚的部分，在虹膜的后方。

③ 脉络膜　占眼球血管膜的后方大部，贴于巩膜内面。

（3）视网膜　为眼球壁最内层的薄膜，可分两层，易于剥脱下来的为神经层，紧密贴在中膜内面者为色素上皮层。在视网膜后部的视神经起始处，有一圆盘状的结构，称视神经盘。在视神经盘的外侧，有一带黄色的斑点，称黄斑。黄斑有一凹陷，称为中央凹，是视觉最敏锐处。

2. 眼球内容物　包括房水、晶状体和玻璃体。

（1）晶状体　位于虹膜和玻璃体之间，外形像一个双凸透镜。

（2）玻璃体　充填于晶状体后面的眼球内，为无色透明的胶状物质。

3．眼副器　包括眼睑、结膜、泪器和眼球外肌等结构。

（1）眼睑　俗称眼皮，分上睑和下睑，两睑之间的裂隙称睑裂。睑裂内、外侧两端，分别称内眦和外眦。翻转上、下睑，透过结膜，可见致密坚硬、呈半月形的结构，称睑板。

（2）结膜　结膜为睑内面与眼球前部的薄而透明的黏膜，依其所处部位可分为睑结膜、球结膜和结膜穹窿3部。

（3）泪器　由泪腺和泪道组成。

① 泪腺　泪腺位于眶前部上外方。

② 泪道　由泪点、泪小管、泪囊和鼻泪管组成。

泪点：在上、下睑缘内侧端各有一个小突起，其顶端的小孔，称泪点。

泪囊：泪囊为膜性囊，位于泪囊窝内，其上部为盲端，下部移行为鼻泪管。

（4）眼球外肌　位于眶内，分别运动眼球和眼睑。

4．眼的血管　眼动脉起自颈内动脉，与视神经伴行入眶，在眶部发分支营养眼外肌、泪腺及眼球。其中重要的分支有视网膜中央动脉。眼静脉收集眼球及眼副器静脉血，注入海绵窦。

二、听觉器官

（一）外耳（图2-49）

包括耳郭、外耳道和鼓膜3部分。

外耳道是外耳门至鼓膜之间长约2.5cm的弯曲管道。

鼓膜位置倾斜，与水平面成45°角，鼓膜可分为上1/4的松弛部和下3/4的紧张部。松弛部活体呈红色。紧张部活体呈灰白色，其前下方有一三角形反光区，称光锥。鼓膜凸面对向鼓室，与锤骨柄紧密附着；凹面对向外耳道，凹面中心为鼓膜脐。

（二）中耳（图2-49）

包括鼓室、咽鼓管、乳突小房3部分。

1．鼓室　是颞骨岩部内的一个形状不规则的含气腔隙。室壁覆有黏膜，此黏膜与咽鼓管及乳突小房内的黏膜相续。

（1）鼓室的6个壁　主要有外、内侧壁。

① 外侧壁　又称鼓膜壁，以鼓膜与外耳道相隔。

② 内侧壁　又称迷路壁，即内耳外侧壁，此壁凹凸不平，中部有圆形隆起，名岬。鼓岬的后上方有卵圆形孔，名前庭窗，被镫骨底封闭。岬的后下方有圆形小孔，名蜗窗。在活体上有膜封闭，称为第二鼓膜。

（2）鼓室内容物　主要为听小骨。三块听小骨分别称锤骨、砧骨和镫骨。

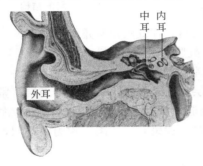

图2-49　位听器——耳

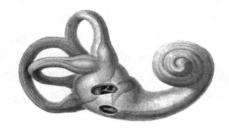

图2-50　内耳

2. 咽鼓管　咽鼓管为沟通中耳鼓室和鼻咽部的管道。

3. 乳突小房　为颞骨乳突内的许多含气小腔，这些小腔互相交通，向前经乳突窦与鼓室相通。

（三）内耳（图 2-50）

内耳埋藏在颞骨岩部骨质内，由骨迷路和膜迷路构成。

1. 骨迷路　骨迷路是颞骨岩部骨质中曲折的隧道。按形态、部位可分骨半规管、前庭和耳蜗 3 部。

（1）骨半规管　为三个半环形的小管，分别称前骨半规管、后骨半规管和外骨半规管。三个半规管互相垂直排列在三个平面上。三个骨半规管以五个脚与前庭相通。

（2）前庭　为骨迷路中部较大的椭圆形结构，外侧壁有前庭窗和蜗窗。

（3）耳蜗　形如蜗牛壳，由一骨性蜗螺旋管环绕蜗轴（耳蜗中心的骨轴）旋转两圈半构成，蜗壳的尖端称蜗顶，朝向前外方，基底部称蜗底，有蜗神经穿出。

2. 膜迷路　是套在骨迷路内的膜性管和囊，可分为椭圆囊、球囊、膜半规管和蜗管。

第七节　内分泌与生殖系统

一、内分泌器官和内分泌组织的基本概念

内分泌系统（endocrine system）是机体的重要调节系统，它与神经系统相辅相成，共同调节机体的生长发育和各种代谢，维持内环境的稳定，并影响行为和控制生殖等。

内分泌系统由内分泌腺、分布于其他器官内的内分泌细胞群体和散在的内分泌细胞组成。大多数内分泌细胞分泌的激素通过血液循环作用于远处的特定细胞，少部分内分泌细胞的分泌物可直接作用于邻近的细胞，称此为旁分泌（paracrine）。

内分泌腺的结构特点是：腺细胞排列成索状、团状或围成泡状，无导管；有丰富的毛细血管和毛细淋巴管。功能：对新陈代谢、生长发育、生殖活动等进行体液调节。

腺细胞分泌物称激素（hormone），根据激素的化学性质，分为含氮类激素（包括氨基酸衍生物、胺类、肽类和蛋白质类激素）和类固醇激素两大类。①分泌含氮类激素细胞的超微结构特点是：胞质中粗面内质网、高尔基复合体发达，并含有膜被的分泌颗粒；②分泌类固醇激素细胞的超微结构特点是：胞质内含有丰富的滑面内质网、管状嵴线粒体和较多的脂滴，胞质内不形成分泌颗粒。每种激素作用于一定器官或器官内的某类细胞，称为激素的靶器官（target organ）或靶细胞（target cell）。靶细胞具有与相应激素相结合的受体，受体与相应激素结合后产生效应。含氮类激素受体位于靶细胞的质膜上，而类固醇激素受体一般位于靶细胞的胞质内。

二、主要的内分泌器官和功能

（一）甲状腺（图 2-51）

1. 形态和位置

呈"H"形，由左、右侧叶和峡部组成。侧叶贴喉下部和气管上部两侧，上达甲状软骨中部，下达第 6 气管软骨环；峡部居 2～4 气管软骨环的前方。其表面被纤

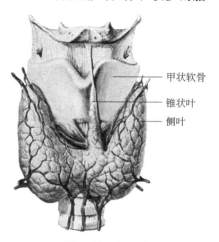

甲状软骨

锥状叶

侧叶

图 2-51　甲状腺

维囊包裹，囊外有颈筋膜包绕，借筋膜韧带固定于喉软骨上，吞咽时可随喉上下移动。

2. 功能

(1) 分泌甲状腺腺素　调节机体的基础代谢，影响机体的正常生长发育，特别是对骨骼肌和神经系统的影响。

(2) 分泌降钙素　抑制钙离子在骨内沉积。

3. 甲状腺组织结构

(1) 甲状腺滤泡　由单层立方滤泡上皮细胞围成，滤泡腔内充满透明的胶质。滤泡上皮细胞形态随功能状态不同而变化。细胞游离面有微绒毛，胞质内有较发达的粗面内质网和较多的线粒体，溶酶体散在于胞质内，高尔基复合体位于核上区。细胞顶部胞质内有电子密度中等、体积较小的分泌颗粒，还有从滤泡腔摄入的低电子密度的胶质小泡。具有合成和分泌甲状腺激素的功能。

(2) 滤泡旁细胞　位于滤泡之间或滤泡上皮细胞与基膜之间，细胞稍大，胞质着色略淡。甲状腺滤泡旁细胞释放降钙素。降钙素是一种多肽，能促进成骨细胞的活动，使骨盐沉着于类骨质，并抑制胃肠道和肾小管吸收 Ca^{2+}，从而使血钙下降。

（二）甲状旁腺

1. 形态　呈扁椭圆形，棕黄色，略似黄豆大小，上下两对，重 0.12～0.14g。

2. 位置　居甲状腺侧叶的后缘内（图 2-52），上一对多居甲状腺侧叶后面的上中 1/3 交界处，下一对位于甲状腺下叶附近；有时埋藏于甲状腺实质内，故手术时寻找困难。

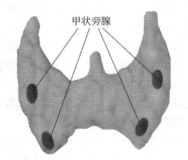

图 2-52　甲状旁腺

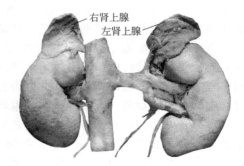

图 2-53　肾上腺

3. 功能　分泌甲状旁腺素，调节体内钙、磷离子代谢，促进肾小管吸收钙离子→血钙浓度升高。如：血钙↓→手足抽搐，甚至死亡。

（三）肾上腺

肾上腺表面包以结缔组织被膜，实质由周边的皮质和中央的髓质两部分构成。

1. 位置　腹膜后、两肾的上极肾筋膜内，有独立的纤维囊和脂肪囊，故肾下垂时它并不下降。

2. 形态　深黄色的扁平腺体，左呈半月形，右呈三角形（图 2-53），共重 10～15g。

3. 肾上腺微细结构

(1) 皮质　由外向内可分为三个带，即球状带、束状带和网状带。

① 球状带　位于被膜下方，较薄，占皮质总体积的 15%。细胞排列呈球状团块，细胞较小，呈矮柱状或锥形，核小染色深，胞质较少，内含少量脂滴。细胞团之间为窦状毛细血管和少量结缔组织。球状带细胞分泌盐皮质激素，如醛固酮，调节水盐代谢，保钠排钾。

② 束状带　是皮质中最厚的部分，占皮质总体积的 78%。束状带细胞比皮质其他两带的细胞大，细胞呈多边形，排列成单行或双行细胞索，索间为窦状毛细血管和少量结缔组

织。束状带细胞核圆，较大，着色浅。胞质内含有大量的脂滴，在 HE 染色标本中，脂滴被溶解，故胞质染色浅而呈空泡状。束状带细胞分泌糖皮质激素，主要为皮质醇和皮质酮。束状带细胞受腺垂体细胞分泌的促肾上腺皮质激素的调控。

③ 网状带　位于皮质的最内层，占皮质总体积的 7%。细胞索相互吻合成网，网间为窦状毛细血管和少量结缔组织。网状带细胞较束状带细胞小，胞核也小，着色较深，胞质内含较多脂褐素和少量脂滴，因而染色较束状带深。网状带细胞主要分泌雄激素和少量雌激素。

（2）髓质　位于肾上腺的中央，主要由排列成索或团的髓质细胞组成。髓质细胞较大，呈多边形，细胞间为窦状毛细血管和少量结缔组织。如用含铬盐的固定液固定标本，细胞胞质内呈现黄褐色的嗜铬颗粒，故又称为嗜铬细胞。电镜下，根据胞质内所含颗粒的不同，髓质细胞可分为两种。一种为肾上腺素细胞，颗粒核芯电子密度低，颗粒内含肾上腺素。此种细胞数量多，约占人肾上腺髓质细胞的 80% 以上。另一种为去甲肾上腺素细胞，颗粒核芯电子密度高，颗粒内含去甲肾上腺素。另外，髓质内还有少量交感神经节细胞，胞体较大，散在分布于髓质内。

（四）垂体

1. 形态　扁椭圆形，色灰红，重约 0.6g。

2. 位置（图 2-54）　居蝶骨体垂体窝内，借漏斗连于下丘脑，前部与视交叉相邻。由腺垂体（结节部、中间部和远侧部）和神经垂体（神经部和漏斗）构成。

3. 功能

（1）前叶　可分泌多种激素，如：促生长激素（GH）、催乳素（LTH）、促甲状腺素（TSH）、促肾上腺皮质激素（ACTH）、卵泡刺激素（FSH）、黄体生成素（LH）。

（2）后叶　神经垂体无分泌功能，只是贮存和释放由下丘脑运输来的激素。

4. 垂体微细结构

（1）腺垂体

① 远侧部　即垂体前叶，其腺细胞排列成团索状，少数围成小滤泡，细胞间具有丰富的窦状毛细血管和少量结缔组织。在 HE 染色标本中，依据腺细胞着色的差异，可将其分为嗜色细胞和嫌色细胞两大类。嗜色细胞又分为嗜酸性细胞和嗜碱性细胞两种。

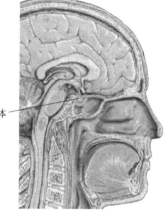

图 2-54　垂体

Ⅰ. 嗜色细胞

A. 嗜酸性细胞　数量较多，约占远侧部腺细胞总数的 40%。细胞呈圆形或卵圆形，胞质内含粗大的嗜酸性颗粒。嗜酸性细胞有两种：生长激素细胞和催乳激素细胞。

a. 生长激素细胞　数量较多，电镜下见胞质内含大量电子密度高的分泌颗粒，此细胞合成和释放的生长激素能促进体内多种代谢过程，尤能刺激骺软骨生长，使骨增长。

b. 催乳激素细胞　女性较多。在通常生理情况下，胞质内分泌颗粒较小；而在妊娠和哺乳期，分泌颗粒增大，颗粒呈椭圆形或不规则形，细胞数量也增多并增大。此细胞分泌的催乳激素能促进乳腺发育和乳汁分泌。

B. 嗜碱性细胞　约占远侧部腺细胞总数的 10%。细胞呈椭圆形或多边形，胞质内含有嗜碱性颗粒。颗粒内含糖蛋白类激素，PAS 反应呈阳性。嗜碱性细胞有三种：促甲状腺激素细胞、促性腺激素细胞和促肾上腺皮质激素细胞。

图中标注：垂体

a. 促甲状腺激素细胞　呈多角形，胞质内颗粒较小，多分布在胞质边缘。此细胞分泌的促甲状腺激素能促进甲状腺滤泡的增生及甲状腺激素的合成和释放。

b. 促性腺激素细胞　细胞大，呈圆形或椭圆形，胞质内颗粒大小中等。该细胞分泌卵泡刺激素和黄体生成素。上述两种激素共同存在于同一细胞的分泌颗粒内。卵泡刺激素在女性促进卵泡的发育，在男性则刺激生精小管的支持细胞合成雄激素结合蛋白，以促进精子的发生。黄体生成素在女性促进排卵和黄体形成，在男性则刺激睾丸间质细胞分泌雄激素，故又称间质细胞刺激素。

c. 促肾上腺皮质激素细胞　呈多角形，胞质内的分泌颗粒较大。此细胞分泌促肾上腺皮质激素和促脂素，前者促进肾上腺皮质束状带分泌糖皮质激素；后者作用于脂肪细胞，使其产生脂肪酸。

Ⅱ. 嫌色细胞　细胞数量多，约占远侧部腺细胞总数的50%，体积小，呈圆形或多角形，胞质少，着色浅，细胞界限不清楚。

（2）神经垂体　主要由无髓神经纤维、垂体细胞、丰富的窦状毛细血管和赫令小体组成。下丘脑视上核和室旁核核团内含有大型神经内分泌细胞，其轴突经漏斗直抵神经部，是神经部无髓神经纤维的主要来源。

① 赫令小体　视上核和室旁核的大型神经内分泌细胞形成的分泌颗粒沿细胞的轴突运输到神经部贮存。轴突沿途呈串珠状膨大，膨大部内可见大量分泌颗粒聚集。膨大部在光镜下于神经部内见到的大小不等的嗜酸性团块，称赫令小体。内含抗利尿激素和催产素两种激素。

② 垂体细胞　细胞的形状和大小不一。电镜下可见垂体细胞常分布在含分泌颗粒的无髓神经纤维周围，并有突起附于毛细血管壁上，故认为垂体细胞具有支持和营养神经纤维的作用。

5. 下丘脑和垂体的关系

（1）下丘脑和腺垂体关系　下丘脑视上区和结节区的神经内分泌细胞分泌的释放激素或释放抑制激素经轴突释放入漏斗处的第一级毛细血管网内，继而经垂体门微静脉系统输至远侧部的第二级毛细血管网，调节相应腺细胞的分泌活动；腺垂体分泌的各种激素又可通过垂体血液环流，到达下丘脑，反馈影响其功能活动。

垂体门脉系统：大脑基底动脉环发出的垂体上动脉从结节部上端进入神经垂体的漏斗，在该处形成第一级毛细血管网。该毛细血管网下行到结节部汇集形成十余条垂体门微静脉。这些微静脉下行进入远侧部，再度形成第二级毛细血管网。垂体门微静脉及其两端的毛细血管网共同构成垂体门脉系统。

（2）下丘脑与神经垂体的关系　神经垂体与下丘脑直接相连，二者是结构和功能的统一体。下丘脑视上区的视上核和室旁核内大型神经内分泌细胞的轴突经漏斗直抵神经部，是神经部无髓神经纤维的主要来源。下丘脑神经内分泌细胞产生的激素在神经垂体内贮存，并释放入血窦，通过血循环作用于靶器官。

（五）松果体

1. 位置　居背侧丘脑的后方，以细柄连于第三脑室顶（图2-55）。

2. 形态　淡红色的椭圆形小体，儿童期较发达，7岁以后开始退化，成年后有钙盐沉着。X射线可见，作为颅片定位标志。

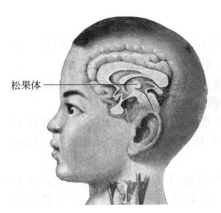

松果体

图 2-55　松果体

3. 功能　可分泌激素，抑制性成熟。

三、生殖系统的组成和功能

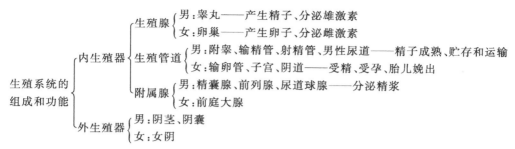

(一) 男性生殖系统

1. 睾丸　为男性生殖腺，产生生殖细胞与男性激素。

(1) 位置　位于阴囊内，左右各一。

(2) 形态　微扁的椭圆形，分上下两端，前后两缘，内外两侧面，表面光滑（图 2-56）。

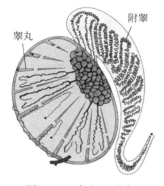

图 2-56　睾丸和附睾

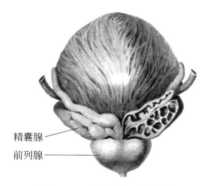

图 2-57　精囊腺、前列腺

　　睾丸表面覆以浆膜，即鞘膜脏层，深部为致密结缔组织构成的白膜（tunica albuginea），白膜在睾丸后缘增厚形成睾丸纵隔（mediastinum testis）。纵隔的结缔组织呈放射状伸入睾丸实质，将睾丸实质分成约 250 个锥体形小叶，每个小叶内有 1～4 条弯曲细长的生精小管，生精小管在近睾丸纵隔处为短而直的直精小管。直精小管进入睾丸纵隔相互吻合形成睾丸网。生精小管之间的疏松结缔组织称睾丸间质。

　　2. 附睾

(1) 位置　紧贴睾丸的上端和后缘而略偏外侧（图 2-56）。

(2) 形态　可分为附睾头（由睾丸输出小管弯曲盘绕而成）、附睾体、附睾尾。

(3) 功能　贮存并促进精子的成熟。

　　3. 输精管　为肌性管道，是附睾管的直接延续。

(1) 分部　睾丸部、精索部、腹股沟部、盆部。

(2) 精索　指睾丸上端到腹股沟管腹环的一对柔软的条索状结构。

　　4. 射精管　由输精管末端与精囊腺汇合而成。

　　5. 附属腺

男性生殖系统的附属腺体由精囊腺、前列腺和尿道球腺组成。

(1) 精囊腺　为一对梭形囊状腺体，位于膀胱底后面及输精管壶腹外侧，其排泄管与输精管末端合成射精管。腺体分泌黄色黏稠的液体，是男性精液的主要成分（图 2-57）。

（2）**前列腺** 是不成对的实质性腺体，位于膀胱下方，包绕尿道的起始部。前列腺分为五叶，即前叶、中叶、后叶和两个侧叶。前列腺由腺组织、平滑肌和结缔组织构成，质地较硬，前列腺的排泄管开口于尿道前列腺部，分泌乳白色稀薄的弱酸性液体，是男性精液组成部分（图2-57）。

（3）**尿道球腺** 是一对豌豆大小的小腺体，埋于尿生殖膈的肌肉内，其排泄管开口于尿管球部。

6. **男性外生殖管**（图2-58）

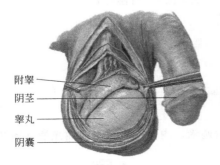

图 2-58 男性外生殖器

附睾
阴茎
睾丸
阴囊

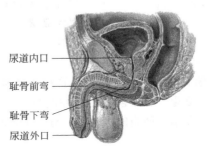

图 2-59 男性盆腔矢状切面

尿道内口
耻骨前弯
耻骨下弯
尿道外口

男性外生殖器包括阴囊和阴茎。

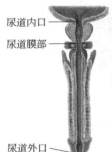

尿道内口
尿道膜部
尿道外口

图 2-60 男性尿道

（1）**阴囊** 为一囊袋状结构，位于阴茎的后下方。阴囊皮下缺少脂肪，含有平滑肌，称为肉膜。肉膜的舒缩可使阴囊松弛或收缩，以调节阴囊温度。

（2）**阴茎** 为男性的性交器官，可分为头、体、尾三部分。主要由两个阴茎海绵体和一个尿道海绵体组成，外面包以筋膜和皮肤。阴茎海绵体位于阴茎背侧，前端变细伸入阴茎头，后端分为两个阴茎脚，附着于耻骨下支和坐骨支。尿道海绵体位于两个阴茎海绵体的腹侧，尿道贯穿全长，前后两端膨大为阴茎头和尿道球。

7. **男性尿道** 特点：长、窄、弯。可简单描述为：三部、三狭窄、两弯曲、三扩大（图2-59、图2-60）。

三部 ｛ 前列腺部：精阜、前列腺小囊、尿道嵴
膜部
尿道海绵体部

两弯曲 ｛ 耻骨下弯：不可变
耻骨前弯：可以改变变直

三狭窄 ｛ 尿道内口
尿道膜部
尿道外口

三扩大 ｛ 前列腺部
尿道球部
舟状窝

（二）女性生殖系统

1. **特点**

（1）**年龄性变化** 幼年期、青春期、性成熟期、更年期、绝经期女性生殖器官有明显的年龄变化，10岁以前生殖器官生长迟缓，10岁后逐渐发育生长，至青春期（13～18岁），生殖器官迅速发育成熟，卵巢开始排卵并分泌性激素，子宫内膜出现周期性变化，乳房增大，性成熟，具有生育能力。更年期（45～55岁）的卵巢功能逐渐减退，生殖器官日趋萎缩。绝经期以后，卵巢退变，结缔组织增生，不再排卵。

（2）**周期性变化** 各生殖器官随月经周期呈周期性变化。

2. **卵巢**

（1）位置　位于子宫两侧，被子宫阔韧带后层的腹膜所包裹，盆腔侧壁髂内、外动脉分叉处的卵巢窝内（图 2-61）。

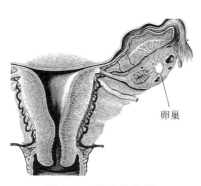

图 2-61　卵巢的位置

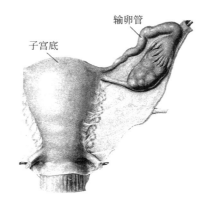

图 2-62　子宫和输卵管

（2）形态　扁卵圆形，分内、外侧面，前、后缘和上、下端。前缘为系膜缘，是卵巢门，有血管、神经等出入。

（3）构造

① 表面有一层致密结缔组织膜，称白膜。

② 实质由浅层的皮质和深层的髓质组成。

③ 皮质内含不同发育阶段的初级卵泡。

④ 髓质：黄体、白体。

（4）功能

① 分泌雌激素　刺激子宫、阴道和乳腺的生长及维持女性第二性征。

② 分泌孕酮　使子宫内膜增厚，促使乳腺发育。

（5）卵巢的固定装置

① 卵巢悬韧带　腹膜形成的皱襞，起自小骨盆缘，至卵巢的输卵管端，韧带内含有卵巢血管、淋巴管、神经丛、结缔组织及平滑肌纤维。是寻找卵巢血管的标志。

② 卵巢固有韧带　由结缔组织和平滑肌纤维构成，自卵巢子宫端连至子宫与输卵管结合处的后下方。

3. 输卵管

（1）位置　子宫底两侧，子宫阔韧带的上缘内（图 2-62）。

（2）形态　细长而弯曲、漏斗形肌性管道。

① 内口　开口于子宫腔，称为输卵管子宫口。

② 外口　游离，开口于腹膜腔，称为输卵管腹腔口。

（3）功能　输送卵细胞，并且是卵细胞受精的部位。

（4）分部

① 子宫部　位于子宫壁内的一段。

② 输卵管峡　输卵管结扎术常在此处进行。

③ 输卵管壶腹　最长，腔最宽，是卵子受精的部位。

④ 输卵管漏斗　外侧端漏斗状扩大。

⑤ 输卵管伞　游离缘的指状突起。

⑥ 卵巢伞　最长的指状突起。漏斗的底有输卵管腹腔口。

4. 子宫

（1）形态　成人未孕子宫呈前、后略扁的倒置的梨形，长 7～8cm，宽 4～5cm，厚 2～3cm。

（2）子宫的分部　分底、体、颈三部。

子宫底是两侧输卵管子宫口连线以上部分，连线以下为子宫体，体向下延续为圆柱状的子宫颈。颈体相连接处较为细狭，称为子宫峡，长约 1cm，在妊娠末期可达 7～11cm，是临床剖宫取胎的位置。子宫颈下端伸入阴道内，称为子宫颈阴道部，是子宫颈癌的好发部位。

子宫颈的下口为子宫口，下通阴道。未产妇的子宫口为圆形，分娩后呈横裂形（图 2-63）。

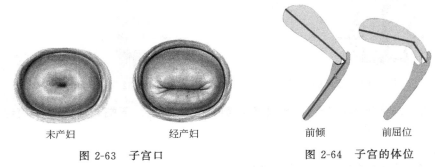

未产妇　　经产妇　　　　　前倾　　　　前屈位

图 2-63　子宫口　　　　　图 2-64　子宫的体位

（3）子宫的内腔

① 子宫腔　在子宫体内，呈底在上、前后略扁的三角形裂隙。

② 子宫颈管　呈梭形。

③ 子宫口　未产妇的子宫口为圆形，经产妇的则为横裂状（图 2-63）。

（4）子宫壁的结构

① 外层：为浆膜，是腹膜的脏层。

② 中层：由平滑肌组成。

③ 内层：为黏膜，称子宫内膜，随着月经周期有增生和脱落的变化。

（5）子宫的位置　盆腔的中央，前为膀胱，后为直肠，下端接阴道。两侧有输卵管和卵巢，子宫底位于小骨盆上口平面以下，子宫颈管下端在坐骨棘平面的稍上方。

（6）子宫的体位　成年女性子宫的正常位置为轻度前倾、前屈位（图 2-64）。

① 前倾　子宫长轴与阴道长轴间形成向前开放的夹角，约为 90°。

② 前屈　子宫体与子宫颈之间形成一个向前开放的钝角，约为 170°。

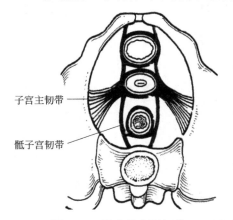

子宫主韧带——

骶子宫韧带——

图 2-65　子宫的主要韧带

（7）子宫与腹膜的关系　直肠子宫陷凹：立位时，它是女性腹膜腔最低的部位。与阴道后穹为邻，有一定的临床意义。

（8）子宫的固定装置（图 2-65）

① 子宫阔韧带　由双层腹膜构成，呈冠状位，限制子宫向两侧移动，连接子宫侧缘与盆侧壁腹膜，上端游离，下端移行为盆底腹膜，分为三部。

a. 卵巢系膜　卵巢前缘与阔韧带后层。

b. 输卵管系膜　输卵管与卵巢系膜根间。

c. 子宫系膜　阔韧带的其余部分。

作用：限制子宫两侧移动。

② 子宫圆韧带　由平滑肌纤维和结缔组织构成，

连接子宫和输卵管结合部位、腹股沟管、大阴唇的皮下组织。

作用：维持子宫前倾位的主要结构。

③ 子宫主韧带　阔韧带下部的纤维结缔组织束和平滑肌纤维组成，连接子宫颈与骨盆侧壁。

作用：防止子宫脱垂。

④ 骶子宫韧带　又名直肠子宫韧带，连接子宫颈后面、直肠后面、骶骨前面的筋膜。由结缔组织和平滑肌纤维构成。

作用：维持子宫前屈位。

⑤ 耻骨子宫韧带　连接宫颈前面、膀胱外侧、耻骨盆面。

作用：限制子宫后倾和后屈的作用。

5. 阴道　富有伸展性的肌性管道，由黏膜、肌层和外膜组成。

阴道上端呈穹隆状绕子宫颈，称阴道穹。分前、后及两侧穹。以阴道后穹最深，与其后上方的子宫直肠陷凹仅隔以阴道后壁和一层腹膜。

6. 女阴（图 2-66）

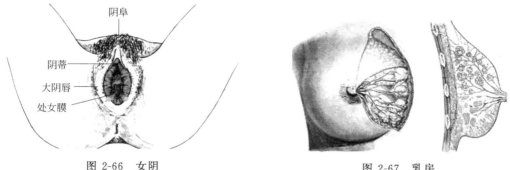

图 2-66　女阴　　　　　　　　　　　　　　　　图 2-67　乳房

女性外生殖器又称为女阴。包括：阴阜、大阴唇、小阴唇、阴道前庭、阴蒂、前庭大腺等。

阴阜为耻骨联合前方的皮肤隆起，皮下含有较多脂肪，性成熟后生有阴毛。

大阴唇为一对长隆起皮肤皱襞，前后分别为唇前联合和唇后联合。

小阴唇为大阴唇内侧的一对较薄的皮肤皱襞，前端包绕阴蒂形成阴蒂包皮，后端形成阴蒂系带。

阴道前庭是位于两侧小阴唇之间的裂隙，前端有尿道开口，后端有阴道开口。处女的阴道口周缘处有环状或半月形的黏膜皱襞，称为处女膜。

阴蒂是由两个海绵体构成的，后端形成两个阴蒂脚固定于耻骨下支和坐骨支，前端形成阴蒂体，折转向下，末端形成阴蒂头。

前庭球呈铁蹄形，位于阴道前庭两侧，大阴唇深部。

前庭大腺又称为 Bartholin 腺，位于阴道口的两侧，分泌物有润滑阴道口的作用。

7. 乳房

（1）位置　位于胸前部、胸肌筋膜的表面，第 3～6 肋之间。内侧至胸骨旁线，外侧可达腋中线。未产妇乳头平第 4 肋间隙或第 5 肋水平。

（2）形态　成年未产妇乳房呈半球形（图 2-67）。

① 乳头：其表面有输乳管的开口，称输乳孔。

② 乳晕。

（3）结构　乳房由皮肤、纤维组织、乳腺和脂肪组织构成。

① 乳腺　被脂肪组织分隔成15～20个乳腺小叶，以乳头为中心呈放射状排列。小叶的排泄管，称输乳管，在近乳头处扩大成为输乳管窦，其末端变细开口于乳头的输乳孔。

② 乳房悬韧带　又称 Cooper 韧带，连于乳腺与皮肤和胸肌筋膜之间，对乳腺起支持作用。

（范红斌　杜斌）

第三章 组织形态学基础

组织学（histology）是医学中最重要的基础理论课程之一，它是以光学显微镜和电子显微镜为工具，着重阐明人体微细结构、超微结构和其功能关系的一门课程。

第一节 基 本 组 织

一、上皮组织

上皮组织是由大量形态规则、排列紧密的细胞和少量细胞外基质组成。上皮细胞呈明显的极性。无血管，营养物质来自 CT 中的组织液。具有保护、吸收、分泌、排泄和感觉功能。分为被覆上皮、腺上皮、感觉上皮。

（一）被覆上皮

排列成膜状，广泛被覆于身体的表面及衬附于体内各腔、管、囊的内面及某些器官表面。

1. 单层扁平上皮 表面呈多边形，核扁圆，位于细胞的中央（图 3-1）。侧面呈扁平形，细胞核处稍厚。根据其分布部位的不同，而有不同的名称。

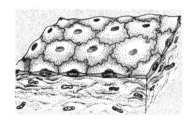
图 3-1 单层扁平上皮

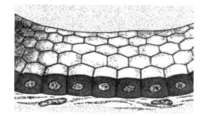
图 3-2 单层立方上皮

内皮：分布在心血管内表面的单层扁平细胞。分布在心脏、血管、淋巴管腔面的单层扁平上皮。它薄而光滑，可减少血液或淋巴流动的阻力，且有利于内外物质交换。

间皮：分布在胸膜、腹膜及心包膜表面的单层扁平细胞。分布于胸膜、腹膜、心包膜、肠系膜及包裹于器官表面的单层扁平上皮。它表面光滑，便于脏器活动，减少摩擦。

其他：分布在肺泡壁、肾小囊壁层、肾小管细段等处。

2. 单层立方上皮 为一层立方的细胞，细胞呈棱形立方状，核圆，居中，细胞间有少量的细胞外基质（图 3-2）。分布在肾小管、甲状腺等处。具有吸收或分泌等功能。

3. 单层柱状上皮 侧面观：一层高柱状细胞排列所成，核椭圆，与细胞长轴平行，位于细胞的基底部（图 3-3）。分布于胃、肠、子宫、输卵管等处的管腔面。具有分泌和吸收功能。

在肠管的单层柱状上皮细胞之间，夹有一种高脚酒杯样的细胞，称杯状细胞（Goblet cell），在其顶部胞质内常含有大量的糖原颗粒，核被挤压于细胞的基底部，呈三角形或扁圆形。它能分泌黏液，具有润滑和保护作用（图 3-4）。

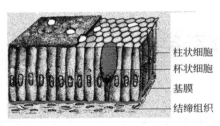

图 3-3 单层柱状上皮

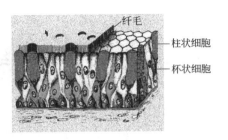

图 3-4 杯状细胞

4. 假复层柱状纤毛上皮 是由一层高低不等、形状不同的柱状、梭状、杯状、锥体形细胞组成。它们的基底部都位于基膜上，只有柱状细胞和杯状细胞可达游离面。由于细胞高低不等，细胞核的位置也高低不等，切面上很像复层。但到达游离面的柱状细胞表面有纤毛，故称假复层柱状纤毛上皮（图 3-5）。分布在呼吸道的内表面。有保护、分泌功能。

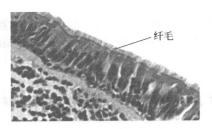

图 3-5 假复层柱状纤毛上皮

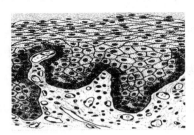

图 3-6 复层扁平上皮

5. 复层扁平上皮 又称为复层鳞状上皮。由几层至几十层不同形态的细胞组成，细胞间有少量细胞外基质，上皮的基底面与深部结缔组织呈凹凸不平的连接，从而扩大了两者的接触面（图 3-6）。

表面层：几层扁平形细胞组成，最表层的细胞已衰老、退化，并不断脱落。

中间层：数层多面形细胞组成。

基底层：1～2 层矮柱状细胞组成，具有很强的分裂增殖能力，新生的细胞可不断向表层推移，以补充表面脱落的细胞，保持上皮的厚度。

角化的复层扁平上皮：皮肤的表面（表皮）。

未角化的复层扁平上皮：口腔、食道、阴道等的腔面。

功能：耐摩擦及阻止异物侵入等保护功能。

6. 复层立方上皮 形态结构：为一层立方的细胞，细胞呈棱形立方状，核圆，居中细胞间有少量的细胞外基质。

分布：肾小管、甲状腺等处。

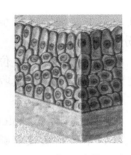

图 3-7 复层柱状上皮

7. 复层柱状上皮 形态结构：浅层为一层排列较整齐的柱状细胞。深层为一层或几层多边形的细胞，细胞间有少量的细胞外基质（图 3-7）。

分布：眼睑及男性尿道等处。

功能：润滑、保护等功能。

8. 变移上皮 又称移行上皮（图 3-8）。

形态结构：为复层上皮，其厚度可随功能状态的不同而变化，细胞为多层，间有少量细胞外基质。

基底层：细胞呈矮柱状或立方形。

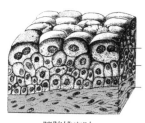
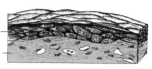

膀胱排空时　　　　　　　　　膀胱充盈时

图 3-8　变移上皮

中间层：细胞呈多面形或多边形，有些细胞呈倒置梨形。

表层：细胞较大，呈长方形或矩形，或呈扁平状；细胞核大，呈扁椭圆形，居中。有的细胞含有两个细胞核。

分布：泌尿管道的内表面。

功能：保护。

（二）腺上皮和腺

1. 基本概念

（1）腺上皮　机体内以分泌功能为主的上皮称腺上皮。

（2）腺　腺上皮为主组成的器官称腺（gland）。

2. 腺的分类

（1）外分泌腺（exocrine gland）　形成的腺具有导管通到器官的腔内或身体的表面，分泌物经导管排出，如汗腺、胃腺等（图 3-9）。

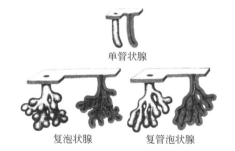

单管状腺

复泡状腺　　　　复管泡状腺

图 3-9　外分泌腺的形态

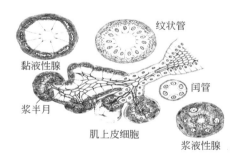

纹状管

黏液性腺

浆半月

闰管

肌上皮细胞

浆液性腺

图 3-10　腺按细胞功能分类

（2）内分泌腺（endocrine gland）　形成的腺无导管，分泌物经血液或淋巴液输送至靶器官，如甲状腺、肾上腺等。

3. 外分泌腺分类

（1）按细胞分类　可分为单细胞腺和多细胞腺。

① 单细胞腺（unicellular gland）　如分泌黏液的杯状细胞就是单细胞腺。

② 多细胞腺（multicellular gland）　人体大多数的外分泌腺均是多细胞腺。多细胞腺一般都由分泌部和导管部两部分组成。

（2）按细胞功能、结构分类（图 3-10）　可分为浆液性腺、黏液性腺、混合性腺。

（三）上皮组织的特殊结构

上皮细胞为了适应其机能的需要，在其各面形成许多特殊的分化物，如游离面有微绒毛、纤毛，基底面有基膜，侧面有细胞连接结构等。

1. 上皮细胞的游离面

（1）细胞衣

① 结构　EM 观察，在上皮细胞的表面覆盖有一层茸样的物质，称细胞衣。其主要化学成分是黏多糖蛋白和糖链。

② 功能　黏着，保护和物质交换等。

（2）微绒毛（图 3-11）

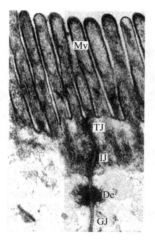
图 3-11　微绒毛电镜图

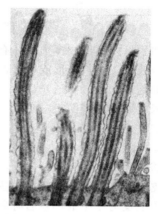
图 3-12　纤毛（气管壁上皮）

① LM　不能分辨，分布于小肠柱状上皮细胞表面的微绒毛在 LM 下，称纹状缘。分布于肾近端小管上皮细胞表面的微绒毛在 LM 下，称刷状缘。

② EM　在有些上皮细胞游离面，细胞膜和细胞质向游离面伸出的指状突起称微绒毛。一般长的 $0.5\sim1.5\mu m$、直径 $0.1\sim0.3\mu m$。中轴内含有许多纵行微丝，顶部可伸到细胞衣内，底部可达胞质顶部的终末网（细胞顶部的横行微丝交织而成，侧面附于中间连接处），微丝的收缩可使微绒毛伸长和缩短。

③ 功能　扩大细胞的表面积，有利于物质吸收。

（3）纤毛（图 3-12）

① LM　也是上皮细胞顶端胞膜和胞质向表面伸出的突起，但在 LM 下能看见，且比微绒毛粗、长（直径 $0.2\mu m$，长 $5\sim10\mu m$）。能有节律地摆动。

② EM　纤毛中轴内含纵行微管，以 $9\times2+2$ 形式排列（即中心 1 对，周边 9 组 2 联微管），其根部与细胞顶部胞质内的基体（类似中心体：9×3）相连。

③ 功能　纤毛的摆动与微管的滑动有关。

2. 上皮细胞的侧面——细胞连接

（1）紧密连接　位于柱状上皮细胞之间近游离面处，相邻细胞的细胞膜外层呈间断性相互融合。呈带状箍在每个细胞周围，即起到机械性连接作用，又可封闭细胞间的游离端，防止大分子物质进入细胞间隙，防止组织液流失。

（2）中间连接　位于紧密连接带的下方，相邻细胞膜不融合，其间存在 $15\sim20nm$ 的间隙，其中含密度较低的物质，在胞质内常有横行的微丝附着在细胞膜内层，而另一端组成终末网起支持作用。

（3）桥粒　最常见的一种细胞连接方式，呈斑状位于中间连接的深部。相邻细胞膜间约有 $20nm$ 的裂隙，在间隙中央有一条平行的中间线，两侧细胞膜内侧各有一椭圆形致密结构，称附着板，胞质中有许多张力丝附着于板上并折成襻状返回胞质，起支持作用。

（4）缝隙连接　位于桥粒的深面，呈平板状。相邻细胞膜之间有 2nm 的裂隙，可见许多间隔大致相等的连接点，连接点是镶嵌蛋白组成的一个六角形的小管，使相邻细胞借中央小管相通，有利于离子交换等。

（5）连接复合体　由两种或两种以上细胞连接在一起，即称为连接复合体。

3. 上皮细胞基底面

（1）基膜　又称基底膜。

① 位置　位于上皮细胞的基底与结缔组织之间，厚度各不相同。

② 化学成分　为Ⅳ型胶原蛋白、层粘连蛋白和蛋白多糖，有的部位含纤维粘连蛋白。

③ 电镜下　由基板（basal lamina）和网板（reticular lamina）组成。

a. 基板　由上皮细胞分泌，厚 50～100nm。

b. 网板　由成纤维细胞产生，较厚，由网状纤维和基质组成。有的基膜无此层。

④ 功能　起支持、连接和半透膜的作用。

（2）质膜内褶

① 位置　上皮细胞基部。

② 结构　细胞膜向细胞内凹陷而成的结构，凹陷的细胞质内含大量的线粒体。

③ 功能　扩大了细胞基底部表面积；参与离子和水分转运。

（四）感觉上皮

具有接受特殊感觉机能的上皮称感觉上皮，如味上皮、嗅上皮、视上皮、听上皮等。

二、结缔组织

① 细胞：数量少，种类多，无极性，散在于细胞外基质中。

② 细胞外基质：多，形式多样，可由液体到固体，由基质和纤维构成。

③ 有共同起源：源于胚胎时期的间充质（mesenchyme），它有间充质细胞和大量稀薄的基质（图 3-13）。

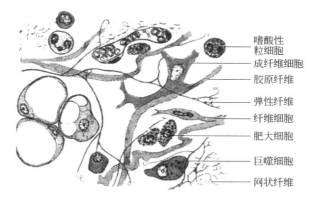

图 3-13　结缔组织

间充质细胞：细胞呈扁平星状多突形，突起彼此相连成网；细胞核椭圆形，一个，居中，较大，染色浅，核仁明显；弱嗜碱性，染为浅蓝色。

功能：间充质细胞分化程度很低，在胚胎发育过程中能分化成多种结缔组织细胞、肌细胞和血管内皮细胞等。

根据构造特点，结缔组织可分为：固有结缔组织、软骨和骨、血液。

固有结缔组织（connective tissue proper）：一般所称的结缔组织，即指固有结缔组织。有疏松结缔组织、致密结缔组织、脂肪组织和网状组织。

（一）固有结缔组织

1. 疏松结缔组织　又称蜂窝组织，是最典型的结缔组织。由少量、多种细胞和大量细胞外基质构成（图 3-14）。广泛分布在全身各种细胞、组织和器官之间。具有支持、连接、防御、保护和营养、修复的功能。

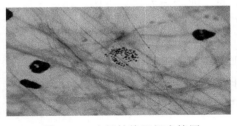

图 3-14　疏松结缔组织光镜图

（1）细胞外基质　疏松结缔组织的细胞外基质多，由纤维和基质组成。

① 基质　为无定形胶体，常可由溶胶到凝胶态互相转变。

a. 化学成分　主要为蛋白多糖和糖蛋白。

蛋白多糖是基质的主要成分，由蛋白质和多糖分子结合而成的大分子。多糖分子包括透明质酸、硫酸软骨素 A、硫酸软骨素 C、硫酸角质素、硫酸乙酰肝素等，总称糖胺多糖。糖蛋白（glycoprotein）：主要含纤维粘连蛋白（fibronectin，FN）、层粘连蛋白（laminin）和软骨粘连蛋白（chrondronectin）等。

b. 分子结构　分子筛。以含量最多的透明质酸构成主干，其他多糖分子以蛋白质为核心构成的亚单位通过连接蛋白结合在主干上，形成了具有许多微孔隙的分子筛。

c. 功能　便于血液与细胞之间进行物质交换；同时分子筛可阻止侵入机体的一定大小物质的扩散。但有的病毒和病菌能分泌透明质酸酶，溶解基质，而在体内扩散。另外，若治疗需要，亦可将注射液加透明质酸酶同时注射至皮下组织，则这种酶使透明质酸分解，使药物得以扩散和吸收。

d. 组织液　基质中含有由血管渗出的液体，称为组织液（tissue fluid）。体内的各种细胞可通过组织液和血液进行物质交换，取得营养物质，释放出代谢产物。

② 纤维（fiber）　包埋在基质内，具有 3 种类型。

a. 胶原纤维（collagenous fiber）：最多，由成纤维细胞分泌，分泌到细胞外的胶原再聚合，进而聚合成胶原纤维。

LM：新鲜时呈白色，有光泽，又称白纤维。纤维粗细不等，直径 $1\sim20\mu m$，成波浪状，常成束而分支，并吻合成网分散在基质内，HE 染色呈嗜酸性，着浅红色。

EM：由更细的（$20\sim200nm$）胶原原纤维平行排列借助胶状基质黏合组成，每根胶原原纤维可呈现出 $64\sim70nm$ 明、暗相间的周期性横纹，它又是由原胶原蛋白分子聚合而成。

物理特性：具有很强的韧性，略有弹性。抗拉力强。

化学成分：Ⅰ、Ⅲ型胶原蛋白（简称胶原，collagen）。

b. 弹性纤维（elastic fiber）：较多。

LM：新鲜时呈黄色，又称黄纤维。纤维较细，直径 $0.2\sim1.0\mu m$，纤维分支并连接成网。HE 染色时呈红色，折光性强。用醛品红或地衣红染色时显紫色或棕褐色。

EM：该纤维由更细的微原纤维集合成小束，埋在较多的、呈均质状的弹性蛋白中。

物理特性：具有很强的弹性，可以伸长达原长的 1.5 倍。

化学成分：弹性蛋白（elastic protein）。

c. 网状纤维（reticular fiber）：较少。

LM：很细，直径 $0.2\sim1.2\mu m$，分支并连接成网。HE 染色纤维着色很浅，很难分辨；

硝酸银镀染，被染成黑色，因此又称为嗜银纤维（argyrophilic fiber）。

EM：亦呈现出 64～70nm 明、暗相间的周期性横纹。

物理特性：略有弹性和韧性。

化学成分：Ⅲ型胶原蛋白。

胶原纤维和弹性纤维在疏松结缔组织中交织成网，使该组织既有韧性，又有弹性。网状纤维分布在结缔组织和其他组织交界处。如在上皮下成为基膜的网板；在神经、平滑肌、脂肪细胞和造血器官的周围等。

（2）细胞　多种多样。

① 成纤维细胞（fibroblast）　成纤维细胞是疏松结缔组织的主要细胞，数量多，分布广。根据功能状态的不同，又可分为功能不活跃的成纤维细胞，称为纤维细胞（fibrocyte）；功能活跃的成纤维细胞（图 3-15）。两种细胞在一定的功能状态下可互相转化。

a. 功能活跃的成纤维细胞

（a）LM　细胞体：呈扁平星状或梭形，多突状。细胞核：大、呈椭圆形、居中、染色浅、核仁 1～2 个。细胞质：较多，较均匀，弱嗜碱性。

（b）EM　粗面内质网和游离核糖体丰富，高尔基复合体发达。细胞周边近细胞膜处有微丝和微管。

（c）功能　产生纤维和基质。

b. 纤维细胞

（a）LM　细胞体：较小，呈长梭形。细胞核：小，染色深。细胞质：少，弱嗜酸性。

（b）EM　粗面内质网少，高尔基复合体不发达。

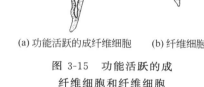

(a) 功能活跃的成纤维细胞　　(b) 纤维细胞

图 3-15　功能活跃的成纤维细胞和纤维细胞

② 巨噬细胞（macrophage）　来自血液内的单核细胞，又称组织细胞（histiocyte），数量多，分布广。

（a）LM　细胞体：形态多样，一般为圆形、椭圆形或不规则形，功能活跃时，可伸出伪足而呈多突形。细胞核：较小，呈圆形或椭圆形，一个，染色较深。细胞质：较丰富，功能活跃时内含有许多颗粒或空泡。

（b）EM　细胞表面：具有许多皱褶、小泡和微绒毛。细胞质：含大量的溶酶体、吞噬体、吞饮小泡和残余体。

（c）功能　变形运动和趋化性。吞噬功能：当注射异物或活体染料（台盼蓝或墨汁）入动物体内时，可见巨噬细胞胞质内有大量被吞入的染料颗粒，属于单核吞噬细胞系统的成员。分泌功能：干扰素、补体、白细胞介素等。参与免疫应答：识别、加工、处理、呈递抗原给淋巴细胞。

③ 浆细胞（plasma cell）　来源于 B 细胞。当 B 细胞受到抗原刺激时，淋巴母细胞化，进一步分化成为浆细胞。正常疏松结缔组织中，这种细胞不常见到，但在慢性炎症的病灶内可见增多。

（a）LM　细胞体：呈圆形或椭圆形（图 3-16）。细胞核：圆形、一个、常偏于细胞一侧，核内染色质丰富，多聚集在核周并向核中心成辐射状排列，形似车轮状。细胞质：呈强嗜碱性，在近细胞核处有一着色较浅而透明的区域，称核周晕。

（b）EM　胞质内嗜碱性物质是丰富的粗面内质网；胞质内浅染区是高尔基复合体和中心体所在部位（图 3-17）。

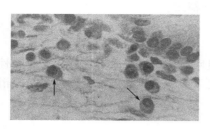

图 3-16　浆细胞

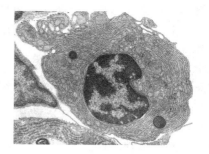

图 3-17　浆细胞超微结构

（c）功能　产生免疫球蛋白，或称抗体。参与机体体液免疫。

④ 肥大细胞（mast cellp）　分布十分广泛，多见于小血管周围（图 3-18）。

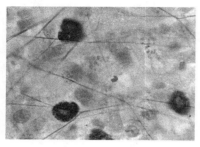

图 3-18　肥大细胞

（a）LM　细胞体：较大，呈圆形或椭圆形。细胞核：圆形且小、一个、居中、染色浅。细胞质：充满粗大的嗜碱性颗粒，此颗粒具有异染性，可被甲苯胺蓝染成红紫色。

（b）EM　颗粒：大小不等，呈圆形或卵圆形，单位膜包裹，内含有许多细小的微粒，呈均匀状、点阵状或指纹状。细胞质：内含粗面内质网和高尔基复合体。

（c）化学物质　颗粒内含肝素、组胺和嗜酸粒细胞趋化因子。细胞质内含白三烯。以上物质在过敏反应中分别与抗凝血、扩张毛细血管、增强毛细血管通透性以及使支气管平滑肌收缩或痉挛有关。

（d）功能　主要参与机体的过敏反应。

⑤ 未分化间充质细胞（undifferentiated mesenchymal cell）　多分布在血管壁的周围，是一种原始、幼稚的细胞，在形态上该种细胞很难与成纤维细胞相区分，机体受伤后修复的过程中，这些细胞可在血管周围增殖、分化成为成纤维细胞等多种细胞。

2. 致密结缔组织

（1）组成　致密结缔组织含大量致密纤维，而细胞和基质甚少。

绝大多数致密结缔组织以大量胶原纤维（图 3-19）为主；极少数以弹性纤维（图 3-20）为主。

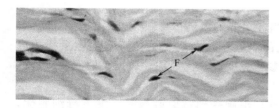

图 3-19　胶原纤维

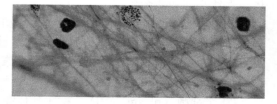

图 3-20　弹性纤维

（2）分布

① 肌腱、腱膜等处的致密结缔组织　细胞外基质大量密集而平行排列的胶原纤维束，纤维间借少量基质相连。腱细胞沿纤维长轴排列。

② 真皮、巩膜、内脏器官的被膜等处的致密结缔组织　细胞外基质是由粗大、致密、排列不规则的胶原纤维束交织而成的致密板层结构。有少量细胞和基质。

③ 弹性纤维束为主的致密结缔组织　不同组织中，纤维排列不同。韧带等处，常平行

排列成束；大动脉等处，多编织成网。

3．网状组织　又称网状结缔组织，主要由网状细胞和细胞外基质组成。

（1）网状细胞

① 细胞体　较大，呈星状多突形，突起彼此相互连接，网状纤维（图 3-21）位于胞体及突起内。

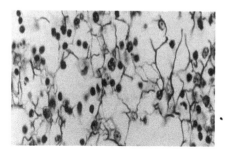

图 3-21　网状纤维

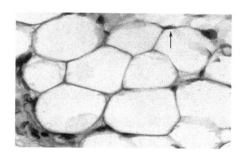

图 3-22　脂肪组织

② 细胞核　大，呈圆形或椭圆形，染色质细而疏，染色浅，核仁明显。

③ 细胞质　较多，呈弱嗜碱性。

（2）细胞外基质　主要是网状纤维，基质是流动的淋巴液或组织液。网状纤维：分支交互成网，与网状细胞共同构成造血组织和淋巴器官的支架，形成一个适合造血细胞生长、发育、增殖和分化的微环境。

（3）分布　主要分布在造血器官和淋巴器官等处。

4．脂肪组织

（1）组成　由大量脂肪细胞聚集而成（图 3-22）。

（2）形态特点　疏松 CT 和血管形成薄层的隔，把脂肪细胞分隔成若干小叶。

（3）分布　大量分布在皮下组织、肠系膜、网膜等处，并且包裹心脏、肾脏和肾上腺等器官。全身只在神经系统、肺、阴茎和眼睑无脂肪。而且，两性皮下组织中脂肪的分布有着显著的差别。

（4）功能　贮存脂肪，是机体内最大的"能量库"。同时具有支持、缓冲保护和保持体温等作用。

（二）软骨和骨

主要构成机体的支架，具有支持、保护的作用。

（三）血液

具有防御、保护、营养等功能。

三、神经组织

神经组织由神经细胞和神经胶质细胞组成。

神经细胞是神经系统的结构和功能单位，也称神经元，由胞体、突起和终末三部分组成，接受信息、整合信息和传导冲动。

神经胶质细胞：数量庞大，为神经元的 10～50 倍，对神经元起支持、营养、保护、绝缘等作用。

（一）神经元

1．神经元的结构

（1）胞体　营养中心（图 3-23）。

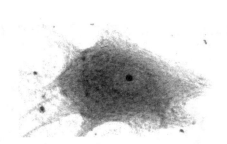 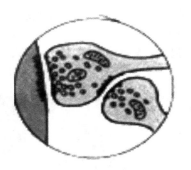

图 3-23　神经元及神经元的突起　　　　　　　图 3-24　突触

细胞核：大而圆、中央、着色浅、核仁明显。

细胞质：在光镜下，其特征性结构为尼氏体和神经元纤维。

尼氏体（Nissl body）：光镜下具有较强的嗜碱性，均匀分布；电镜下，由发达的粗面内质网和游离核糖体构成。其功能是合成神经元所需蛋白质。

神经元纤维：光镜下在镀银染色切片中呈黑色细丝，交错排列成网，并伸入树突和轴突内。

（2）细胞膜　是可兴奋膜，具有接受刺激、处理信息、产生和传导神经冲动的功能。

（3）突起（图 3-23）

① 树突　一至多个，树状，主干，分支，树突内的胞质与核周质的结构基本相同，也含有尼氏体。功能：接受刺激。

② 轴突　一个，细，直径均匀一致，通常由胞体发出，短者微米，长者达 1m 以上。在光镜下胞体发出的轴突部位常呈圆锥形，称为轴丘（axon hillock），无尼氏体，色浅。轴突表面的胞膜称为轴膜，内含的胞质称轴质，有大量的神经丝和微管，还有滑面内质网、微丝、线粒体和小泡。轴突内的物质运输称为轴突运输。胞体内新生成的神经丝、微管和微丝缓慢地向轴突终末延伸，称为慢速轴突运输。由胞体向轴突终末输送更新所需要的蛋白质、合成神经递质所需要的酶、含神经调质的小泡、线粒体等，称为快速轴突运输。微管在轴突运输中起很重要的作用。

2. 神经元的分类

（1）按神经元突起分类　多极神经元、双极神经元、假单极神经元。

（2）按神经元功能分类　感觉神经元，多为假单极神经元；运动神经元，多为多极神经元；联合神经元，多为多极神经元、双极神经元。

（3）按神经元轴突的长短分类　高尔基Ⅰ型神经元、高尔基Ⅱ型神经元。

（4）按神经元释放递质和神经调质的化学性质进行分类　胆碱能神经元、去甲肾上腺能神经元、胺能神经元、氨基酸能神经元。

（二）突触（图 3-24）

神经元与神经元之间或神经元与非神经元之间的一种特化的细胞连接。

1. 分类

（1）化学性突触　神经递质为媒介。

（2）电突触（缝隙连接）　电信号传递。

2. LM　银染：棕黑色环扣状。

3. EM

（1）突触前成分　突触前膜（增厚）、突触小泡、线粒体。

（2）突触间隙　15～30nm。

（3）突触后成分　突触后膜、有特异性受体。

（三）神经胶质细胞

1. 中枢神经系统的胶质细胞

（1）星形胶质细胞　纤维性星形胶质细胞、原浆性星形胶质细胞（图3-25）。功能：支持、营养、分隔。

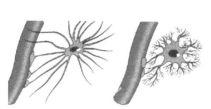
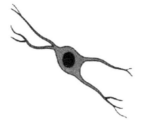
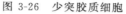
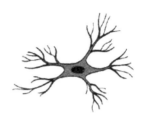

图 3-25　星形胶质细胞　　　　图 3-26　少突胶质细胞　　　　图 3-27　小胶质细胞

（2）少突胶质细胞　中枢神经系统的髓鞘形成细胞（图3-26）。

（3）小胶质细胞　具有吞噬功能（图3-27）。

（4）室管膜细胞　衬在脑室和脊髓中央管腔面。

2. 周围神经系统的胶质细胞

（1）施万细胞（神经膜细胞）　功能：周围神经系统的髓鞘形成细胞。

（2）卫星细胞（被囊细胞）　功能：神经节神经元胞体周围。

（四）神经末梢

1. 感觉神经末梢

（1）游离神经末梢：冷热、轻触、痛觉。

（2）有被囊感觉神经末梢。

① 触觉小体：触觉（图3-28）。

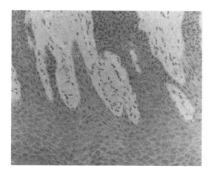
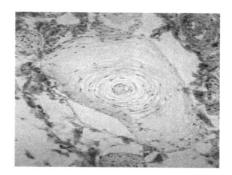

图 3-28　触觉小体　　　　　　　图 3-29　环层小体

② 环层小体：压觉、振动觉（图3-29）。

（3）肌梭：本体感受器。

2. 运动神经末梢

（1）躯体运动神经末梢（神经肌连接运动终板）（图3-30）。

（2）内脏运动神经末梢。

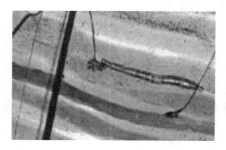

图 3-30　运动终板

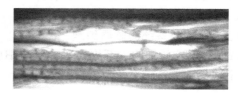

图 3-31　郎飞结

（五）神经纤维和神经

1. 神经纤维　神经元长轴突外包胶质细胞。

（1）有髓神经纤维

① 周围神经系统有髓神经纤维

（a）髓鞘　施万细胞反复包绕轴突。

（b）LM　郎飞结（图 3-31）、结间体。

（c）EM　同心圆板层结构。

（d）化学成分　类脂和蛋白质。

（e）施万细胞　核卵圆、少量胞质。

（f）神经膜　施万细胞膜及基膜构成。

② 中枢神经系统有髓神经纤维　少突胶质细胞突起包卷轴突。

（2）无髓神经纤维　是由较细的轴突和包在其外面的神经膜细胞组成，但神经膜细胞不组成髓鞘，没有郎飞结，神经冲动是沿着轴膜连续传导。所以神经冲动的传导比有髓神经纤维慢。

2. 神经　由许多神经纤维集中在一起，被结缔组织包裹在一起形成的粗细不等的条束状结构，称为神经。在结构上，多数的神经同时含有有髓神经纤维和无髓神经纤维两种。所以，肉眼观察时神经多呈白色。

四、肌肉组织

肌组织主要由肌细胞组成，肌细胞之间有少量的结缔组织以及血管和神经，肌细胞呈长纤维形，又称为肌纤维（muscle fiber）。

肌纤维的细胞膜称肌膜（sarcolemma），细胞质称肌浆（sarcoplasm），肌浆中有许多与细胞长轴相平行排列的肌丝，它们是肌纤维舒缩功能的主要物质基础。

根据结构和功能的特点，将肌肉组织分为三类：骨骼肌、心肌、平滑肌。

$$\begin{array}{l} \text{横纹肌} \left\{ \begin{array}{l} \text{骨骼肌} \quad \text{随意肌} \\ \text{心肌} \\ \end{array} \right. \\ \qquad\qquad\qquad\qquad \left. \begin{array}{l} \\ \end{array} \right\} \text{不随意肌} \\ \text{无横纹肌} \quad \text{平滑肌} \end{array}$$

（一）骨骼肌

1. 骨骼肌的光镜结构

呈细长圆柱形，一条肌纤维内含有几十个甚至几百个核，核呈扁椭圆形，位于肌膜下方（图 3-32）。肌浆中含有丰富的肌原纤维（myofibril），肌原纤维呈细丝状，沿肌纤维长轴平行排列。每条肌原纤维上都有明暗相间的带，每条肌原纤维的明暗带都排列在同一平面上，故骨骼肌纤维呈现出明暗相间的周期性横纹。明带又称 I 带，暗带又称 A 带，暗带中央有一条浅色窄带称 H 带，H 带中央有一条深色的 M 线，明带中央有一条深色的 Z 线。相邻两条 Z 线之间的一段肌原纤维称肌节（sarcomere），每个肌节由 $\frac{1}{2}$I 带＋A 带＋$\frac{1}{2}$I 带构成，它是骨骼肌收缩的基本结构单位。

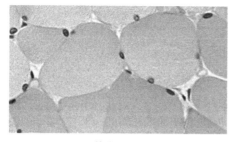

(a) 骨骼肌横切面　　　　　　　　　　　　(b) 骨骼肌纵切面

图 3-32　骨骼肌

2. 骨骼肌的电镜结构

（1）肌原纤维（图 3-33）

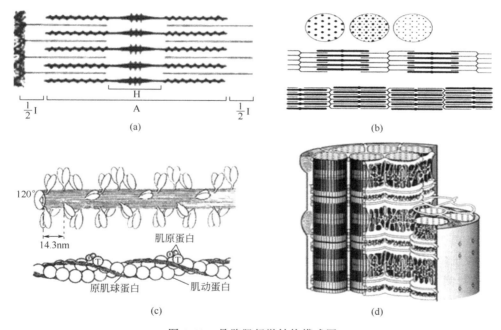

图 3-33　骨骼肌超微结构模式图

① 粗肌丝（thick filament）：附着于 M 线，一端向 Z 线方向游离，由肌球蛋白（myosin）排列构成。

② 细肌丝（thin filament）：附着于 Z 线，一端向 M 线方向游离［图 3-33（a）、（b）］，由肌动蛋白（actin）、原肌球蛋白（tropomyosin）、肌原蛋白（troponin）有序排列构成［图 3-33（c）］。

（2）横小管（transverse tubule）　肌膜向肌浆内凹陷形成的小管，又称为 T 小管。哺乳动物的 T 小管位于 A 带、I 带交界处［图 3-33（d）］。可将肌膜的兴奋迅速传到每个肌节。

（3）肌浆网（sarcoplasmic reticulum） 是肌纤维内特化的滑面内质网，位于 T 小管之间，结构上分纵小管和终池（terminal cisternae）两部分，纵向包绕每一条肌原纤维，膜上有钙泵 ［图 3-33 （d）］。

$$三联体\begin{cases}终池\\T 小管\\终池\end{cases}$$

作用：调节肌浆内的钙离子浓度。

3. 骨骼肌纤维的收缩原理

（1）膜生物电信号在三联体终池转变为钙泵激活，向肌浆内转运钙离子。

（2）钙离子与细肌丝结合，导致细肌丝与粗肌丝接触。

（3）粗肌丝结构变化带动细肌丝向 M 线方向滑动→肌节缩短。

（4）当肌浆中的钙离子被重新泵入肌浆网后，细肌丝脱离与粗肌丝接触，肌节复位。

（二）肌管系统

肌管指包绕在每一条肌原纤维周围的膜性囊管状结构，它由来源和功能都不同的两组独立的管道系统组成。一组肌管是由肌细胞的细胞膜向内凹入形成，它在肌细胞内的行走方向和肌原纤维相垂直，称为横管系统（T 管系统）。横管穿行在肌原纤维之间并在 Z 线水平形成环绕肌原纤维的管道。这些管道互相沟通，管腔通过肌膜凹入处和细胞间隙沟通，但不与胞浆沟通，因此横管管腔内液体是细胞外液。肌原纤维的周围还包括有另一组肌管系统，它们和肌原纤维大致平行，称为纵管系统（L 管）。纵管实际上就是一般细胞的内质网，因而也称肌质网或肌浆网。肌质网主要包绕在每个肌小节的中间部分，它们也相互沟通，这些相互沟通的纵管在靠近两侧 Z 线处的横管水平处管腔膨大，称为终池。终池使纵管以较大的面积和横管相靠近。每一横管和来自两侧肌小节的纵管终池构成了所谓三联管结构。横管和终池的膜在三联管处并不接触，两管的内腔亦不直接沟通。目前认为横管系统的作用是将肌细胞兴奋时膜的电变化沿横管传入细胞内部，影响终池对 Ca^{2+} 的释放。肌质网和终池的作用是通过对 Ca^{2+} 贮存、释放和再聚集，触发和终止肌小节的收缩。三联管结构是将细胞膜上的电变化和细胞内的收缩过程耦联起来的关键部位。

（三）肌丝的分子组成

1. 粗肌丝 粗肌丝主要由肌球蛋白分子构成，每个肌球蛋白分子呈杆状，杆的一端有个球形的头，形似豆芽，称为横桥。一条粗肌丝大约含有 200 个肌球蛋白分子，每个分子长150nm。粗肌丝的杆状部都朝向 M 线，聚合成束，形成粗肌丝的主干，横桥则有规则地裸露在 M 线两侧的粗肌丝主干的表面。当肌肉安静时，横桥与主干的表面垂直，突出于主干约 6nm。由于各肌球蛋白分子在粗肌丝上的起止点并不相同，在粗肌丝上每隔 14.3nm 起止一对肌球蛋白分子。每距 14.3nm 就从粗肌丝的主干上横向突出一对横桥，这一对横桥彼此呈 180°，但是在不同横断面的相邻两对横桥之间呈 60°夹角，如此反复。因此，从纵向来看，粗肌丝向 6 个方向突出横桥，每一列横桥正好对准一条细肌丝。在靠近 M 线的一小段粗肌丝则无横桥突出，这样有规则地排列，对于粗细肌丝之间的相互作用显然是十分有利的。横桥有两个主要特性，一是可以和细肌丝上的肌动蛋白的分子呈可逆性结合，同时出现横桥向 M 线方向上的扭动；二是具有 ATP 酶的活性，可分解 ATP 获得能量，作为横桥扭动做功的能量来源。

2. 细肌丝 细肌丝由肌动蛋白、原肌球蛋白和肌钙蛋白三种蛋白质分子组成。它们在细肌丝中的比例为 7：1：1。肌动蛋白是球形分子，它们聚合成两条链并相互缠绕成螺旋状，构成细肌丝的主干。原肌球蛋白是长杆状分子，其长度相当于 7 个肌动蛋白单体，它们首尾相连，也是双螺旋结构，走行于肌动蛋白双螺旋的浅沟附近，能阻止肌动蛋白分子与横桥头部结合。每个原肌球蛋白分子上还结合有另一个调节蛋白，即肌钙蛋白。肌钙蛋白是由 3 个亚单位组成的球形分子，三个亚单位为肌钙蛋白 T（TnT）、肌钙蛋白 I（TnI）和肌钙蛋白 C（TnC）。TnT 附着在原肌球蛋白上；TnI 附着在肌动蛋白上；TnC 位于 TnT 和 TnI 之间，每个 TnC 可结合 4 个 Ca^{2+}，当它与 Ca^{2+} 结合以后，即启动收缩过程（图 3-33）。

第二节 血液和血细胞的发生

血液（blood）约占体重的 7%，在成人循环血容量约 5L。血液由血浆（plasma）和血细胞（blood cell）组成。从血管取少量血液加入适量抗凝剂（如肝素或枸橼酸钠），经自然沉降或离心沉淀后，血液可分出三层：上层为淡黄色的血浆，下层为红细胞，中间的薄层为白细胞和血小板。血浆相当于结缔组织的细胞外基质，约占血液容积的 55%，其中 90% 是水，其余为血浆蛋白（白蛋白、球蛋白、纤维蛋白原）、脂蛋白、脂滴、无机盐、酶、激素、维生素和各种代谢产物。血液流出血管后，溶解状态的纤维蛋白原转变为不溶解状态的纤维蛋白，于是凝固成血块。血块静置后即析出淡黄色清明的液体，称血清（serum）。血液保持一定的相对密度（1.050～1.060）、pH（7.3～7.4）、渗透压（313mOsm）、黏滞性和化学成分，以维持各种组织和细胞生理活动所需的适宜条件。

血细胞约占血液容积的 45%，包括红细胞、白细胞和血小板。在正常生理情况下，血细胞和血小板有一定的形态结构，并有相对稳定的数量。血细胞形态结构的光镜观察，通常采用 Wright 或 Giemsa 染色的血涂片标本。血细胞分类和计数的正常值如下：

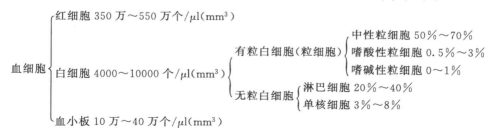

血细胞形态、数量、比例和血红蛋白含量的测定称为血象。患病时，血象常有显著变化，故检查血象对了解机体状况和诊断疾病十分重要。

一、红细胞

（一）形态

直径 7～8.5μm，呈双凹圆盘状，中央较薄（1.0μm），周缘较厚（2.0μm），故在血涂片标本中呈中央染色较浅、周缘染色较深。在扫描电镜下，可清楚地显示红细胞这种形态特点（图 3-34）。红细胞的这种形态使它具有较大的表面积（约 140μm²），从而能最大限度地适应其功能——携 O_2 和 CO_2。新鲜单个红细胞为黄绿色，大量红细胞使血液呈猩红色，而且多个红细胞常叠连一起呈串钱状，称红细胞缗线。成熟红细胞无细胞核，也无细胞器，胞质内充满血红蛋白（hemoglobin，Hb）。血红蛋白是含铁的蛋白质，约占红细胞重量的 33%。它具有结合与运输 O_2 和 CO_2 的功能，当血液流经肺时，肺内的 O_2 分压高，CO_2 分压低，血红蛋白即放出 CO_2 而与 O_2 结合；当血液流经其他器官的组织时，由于该处的 CO_2

分压高而 O_2 分压低，于是红细胞即放出 O_2 并结合 CO_2。由于血红蛋白具有这种性质，所以红细胞能供给全身组织和细胞所需的 O_2，带走所产生的部分 CO_2。

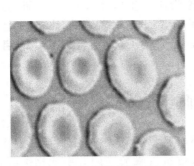 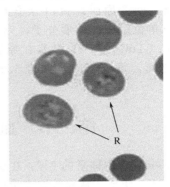

图 3-34　红细胞超微结构　　　　　　图 3-35　网织红细胞

（二）正常值

正常成人每微升血液中红细胞数的平均值，男性 400 万～500 万个，女性 350 万～450 万个。每 100ml 血液中血红蛋白含量，男性 12～15g，女性 10.5～13.5g。全身所有红细胞表面积总计，相当于人体表面积的 2000 倍。红细胞的数目及血红蛋白的含量可有生理性改变，如婴儿高于成人，运动时多于安静状态，高原地区居民大都高于平原地区居民。红细胞的形态和数目的改变，以及血红蛋白的质和量的改变超出正常范围，则表现为病理现象。一般来说，红细胞数少于 300 万/μl，血红蛋白低于 10g/100ml，则为贫血。此时常伴有红细胞的直径及形态的改变，如大红细胞贫血的红细胞平均直径＞9μm，小红细胞贫血的红细胞平均直径＜6μm。缺铁性贫血的红细胞，由于血红蛋白的含量明显降低，以致中央淡染区明显扩大。

（三）物理特性

红细胞有一定的弹性和可塑性，细胞通过毛细血管时可改变形状。红细胞正常形态的保持需 ATP 供给能量，由于红细胞缺乏线粒体，ATP 由无氧酵解产生；一旦缺乏 ATP 供能，则导致细胞膜结构改变，细胞的形态也随之由圆盘状变为棘球状。这种形态改变一般是可逆的。可随着 ATP 供能状态的改善而恢复。

红细胞的渗透压与血浆相等，使出入红细胞的水分维持平衡。当血浆渗透压降低时，过量水分进入细胞，细胞膨胀成球形，甚至破裂，血红蛋白逸出，称为溶血（hemolysis）；溶血后残留的红细胞膜囊称为血影（ghost）。反之，若血浆的渗透压升高，可使红细胞内的水分析出过多，致使红细胞皱缩。凡能损害红细胞的因素，如脂溶剂、蛇毒、溶血性细菌等均能引起溶血。

（四）网织红细胞及其临床意义

外周血中除大量成熟红细胞以外，还有少量未完全成熟的红细胞，称为网织红细胞（reticulocyte）（图 3-35）。在成人为红细胞总数的 0.5%～1.5%，新生儿较多，可达 3%～6%。网织红细胞的直径略大于成熟红细胞，在常规染色的血涂片中不能与成熟红细胞区分。用煌焦蓝做体外活体染色，可见网织红细胞的胞质内有染成蓝色的细网或颗粒，它是细胞内残留的核糖体。核糖体的存在，表明网织红细胞仍有一些合成血红蛋白的功能。红细胞完全成熟时，核糖体消失，血红蛋白的含量即不再增加。贫血病人如果造血功能良好，其血液中网织红细胞的百分比值增高。因此，网织红细胞的计数有一定临床意义，它是贫血等某些血液病的诊断、疗效判断和估计预后指标之一。

二、血小板的形态

血小板又称血栓细胞（thrombocyte），它是骨髓中巨核细胞胞质脱落下来的小块。

（一）正常值

10万～40万个/μl。

（二）形态

LM：直径 2～4μm，呈双凸扁盘状；当受到机械或化学刺激时，则伸出突起，呈不规则形。在血涂片中，血小板常呈多角形，聚集成群（图3-36）。血小板中央部分有着蓝紫色的颗粒，称颗粒区（granulomere）；周边部呈均质浅蓝色，称透明区。

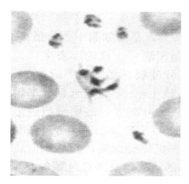

图 3-36　血小板

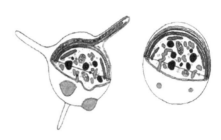

图 3-37　血小板超微结构

EM：血小板的膜表面有糖衣，细胞内无核，但有小管系、线粒体、微丝和微管等细胞器，以及血小板颗粒和糖原颗粒等（图3-37）。

血小板颗粒有两种：特殊颗粒和致密颗粒。

特殊颗粒：体大，圆形，内含凝血因子Ⅲ、酸性水解酶等。

致密颗粒：较小，内含5-羟色胺、ADP、ATP、钙离子、肾上腺素等。

两种颗粒内容物的释放均与血小板功能有关。

血小板小管系也有两种：开放小管系和致密小管系。

开放小管系：散在分布，管腔明亮，开口于血小板表面，借此摄取血浆物质和释放颗粒内容物。

致密小管系：是封闭的小管，多分布在血小板周边，管腔电子密度中等，能收集钙离子和合成前列腺素等。血小板周边有环行排列的微丝和微管，与血小板的形态变化有关。

（三）功能（止血、凝血）

血小板在止血和凝血过程中起重要作用。血小板的表面糖衣能吸附血浆蛋白和凝血因子Ⅲ，血小板颗粒内含有与凝血有关的物质。

1. 当血管受损害或破裂时，血小板受刺激，由静止相变为机能相，迅即发生变形，表面黏度增大，凝聚成团。

2. 同时在表面凝血因子Ⅲ的作用下，使血浆内的凝血酶原变为凝血酶，后者又催化纤维蛋白原变成丝状的纤维蛋白，与血细胞共同形成凝血块止血。

3. 血小板颗粒物质的释放，则进一步促进止血和凝血。血小板还有保护血管内皮、参与内皮修复、防止动脉粥样硬化的作用。血小板寿命7～14天。血液中的血小板数低于10万/μl 为血小板减少，低于5万/μl 则有出血危险。

三、白细胞的形态和分类计数

（一）特点、分类原则

为无色有核的球形细胞，体积比红细胞大，能做变形运动，具有防御和免疫功能。成人白细胞的正常值为 4000～10000 个/μl。男女无明显差别。婴幼儿稍高于成人。血液中白细胞的数值可受各种生理因素的影响，如劳动、运动、饮食及妇女月经期，均略有增多。在疾病状态下，白细胞总数及各种白细胞的百分比值皆可发生改变。

光镜下，根据白细胞胞质有无特殊颗粒，可将其分为有粒白细胞和无粒白细胞两类。有粒白细胞又根据颗粒的嗜色性，分为中性粒细胞、嗜酸性粒细胞和嗜碱性粒细胞。无粒白细胞有单核细胞和淋巴细胞两种。

（二）白细胞的形态、功能、临床意义

1. 中性粒细胞　比例：占白细胞总数的 50%～70%，是白细胞中数量最多的一种。

形态：细胞呈球形，直径 10～12μm，核染色质呈团块状。核的形态多样，有的呈腊肠状，称杆状核；有的呈分叶状，叶间有细丝相连，称分叶核。细胞核一般为 2～5 叶，正常人以 2～3 叶者居多（图 3-38）。在某些疾病情况下，核 1～2 叶的细胞百分率增多，称为核左移；核 4～5 叶的细胞增多，称为核右移。一般说核分叶越多，表明细胞越近衰老，但这不是绝对的，在有些疾病情况下，新生的中性粒细胞也可出现细胞核为 5 叶或更多叶的。杆状核粒细胞则较幼稚，占粒细胞总数的 5%～10%，在机体受细菌严重感染时，其比例显著增高。中性粒细胞的胞质染成粉红色，含有许多细小的淡紫色及淡红色颗粒，颗粒可分为嗜天青颗粒和特殊颗粒两种。嗜天青颗粒较少，呈紫色，约占颗粒总数的 20%，光镜下着色略深，体积较大；电镜下呈圆形或椭圆形，直径 0.6～0.7μm，电子密度较高，它是一种溶酶体，含有酸性磷酸酶和过氧化物酶等，能消化分解吞噬的异物。特殊颗粒数量多，淡红色，约占颗粒总数的 80%，颗粒较小，直径 0.3～0.4μm，呈哑铃形或椭圆形，内含碱性磷酸酶、吞噬素、溶菌酶等。吞噬素具有杀菌作用，溶菌酶能溶解细菌表面的糖蛋白。

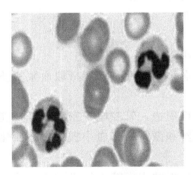

图 3-38　中性粒细胞

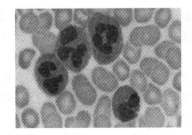

图 3-39　嗜酸性粒细胞

中性粒细胞具有活跃的变形运动和吞噬功能。当机体某一部位受到细菌侵犯时，中性粒细胞对细菌产物及受感染组织释放的某些化学物质具有趋化性，能以变形运动穿出毛细血管，聚集到细菌侵犯部位，大量吞噬细菌，形成吞噬小体。吞噬小体先后与特殊颗粒及溶酶体融合，细菌即被各种水解酶、氧化酶、溶菌酶及其他具有杀菌作用的蛋白质、多肽等成分杀死并分解消化。由此可见，中性粒细胞在体内起着重要的防御作用。中性粒细胞吞噬细胞后，自身也常坏死，成为脓细胞。中性粒细胞在血液中停留 6～7h，在组织中存活 1～3 天。

2. 嗜酸性粒细胞　占白细胞总数的 0.5%～3%。细胞呈球形，直径 10～15μm，核常为

2 叶，胞质内充满粗大（直径 0.5～1.0μm）、均匀、略带折光性的嗜酸性颗粒，染成橘红色（图 3-39）。电镜下，颗粒多呈椭圆形，有膜包被，内含颗粒状基质和方形或长方形晶体。颗粒含有酸性磷酸酶、芳基硫酸酯酶、过氧化物酶和组胺酶等，因此它也是一种溶酶体。嗜酸性粒细胞也能做变形运动，并具有趋化性。它能吞噬抗原抗体复合物，释放组胺酶灭活组胺，从而减弱过敏反应。嗜酸性粒细胞还能借助抗体与某些寄生虫表面结合，释放颗粒内物质，杀灭寄生虫。故而嗜酸性粒细胞具有抗过敏和抗寄生虫作用。在过敏性疾病或寄生虫病时，血液中嗜酸性粒细胞增多。它在血液中一般仅停留数小时，在组织中可存活 8～12 天。

3. 嗜碱性粒细胞　数量最少，占白细胞总数的 0～1%。细胞呈球形，直径 10～12μm。胞核分叶或呈 S 形或不规则形，着色较浅。胞质内含有嗜碱性颗粒，大小不等，分布不均，染成蓝紫色，可覆盖在核上。颗粒具有异染性，甲苯胺蓝染色呈紫红色（图 3-40）。电镜下，嗜碱性颗粒内充满细小微粒，呈均匀状或螺纹状分布。颗粒内含有肝素和组胺，可被快速释放；而白三烯则存在于细胞基质内，它的释放较前两者缓慢。肝素具有抗凝血作用，组胺和白三烯参与过敏反应。嗜碱性粒细胞在组织中可存活 12～15 天。嗜碱性粒细胞与肥大细胞，在分布、胞核的形态，以及颗粒的大小与结构上，均有所不同。但两种细胞都含有肝素、组胺和白三烯等成分，故嗜碱性粒细胞的功能与肥大细胞相似，但两者的关系尚待研究。

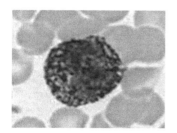

图 3-40　嗜碱性粒细胞

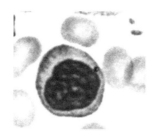

图 3-41　单核细胞

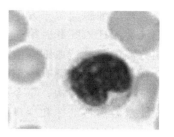

图 3-42　淋巴细胞

4. 单核细胞　占白细胞总数的 3%～8%。它是白细胞中体积最大的细胞。直径 14～20μm，呈圆形或椭圆形。胞核形态多样，呈卵圆形、肾形、马蹄形或不规则形等。核常偏位，染色质颗粒细而松散，故着色较浅。胞质较多，呈弱嗜碱性，含有许多细小的嗜天青颗粒，使胞质染成深浅不匀的灰蓝色。颗粒内含有过氧化物酶、酸性磷酸酶、非特异性酯酶和溶菌酶，这些酶不仅与单核细胞的功能有关，而且可作为与淋巴细胞的鉴别点（图 3-41）。电镜下，细胞表面有皱褶和微绒毛，胞质内有许多吞噬泡、线粒体和粗面内质网，颗粒具溶酶体样结构。单核细胞具有活跃的变形运动、明显的趋化性和一定的吞噬功能。单核细胞是巨噬细胞的前身，它在血流中停留 1～5 天后，穿出血管进入组织和体腔，分化为巨噬细胞。单核细胞和巨噬细胞都能消灭侵入机体的细菌，吞噬异物颗粒，消除体内衰老损伤的细胞，并参与免疫，但其功能不及巨噬细胞强。

5. 淋巴细胞　占白细胞总数的 20%～30%，圆形或椭圆形，大小不等。直径 6～8μm 的为小淋巴细胞，9～12μm 的为中淋巴细胞，13～20μm 的为大淋巴细胞。小淋巴细胞数量最多，细胞核圆形，一侧常有小凹陷，染色质致密呈块状，着色深，核占细胞的大部，胞质很少，在核周成一窄缘，嗜碱性，染成蔚蓝色，含少量嗜天青颗粒（图 3-42）。中淋巴细胞和大淋巴细胞的核椭圆形，染色质较疏松，故着色较浅，胞质较多，胞质内也可见少量嗜天青颗粒。少数大、中淋巴细胞的核呈肾形，胞质内含有较多的大嗜天青颗粒，称为大颗粒淋巴细胞。电镜下，淋巴细胞的胞质内主要是大量的游离核糖体，其他细胞器均不发达。

以往曾认为，大、中、小淋巴细胞的分化程度不同，小淋巴细胞为终末细胞。但目前普遍认为，多数小淋巴细胞并非终末细胞。它在抗原刺激下可转变为幼稚的淋巴细胞，进而增殖分化。而且淋巴细胞也并非单一群体，根据它们的发生部位、表面特征、寿命长短和免疫功能的不同，至少可分为 T 细胞、B 细胞、杀伤（K）细胞和自然杀伤（NK）细胞四类。

血液中的 T 细胞约占淋巴细胞总数的 75%，它参与细胞免疫，如排斥异体移植物、抗肿瘤等，并具有免疫调节功能。B 细胞约占血中淋巴细胞总数的 10%～15%。B 细胞受抗原刺激后增殖分化为浆细胞，产生抗体，参与体液免疫。

四、造血干细胞

血细胞发生是造血干细胞经增殖、分化直至成为各种成熟血细胞的过程。造血干细胞（hemoplietic stem cell）是生成各种血细胞的原始细胞，又称多能干细胞（multipotential-stem cell）。造血干细胞在一定的微环境和某些因素的调节下，增殖分化为各类血细胞的祖细胞，称造血祖细胞，它也是一种相当原始的具有增殖能力的细胞，但已失去多向分化能力，只能向一个或几个血细胞系定向增殖分化，故也称定向干细胞（committed stem cell）。

造血干细胞起源于人胚（受精后第 2 周末）的卵黄囊血岛，当胚体建立循环后，造血干细胞经血流迁入胚肝。第 3～6 个月的胎儿肝是主要的造血器官，含造血干细胞较多，近年应用分离的胎肝造血细胞治疗再生障碍性贫血等血液病患者。出生后，造血干细胞主要存在于红骨髓，约占骨髓有核细胞的 0.5%，其次是脾和淋巴结，外周血中也有极少量。关于造血干细胞的形态结构，至今尚无定论，多数学者认为类似小淋巴细胞，直径 7～9μm，胞质内除大量游离核糖体和少量线粒体外，无其他细胞器。

造血干细胞的基本特性是：①有很强潜能，在一定条件下能反复分裂，大量增殖，但在一般生理状态下，多数细胞处于 G₀ 期静止状态；②有多向分化能力，在一些因素的作用下能分化形成不同的祖细胞；③有自我复制能力，即细胞分裂后的子代细胞仍具原有特征，故造血干细胞可终身保持恒定的数量。

造血干细胞学说是 20 世纪 60 年代初提出的，此后为大量实验证实，是血细胞发生学领域的重大成就。造血干细胞最初是用小鼠脾集落生成实验证实的。实验是将小鼠骨髓细胞悬液输给受致死量射线照射的同系小鼠，使后者重新获得造血能力而免于死亡。重建造血的原因是脾内出现许多小结节状造血灶，称为脾集落（spleen colony）。脾集落内含有红细胞系、粒细胞系、巨核细胞系或三者混合存在。如将脾集落细胞分离后再输给另外的致死量射线照射的同系小鼠，仍能发生多个脾集落，并重建造血。脾集落生成数与输入的骨髓细胞数或脾集落细胞数成正比关系，表明骨髓中有一类能重建造血的原始血细胞。为确定一个脾集落的细胞是否起源于同一个原始血细胞，又将移植细胞经照射后出现畸变染色体，以此作为辨认血细胞发生来源的标志。将此种带标志的细胞输给受照射的小鼠，结果发现，每个脾集落中的所有细胞均具有这种相同的畸变染色体，表明每个脾集落的细胞是来自一个原始血细胞。每个脾集落为一个克隆（clone），称为脾集落形成单位（colony forming unit，CFU），它代表一个造血干细胞。近年还发现，造血干细胞中存在不同分化等级的细胞群体，如髓性造血干细胞可分化为红细胞系、粒细胞巨噬细胞系、巨核细胞系造血祖细胞；淋巴造血干细胞可分化为各种淋巴细胞。

各种血细胞见图 3-43。

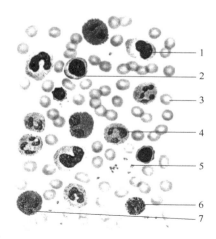

图 3-43 各种血细胞

1—单核细胞；2—淋巴细胞；3—红细胞；4—中性粒细胞；
5—血小板；6—嗜碱性粒细胞；7—嗜酸性粒细胞

（范红斌 李英）

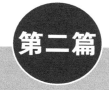

生理学基础

第四章 生理学绪论

第一节 生理学的研究对象和任务

一、生理学

生理学（physiology）是生物科学中的一个分支，它以生物机体的功能为研究对象。生物机体的功能就是整个生物及其各个部分所表现的各种生命现象或生理作用，例如呼吸、消化、循环、肌肉运动等。生理学的任务就是要研究这些生理功能的发生机制、条件以及机体的内外环境中各种变化对这些功能的影响，从而掌握各种生理变化的规律。

二、生理学研究的水平

在研究生命现象的机制时，需要从各个不同水平提出问题进行研究。根据研究的层次不同，生理学研究可以分成三个水平。

一是关于生命现象的细胞和分子机制的研究。生理活动的物质基础是生物机体，构成机体的最基本结构和功能单位是各种细胞，每一器官的功能都与组成该器官的细胞的生理特性分不开，例如肌肉的功能与肌细胞的生理特性分不开，腺体的功能与腺细胞的生理特性分不开等。然而，细胞的生理特性又决定于构成细胞的各个物质的物理化学特性，尤其是生物大分子的物理化学特性。例如心脏之所以能搏动，是由于肌细胞中含有特殊的蛋白质，这些蛋白质分子具有一定的结合排列方式，在离子浓度的变化和酶的作用下排列方式发生变化，从而发生收缩或舒张的活动。因此，对心脏功能的研究需要在肌细胞和生物大分子水平上进行。这类研究的对象是细胞和它所含的物质分子，可称为细胞和分子水平的研究。这方面的知识称为普遍生理学或细胞生理学。

二是关于机体内各器官和系统的功能的研究。这方面的研究着重于阐明器官和系统对于机体有什么作用，它是怎样进行活动的，它的活动受到哪些因素的控制等。例如，关于心血管组成的血液循环系统的生理功能研究，需要阐明心脏各部分如何协同活动、心脏如何射血、血管如何调配血液供给、血管内血液流动的动力和阻力、心血管活动如何调节等规律。这类研究要对完整的心脏、血管和循环系统进行观察，是以器官和系统作为研究对象的，称为器官和系统水平的研究。这方面的知识称为器官和系统生理学。

三是关于机体内各器官、系统的相互联系和相互影响，以及机体与环境之间相互联系和相互影响的研究。由于人体生理学的研究对象是人的机体，整个人体的生理活动并不等于心、肺、肾等器官生理功能的简单总和，而是在各种生理功能之间体现着彼此相互联系、相互制约的完整而协调的过程。人的生理活动还具有个体的特点，并且随着个体生活条件的变异而不断变化发展着。机体内的这种联系制约、变化发展的规律也是需要加以研究的。例如，在完整人体内心脏搏动的频率和力量，会受体内外环境条件、人体的健康情况以及情绪等因素的影响。在这里，研究的对象是整个机体，可称为整体水平的研究。

第二节　生命的基本特征

通过对包括单细胞生物在内的各种生物体的生命研究表明，生命的基本特征应包括新陈代谢、兴奋性、适应性和生殖等。

一、新陈代谢

生物体与外界环境之间的物质和能量交换以及生物体内物质和能量的转变过程叫做新陈代谢（metabolism）。新陈代谢是生物体内全部有序化学变化的总称。它包括物质代谢和能量代谢两个方面。物质代谢是指生物体与外界环境之间物质的交换和生物体内物质的转变过程。能量代谢是指生物体与外界环境之间能量的交换和生物体内能量的转变过程。

在新陈代谢过程中，既有同化作用，又有异化作用。从外界摄取营养物质并转变为自身物质和贮存能量都是同化作用。自身的部分物质被氧化分解并排出代谢废物和释放能量都属于异化作用。

新陈代谢与年龄、体表面积、性别和运动等因素有关。一个人越年轻，新陈代谢的速度就越快。这是由于身体在生长造成的，尤其在婴幼儿时期和青少年时期速度更快。身体表皮面积越大，新陈代谢就越快。两个体重相同体积不同的人，个矮的会比个高的新陈代谢慢一些。个高的人因为表皮面积大，身体散热快，所以需要加快新陈代谢的速度而产生热量。男性通常比女性的新陈代谢速度快。普遍认为这是由于男性身体里的肌肉组织的比例更大。剧烈的体育运动过程中和活动结束后的几个小时内都会加速身体的新陈代谢。

二、兴奋性

（一）兴奋和兴奋性

环境变化引起的生物体内部的代谢改变和活动称为反应（response），把能引起生物体发生反应的环境变化称为刺激（stimulus）。生物体对刺激引起的反应有两种表现形式：一种由相对静止变为活动，或由比较弱的活动变为强的活动，称为兴奋（excitation）；另一种是从活动状态转变为相对静止，或由较强的活动变为弱的活动，称为抑制（inhibition）。生物体（细胞、组织或有机体）对刺激发生反应的能力称为兴奋性（excitability），兴奋性被认为是各种活的生物体共同的基本特性，细胞膜都要出现一个共同的膜电位变化，即动作电位。因此，兴奋性被理解为细胞在受刺激时产生动作电位的能力或特性。

（二）刺激引起兴奋的条件

实验证明，并不是任何刺激都能引起组织细胞的兴奋。作为刺激，一般应具备三个条件，即一定的强度、一定的持续时间以及一定的强度时间变化率。通常刺激的强度较大时，所需要的刺激持续时间比较短；而刺激强度较小时，需要比较长的刺激时间。但当刺激强度低于某一临界值时，即使刺激时间无限长，也不能引起细胞兴奋；同样，当刺激持续时间小于某一值时，无论强度多大都不能引起细胞兴奋。

在刺激作用时间和强度-时间变化率都固定不变的条件下，能引起组织细胞兴奋所需的最小刺激强度，称为阈值（强度阈值）。达到这种强度的刺激称为阈刺激。阈值大，表示组织细胞兴奋性低；阈值小，表示兴奋性高。强度小于阈值的刺激称为阈下刺激，单个阈下刺激不能引起组织细胞的兴奋。

三、适应性

适应性（adaptability）是指生物体与环境表现相适合的现象。适应性是通过长期的自然选择，需要很长时间形成的。应激性的结果是使生物适应环境，是生物适应性的一种表现形式。

四、生殖

生殖（reproduction）是指生物产生后代和繁衍种族的过程，是生物界普遍存在的一种生命现象，是生命的基本特征之一。人体发育到一定阶段，由两性生殖细胞结合才能生成子代个体。

第三节　人体与环境

人体的一切生命活动都是在一定环境条件中进行的。人体生存所处的自然界叫做外环境。体内的绝大多数细胞并不与外环境直接接触，而是浸浴和生存在细胞外液之中，细胞代谢所需氧气的摄取和二氧化碳的排除，营养物质的摄取和代谢产物的排除，都必须通过细胞外液进行。所以，细胞外液是人体细胞直接生活的体内环境，是人体的内环境。

一、人体与外环境

环境是人类和生物赖以生存和发展的各种因素的总和。环境包括自然环境和社会环境。人类的自然环境又称物质环境，社会环境又称非物质环境。人类在改造环境的同时，也将大量的废弃物带给了环境，造成了环境污染，对人体健康产生了不良影响甚至危及生命。随着科技进步和社会竞争，人们压力越来越大，也因此产生一些“现代文明病”。

二、内环境与稳态

人体内含有大量的液体，这些液体统称为体液（body fluid），其在体内所占的分量约为体重的 60％。体液可以分为两部分：存在于细胞内的部分，叫做细胞内液（intracellular fluid）；存在于细胞外的部分，叫做细胞外液（extracellular fluid）。细胞外液主要包括组织液、血浆和淋巴等。细胞外液占人体体重的 20％左右，它的 1/4 存在于血管内，即血浆；另外的 3/4 存在于组织间隙，即组织液。

细胞外液是人体细胞直接浸浴和生存的环境。因此生理学中把细胞外液叫做机体的内环境（internal environment）。血浆是血细胞的内环境，也是沟通各部分组织液以及外环境进行物质交换的场所。组织液是其他大部分细胞的内环境。

由于新陈代谢的进行，各种化学成分和理化特性经常在一定范围内变化，处于动态的相对恒定状态中。因此内环境的相对稳定，是细胞进行正常生命活动的必要条件。一旦内环境的相对稳定遭到破坏，机体将出现病态。在正常生理情况下，内环境的各种物理、化学性质是保持相对稳定的，称为内环境的稳态（homeostasis）。内环境的稳态是细胞维持正常生理功能的必要条件，也是机体维持正常生命活动的必要条件，内环境稳态失衡可导致疾病。内环境稳态的维持有赖于各器官，尤其是内脏器官功能状态的稳定、机体各种调节机制的正常以及血液的纽带作用。

内环境的稳态不是固定不变的静止状态，而是处于动态平衡状态。表现为内环境的理化性质只在很小的范围发生变动，例如体温维持在 37℃左右，血浆 pH 维持在 7.4 左右等。

第四节　生理功能的调节

由于细胞不断进行着新陈代谢，新陈代谢本身不断扰乱内环境的稳态，外环境的强烈变动也可影响内环境的稳态；为此，机体的血液循环、呼吸、消化、排泄等生理功能必须不断地进行着调节，以纠正内环境的过分变动。人体生理功能调节的方式分为神经调节（nervous regulation）、体液调节（humoral regulation）和自身调节（autoregulation）。这三种调节方式相互配合、密切联系又各有特点。

一、神经调节

神经活动的基本过程是反射（reflex）。反射的结构基础为反射弧，包括五个基本环节：感受器、传入神经、神经中枢、传出神经和效应器。感受器是接受刺激的器官，效应器是产生反应的器官，神经中枢在脑和脊髓中，传入神经和传出神经是将中枢与感受器和效应器联系起来的通路。反射调节是机体重要的调节机制，神经系统功能不健全时，调节将发生紊乱。

巴甫洛夫将反射分成非条件反射与条件反射两类。非条件反射是先天遗传的，同类动物都具有的，是一种初级的神经活动。条件反射是后天获得的，是个体在生活过程中按照它的生活条件而建立起来的，是一种高级的神经活动。

二、体液调节

体液调节就是机体某些细胞产生某些特殊的化学物质，借助于血液循环的运输，到达全身各器官组织或某一器官组织，从而引起此器官组织的某些特殊的反应。许多内分泌细胞所分泌的各种激素，就是借体液循环的通路对机体的功能进行调节的。例如，胰岛 B 细胞分泌的胰岛素能调节组织、细胞的糖与脂肪的新陈代谢，有降低血糖的作用。内环境血糖浓度之所以能保持相对稳定，主要依靠这种体液调节。

有些内分泌细胞可以直接感受内环境中某种理化因素的变化，直接作出相应的反应。例如，当血钙离子浓度降低时，甲状旁腺细胞能直接感受这种变化，促使甲状旁腺激素分泌增加，转而导致骨中的钙释放入血，使血钙离子的浓度回升，保持了内环境的稳态。也有些内分泌腺本身直接或间接地受到神经系统的调节，在这种情况下，体液调节是神经调节的一个传出环节，这种情况可称为神经-体液调节。例如，肾上腺髓质接受交感神经的支配，当交感神经系统兴奋时，肾上腺髓质分泌的肾上腺素和去甲肾上腺素增加，共同参与机体的调节。

除激素外，某些组织、细胞产生的一些化学物质，虽不能随血液到身体其他部位起调节作用，但可在局部组织液内扩散，改变邻近组织细胞的活动。这种调节可看作是局部性体液调节，或称为旁分泌（paracrine）调节。

神经调节的一般特点是比较迅速而精确，但持续时间短，调节范围局限。体液调节的一般特点是比较缓慢、持久而弥散。两者相互配合使生理功能调节更趋于完善。

三、自身调节

自身调节是指组织、细胞在不依赖于外来的或体液调节情况下，自身对刺激发生的适应性反应过程。例如，骨骼肌或心肌收缩前的长度能对收缩力量起调节作用，当初长在一定限度内增大时，收缩力量会相应增加，而初长缩短时收缩力量就减小。一般来说，自身调节的幅度较小，也不十分灵敏，但对于生理功能的调节仍有一定意义。

有时候一个器官在不依赖于器官外来的神经或体液调节情况下，器官自身对刺激发生的适应性反应过程也属于自身调节。

第五节　生理功能的调节控制

运用控制论原理分析人体的调节活动时，人体的各种功能调节可分为三类控制系统。

一、非自动控制系统

非自动控制系统是一个开环系统（open-loop system），其控制部分不受受控部分的影响，即受控部分不能反馈改变控制部分的活动。例如在应激反应中，当应激性刺激特别强大时，可能由于下丘脑神经元和垂体对血中糖皮质激素的敏感性减退，亦即糖皮质激素血中浓度升高时不能反馈抑制它们的活动，使应激性刺激能导致 ACTH 与糖皮质激素的持续分泌，这时，肾上腺皮质能不断地根据应激性刺激的强度作出相应的反应。在这种情况下，刺激决定着反应，而反应不能改变控制部分的活动。这种控制系统无自动控制的能力。非自动控制系统的活动在体内不多见。

二、反馈控制系统

反馈控制系统是一个闭环系统（close-loop system），其控制部分不断接受受控部分的影响，即受控部分不断有反馈信息返回输给控制部分，改变着它的活动。这种控制系统具有自动控制的能力。

图 4-1 中把反馈控制系统分成比较器、控制系统、受控系统三个环节。输出变量的部分信息经监测装置检测后转变为反馈信息，回输到比较器，由此构成闭合回路。受控部分的活动反过来影响控制部分的活动称为反馈（feedback）。如果受控部分发出的反馈信息使输出变量与原来输出变量相反的为负反馈（negative feedback）；如果受控部分发出的反馈信息使输出变量向着与原来输出变量相同方向的为正反馈（positive feedback）。

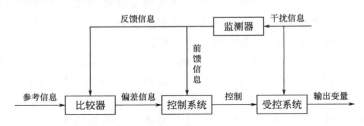

图 4-1　反馈控制及前馈控制系统模式图

（一）负反馈

在负反馈情况时，反馈控制系统平时处于稳定状态。如出现一个干扰信息作用于受控系统，则输出变量发生改变，导致该反馈控制系统发生扰乱，通过调节使机体状态达到平衡。例如，人体的体温经常可稳定在 37℃ 左右，就是负反馈调控作用的结果。现在认为下丘脑内有决定体温水平的调定点的神经元，这些神经元发出参考信息使体温调节中枢发出控制信息来调节产热和散热过程，保持体温维持在 37℃ 左右。如果人体进行剧烈运动，产热突然增加（即发生干扰信息，使输出变量增加），体温随着升高，则下丘脑内的温度敏感（监测装置）就发生反馈信息与参考信息进行比较，由此产生偏差信息作用于体温调节中枢，从而改变控制信息来调整产热和散热过程，使升高的体温回降，恢复到 37℃ 左右。

（二）正反馈

在正反馈情况时，反馈控制系统则处于再生状态。正反馈控制系统一般不需要干扰信息就可进入再生状态，但有时也可因出现干扰信息而触发再生。分娩过程是正反馈控制系统活动的实例。当临近分娩时，某些干扰信息可诱发子宫收缩，子宫收缩导致胎儿头部牵张子宫颈部；宫颈受到牵张可反射性导致催产素分泌增加，从而进一步加强宫缩，转而使宫颈进一步受到牵张；如此反复再生，直至胎儿娩出为止。

三、前馈控制系统

从图 4-1 可以看出，输出变量不发出反馈信息，监测装置在检测到干扰信息后发出前馈（feed forward）信息，作用于控制系统，调整控制信息以对抗干扰信息对受控系统的作用，从而使输出变量保持稳定。因此，前馈控制系统所起的作用是预先监测干扰，防止干扰的扰乱；或是超前洞察动因，及时作出适应性反应。条件反射活动是一种前馈控制系统活动。例如，动物见到食物就引致唾液分泌，这种分泌比食物进入口中后引致唾液分泌来得快，而且富有预见性，更具有适应性意义。但前馈控制引致的反应，有可能失误。例如动物见到食物后并没有吃到食物，则唾液分泌就是一种失误。在进食过程中，导致迷走神经兴奋，促使胰岛 B 细胞分泌胰岛素来调节血糖水平，这样可及早准备以防止食物消化吸收后造成血糖水平出现过分波动，这也是前馈控制的例子。

（邱丽颖　杜斌）

第五章 细胞的基本功能

细胞是人体和其他生物体的基本结构单位。体内所有的生理功能和生化反应，都是在细胞及其产物的物质基础上进行的。细胞生理学的主要内容包括：细胞膜的物质转运功能，细胞的信号转导功能，细胞膜的生物电现象，肌细胞的收缩功能。

第一节　细胞膜的物质转运功能

细胞膜除了有物质转运功能外，还有跨膜信息传递和能量转换功能，这些功能的机制是由膜的分子组成和结构决定的。膜成分中的脂质分子层主要起了屏障作用，而膜中的特殊蛋白质则与物质、能量和信息的跨膜转运和转换有关。

一、膜的化学组成

各种膜性结构主要由脂质、蛋白质和糖类等物质组成，一般是以蛋白质和脂质为主，糖类只占极少量。

各种物质分子在膜中的排列形式和存在，是决定膜的基本生物学特性的关键因素。20世纪70年代初期 Singer 和 Nicholson 提出的液态镶嵌模型（fluid mosaic model）见图 5-1。

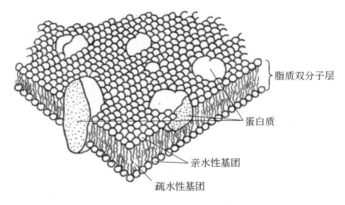

图 5-1　膜的液态镶嵌模型

（一）脂质双分子层

膜的脂质中以磷脂类为主，约占脂质总量的70％以上；其次是胆固醇，一般低于30％；还有少量属鞘脂类的脂质。

所有的膜脂质都是一些双嗜性分子，磷脂的一端的磷酸和碱基是亲水性极性基团，另一端的长烃链则属疏水性非极性基团。由于细胞内液和细胞外液都是水溶液，因此形成脂质亲水基团一排向内、一排向外的双分子层。

脂质的熔点较低，这决定了膜中脂质分子在一般体温条件下呈液态，即膜具有某种程度的流动性。不同细胞或同一细胞而所在部位不同的膜结构中，脂质的成分和含量各有不同，它们含量的多少和膜的流动性大小有一定关系，一般是胆固醇含量愈多，流动性愈小。近年来发现，膜结构中含量相当少的磷脂酰肌醇，几乎全部分布在膜的靠胞浆侧，这种脂质与细胞接受外界影响，并把信息传递到细胞内的过程有关。

（二）细胞膜蛋白质

膜蛋白质主要以两种形式同膜脂质相结合：有些蛋白质以其肽链中带电的氨基酸或基团，与两侧的脂质极性基团相互吸引，使蛋白质分子像是附着在膜的表面，称为表面蛋白质；有些蛋白质分子的肽链则可以一次或反复多次贯穿整个脂质双分子层，两端露出在膜的两侧，称为结合蛋白质。

膜结构中的蛋白质，承担着生物膜的各种功能，包括细胞和周围环境之间的物质、能量和信息交换等。

（三）细胞膜糖类

细胞膜含有糖类 2%～10%，主要是一些寡糖和多糖链。它们以共价键的形式与膜脂质和蛋白质形成糖脂和糖蛋白，仅存于细胞膜的外侧，这些糖脂和糖蛋白由于糖链中单糖的排列顺序不同，从而成为细胞的标志，或作为抗原决定簇，或作为受体的可识别部分。

二、细胞膜的跨膜物质转运功能

细胞进行新陈代谢，不断需要各种供能物质、合成细胞新物质的原料、中间代谢产物和终产物、维生素、氧和二氧化碳，以及 Na^+、K^+、Ca^{2+} 进出细胞。由于这些物质的理化性质各异，且多数脂溶性小或不溶于脂质，这些物质中除极少数能够直接通过脂质层进出细胞外，大多数物质分子或离子的跨膜转运，都需要膜上各种特殊蛋白质分子的帮助；一些团块性固态或液态物质进出细胞，则与膜的更复杂的生物学过程有关。

（一）单纯扩散

溶液中不同浓度的同种物质的溶液相邻地放在一起，则高浓度区域中的溶质分子将有向低浓度区域的净移动，这种现象称为单纯扩散（simple diffusion）。细胞外液和细胞内液都是水溶液，在细胞外液和细胞内液之间存在一个主要由脂质分子构成的屏障。因此，某一物质跨膜扩散量大小，除了取决于该物质膜两侧的浓度外，还与该物质脂溶性大小以及其他因素造成的该物质通过膜的难易程度有关。

人体体液中存在的脂溶性物质靠单纯扩散方式进出细胞膜的，主要是氧和二氧化碳等气体分子，它们能溶于水，也溶于脂质，因而可以靠各自的浓度差通过细胞膜或肺泡中的呼吸膜。

（二）易化扩散

很多物质不溶于脂质或溶解度小，它们需要膜结构中一些特殊蛋白质分子的"协助"完成由膜的高浓度一侧向低浓度一侧移动，这种转运称为易化扩散（facilitated diffusion）。例如，糖不溶于脂质，但细胞外液中的葡萄糖可以不断地进入一般细胞，适应代谢的需要；Na^+、K^+、Ca^{2+} 等离子，虽然由于带有电荷而不能通过脂质双分子层的内部疏水区，但在某些情况下可以顺着它们各自的浓度差快速地进入或移出细胞。根据膜上参与的蛋白质不同，易化扩散可分为由通道蛋白质介导和由载体蛋白质介导的两种类型。

1. 由载体蛋白质介导的易化扩散　这种易化扩散的特点是膜结构中具有载体（carrier）功能的蛋白质分子，它们有一个或数个能与某种被转物相结合的位点或结构域（指蛋白质肽链中的某一段功能性氨基酸残基序列），后者先同膜一侧的某种物质分子选择性结合，并因此而引起载体蛋白质的变构作用，使被结合的底物移向膜的另一侧。上面提到的葡萄糖进入细胞，以及其他营养性物质如氨基酸和中间代谢产物的进出细胞，就属于这种类型的易化扩散。

以载体蛋白质介导的易化扩散都具有如下的共同特性。①载体蛋白质的结构特异性：以葡萄糖为例，在同样浓度差的情况下，右旋葡萄糖的跨膜通量大大超过左旋葡萄糖，木糖则几乎不能被载运。②饱和现象：扩散通量一般与膜两侧被转运物质的浓度差成正比，但如果膜一侧的浓度增加超过一定限度时，再增加底物浓度并不能使转运通量增加。主要是由于膜结构中与该物质易化扩散有关的载体蛋白质分子的数目或每一载体分子上能与该物质结合的位点的数目是固定的。③竞争性抑制：即如果某一载体对结构类似的 A、B 两种物质都有转运能力，那么在环境中加入 B 物质将会减弱它对 A 物质的转运能力，这是因为有一定数量的载体或其结合位点竞争性地被 B 所占据。

2. 由通道蛋白质介导的易化扩散　它们常与一些带电的离子如 Na^+、K^+、Ca^{2+}、Cl^- 等由膜的高浓度一侧向膜的低浓度一侧快速移动有关。对于不同的离子转运，膜上都有结构特异的通道蛋白质参与，可分别称为 Na^+ 通道、K^+ 通道、Ca^{2+} 通道等。甚至对于同一种离子，在不同细胞或同一细胞可存在结构和功能上不同的通道蛋白质，如体内至少已发现有三种以上的 Ca^{2+} 通道和几十种 K^+ 通道等。

经离子通道的物质转运的特点如下。①通道的特异性：离子通道具有相对特异性，每种通道都对一种或几种离子有较高的通透性，对其他离子则不易或不能通过。②门控离子通道分为三种：电压门控通道、化学门控通道和机械门控通道。例如神经细胞膜上的 Na^+ 通道，在膜电位去极化到一定程度时开放，称为电压门控通道；乙酰胆碱（ACh）和骨骼肌细胞膜上的 N_2 型受体结合，N_2 型受体本身就是 Na^+、K^+ 通道，此时通道打开，允许 Na^+、K^+ 跨膜转运，称为化学门控通道；听觉毛细胞受牵拉时膜上离子通道开放，此类通道称为机械门控通道。

通道和载体示意图见图 5-2。

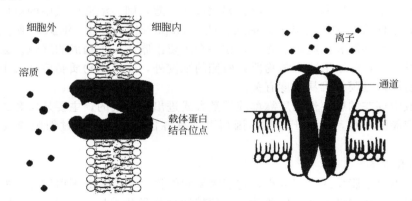

图 5-2　通道和载体示意图

（三）主动转运

主动转运（active transport）指细胞通过本身的某种耗能过程，将某种物质的分子或离子由膜的低浓度一侧移向高浓度一侧的过程。膜的主动转运是一个消耗能量的过程，此能量只能由膜或膜所属的细胞供给。体内某种物质分子或离子由膜的低浓度一侧向高浓度一侧移动，结果是高浓度一侧浓度进一步升高，而另一侧该物质愈来愈少，甚至可以全部被转运到另一侧。如小肠上皮细胞吸收某些已消化的营养物，肾小管上皮细胞对小管液中某些物质进行重吸收，均属此现象。主动的跨膜转运在进行中，必定伴随了能源物质的消耗。

在细胞膜的主动转运中研究得最多的是膜对于钠离子和钾离子的主动转运过程。所有活细胞的细胞内液和细胞外液中 Na^+ 和 K^+ 的浓度有很大的不同。以神经和肌细胞为例，正常

时膜内 K^+ 浓度约为膜外的 30 倍，膜外的 Na^+ 浓度约为膜内的 12～13 倍，这种明显的离子浓度差的形成和维持是一种耗能的过程。例如，在细胞恢复正常代谢活动后，巨大的浓度差又可恢复。由此认为各种细胞的细胞膜上普遍存在着一种具有 ATP 酶活性的特殊蛋白质，即钠-钾泵（sodium-potassium pump），简称钠泵。其作用是在消耗代谢能的情况下逆浓度差将细胞内的 Na^+ 移出膜外，同时把细胞外的 K^+ 移入膜内，因而保持了膜内高 K^+ 和膜外高 Na^+ 的不均衡离子分布。钠泵活动时，泵出 Na^+ 和泵入 K^+ 这两个过程是同时进行或"耦联"在一起的，一般生理情况下，每分解一个 ATP 分子，可以使 3 个 Na^+ 移到膜外，同时有 2 个 K^+ 移入膜内。

人体细胞新陈代谢释放的能量大约 25％用于钠泵的转运。钠泵活动有重要生理意义。①钠泵活动造成的细胞内高 K^+ 是许多代谢过程必需的，例如胞浆内核糖体合成蛋白质需要高 K^+ 的环境。②钠泵将 Na^+ 排出细胞可减少水进入细胞，以维持胞浆渗透压和细胞容积的相对稳定。③钠泵活动造成的膜内外 Na^+ 和 K^+ 的浓度差，是细胞生物电活动的前提。④Na^+ 在膜两侧的浓度差也是其他物质继发性主动转运的动力。

钠泵活动形成的势能贮备，还可用来完成一些其他物质的逆浓度差的跨膜转运。许多物质在进行逆浓度差或电位差的跨膜转运时，所需的能量并不直接来自 ATP 的分解，而是来自 Na^+ 在膜两侧的浓度势能差，Na^+ 的这种势能贮备是钠泵利用分解 ATP 的能量建立的，这种间接利用 ATP 能量的主动转运过程称为继发性主动转运。小肠上皮细胞、肾小管上皮细胞对葡萄糖、氨基酸的吸收和重吸收就属于继发性主动转运（图 5-3）。膜上的同向转运体利用 Na^+ 的膜内外浓度势能，将 Na^+ 和葡萄糖分子一起转运至上皮细胞内，此时葡萄糖是逆浓度梯度的，是间接利用了钠泵分解 ATP 释放的能量。此外，心肌细胞的 Na^+-Ca^{2+} 交换、肾小管细胞的 Na^+-K^+-2Cl^- 的同向转运等均属于继发性主动转运。被转运物质和 Na^+ 向同一方向的转运，称为同向转运；被转运物质和 Na^+ 向相反方向的转运，称为逆向转运。

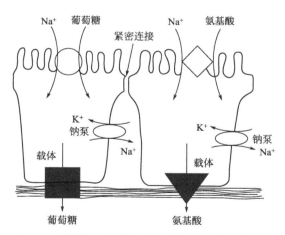

图 5-3　葡萄糖和氨基酸的继发性主动转运模式图

（四）出胞与入胞

细胞对一些大分子物质或固态、液态的物质团块，可通过出胞和入胞进行转运。

出胞（exocytosis）主要见于细胞的分泌活动，如内分泌腺把激素分泌到细胞外液中，外分泌腺把酶和黏液等分泌到腺管的管腔中，以及神经细胞的轴突末梢把神经递质分泌到突触间隙中。分泌物通常是在粗面内质网中合成，在高尔基复合体中加工，修饰成由质膜包裹的分泌囊泡。当膜外的特殊化学信号作用或膜两侧电位改变时，膜上 Ca^{2+} 通道打开，Ca^{2+}

内流，触发囊泡向细胞膜内侧移动，进而发生融合、破裂，最终将分泌物排出细胞，囊泡膜随即成为细胞膜的组分。分泌物的出胞过程见图 5-4。

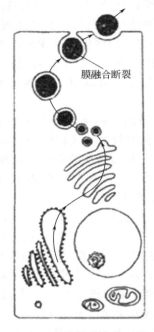

图 5-4　分泌物的出胞过程

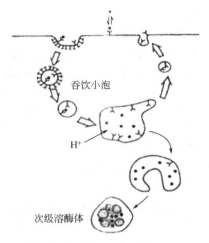

图 5-5　受体介导式入胞过程示意

入胞（endocytosis）和出胞相反，指细胞外某些物质团块（如侵入体内的细菌、病毒、异物或血浆中脂蛋白颗粒、大分子营养物质等）进入细胞的过程。入胞进行时，首先是细胞环境中的某些物质与细胞膜接触，引起该处的质膜发生内陷，以至包被吞食物，再出现膜结构的断离，最后是异物连同包被它的那一部分膜整个进入细胞浆中（图 5-5）。

第二节　细胞的跨膜信号传递功能

由于绝大多数细胞是生活在直接浸浴它们的细胞外液即内环境之中，因此内环境中的各种化学分子的变化是最常见的外来刺激。例如，存在于细胞外液中的激素或其他体液性调节因子，神经信息传递时通过一种或多种神经递质和调质等，通过这些化学分子在距离极小的突触间隙液中的扩散，到达一级神经元或效应器细胞。尽管激素和递质等分子作为化学信号在细胞外液中播散的距离和范围有所不同，但对接受它们影响的靶细胞并不存在本质的差别。

不论是化学信号中的激素分子和递质分子，还是非化学性的外界刺激信号，当它们作用于相应的靶细胞时，都是通过跨膜信号传递信息，常见的传导方式有以下几种。

一、G 蛋白耦联受体介导的信号转导

G 蛋白耦联受体介导的信号转导是由膜受体（G 蛋白耦联受体）、鸟苷三磷酸（GTP）结合蛋白（G 蛋白）、G 蛋白效应器、第二信使、蛋白激酶等一系列存在于细胞膜、胞浆及核中信号分子的连锁活动来完成的。

1. G 蛋白耦联受体　G 蛋白耦联受体（G protein-linked receptor）是最大的细胞表面

受体家族，是一种膜上整合蛋白质，到 1998 年底，已有 300 种以上被克隆，包括 β 肾上腺素能受体、α2 肾上腺素能受体、乙酰胆碱受体、5-羟色胺受体、嗅觉受体、视紫红质以及多数肽类激素的受体。当它们与配体结合以后，其共同的作用特点是都要通过 G 蛋白的介导，进而影响某些酶的活性。

2. G 蛋白　G 蛋白（G protein）是鸟苷三磷酸结合蛋白的简称，是耦联受体和效应器的膜蛋白，由 α、β、γ 三个亚基组成，其中 α 亚基具有与鸟苷三磷酸结合位点和 GTP 酶活性。非活化的 G 蛋白在膜内是与受体分离的，α 亚基和鸟苷二磷酸（GDP）相结合。当配体与受体结合后，受体发生构象改变，和 G 蛋白结合并使之激活。被激活的 G 蛋白，α 亚基对 GTP 具有高度亲和力，和 GTP 结合时解离出 GDP，进而使三聚体 G 蛋白分成两部分，即 α-GTP 复合物和 β-γ 二聚体。α-GTP 复合物可与 G 蛋白效应器结合，催化胞浆生成第二信使物质，第二信使进而激活蛋白激酶，产生特定的细胞功能。当 α-GTP 复合物与 G 蛋白的效应器结合后，它的 GTP 酶也被激活，将 GTP 分解成 GDP，结合 GDP 的 α 亚基随即与 β-γ 二聚体结合成非活化状态的 G 蛋白。

3. G 蛋白效应器　G 蛋白效应器（G protein effector）有两种，即酶和离子通道。G 蛋白调控的酶主要是细胞膜内侧的腺苷酸环化酶（adenylate cyclase，AC）、磷脂酶 C（phospholipase C，PLC）、依赖 cGMP 的磷酸二酯酶（PDE）、磷脂酶 A_2 等，它们都是催化生成或分解第二信使的酶。G 蛋白可直接或间接通过第二信使调控离子通道的活动。

4. 第二信使　通常将细胞外信号分子（即配体）称为第一信使，而配体作用于细胞膜后产生的细胞内信号分子称为第二信使。目前已知的第二信使除了 cAMP 外，还有三磷酸肌醇（IP_3）、二酰甘油（DG）、环鸟苷一磷酸（cGMP）和 Ca^{2+} 等，第二信使的靶蛋白主要是各种蛋白激酶和离子通道。

5. 蛋白激酶　目前已知的蛋白激酶有几百种，根据它们磷酸化底物蛋白机制的不同可分为两大类：一类是丝氨酸苏氨酸蛋白激酶，它们可使底物蛋白中的丝氨酸或苏氨酸残基磷酸化，占蛋白激酶中的大多数；另一类是酪氨酸蛋白激酶，可使底物蛋白酪氨酸残基磷酸化。被磷酸化的底物蛋白的电荷量和构象发生变化，导致其生物学特性的变化。

二、酶耦联受体介导的信号转导

酶耦联受体介导的信号转导过程中的酶耦联受体分为两类：一类为酪氨酸激酶受体；另一类为鸟苷酸环化酶受体。

（一）通过酪氨酸激酶受体介导的信号转导

1. 具有酪氨酸激酶的受体　该受体是膜上的整合蛋白，膜外侧有与配体结合的受体位点，而伸入胞浆的一端具有酪氨酸激酶的结构域，因而称之为具有酪氨酸激酶的受体或受体酪氨酸激酶。当配体与受体结合后，酪氨酸激酶被激活，导致受体自身或细胞内靶蛋白的磷酸化。这一过程与 G 蛋白无关。大部分生长因子和一部分肽类激素都是通过此途径最终将信号转至细胞核，从而引起基因转录的改变，影响细胞的生长和增殖。

2. 结合酪氨酸激酶的受体　受体分子中没有酪氨酸激酶的结构域，但是一旦配体与之结合而被激活后，就可与细胞内的酪氨酸激酶结合使之被激活，通过对自身或底物蛋白的磷酸化作用把信号转入细胞内，引起细胞内生物效应。促红细胞生成素受体、生长素和催乳素受体，以及许多细胞因子和干扰素等的受体都属于这类受体。

（二）通过鸟苷酸环化酶受体介导的信号转导

这种受体膜外侧有与配体结合位点，膜内侧有鸟苷酸环化酶（guanylyl cyclase，GC）结构域。一旦配体与受体结合，GC 的活性增加，GC 催化 GTP 生成 cGMP，cGMP 进而结合并激活 cGMP 依赖的蛋白激酶 G（PKG），PKG 使底物蛋白磷酸化。鸟苷酸环化酶受体的一个重要配体是心房钠尿肽（atrial natriuretic peptide，ANP）。ANP 是由心房肌合成和释放的一类多肽，可刺激肾脏排钠和水，并使血管平滑肌舒张。

一氧化氮（nitric oxide，NO）是 20 世纪 80 年代后期发现的一种气体信息分子，NO 的受体也是一种 GC，但这种 GC 存在于胞浆，称为可溶性 GC。NO 作用于可溶性 GC，使胞浆内 cGMP 浓度和 PKG 的活性升高，引起相应的细胞反应。科学（Science）杂志将 NO 评为 1992 年的年度分子。1998 年诺贝尔生理学或医学奖授予美国三位药理学家，表彰他们发现 NO 是心血管系统的信号分子。

三、离子通道介导的信号转导

有些受体本身就是离子通道，例如 N_2 型 ACh 受体，是细胞膜上的化学门控通道。当这些通道打开让离子进出细胞膜时，实现化学信号的跨膜转导。ACh 和骨骼肌终板膜上 N_2 型受体结合，使受体发生构象变化，通道打开，Na^+ 和 K^+ 经通道的跨膜流动引起膜的去极化，产生终板电位，引起终板膜周围肌膜的兴奋和肌细胞的收缩。

电压门控通道和机械门控通道实际上是接受电信号和机械信号的受体，通过通道的开闭和离子跨膜流动把信号传递到内部。例如心肌细胞膜上 L 型 Ca^{2+} 通道是一种电压门控通道，发生动作电位时，膜的去极化可激活 Ca^{2+} 通道，Ca^{2+} 内流后作为第二信使，进一步激活肌浆网的 Ca^{2+} 释放，引起胞浆 Ca^{2+} 浓度的升高和肌细胞的收缩，从而实现信息的跨膜转导。

第三节　细胞的生物电现象

生物电是一切生物体普遍存在的重要的生命现象，人体各器官电现象的产生，是以细胞水平的生物电现象为基础的。细胞水平的生物电现象主要有两种表现形式，即安静时具有的静息电位和它们受到刺激时产生的动作电位。

一、静息电位及其产生机制

（一）静息电位的概念及意义

细胞在安静时，存在于细胞膜内外两侧的电位差，称为跨膜静息电位或静息电位（resting potential，RP）。绝大多数动物细胞的静息电位都表现为膜内较膜外为负，如规定膜外电位为 0，则膜内电位在 $-10 \sim -100 mV$。例如，枪乌贼的巨大神经轴突和蛙骨骼肌细胞的静息电位为 $-50 \sim -70 mV$，哺乳动物的肌肉和神经细胞的静息电位为 $-70 \sim -90 mV$，人的红细胞的静息电位为 $-10 mV$ 等。静息电位在大多数细胞是一种稳定的直流电位（一些有自律性的心肌细胞和胃肠平滑肌细胞例外），只要细胞未受到外来刺激而且保持正常的新陈代谢，静息电位就稳定在某一相对恒定的水平。

在近代生理学文献中，为了说明静息电位的存在和可能出现的变化，人们使用了一些单纯描述两侧电荷分布状态的术语。把静息电位存在时膜两侧所保持的内负外正状态称为膜的极化（polarization）；当静息电位的数值向膜内负值加大的方向变化时，称作膜的超极化（hyperpolarization）；相反，如果膜内电位向负值减少的方向变化，称作去极化或除极化（depolarization）；细胞先发生去极化，然后再向正常安静时膜内所处的负值恢复，则称作复极化（repolarization）。

（二）静息电位产生的机制

随着 20 世纪 70 年代以来蛋白质化学和分子生物学技术的迅速发展，蛋白质分子从膜结构中克隆出来，并从它们的分子结构的特点来说明通道的功能特性，特别是 70 年代中期发展起来的膜片钳（patch clamp）技术，可以观察和记录单个离子通道的功能活动，使宏观的所谓膜对离子通透性或膜电导的改变得到了物质的、可测算的证明。

Bernstein 最先提出，细胞内外钾离子的不均衡分布和安静状态下细胞膜主要对 K^+ 有通透性，可能是使细胞保持内负外正的极化状态的基础。膜在安静状态下只对 K^+ 通透，K^+ 依靠浓度势能移出膜外，这时又由于膜内带负电荷的蛋白质大分子不能随之移出细胞，于是随着 K^+ 移出，出现膜内变负而膜外变得较正的状态。K^+ 的这种外向扩散造成了外正内负的电场力，对 K^+ 的继续外移起阻碍作用，而且 K^+ 移出得越多，这种阻碍也会越大。因此设想，当促使 K^+ 外移的膜两侧 K^+ 浓度势能差同已移出 K^+ 造成的阻碍 K^+ 外移的电势能差相等，亦即膜两侧的电化学浓度势能代数和为零时，将不会再有 K^+ 的跨膜净移动，这一稳定的电位差在类似的人工膜物理模型中称为 K^+ 平衡电位。Bernstein 用这一原理说明细胞跨膜静息电位的产生机制。K^+ 平衡电位所能达到的数值，是由膜两侧原初存在 K^+ 浓度差的大小决定的，它的精确数值可根据物理化学上著名的 Nernst 公式算出。

$$E_K = \frac{RT}{ZF} \ln \frac{[K^+]_o}{[K^+]_i} \tag{5-1}$$

式中，E_K 表示 K^+ 平衡电位；R 是通用气体常数；Z 是离子价；F 是 Farady 常数；T 是绝对温度；$[K^+]_o$ 和 $[K^+]_i$ 是变数，分别代表膜两侧的 K^+ 浓度。

如果把有关数值代入，室温以 27℃计算，再把自然对数化为常用对数，则式（5-1）可简化为：

$$E_K = \frac{8.31 \times (27+273)}{1 \times 96500} \times 2.3 \lg \frac{[K^+]_o}{[K^+]_i} (V)$$

$$= 0.0595 \lg \frac{[K^+]_o}{[K^+]_i} (V)$$

$$= 59.5 \lg \frac{[K^+]_o}{[K^+]_i} (mV) \tag{5-2}$$

后来 Hodgkin 等利用了枪乌贼的巨大神经纤维和较精密的示波器等测量仪器，第一次精确地测出此标本的静息电位值，结果发现此值和计算所得的 K^+ 平衡电位值非常接近而略小于后者。如在一次实验中测得的静息电位值为 $-77mV$，而按当时 $[K^+]_o$ 和 $[K^+]_i$ 值算出的 E_K 为 $-87mV$，基本上符合膜学说关于静息电位产生机制的解释。

（三）影响静息电位的主要因素

1. 细胞膜两侧钾离子的浓度差　细胞膜两侧 K^+ 浓度梯度越大，离子外流的动力越大，外流速度越快，形成的平衡电位绝对值越大。

2. 细胞膜 Na^+-K^+ 泵的作用　钠钾泵除了在膜内、外离子不均匀分布形成中具有关键作用外，它活动时的生电作用也会直接影响静息电位。钠钾泵每分解一个 ATP，能排出 3 个 Na^+ 和摄入 2 个 K^+，这就使膜外多了一个正电荷，因此其活动是生电性的，会使细胞膜超极化，但这一作用对静息电位的影响通常不超过 5mV。

二、动作电位及其产生机制

（一）动作电位的概念及意义

当神经或肌肉细胞受到一次短促的人工刺激（如电刺激）时，只要刺激达到一定的强度，细胞膜在原有静息电位的基础上就会发生一次迅速而短暂的电位波动，称为动作电位（action potential，AP）。例如神经细胞发生动作电位时，膜电位从 $-90mV$ 迅速减小直至消失（去极化），进一步出现膜两侧电位极性倒转，升至 $+20\sim+40mV$（反极化或超射）。这种膜电位极性倒转现象只是暂时的，它很快就恢复到安静时的内负外正的极化状态，即静息电位的水平（复极化）。动作电位的整个幅值为 $110\sim130\mathrm{mV}$。在示波器上显示的动作电位曲线分为上升支和下降支。上升支又称去极相，下降支又称复极相。

各种可兴奋细胞的动作电位都由去极相和复极相组成，但是它们的形状、幅度和持续时间各不相同。例如神经纤维的动作电位一般仅持续 $0.5\sim2.0\mathrm{ms}$，呈尖锋状，也称锋电位。在锋电位的下降支恢复到静息电位水平以前，膜电位还要经历一段微小而缓慢的波动，称为后电位。后电位包括小于静息电位的部分，称为负后电位，或去极化后电位；后面大于静息电位的部分，称为正后电位或超极化后电位。单一神经纤维静息电位和动作电位的实验模式图见图 5-6。

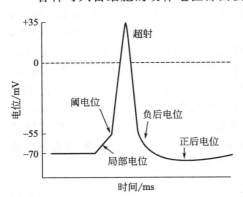

图 5-6　单一神经纤维静息电位和动作电位的实验模式图

动作电位或锋电位的产生是细胞兴奋的标志，它只在刺激满足一定条件或在特定条件下刺激强度达到阈值时才能产生。但单一神经或肌细胞动作电位产生的一个特点是，只要刺激达到了阈强度，再增加刺激并不能使动作电位的幅度有所增大；也就是说，锋电位可能因刺激过弱而不出现，但在刺激达到阈值以后，它就始终保持它某种固有的大小和波形。这种在同一细胞上动作电位大小不随刺激强度和传导距离而改变的现象，称作"全或无"现象。

（二）动作电位的产生机制

1. 锋电位和 Na^+ 平衡电位　细胞膜受到刺激时，对 Na^+ 通透性突然增大，超过了 K^+ 的通透性，由于细胞外高 Na^+，而且膜内静息时原已维持着的负电位也对 Na^+ 的内流起吸引作用，于是 Na^+ 迅速内流，结果先是造成膜内负电位的迅速消失；而且由于膜外 Na^+ 的较高的浓度势能，Na^+ 在膜内负电位减小到零电位时仍可继续内移，直至内移的 Na^+ 在膜内形成的正电位足以阻止 Na^+ 的净移入时为止。根据膜内外 Na^+ 浓度差，代入 Nernst 公式得出 Na^+ 平衡电位值。实验数据证明，动作电位所能达到的超射值，即膜内正电位的数值，正相当于计算所得的 E_{Na}。

但是，膜内电位停留在 Na^+ 平衡电位水平的时间极短，随后很快出现膜内电位向静息时的状态恢复，亦即出现复极化，造成了锋电位曲线的快速下降支。如后来的实验证明，此下降支的出现是由于 Na^+ 通透性的消失，并伴随出现了 K^+ 通透性的增大。

细胞每兴奋一次或产生一次动作电位，总有一部分 Na^+ 在去极化时进入膜内，一部分 K^+ 在复极化时逸出膜外，但由于离子移动受到该离子的平衡电位的限制，它们的实际进出量大约只能使膜内的 Na^+ 浓度增大约八万分之一。即便神经连续多次产生兴奋，短时间内也不大可能明显地改变膜内高 K^+ 和膜外高 Na^+ 这种基本状态，而只要这种不均衡离子分布还能维持，静息电位就可以维持，新的兴奋就可能产生。由于钠泵的活动受膜内外 Na^+、K^+ 浓度的调控，它对膜内 Na^+ 浓度增加十分敏感，Na^+ 的轻微增加就能促使钠泵的活动，因此在每次兴奋后的静息期内，都有钠泵活动的一定程度的增强，将兴奋时多进入膜内的 Na^+ 泵出，同时也将复极化时逸出膜外的 K^+ 泵入，使兴奋前原有的离子分布状态得以恢复。这时由于两种离子的转运同时进行，出入的离子总数又近于相等，故一般不伴有膜两侧电位的明显改变。但在膜内 Na^+ 蓄积过多而使钠泵的活动过度增强时，上述的定比关系可以改变，结果是泵出的 Na^+ 量有可能明显超过泵入的 K^+ 量，这就可能使膜内负电荷相对增多，使膜两侧电位向超极化的方向变化，这时的钠泵，就称为生电性钠泵。有人认为，锋电位以后出现的正后电位，是由于生电性钠泵作用的结果。至于负后电位，则一般认为是在复极化时迅速外流的 K^+ 蓄积在膜外侧附近，因而暂时阻碍了 K^+ 外流的结果。

2. 电压钳和膜片钳技术　电压固定实验只有设定的膜内电位固定在去极化水平时，才有可能出现膜的 Na^+ 电导（G_{Na}）和 K^+ 电导（G_K）的增大，并且设定电位愈接近零值，电导的增大也愈明显；相反，如果设定的膜内电位值是超极化的，则不可能引起跨膜离子电流和膜电导的改变。电导变化与电位变化的关系示意图见图 5-7。

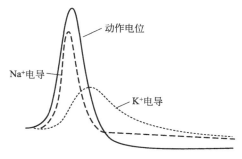

图 5-7　电导变化与电位变化的关系示意图

另外一种能够记录膜结构中单一的离子通道蛋白质分子的开放和关闭，亦即测量单通道离子电流和电导的技术，称为膜片钳实验。如河豚毒可以单独阻断 G_{Na} 而不影响 G_K，四乙基铵可以单独阻断 G_K 而不影响 G_{Na}；以同位素标记的河豚毒只能与膜上某些特殊的"点"作特异性结合，而标记的四乙基铵只能与另一些"点"结合。这些实验以及兴奋过程中离子移动数目之多与快，逐渐使人们推断膜结构中有特殊的蛋白质离子通道的存在。

（三）组织兴奋及其恢复过程中兴奋性的变化

细胞受刺激而发生动作电位时，其兴奋性会发生一系列的变化，经历一个周期性变化过程。以神经细胞动作电位为例，假设神经细胞的静息电位为 $-90mV$，从去极化开始，到复极化至 $-60mV$ 之间，无论多大的刺激均不能使之产生第二次兴奋，细胞的兴奋性为零，称为绝对不应期（absolute refractory period）。从 $-60mV$ 复极化到 $-80mV$ 之间，需要强度超过阈值的刺激才能引起第二次兴奋，说明细胞的兴奋性有所恢复，但比原来的兴奋性低，这一时期称为相对不应期（relative refractory period）。相对不应期之后，兴奋性又稍高于正常，此时，只要给予一个阈下刺激也可能引起新的兴奋，这一时期称为超常期（supranormal period），相当于复极化 $-80mV$ 到 $-90mV$ 之间。最后，细胞的兴奋性又转入低于正常的时期，称低常期（subnormal period），相当于动作电位波形曲线的正后电位时期。各个时期的持续时间，不同组织细胞有很大差异，神经纤维或骨骼肌细胞，绝对不应期只有 $0.5\sim2.0ms$，而心肌细胞则可达 $200\sim400ms$。绝对不应期的长短，决定了组织细胞在单位时间内所能接受刺激产生兴奋的次数。

细胞兴奋及恢复过程中的兴奋性周期性变化原理，目前用细胞膜的离子通道机制来解释。绝对不应期时正是 Na^+ 通道开放后失活的时期。相对不应期时，Na^+ 通道正从失活状态转变为预备状态，但尚未全部恢复，因此需要较强的刺激才能引起兴奋。超常期处于负后电位的时期，此时 Na^+ 通道已基本恢复到预备状态，但由于此时膜电位更接近阈电位水平，故有较高的兴奋性。低常期处于正后电位时期，此时膜呈超极化状态，离阈电位水平较远，故兴奋性低于正常。动作电位与兴奋周期的对应关系见图 5-8。

三、兴奋的引起和兴奋的传导机制

（一）阈电位和锋电位的引起

膜内负电位必须去极化到某一临界值时，才能在整段膜引发一次动作电位，这个临界值大约比正常静息电位的绝对值小 $10\sim20mV$，称为阈电位。例如，巨大神经轴突的静息电位为 $-70mV$，它的阈电位约为 $-55mV$。这不是由于小于阈电位的去极化不引起 G_{Na} 的增加，

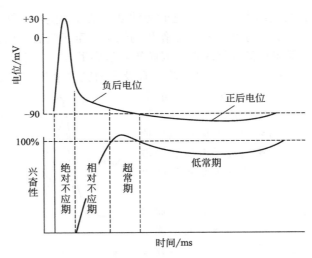

图 5-8　动作电位与兴奋周期的对应关系

实际情况是这时也有一定数目的 Na^+ 通道开放，但由于膜对 K^+ 的通透性仍大于 Na^+，因而少量的 Na^+ 内流及其对膜内电位的影响随即被 K^+ 的外流所抵消，因而去极化不能继续发展下去，不能形成动作电位。只有当外来刺激引起的去极化达到阈电位水平时，由于较多量 Na^+ 通道的开放造成了膜内电位较大的去极化，而此去极化已不再被 K^+ 外流所抵消，因而能进一步加大膜中 Na^+ 通道开放的概率，结果又使更多 Na^+ 内流增加而造成膜内进一步的去极化，如此反复促进，就形成一种正反馈的过程，称为再生性循环，其结果使膜内去极化迅速发展，形成动作电位陡峭的上升支，直至膜内电位上升到近于 Na^+ 平衡电位的水平。由此可见，阈电位不是单一通道的属性，而是在一段膜上能使 Na^+ 通道开放的数目足以引起上面描述的再生性循环出现的膜内去极化的临界水平。只要刺激大于能引起再生性循环的水平，膜内去极化速度就不再决定于原刺激的大小；整个动作电位上升支的幅度也只决定于原来静息电位的值和膜内外的 Na^+ 浓度差，而与引起此次动作电位的刺激大小无关。此即动作电位表现"全或无"现象的机制。

（二）局部兴奋及其特性

一个阈下刺激会对可兴奋细胞产生何种影响，可通过图 5-9 表明，阈下刺激虽未能使膜电位达到阈电位的去极化，但能引起该段膜中所含 Na^+ 通道的少量开放，只是开放的概率

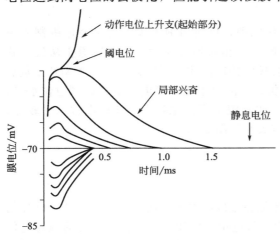

图 5-9　局部兴奋及其总和示意图

少，于是少量内流的 Na^+ 和电刺激造成的去极化叠加起来，在受刺激的膜局部出现一个较小的膜的去极化反应，称为局部反应或局部兴奋。局部兴奋由于强度较弱，且很快被外流的 K^+ 所抵消，因而不能引起再生性循环而发展成真正的兴奋或动作电位。在阈下刺激的范围内，刺激强度愈强，引起的膜的去极化即局部兴奋的幅度愈大，延续的时间也愈长；只有当局部兴奋的幅度大到足以引发再生性循环的水平时，膜的去极化的速度才突然加大，这样局部兴奋就发展成为动作电位。

局部兴奋有以下几个基本特性：①不是

"全或无"的，而是随着阈下刺激的增大而增大；②不能在膜上做远距离的传播，发生在膜的某一点的局部兴奋，可以使邻近的膜也产生类似的去极化，称为电紧张性扩布（eletro-tonic propagation），但随距离加大而迅速减小以至消失；③局部兴奋可以互相叠加，称为总和。如果在细胞膜的同一部位先后给予两个阈下刺激，当第一个阈下刺激引起的局部反应尚未消失前，紧接着给予第二个阈下刺激，所引起的局部反应可与第一个局部反应叠加起来，这种局部反应的总和，称为时间总和；如果在细胞膜相邻的两个部位同时分别给予阈下刺激，这两个相邻的局部反应也可以叠加起来，这种局部反应的总和，称为空间总和。当局部反应经过总和使静息电位减小到阈电位时，细胞膜便可产生一次动作电位。

（三）兴奋在同一细胞上的传导机制

可兴奋细胞的细胞膜任何一处发生动作电位，都可以沿着细胞膜向周围扩布，使整个细胞膜都依次产生一次同样的电位波动，称为兴奋在同一细胞上的传导。

细胞膜安静时是内负外正状态，而发生兴奋的部位发生了电位的反转，变成了内正外负，这样，膜的兴奋部位与邻近的静息部位之间存在着电位差，电位差驱使带电离子流动形成局部电流。膜内，正电荷由兴奋部位流向静息部位；膜外，正电荷由静息部位移向兴奋部位。静息部位在局部电流的刺激下，发生去极化，当膜电位减小到阈电位时，该静息部位即可爆发动作电位。于是兴奋由最初部位传导到邻近部位，这个过程可在膜上连续进行下去，使整个细胞膜都依次发生兴奋。但有髓鞘的神经纤维的轴突外面由施万细胞包裹，只有在施万细胞之间的间隙（郎飞结）才有轴突膜的裸露，才允许离子的跨膜移动，因此，兴奋只能通过郎飞结处发生，这种传导称为跳跃传导。跳跃传导的速度快，进出轴突膜的离子数量少，兴奋传导经济而高效。

神经纤维传导机制的模式见图 5-10。

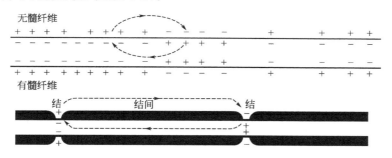

图 5-10　神经纤维传导机制的模式

第四节　骨骼肌的收缩功能

骨骼肌是体内最多的组织，约占体重的 40％。每个骨骼肌纤维都是一个独立的功能和结构单位，它们至少接受一个运动神经末梢的支配，并且骨骼肌纤维只有在支配它们的神经纤维有神经冲动传来时，才能进行收缩。因此，人体所有的骨骼肌活动，是在中枢神经系统的控制下完成的。

一、神经-骨骼肌接头处的兴奋传递

运动神经纤维在到达神经末梢处时先失去髓鞘，以裸露的轴突末梢嵌入到肌细胞膜上称作终板的膜凹陷中，但轴突末梢的膜和终板膜并不直接接触，而是被充满了细胞外液的接头间隙隔开。神经末梢下方的终板膜有规则地向细胞内凹入，形成许多皱褶，其意义可能在于增加接头后膜的面积，使它可以容纳较多数目的蛋白质分子，它们是一些化学门控通道，具有能与 ACh 特异性结合的亚单位。在轴突末梢的轴浆中，除了有许多线粒体外，还含有大量直径约 50nm 的囊泡，囊泡内含有 ACh。ACh 在轴浆中合成，贮存在囊泡内，通过出胞作用释放，且以囊泡为单位"倾囊"释放，被称为量子式释放。在神经末梢处于安静状态时，一般只有少数囊泡随机地进行释放，不能对肌细胞产生显著影响。但当神经末梢处有神经冲动传来时，在动作电位造成的局部膜去极化的影响下，引起该处特有的电压门控式 Ca^{2+} 通道开放，使细胞间隙液中的 Ca^{2+} 进入轴突末梢，触发了囊泡移动以至排放的过程。一次动作电位的到达，能使 $200\sim300$ 个囊泡排放，使近 10^7 个 ACh 分子被释放。神经-骨骼肌接头处的超微结构示意图见图 5-11。

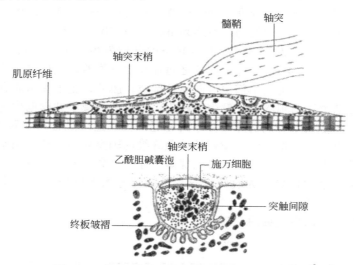

图 5-11　神经-骨骼肌接头处的超微结构示意图

当 ACh 分子通过接头间隙到达终板膜表面时，立即同集中存在于该处的特殊通道蛋白质的两个 α 亚单位结合，每分子的通道将结合两个分子的 ACh，由此引起的蛋白质分子内部构象的变化会导致它的通道结构的开放，允许 Na^+、K^+ 甚至少量 Ca^{2+} 同时通过，但主要以 Na^+ 内流为主，出现膜的去极化，这一电变化，称为终板电位。终板电位的性质属于局部兴奋，其大小与接头前膜释放的 ACh 的量成比例；无不应期，可表现总和现象。

正常情况下，一次神经冲动所释放的 ACh 以及它所引起的终板电位的大小，超过引起肌细胞膜动作电位所需阈值的 $3\sim4$ 倍，因此神经肌接头处的兴奋传递通常是 1 对 1 的，亦即运动纤维每有一次神经冲动到达末梢，都能"可靠地"使肌细胞兴奋一次，诱发一次收缩。ACh 的清除主要靠接头间隙和接头后膜上的胆碱酯酶降解完成。

许多药物可以作用于接头传递过程中的不同阶段，影响正常的接头功能。例如，Ca^{2+} 的进入量决定着囊泡释放的数目，细胞外液中低 Ca^{2+} 或/和高 Mg^{2+}，都可阻碍 ACh 的释放而影响神经-肌接头的正常功能。美洲箭毒和 α-银环蛇毒可以同 ACh 竞争终板膜的 ACh 受体亚单位，因而可以阻断接头传递而使肌肉失去收缩能力；有类似作用的药物称为肌肉松弛剂。有机磷农药和新斯的明对胆碱酯酶有选择性的抑制作用，可造成 ACh 在接头和其他部位的大量积聚，引起种种中毒症状。重症肌无力是由于体内骨骼肌终板处的 ACh 门控通道数量不足或功能障碍所引起。

二、骨骼肌的收缩机制和兴奋-收缩耦联

Huxley 等在 20 世纪 50 年代初期就提出了用肌小节中粗、细肌丝的相互滑行来说明肌

肉收缩的机制，称为滑行理论（sliding theory）。肌肉收缩时只是在每一个肌小节内发生了细肌丝向粗肌丝之间的滑行，即由 Z 线发出的细肌丝在某种力量的作用下主动向暗带中央移动，结果各相邻的 Z 线都互相靠近，肌小节长度变短，造成整个肌原纤维、肌细胞乃至整条肌肉长度的缩短。滑行现象最直接的证明是，肌肉收缩时并无暗带长度的变化，而只能看到明带长度的缩短；并且同时看到暗带中央 H 带相应地变窄。这说明细肌丝在肌肉收缩时没有缩短，它们只是向暗带中央移动，和粗肌丝发生了更大程度的重叠。

现已证明，横桥所具有的生物化学特性对于肌丝的滑行有重要意义。横桥在一定条件下可以和细肌丝上的肌纤蛋白分子呈可逆性结合，同时出现横桥向 M 线方向的扭动。横桥还具有 ATP 酶的作用，可以分解 ATP 而获得能量，作为横桥摆动和做功的能量来源。由此可见，横桥和细肌丝的相互作用，是引起肌丝滑行的必要条件。

肌丝滑行的基本过程一般为：当肌细胞上的动作电位引起肌浆中 Ca^{2+} 浓度升高时，作为 Ca^{2+} 受体的肌钙蛋白结合了足够数量的 Ca^{2+}，通过信息亚单位"传递"给原肌凝蛋白，使原肌凝蛋白的双螺旋结构发生某种扭转，把安静时阻止肌纤蛋白和横桥相互结合的阻碍因素除去，出现了两者的结合。在横桥与肌纤蛋白的结合、扭动、解离和再结合、再扭动构成的横桥循环过程中，使细肌丝不断向暗带中央移动，与此相伴随的是 ATP 的分解消耗和化学能向机械能的转换，完成了肌肉的收缩（图 5-12）。

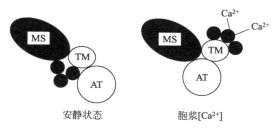

图 5-12 Ca^{2+} 通过和肌钙蛋白的结合，诱发横桥和肌纤蛋白之间的相互作用
MS—肌凝蛋白；AT—肌纤蛋白；TM—原肌凝蛋白

肌细胞兴奋时，首先在膜上出现动作电位，然后才发生肌细胞机械收缩，这种由肌肉兴奋发动收缩的过程称为兴奋-收缩耦联。目前认为，这个耦联过程包括三个步骤。①肌细胞兴奋时产生的动作电位沿肌细胞膜表面传导时，通过横管膜传入细胞内部。②在三联管结构处，横管膜与终池相距很近，横管处的动作电位产生的电场力变化影响终池膜，使终池膜对 Ca^{2+} 的通透性突然升高，终池内的 Ca^{2+} 顺浓度差迅速扩散入肌浆，使肌浆中的 Ca^{2+} 浓度从 10^{-7} mol/L 上升到 10^{-5} mol/L，即升高上百倍（骨骼肌在安静时细胞内的 Ca^{2+} 有 90% 以上贮存在终池内）。进入肌浆中的 Ca^{2+} 引发了肌丝的相互滑行，肌肉收缩。③肌浆中的 Ca^{2+} 和肌钙蛋白结合引发肌肉收缩后，肌质网膜上的钙泵开始活动。钙泵是一种 Ca^{2+}-Mg^{2+} 依赖的 ATP 酶，它分解 ATP 获得能量，将 Ca^{2+} 逆浓度差自肌浆转运回肌质网。由于肌浆中 Ca^{2+} 浓度降低，Ca^{2+} 即与肌钙蛋白解离，引起肌肉舒张。由于 Ca^{2+} 进入肌质网的再聚集也要分解 ATP 耗能，所以肌肉的舒张和收缩一样，也是主动的。

三、骨骼肌收缩的外部表现和影响因素

（一）肌肉收缩的外部表现

1. 等长收缩和等张收缩　骨骼肌在体内收缩完成各种运动功能和维持各种姿势时，不外乎引起两方面的力学变化：一是肌肉缩短，牵动骨骼，改变躯体的位置；二是提高肌肉的张力，以对抗某种外力的牵拉，维持原有的姿势。肌肉收缩时，由于负荷太大，肌肉张力增加而长度不变的收缩称为等长收缩（isometric contraction）。肌肉收缩时，张力并无改变，但骨骼肌的长度明显缩短，称为等张收缩（isotonic contraction）。实际上，人体在大多数情况下肌肉发生收缩时，往往是长度在缩短，张力也在同时加大，即既非单纯的等长收缩，也非单纯的等张收缩。

2. 单收缩和强直收缩　实验条件下，给予骨骼肌一个单个刺激，先是出现一次动作电位，紧接着出现一次机械收缩，称为单收缩（twitch）。如果给肌肉以连续的脉冲刺激，肌肉的收缩情况将根据刺激频率不同而不同。在刺激频率较小的情况下，每一个后续刺激引起的收缩产生时，前一个刺激引起的肌肉收缩全过程已经结束，因此出现一连串的单收缩。当

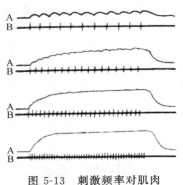

图 5-13　刺激频率对肌肉
收缩形式的影响
A—收缩曲线；B—刺激频率

刺激频率增大时，后一次收缩有可能发生在前一次收缩的舒张期，这就发生了收缩过程的复合，形成不完全强直收缩（incomplete tetanus），其特点是在描述曲线上出现锯齿形波，即每次收缩都残留一部分舒张期。如果刺激频率进一步增大，后一收缩有可能在前一次收缩的收缩期结束前开始收缩，这就发生了完全强直收缩（complete tetanus），其特点是在描述曲线上发生肌肉收缩波的完全融合。不论是不完全强直收缩还是完全强直收缩，其收缩曲线的高度都远远超过单收缩的曲线高度，这是因为后一次收缩是在前一次收缩的基础上产生的。刺激频率对肌肉收缩形式的影响见图 5-13。

骨骼肌收缩可以复合，是因为骨骼肌动作电位的绝对不应期约为 1ms，故能接受较高频率的刺激而再次兴奋，而骨骼肌的机械收缩过程可达 100ms 以上，因此有可能在收缩过程中接受新的刺激并发生新的兴奋和收缩，新的收缩可与前次尚未结束的收缩发生总和。这就是强直收缩发生的基础。强直收缩较单收缩能产生更大程度的张力和缩短。在整体内，骨骼肌的收缩都属于完全强直收缩，因为由运动神经传向骨骼肌的兴奋冲动都是成串的。

（二）影响肌肉收缩的因素

1. 前负荷对肌肉收缩力的影响　肌肉收缩时总是要克服一定的负荷。前负荷（preload）指肌肉在收缩前已承受的外加负荷。因此前负荷就必定会影响肌肉在收缩前的长度，即初长度。在一定范围内，前负荷越大，肌肉的初长度也越长。将肌肉固定在不同的初长，记录刺激后产生的张力，得到的初长度和张力的关系曲线出现一个最适初长，在这一初长度下，肌肉收缩可以产生最大的主动张力，大于或小于这个初长，收缩张力都会下降。表明，肌肉收缩产生的张力与细肌丝接触的横桥数目成正比，最适初长度时粗、细肌丝处于最佳配合，肌肉可以产生最大的主动张力。

2. 后负荷对肌肉收缩力的影响　后负荷（afterload）指肌肉开始收缩时遇到的负荷或阻力。在前负荷不变的条件下，可以观测不同后负荷对肌肉收缩的影响。给肌肉施加刺激后，肌肉最初出现等长收缩，当收缩张力超过负荷时就进入等张收缩，肌肉就会缩短，同时移动负荷。不断地改变后负荷，同时测定不同后负荷时肌肉缩短的速度，得到张力-速度曲线。表明，随着后负荷的增加，收缩张力增加而缩短速度减小。

3. 肌肉收缩能力对肌肉收缩的影响　肌肉收缩能力（contractility）指肌肉本身的收缩特性。上述的前、后负荷的改变对肌肉收缩时张力产生、缩短速度以及做功能力等力学表现的影响，显然是在肌肉功能状态恒定的情况下对所处负荷条件改变所做的不同反应。但肌肉的状态也是可以改变的，它也可以影响肌肉收缩的效率。例如，缺氧、酸中毒、肌肉中能源物质缺乏，以及其他原因引起的兴奋-收缩耦联、肌肉蛋白质或横桥功能特性的改变，都可能降低肌肉收缩的效果，而钙离子、咖啡因、肾上腺素等体液因素则可能通过影响肌肉的收缩机制而提高肌肉的收缩效果。

（邱丽颖　马鑫）

第六章 血液系统

血液（blood）是指在心血管系统内循环流动的红色、黏稠的液体组织，由血浆和血细胞组成。血液对于维持内环境的稳态是极其重要的。如果流经体内任何器官的血流量不足，均可能造成严重的组织损伤；人体大量失血或血液循环严重障碍，将危及生命。

人体内血液的总量称为血量（blood volume），是血浆量和血细胞量的总和。正常成年人的血液总量相当于体重的7%～8%，或相当于每千克体重70～80ml，其中血浆量为40～50ml。幼儿体内含水量较多，血液总量占体重的9%。

第一节 血液的组成与特性

一、血液的组成

血液由血浆和悬浮于其中的血细胞（blood cells）组成。血细胞在全血中所占的容积百分比，称为血细胞比容（hematocrit）。通常将一定量的血液与抗凝剂混匀后，置于有刻度的比容管中，以3000r/min的速度离心30min后，使血细胞下沉，上层浅黄色的液体即为血浆，下层红色的是红细胞，红细胞的表面白色薄层是白细胞和血小板。正常成年男性的血细胞比容为40%～50%，成年女性为37%～48%，新生儿约为55%。血细胞比容的数值反映血液中红细胞数量的相对值。

1L血浆中含有水900～910g占90%～91%，蛋白质65～85g占6.5%～8.5%，低分子物质20g占2%。由于这些溶质和水分都很容易透过毛细血管与组织液交换，血浆中电解质含量与组织液基本相同。血浆蛋白的浓度是血浆和组织液的主要区别。血浆蛋白的分子很大，不能透过毛细血管管壁。血浆蛋白分为白蛋白、球蛋白与纤维蛋白原三大类，球蛋白又分为 α_1-球蛋白、α_2-球蛋白、α_3-球蛋白、β-球蛋白、γ-球蛋白等。说明血浆蛋白包括了很多分子大小和结构都不相同的蛋白质。

血浆蛋白的主要功能有：①形成血浆的胶体渗透压；②白蛋白、α-球蛋白和 β-球蛋白可作为载体运输激素、脂类物质、离子、维生素及多种代谢废物；③参与凝血、抗凝血以及纤溶的过程；④抵抗病原微生物的防御和保护功能；⑤营养功能、缓冲酸碱度的功能等。

二、血液的理化特性

（一）血液的相对密度

血液的相对密度为1.050～1.060，血浆的相对密度为1.025～1.030。血液中红细胞数愈多则血液相对密度愈大，血浆中蛋白质含量愈多则血浆相对密度愈大。血液相对密度大于血浆，说明红细胞相对密度大于血浆。

（二）血液的黏滞性

通常是在体外测定血液或血浆与水相比的相对黏滞性，这时血液的相对黏滞性为4～5，血浆为1.6～2.4。全血的黏滞性主要决定于所含的红细胞数，血浆的黏滞性主要决定于血浆蛋白质的含量。

（三）血浆渗透压

血浆渗透压约为 313mOsm/kg H_2O，相当于 7atm（708.9kPa，5330mmHg）。血浆渗透压由两部分组成。①晶体渗透压（crystal osmotic pressure），由血浆中小分子物质形成，80% 来自 Na^+ 和 Cl^-。由于晶体物质分子量小，溶质颗粒数较多，晶体渗透压约占血浆总渗透压的 99.6%。由于血浆与组织液中晶体物质的浓度几乎相等，所以它们的晶体渗透压也基本相等。水分子易通过细胞膜，而各种溶质不易通过。若血浆晶体渗透压与血细胞内液的渗透压不相等，水就会顺渗透压梯度进出细胞膜，影响细胞的形态和容积，进而影响其功能。因此血浆晶体渗透压对维持细胞内外的水平衡极为重要。②胶体渗透压（colloid osmotic pressure），由血浆蛋白分子颗粒形成。血浆蛋白中白蛋白的数量大于球蛋白，而白蛋白的分子量较小，故血浆胶体渗透压主要由白蛋白形成。胶体渗透压仅占血浆总渗透压的 0.4%，约 3.3kPa（25mmHg）。由于血浆蛋白一般不能通过毛细血管壁，血浆蛋白质的浓度大于组织液中蛋白质的浓度，所以血浆胶体渗透压虽小，但对于维持血管内外的水平衡极为重要。血浆胶体渗透压是一种吸引组织液中水回到血管，保持血管内水分的力量。各种原因导致血浆胶体渗透压下降，均可导致水在组织中潴留，而形成水肿。

（四）血浆的 pH 值

正常人血浆的 pH 值为 7.35～7.45。血浆 pH 值主要决定于血浆中主要的缓冲对，即 $NaHCO_3/H_2CO_3$ 的值。通常 $NaHCO_3/H_2CO_3$ 的值为 20。血浆中除有 $NaHCO_3/H_2CO_3$ 外，尚有其他缓冲对。在血浆中有蛋白质钠盐/蛋白质、Na_2HPO_4/NaH_2PO_4，在红细胞内尚有血红蛋白钾盐/血红蛋白、氧合血红蛋白钾盐/氧合血红蛋白、Na_2HPO_4/NaH_2PO_4、$KHCO_3/H_2CO_3$ 等缓冲对，都是很有效的缓冲对系统。一般酸性或碱性物质进入血液时，由于有这些缓冲系统的作用，对血浆 pH 值的影响已减至很小，特别是在肺和肾不断排出体内过多的酸或碱的情况下，通常血浆 pH 值的波动范围极小。

第二节　血细胞及其功能

血细胞包括红细胞、白细胞和血小板三类细胞，它们均起源于造血干细胞。

一、红细胞生理

（一）红细胞的数量、形态和功能

红细胞（erythuocyte）是血液中数量最多的一种血细胞，正常男性每微升血液中平均约 500 万个（5.0×10^{12} 个/L），女性平均约 420 万个（4.2×10^{12} 个/L）。红细胞含有血红蛋白（hemoglobin，Hb），成年男性的血红蛋白浓度 120～160g/L；女性 110～150g/L；新生儿可达 200g/L 以上，6 个月降到最低，一岁以后逐渐升高，青春期达成年人水平。正常红细胞的双凹圆盘状使气体由细胞中心到大部分表面的距离较短，因此气体进出红细胞的扩散距离也较短。这种形状也有利于红细胞的可塑性变形。红细胞在全身血管中循环运行，常要挤过口径比它小的毛细血管和血窦间隙，这时红细胞将发生变形，在通过后又恢复原状，这种变形称为塑性变形。

氧和二氧化碳等脂溶性气体可以自由通过红细胞膜，负离子（如 Cl^-、HCO_3^-）一般较易通过红细胞膜，而正离子却很难通过。红细胞内 Na^+ 浓度远低于细胞外，而细胞内 K^+ 浓度远高于细胞外，这种细胞内外的 Na^+、K^+ 浓度差主要是依靠细胞膜上 Na^+ 泵的活动来维持的。低温贮存较久的血液，血浆内 K^+ 浓度升高，就是由于低温下代谢几乎停止，Na^+ 泵不能活动的缘故。

红细胞的生理功能主要是运输 O_2 和 CO_2，在动脉血液中由红细胞运输的 O_2 约为物理溶解于血浆的 70 倍，在红细胞参与下运输的 CO_2 约为血浆物理溶解的 18 倍。红细胞运输 O_2 的功能是依靠红细胞中血红蛋白实现的；运输 CO_2 除了依靠红细胞中血红蛋白外，还依靠其含有的丰富的碳酸酐酶。此外，红细胞内有多种缓冲对，有一定缓冲血液 pH 的能力。

（二）红细胞的特性

1. 红细胞的悬浮稳定性　将与抗凝剂混匀的血液静置于一支玻璃管中，红细胞由于密度较大，将因重力而下沉，但正常时下沉十分缓慢。通常以红细胞在 1h 内下沉的距离来表示红细胞沉降的速度，称为红细胞沉降率（erythrocyte sedimentation rate，ESR）。正常男性的红细胞沉降率第 1h 不超过 3mm，女性不超过 10mm。红细胞下降缓慢，说明它有一定的悬浮稳定性；红细胞沉降率愈小，表示悬浮稳定性愈大。

红细胞沉降率在某些疾病时加快，如活动性肺结核、风湿热等。主要由于许多红细胞能较快地互相以凹面相贴，形成一叠红细胞，称为叠连。红细胞叠连起来，其外表面积与容积之比减小，因而摩擦力减小，下沉加快。叠连形成的快慢主要决定于血浆的性质，而不在于红细胞自身。若将血沉快的病人的红细胞置于正常人的血浆中，则形成叠连的程度和红细胞沉降的速度并不加大。反过来，若将正常人的红细胞置于这些病人的血浆中，则红细胞会迅速叠连而沉降。这说明促使红细胞发生叠连的因素在于血浆。

2. 红细胞的渗透脆性　将正常红细胞悬浮于不同浓度的 NaCl 溶液中即可看到，在等渗溶液中的红细胞保持正常大小和双凹圆碟形；在渗透压递减的一系列溶液中，红细胞逐步胀大并双侧凸起，当体积增加 30% 时成为球形，体积增加 45%～60% 则细胞膜损伤而发生溶血，这时血红蛋白逸出细胞外，仅留下一个双凹圆碟形细胞膜空壳，称为影细胞（ghost cell）。正常人的红细胞一般在 0.42% NaCl 溶液中时开始出现溶血，在 0.35% NaCl 溶液中时完全溶血。在某些溶血性疾病中，病人的红细胞开始溶血及完全溶血的 NaCl 溶液浓度均比正常人高，即红细胞的渗透抵抗性减小，渗透脆性增加。

（三）红细胞生成

1. 红细胞生成所需的原料　蛋白质和 Fe^{2+} 是合成红细胞内功能蛋白质即血红蛋白的基本原料。此外，还需要维生素 B_6、维生素 B_2、维生素 C、维生素 E 和微量元素 Cu、Mn、Co、Zn 等。成人每天需要 20～30mg 铁用于红细胞生成，但每天只需从食物中吸收 1mg 以补充排泄的铁，其余均来自体内铁的再利用。再利用的铁主要来自被破坏的红细胞。衰老的红细胞被巨噬细胞吞噬后，释放出的铁与铁蛋白结合，聚集成铁黄素颗粒贮存于巨噬细胞内。血浆中转铁蛋白（transferin）可以来往于巨噬细胞与幼红细胞之间以运送铁。与铁蛋白结合的铁是 Fe^{3+}，转运时 Fe^{3+} 先还原成 Fe^{2+}，再脱离铁蛋白，然后与转铁蛋白结合。如铁的吸收量减少、体内贮存的铁减少或出血过多以及因造血功能增强等原因致铁供应不足时，均可导致血红蛋白合成不足，引起低色素小细胞性贫血，即缺铁性贫血。

2. 影响红细胞成熟的因素

① 叶酸　叶酸广泛存在于动物性和植物性食品中，人体每天约需 $50\mu g$。叶酸在体内转化成四氢叶酸后，成为合成胸腺嘧啶脱氧核苷酸必需的辅酶，因此叶酸缺乏时，DNA 合成受阻。DNA 是细胞核中核物质的组成部分，与细胞核分裂过程密切关系，故当 DNA 合成障碍时，就使得造血过程中细胞核发育停滞，而细胞质的成熟却不受显著影响，细胞核和细胞质的这种不平衡发育导致生成细胞体积异常增大、细胞分裂明显滞后的巨幼红细胞。这种红细胞在血循环中寿命较短，由此引起的贫血称巨幼红细胞性贫血。

② 维生素 B_{12}　目前认为，叶酸直接参与了 DNA 的合成过程，维生素 B_{12} 对红细胞成熟的促进作用是通过增加叶酸在体内的利用率来实现的。人体所需要的维生素 B_{12}，必须从

食物中摄取，各种动物性食品如肝、肾、肉、海产蚌类，都含有丰富的维生素 B_{12}。一般情况下，由于人体肝脏内贮存的维生素 B_{12} 较多，而每天消耗的维生素 B_{12} 很少，因此除非膳食中长期缺乏维生素 B_{12}，否则不易出现维生素 B_{12} 缺乏症。但儿童、孕妇、乳母以及肝脏有疾患的病人，对维生素 B_{12} 需要量相对增大，其供应量也应相应补充。

维生素 B_{12} 在回肠的吸收需要胃腺壁细胞分泌的内因子的"帮助"。因此，无论是先天缺乏"内因子"（如恶性贫血患者），还是后天由于胃大部或全部切除，以及萎缩性胃炎造成"内因子"缺乏，都可导致巨幼红细胞性贫血。

3. 红细胞生成的调节　每个成年人体内每 24h 便有 0.8% 的红细胞进行更新，当机体需要时，如失血或某些疾病使红细胞寿命缩短时，红细胞的生成率还能在正常基础上增加数倍。两种调节因子分别调制着两个不同发育阶段红系祖细胞的生长。一种是早期的红系祖细胞，称为爆式红系集落形成单位（burst forming unit-erythroid，BFU-E），这是因为它们在体外培养中能形成很大的细胞集落，组成集落的细胞散布成物体爆炸的形状，这种早期祖细胞的生长和在体外形成集落都依赖于一种称为爆式促进因子（burst promoting activitor，BPA）的刺激作用。BPA 是一类相对分子质量为 25000～40000 的糖蛋白，以早期红系祖细胞 BFU-E 为作用的靶细胞，可能是促进更多的 BFU-E 从细胞周期中的静息状态（G_0 期）进入 DNA 合成期（S 期），因而使早期祖细胞加强增殖活动。另一种是晚期的红系祖细胞，

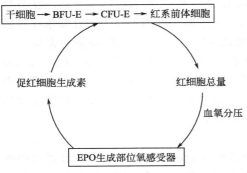

图 6-1　EPO 调节红细胞生成的反馈调节

称为红系集落形成单位（colony forming unit-erythroid，CFU-E），它们在体外培养中只能形成较小的集落。晚期红系祖细胞对 BPA 不敏感，但主要接受促红细胞生成素（erythropoietin，EPO）的调节（图 6-1）。促红细胞生成素是一种热稳定（80℃）的糖蛋白，相对分子质量为 34000。当组织中氧分压降低时，血浆中的促红细胞生成素浓度增加，它促进红系祖细胞向前体细胞分化，又加速这些细胞的增殖，结果使骨髓中能合成血红蛋白的幼红细胞数增加，网织红细胞加速从骨髓释放。

促红细胞生成素主要由肾组织产生，但肝脏也有少量生成。晚期肾病患者，肾脏产生 EPO 已基本停止，但体内仍有少量 EPO 促使骨髓继续产生红细胞。

其他一些激素，包括雄激素、甲状腺激素和生长激素，都可增强促红细胞生成素的作用。雌激素则有抑制红细胞生成的作用，这可能是男性的红细胞数和血红蛋白量高于女性的原因。

（四）红细胞的破坏

红细胞的平均寿命约为 120 天。当红细胞逐渐衰老时，细胞变形能力减退而脆性增加，在血流湍急处可因机械冲击而破损，在通过微小孔隙时也发生困难，因而特别容易停滞在脾和骨髓中被巨噬细胞所吞噬。

二、白细胞生理

白细胞（leukocyte）是一类有核的血细胞。正常成年人白细胞总数是 4000～10000 个/μl，每天不同的时间和机体不同的功能状态下，白细胞在血液中的数目有较大范围变化。当每微升超过 10000 个白细胞时，称为白细胞增多；而每微升少于 4000 个白细胞时，称为白细胞减少。机体有炎症时常出现白细胞增多。

白细胞的分化和增殖受到一组造血生长因子（hematopoietic growth factor，HGF）的调节。这些因子从淋巴细胞、单核细胞和成纤维细胞生成并分泌，是一类糖蛋白。由于有些造血生长因子在体外可刺激造血细胞生成集落，故又称为集落刺激因子（clony stimulating factor，CSF）。目前从结构到功能已经充分阐明的集落刺激因子有 M-CSF、G-CSF、GM-CSF、Multi-CSF、Meg-CSF 和 EPO 6 种，除了 EPO 是调节红细胞生成因子之外，其余因子均参与调节白细胞的生成。此外，还有一类抑制性因子，如粒细胞抑素、乳铁蛋白和转化生成因子-β 等。

所有白细胞都能凭借变形运动穿过血管壁，这一过程称作血细胞渗出（diapedisis）。白细胞具有趋向某些化学物质游走的特性，称为趋化性。体内具有趋化作用的物质包括细菌毒素、细菌或人体细胞的降解产物以及抗原-抗体复合物等。白细胞按照这些物质的浓度梯度游走到物质周围，把异物包围起来并吞入胞浆内，称为吞噬作用。每类白细胞都具有某些酶类，如蛋白酶、多肽酶、淀粉酶、脂酶和脱氧核糖核酸酶等。在白细胞总数中，有一半以上存在于血管外的细胞间隙内，有 30% 以上贮存在骨髓内，其余的在血管中流动。这些白细胞靠血液的运输，从它们生成的器官，即骨髓和淋巴组织，到达发挥作用的部位。

（一）粒细胞

约有 60% 的白细胞的胞质内具有颗粒，因而把它们称为粒细胞。又根据胞质中颗粒的染色性质不同将粒细胞区分为：中性、嗜酸性和嗜碱性粒细胞。粒细胞在血流中停留时间很短暂，一般从数小时至 2 天。

1. 中性粒细胞　中性粒细胞在血管内停留的时间平均只有 6～8h，它们很快穿过血管壁进入组织发挥作用，而且进入组织后不再返回血液中来。在血管中的中性粒细胞，约有一半随血流循环，通常作白细胞计数只反映了这部分中性粒细胞的情况；另一半则附着在小血管壁上。同时，在骨髓中尚贮备了约 2.5×10^{12} 个成熟中性粒细胞，在机体需要时可立即动员这部分粒细胞大量进入循环血流。

中性粒细胞在血液的非特异性细胞免疫系统中起着十分重要的作用，它处于机体抵御微生物病原体，特别是化脓性细菌入侵的第一线。当炎症发生时，它们被趋化性物质吸引到炎症部位对细菌毒素进行吞噬。由于中性粒细胞内含有大量溶酶体酶，因此能将吞噬入细胞内的细菌和组织碎片分解，使入侵的细菌被包围在一个局部或消灭，防止病原微生物在体内扩散。当中性粒细胞本身解体时，释出各溶酶体酶类能溶解周围组织而形成脓肿。

中性粒细胞的细胞膜能释放出一种不饱和脂肪酸——花生四烯酸，在酶的作用下，进一步生成一组旁分泌激素物质，如血栓素和前列腺素等，这类物质对调节血管口径和通透性有明显的作用，还能引起炎症反应和疼痛，并影响血液凝固。

2. 嗜碱性粒细胞　这类粒细胞的胞质中存在较大和碱性染色很深的颗粒。嗜碱性粒细胞和肥大细胞功能类似，内含肝素、组胺、过敏性慢反应物质、嗜酸性粒细胞趋化因子等。其中组胺和过敏性慢反应物质可使毛细血管壁通透性增加、支气管平滑肌收缩而引起荨麻疹、哮喘等过敏反应症状。

3. 嗜酸性粒细胞　嗜酸性粒细胞在血液中数量较少，但其数量有明显的昼夜周期性波动，清晨较少，午夜时增多。这种波动可能与血液中糖皮质激素的浓度变化有关。嗜酸性粒细胞只有微弱的吞噬能力，因为其缺乏蛋白水解酶基本上无杀菌作用。其主要作用如下。

① 限制嗜碱性粒细胞和肥大细胞在速发性过敏反应中的作用。嗜碱性粒细胞被激活后，释放内含的组胺等物质，引起急性过敏反应，同时释放的嗜酸性粒细胞趋化因子将吸引嗜酸性粒细胞。嗜酸性粒细胞通过吞噬嗜碱性粒细胞释放的物质颗粒，产生前列腺素 E 以抑制嗜碱性粒细胞合成和释放引起过敏反应的生物活性物质，以及释放组胺酶等破坏嗜碱性粒细

胞释放的组胺三方面来限制嗜碱性粒细胞的活性。

② 参与对蠕虫的免疫反应。感染机体的蠕虫在经过机体产生的免疫球蛋白和补体的调理作用后，嗜酸性粒细胞将通过其膜上受体黏着于蠕虫，进而释放颗粒内所含的碱性蛋白和过氧化物酶等损伤蠕虫体。因此临床上可见到在寄生虫感染、过敏反应等情况时，常伴有嗜酸性粒细胞增多。

（二）单核细胞

单核细胞在血液中停留 2～3 天后迁移到周围组织中，细胞体积继续增大，直径可达 $50～80\mu m$，溶酶体内颗粒增加，吞噬能力大为增强，成为成熟的细胞，称为巨噬细胞。巨噬细胞的功能主要是：吞噬消灭病毒、疟原虫、真菌及结核分枝杆菌等；识别和杀伤肿瘤细胞；识别和清除变性的蛋白质、衰老受损的细胞及碎片。巨噬细胞在吞噬过程中还参与激活淋巴细胞的特异性免疫功能。此外，激活的巨噬细胞还能合成和释放多种细胞因子，如集落刺激因子、白介素、肿瘤坏死因子、干扰素等，这些细胞因子能调节其他细胞的生长。

（三）淋巴细胞

淋巴细胞是免疫细胞中的一大类，它们在免疫应答过程中起着核心作用。根据细胞成长发育的过程和功能的不同，淋巴细胞分成 T 细胞和 B 细胞两类。在功能上 T 细胞主要与细胞免疫有关，B 细胞则主要与体液免疫有关。

1. T 细胞　在血液和淋巴组织之间反复循环，还可以停留在外周淋巴器官如淋巴结中。淋巴细胞的寿命较长，一般为数月，有的长达一年以上。T 细胞被特异性的抗原物质激活后，进行增殖和分化，形成在功能上各异的两类细胞，即 T 免疫效应细胞和 T 记忆细胞（tmemory cell）。

它们的免疫效应表现在两方面：①通过直接接触杀死靶细胞，如移植的异体细胞、肿瘤细胞或受病毒感染的细胞，一个 T 淋巴细胞可杀伤许多靶细胞；②产生淋巴因子，促使附近的巨噬细胞、中性粒细胞等向靶细胞聚集，最后破坏这些靶细胞和抗原。T 细胞除了具有细胞免疫作用外，它们还具有调节其他免疫细胞特别是 B 细胞的功能。

2. B 淋巴细胞　B 淋巴细胞主要执行体液免疫功能。固定在 B 细胞膜表面的免疫球蛋白（主要是单体 IgM 和 IgD）是抗原的特异性受体。当 B 淋巴细胞被特异性抗原和激活的 T 淋巴细胞共同激活，转变为具有对特异性抗原敏感的 B 淋巴母细胞后，再分化成熟为浆细胞。浆细胞可大量产生、分泌具有同样特异性的免疫球蛋白（特异性抗体），分布于全身的细胞外液。具有特异性的免疫球蛋白能识别、凝集、沉淀相对应的异物或中和毒素。浆细胞不再在血液中循环，在它们生存的 2～3 天时间里一直停留在组织中，有小部分受抗原刺激的 B 细胞发展成为记忆性 B 细胞，寿命很长，且保持特异性。

（四）白细胞的寿命

白细胞的寿命相差较大，较难准确判断。中性粒细胞在循环血液中停留 8h 后即进入组织，3～4 天后衰老死亡，或经消化道黏膜从胃肠道排出。若有细菌入侵，中性粒细胞在吞噬活动中吞噬细菌过多会造成细胞死亡。单核细胞在血液中 3～4 天后进入组织中继续发育成巨噬细胞，寿命约数周至数月。淋巴细胞一般寿命较长，它们不断在血液、组织液、淋巴之间往返，而且可以在淋巴结等处增殖分化。少数记忆细胞可存活若干年。

三、血小板生理

（一）血小板的生成与调节

血小板（platelets，thrombocyte）是从骨髓成熟的巨核细胞胞浆解脱落下来的小块胞质。生成血小板的巨核细胞也是从骨髓中的造血干细胞分化发展来的。造血干细胞首先分化生成巨核系祖细胞，也称巨核系集落形成单位（colony forming unit-megakaryocyte，CFU-Meg）。当巨核系祖细胞进一步分化为 8～32 倍体的巨核细胞时，胞质开始分化，内膜系统逐渐完备，最后有一种膜性物质把巨核细胞的胞质分隔成许多小区，当每个小区被完全隔开时即成为血小板，通过静脉窦窦壁内皮间的空隙从巨核细胞脱落，进入血流。

巨核细胞增殖、分化的调节机制类似于红细胞系生成的调节，至少受两种调节因子分别对两个分化阶段进行调节。这两种调节因子是：巨核系集落刺激因子（Meg-CSF）和促血小板生成素（thrombopoietin，TPO）。

巨核系集落刺激因子是主要作用于祖细胞阶段的调节因子，它的作用是调节巨核系祖细胞的增殖。骨髓中巨核细胞总数减少时促使该调节因子的生成增加。

促血小板生成素也是一种糖蛋白，当血流中血小板减少时，促血小板生成素在血液中的浓度即增加。该调节因子的作用包括：①增强祖细胞的 DNA 合成和增加细胞多倍体的倍数；②刺激巨核细胞合成蛋白质；③增加巨核细胞的总数，结果增加了血小板的生成。根据去肾大鼠出现血小板减少时血液中促血小板生成素的浓度不增加的事实，推测肾是产生促血小板生成素的部位。

（二）血小板的生理特性

1. 黏附（adhesion） 血小板黏附指血小板与血管内皮下成分结合的过程。参与血小板黏附的主要成分包括血小板膜糖蛋白、内皮下组织（胶原纤维）和血浆成分［包括抗血管性假血友病因子（von willebrand factor，VWF），是一种多功能蛋白质；纤维蛋白原等］。

黏附反应的可能机制是血管损伤时胶原纤维暴露，VWF 首先与胶原纤维结合，导致VWF 变构，然后血小板膜蛋白与 VWF 结合。当 VWF 缺乏或胶原纤维变性时，血小板黏附功能受损，可能发生出血倾向。

2. 聚集（aggregation） 血小板黏附在血管壁后，可互相聚合在一起。血小板彼此黏着的现象称为血小板的聚集。血小板聚集形成血小板栓子，如果血管损伤很小，血小板栓子本身就可完全阻止血液流失。血小板栓子形成对于每天上百次的微小血管损伤的封闭是极为重要的。

静息条件下血小板并不发生聚集，只有当其受到刺激时，血小板才发生聚集。生理性的致聚剂主要有胶原、ADP、血栓烷 A2（thromboxane A2，TXA2，也称血栓素 A2）、凝血酶、前列腺素等。病理性致聚剂如细菌、病毒、抗原抗体复合物、药物等。胶原是一种强致聚剂，引起血小板的不可逆聚集。ADP 是引起血小板聚集最重要的物质，特别是从血小板释放的 ADP。TXA2 使血小板内 cAMP 减少，游离 Ca^{2+} 增多，有很强的聚集血小板和收缩血管的作用。凝血酶使血小板的释放作用增强，即使没有纤维蛋白原的存在，凝血酶也可使血小板聚集。

3. 释放反应（release reaction） 引起血小板释放反应的激动剂就是引起聚集的致聚剂。当血小板受到刺激发生黏附和聚集时，向外释放一些生物化学物质，这个过程称为血小板的释放反应。这些物质包括致密体中 ADP、ATP、5-羟色胺、Ca^{2+}，α-颗粒中的血小板特异蛋白质、纤维蛋白原、VWF、许多凝血和抗凝因子、纤溶抑制物以及溶酶体中的酸性蛋白酶和组织水解酶等。这些物质对血小板聚集具有正反馈作用，促使血小板的聚集、血管收缩和血液凝固。血小板释放的这些物质决定了血小板具有很多复杂的生理功能。

（三）血小板数量和功能

正常成年人的血小板数量是 10 万～40 万个/μl（100×10^9～400×10^9 个/L）。

血小板的主要生理功能是参与止血、促进凝血和保持毛细血管内皮细胞的完整性。

1. 血小板在生理止血中的作用 当小血管的血管壁受到损伤，血液自行流出血管时，在几分钟内又会自然停止，这一过程称为生理止血。生理止血过程主要包括血管挛缩、血小板栓子形成和纤维蛋白凝块生成三个时相。血小板参与了生理止血的全过程。①通过血小板黏附、聚集形成血小板栓子：当血管损伤，暴露血管内皮细胞下的胶原纤维时，血小板立即黏附于胶原纤维并迅速被激活。激活的血小板使越来越多的血小板相互聚集，在伤口处形成一个较松软的栓子，黏着并堵塞伤口，发挥暂时的止血作用。②通过血小板的释放反应促使血管收缩：黏附、聚集的血小板同时发生释放反应，释放出膜磷脂、致密体等内在的缩血管物质，如5-羟色胺、TXA2等，使受损伤的血管发生收缩反应，使血管口径变小，有助于止血。③血小板促进血液凝固发挥持久的止血作用：松软的血小板栓子暂时地堵住了血管破口，紧接着在血小板栓子上发生血液凝固反应。

2. 血小板在促进血液凝固中的作用　血小板有较强的促进血液凝固的作用。血小板含有与血液凝固有关的因子，主要是血小板因子3（platelet factor3，PF3）。血小板通过上述的几个途径促进血液凝固。PF3的参与，使血液凝固过程大大加速。例如凝血因子X活化后，如果和血小板结合，催化凝血酶原转变成凝血酶的速度可增加30万倍。

3. 参与纤维蛋白溶解　血凝块形成的同时，血浆中也出现了生理的抗凝血活动与纤维蛋白溶解活性，以防止血凝块不断增大和凝血过程漫延到这一局部以外。血小板为凝血酶原激活物提供磷脂表面。

4. 血小板保持血管内皮细胞完整性的作用　血小板对于毛细血管内皮细胞的修复具有重要作用。血小板可以融入血管内皮细胞，而且能随时沉着于血管壁，以填补内皮细胞脱落留下的空隙。因此，当血小板数量减少至 50×10^9 个/L 以下时，皮肤、黏膜以及内部组织会发生多处出血点，临床上称为血小板减少性紫癜。这种病人即使受到微小创伤或只是血压升高，都会使出血增加，甚至出现自发性出血。输入新鲜血小板可纠正出血现象。

（四）血小板的破坏

血小板平均寿命为7～14天，但只有进入血液的最初2天具有生理功能。血小板可因衰老而被脾、肝、肺组织的巨噬细胞吞噬；也可融入血管内皮细胞，或发生聚集、释放反应时在血管内被破坏。

第三节　生理止血、血液凝固与纤维蛋白溶解

一、生理止血

小血管损伤后血液将从血管流出，但在正常人，数分钟后出血将自行停止，称为生理止血。针刺皮肤使血液流出，然后测定出血延续的时间，这一段时间称为出血时间（bleeding time）。出血时间的长短可以反映生理止血功能的状态。正常人出血时间为1～3min。

生理止血过程包括三部分功能活动。首先是小血管在受伤后立即收缩，若破损不大即可使血管封闭；主要是由损伤刺激引起的局部缩血管反应，但持续时间很短。其次，更重要的是血管内膜损伤，内膜下组织暴露，可以激活血小板和血浆中的凝血系统，形成松软的止血栓以填塞伤口。接着，在局部又迅速出现血凝块，即血浆中可溶的纤维蛋白原转变成不溶的纤维蛋白分子多聚体，并形成了由血纤维与血小板一道构成的牢固的止血栓，有效地制止了出血。

二、血液凝固

血液离开血管数分钟后，血液就由流动的溶胶状态变成不能流动的胶冻状凝块，这一过

程称为血液凝固（blood coagulation）或血凝。在凝血过程中，血浆中的纤维蛋白原转变为不溶的血纤维。血纤维交织成网，将很多血细胞网罗在内，形成血凝块。血液凝固后 1～2h，血凝块又发生回缩，并释出淡黄色的液体，称为血清。血清与血浆的区别，在于前者缺乏纤维蛋白原和少量参与血凝的其他血浆蛋白质，但又增添了少量血凝时由血小板释放出来的物质。

（一）凝血因子

血浆与组织中直接参与血凝的物质，统称为凝血因子（blood clotting factors），其中已按国际命名法用罗马数字编号的有 12 种（表 6-1）。此外，还有前激肽释放酶、高分子激肽原以及来自血小板的磷脂等直接参与凝血过程。除因子Ⅳ与磷脂外，其余已知的凝血因子都是蛋白质，而且因子Ⅱ、Ⅶ、Ⅸ、Ⅹ、Ⅺ、Ⅻ以及前激肽释放酶都是蛋白酶。通常在血液中，凝血因子Ⅱ、Ⅶ、Ⅸ、Ⅹ、Ⅺ、Ⅻ和ⅩⅢ都是无活性的酶原，必须通过有限水解暴露或形成活性中心，这些因子才成为有活性的酶。被激活的酶，习惯上于该因子代号的右下角加一"a"字来表示。如凝血酶原被激活为凝血酶，即由因子Ⅱ变成因子Ⅱ$_a$。正常时因子Ⅲ只存在于血管外。

表 6-1　按国际命名法编号的凝血因子

编　　号	同　义　名
因子Ⅰ	纤维蛋白原（fibrinogen）
因子Ⅱ	凝血酶原（prothrombin）
因子Ⅲ	组织凝血激素（tissue thromboplastin）
因子Ⅳ	Ca^{2+}
因子Ⅴ	前加速素（proaccelerin）
因子Ⅶ	前转变素（proconvertin）
因子Ⅷ	抗血友病因子（antihemophilic factor，AHF）
因子Ⅸ	血浆凝血激酶（plasma thromboplastin component，PTC）
因子Ⅹ	Stuart-Prower 因子
因子Ⅺ	血浆凝血激酶前质（plasma thromboplastin antecedent，PTA）
因子Ⅻ	接触因子（contact factor）
因子ⅩⅢ	纤维蛋白稳定因子（fibrin-stabilizing factor）

（二）血液凝固过程

凝血过程是一系列蛋白质有限水解的过程。凝血过程一旦开始，各个凝血因子便一个激活另一个，形成一个"瀑布"样的反应链直至血液凝固。凝血过程大体上可分为三个阶段，即因子Ⅹ激活成Ⅹ$_a$、因子Ⅱ（凝血酶原）激活成Ⅱ$_a$（凝血酶）、因子Ⅰ（纤维蛋白原）转变成Ⅰ$_a$（纤维蛋白）。血液凝固的基本途径见图 6-2。

因子Ⅹ的激活可以通过两种途径。如果只是损伤血管内膜或抽出血液置于玻璃管内，完全依靠血浆内的凝血因子逐步使因子Ⅹ激活从而发生凝血的，称为内源性激活途径（intrinsic route）；如果是依靠血管外组织释放的因子Ⅲ来参与因子Ⅹ激活的，称为外源性激活途径（extrinxic route），如创伤出血后发生凝血的情况。

1. 内源性激活途径：一般从因子Ⅻ的激活开始。血管内皮下组织，特别是胶原纤维，与因子Ⅻ接触，可使因子Ⅻ激活成Ⅻ$_a$。Ⅻ$_a$可激活前激肽释放酶使之成为激肽释放酶，后者反过来又能激活因子Ⅻ，这是一种正反馈，可使因子Ⅻ$_a$大量生成。Ⅻ$_a$又激活因子Ⅺ成为Ⅺ$_a$。由因子Ⅻ激活到Ⅺ$_a$形成为止的步骤，称为表面激活。表面激活过程还需有高分子

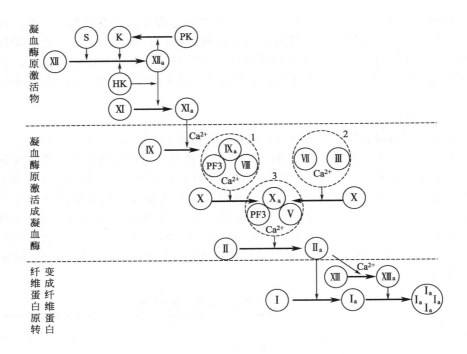

图 6-2　血液凝固的基本途径

——→ 催化作用；——▶ 变化的方向

S—血管内皮下组织；PF3—血小板因子3；PK—前激肽释放酶；1—因子Ⅷ复合物；

K—激肽释放酶；2—因子Ⅶ复合物；HK—高分子激肽原；3—凝血酶原酶复合物

激肽原和其他物质参与，但其作用机制尚不清楚。表面激活所形成的 XI_a 再激活因子Ⅸ生成 IX_a，这一步需要有 Ca^{2+} 即因子Ⅳ存在。IX_a 再与因子Ⅷ和血小板因子3（PF3）及 Ca^{2+} 组成因子Ⅷ复合物，即可激活因子 X 生成 X_a。血小板因子3可能就是血小板膜上的磷脂，它的作用主要是提供一个磷脂的吸附表面，因子 IX_a 和因子 X 分别通过 Ca^{2+} 同时连接于这个磷脂表面，这样，因子 IX_a 可使因子 X 激活成为 X_a，但这一激活过程需要因子Ⅷ参与。

2. 外源性激活途径　由因子Ⅶ与因子Ⅲ组成复合物，在有 Ca^{2+} 存在的情况下，激活因子 X 生成 X_a。因子Ⅲ广泛存在于血管外组织中，尤其脑、肺和胎盘组织中特别丰富。Ca^{2+} 的作用就是将因子Ⅶ与因子 X 都结合于因子Ⅲ所提供的磷脂上，以便因子Ⅶ催化因子 X 的有限水解，形成 X_a。

因子 X_a 又与因子Ⅴ、PF3 和 Ca^{2+} 形成凝血酶原酶复合物，激活凝血酶原（因子Ⅱ）生成凝血酶（II_a）。在凝血酶原酶复合物中的 PF3 也是提供磷脂表面，因子 X_a 和凝血酶原（因子Ⅱ）通过 Ca^{2+} 同时连接于磷脂表面，因子 X_a 催化凝血酶原进行有限水解，成为凝血酶（II_a）。因子Ⅴ起辅助作用。

凝血酶（thrombin）有多方面的作用。它可以加速因子Ⅶ复合物与凝血酶原酶复合物的形成并增加其作用，这也是正反馈；它又能激活因子ⅩⅢ生成 XIII_a；但它的主要作用是催化纤维蛋白原的分解，使每一分子纤维蛋白原从 N 端脱下四段小肽，转变成为纤维蛋白单体（fibrin monomer），然后互相连接，特别是在 XIII_a 作用下形成牢固的纤维蛋白多聚体（fibrin polymers），即不溶于水的血纤维。

一般来说，通过外源性激活途径凝血较快，内源性激活途径较慢。但在实际情况中，单纯由一种途径引起凝血的情况不多。在凝血的某些阶段，内源性激活途径与外源性激活途径之间存在着功能的交叉。

（三）影响血液凝固的因素

1. 体内抗凝系统的作用　正常人 1ml 血浆含凝血酶原约 300U，在凝血时通常可以全部激活。10ml 血浆在凝血时生成的凝血酶就足以使全身血液凝固。

血浆中最重要的抗凝物质是抗凝血酶Ⅲ（antithrombinⅢ）和肝素，它们的作用约占血浆全部抗凝血酶活性的 75%。抗凝血酶Ⅲ是血浆中一种丝氨酸蛋白酶抑制物（serine protease inhibitor）。因子Ⅱ$_a$、Ⅶ、Ⅸ$_a$、Ⅹ$_a$、Ⅻ$_a$ 的活性中心均含有丝氨酸残基，都属于丝氨酸蛋白酶（serine protease）。抗凝血酶Ⅲ分子上的精氨酸残基可以与这些酶活性中心的丝氨酸残基结合，使之失活。在血液中，每一分子抗凝血酶Ⅲ，可以与一分子凝血酶结合形成复合物，从而使凝血酶失活。

肝素是一种酸性黏多糖，在体内和体外都具有抗凝作用。肝素抗凝的主要机制在于它能结合血浆中的一些抗凝蛋白，如抗凝血酶Ⅲ和肝素辅助因子Ⅱ（heparin cofactorⅡ）等，使这些抗凝蛋白的活性大为增强。当肝素与抗凝血酶Ⅲ的某一个 ε-氨基赖氨酸残基结合，则抗凝血酶Ⅲ与凝血酶的亲和力可增强 100 倍，使两者结合得更快，更稳定，使凝血酶立即失活。当肝素与肝素辅助因子Ⅱ结合而激活后者时，被激活的肝素辅助因子Ⅱ特异性地与凝血酶结合成复合物，从而使凝血酶失活，在肝素的激活作用下，肝素辅助因子Ⅱ灭活凝血酶的速度可以加快约 1000 倍。

肝素还可以作用于血管内皮细胞，使之释放凝血抑制物和纤溶酶原激活物，从而增强对凝血的抑制和纤维蛋白的溶解。此外，肝素能激活血浆中的脂酶，加速血浆中乳糜微粒的清除，因而减轻脂蛋白对血管内皮的损伤，有助于防止与血脂有关的血栓形成。

蛋白质 C（protein C）是另一种具有抗凝作用的血浆蛋白，相对分子质量为 62000，它由肝合成，并有赖于维生素 K 的存在。蛋白质 C 以酶原形式存在于血浆中，蛋白质 C 在凝血酶的作用下发生有限的酶解过程，从分子上裂解下一个小肽后即具有活性。激活的蛋白质 C 与血管内皮表面存在的辅因子凝血酶调制素（thrombomodulin）结合成复合物，在 Ca^{2+} 存在的条件下这种复合物使蛋白质 C 的激活过程大大加快。主要的作用包括：①灭活凝血因子Ⅴ和Ⅷ；②限制因子Ⅹ$_a$ 与血小板结合；③增强纤维蛋白的溶解。

2. 体外抗凝血系统　体外延缓或阻止血液凝固的因素：①降低温度，当反应系统的温度降低至 10℃ 以下时，很多参与凝血过程的酶的活性下降，因此可延缓血液凝固，但不能完全阻止凝血的发生；②光滑的表面，也称不湿表面，可减少血小板的聚集和解体，减弱对凝血过程的触发，因而延缓了凝血酶的形成，例如，将血液盛放在内表面涂有硅胶或石蜡的容器内，即可延缓血凝；③去 Ca^{2+}，由于血液凝固的多个环节中都需要 Ca^{2+} 的参加，因此如在体外向血液中加入某些能与钙结合形成不易解离但可溶解的配合物，从而减少了血浆中的 Ca^{2+}，防止了血液凝固。由于少量枸橼酸钠进入血液循环不致产生毒性，因此，常用它作抗凝剂来处理输血用的血液。此外，实验室可使用草酸铵、草酸钾和螯合剂乙二胺四乙酸（EDTA）作抗凝剂，它们能与 Ca^{2+} 结合成不易溶解的复合物。但它们对机体有害，因而不能进入体内。

3. 促进血液凝固的因素　除与抗凝因素相对应的温度、粗糙面外，还可用止血的药物，如安络血、维生素 K 等。

三、纤维蛋白溶解

在生理止血过程中，小血管内的血凝块常可成为血栓，填塞了这一段血管。出血停止、血管创伤愈合后，构成血栓的血纤维可逐渐溶解，先形成一些穿过血栓的通道，最后可以达到基本畅通。血纤维溶解的过程，称为纤维蛋白溶解，简称纤溶。

纤维蛋白溶解（纤溶）系统包括四种成分，即纤维蛋白溶解酶原（plasminogen）（纤溶酶原，血浆素原）、纤维蛋白溶解酶（plasmin）（纤溶酶，血浆素）、纤溶原激活物、纤溶抑制物。纤溶的基本过程可分两个阶段，即纤溶酶原的激活与纤维蛋白（或纤维蛋白原）的降解（图 6-3）。

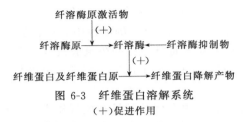

图 6-3　纤维蛋白溶解系统
（+）促进作用

1. 纤溶酶原激活　纤溶酶原很可能是在肝、骨髓、嗜酸性粒细胞与肾中合成的。在正常成年人每 100ml 血浆中含 10～20mg 纤溶酶原，婴儿较少，妇女晚期妊娠时增多。

纤溶酶原激活物分布广而种类多，主要有三类。第一类为血管激活物，在小血管内皮细胞中合成后释放于血中，以维持血浆内激活物浓度在基本水平。血管内出现血纤维凝块时，可使内皮细胞释放大量激活物。所释放的激活物大都吸附于血纤维凝块上，进入血流的很少。肌肉运动、静脉阻断、儿茶酚胺与组胺等也可使血管内皮细胞合成和释放的激活物增多。第二类为组织激活物，存在于很多组织中，主要是在组织修复、伤口愈合等情况下，在血管外促进纤溶。肾合成与分泌的尿激酶就属于这一类激活物，活性很强，有助于防止肾小管中纤维蛋白沉着。第三类为依赖于因子Ⅻ的激活物，例如前激肽释放酶被Ⅻ$_a$激活后，所生成的激肽释放酶即可激活纤溶酶原。这一类激活物可能使血凝与纤溶互相配合并保持平衡。

血浆中的激活物的半衰期约 13min，通常迅速被肝清除。

纤溶酶原的激活也是有限水解的过程，在激活物的作用下，脱下一段肽链成为纤溶酶。

2. 纤维蛋白（或纤维蛋白原）的降解　纤溶酶和凝血酶一样，也是蛋白酶，但是它对纤维蛋白原的作用与凝血酶不同。凝血酶只是使纤维蛋白原从其中两对肽链的 N 端各脱下一个小肽，使纤维蛋白原转变成纤维蛋白。纤溶酶却是水解肽链上各单位的赖氨酸-精氨酸键，从而逐步将整个纤维蛋白或纤维蛋白原分割成很多可溶的小肽，总称为纤维蛋白降解产物。纤维蛋白降解产物一般不能再出现凝固，而且其中一部分有抗血凝的作用。

纤溶酶是血浆中活性最强的蛋白酶，但特异性较小，可以水解凝血酶、因子Ⅴ、因子Ⅷ；激活因子Ⅻ$_a$；促使血小板聚集和释放 5-羟色胺、ADP 等；还能激活血浆中的补体系统；但它的主要作用是水解纤维蛋白原和纤维蛋白。血管内出现血栓时，纤溶主要局限于血栓，这可能是由于血浆中有大量抗纤溶物质（即抑制物）存在，而血栓中的纤维蛋白却可吸附或结合较多的激活物所致。正常情况下，血管内膜表面经常有低水平的纤溶活动，很可能血管内也经常有低水平的凝血过程，两者处于平衡状态。

3. 抑制物及其作用　血液中存在的纤溶抑制物主要是抗纤溶酶（antiplasmin），但其特异性不大，例如，α$_2$-巨球蛋白能普遍抑制各种内切酶，包括纤溶酶、胰蛋白酶、凝血酶、激肽释放酶等。每一分子 α$_2$-巨球蛋白可结合一分子纤溶酶，然后迅速被吞噬细胞清除。血浆中 α$_2$-抗胰蛋白酶也对纤溶酶有抑制作用，但作用较慢，然而它分子量小，可渗出血管，控制血管外纤溶活动。看来这些抑制物是广泛控制在血凝与纤溶两个过程中起作用的一些酶类。这对于将血凝与纤溶局限于创伤部位，有重要意义。

（杜斌　邱丽颖）

第七章　循环系统

心脏和血管组成机体的循环系统，血液在其中按一定方向流动，周而复始，称为血液循环。其主要功能是：①完成体内的物质运输，运输代谢原料和代谢产物，使机体新陈代谢能不断进行；②体内各种激素，或其他体液因素，通过血液的运输，作用于相应的靶细胞，实现机体的体液调节；③维持机体内环境理化特性相对稳定和血液的防卫功能。

第一节　心脏的泵血功能

心脏是一个由心肌组织构成并具有瓣膜结构的空腔器官，是血液循环的动力装置。生命过程中，心脏不断做收缩和舒张交替的活动，舒张时容纳静脉血返回心脏，收缩时把血液射入动脉，为血液流动提供能量。通过心脏的这种节律性活动以及由此而引起的瓣膜的规律性开启和关闭，推动血液沿单一方向循环流动。

心脏活动呈周期性，每个周期中心脏表现出以下三方面活动：①兴奋的产生以及兴奋向整个心脏扩布；②由兴奋触发的心肌收缩和随后的舒张，与瓣膜的启闭相配合，造成心房及心室压力和容积的变化，从而推动血液流动；③伴随瓣膜的启闭，出现心音。心脏泵血作用是由心肌电活动、机械收缩和瓣膜活动三者相联系配合才得以实现的。

一、心动周期的概念

心房或心室每收缩和舒张一次，称为一个心动周期（cardiac cycle）。如成年人平均心率以 75 次/min 计算，则每一心动周期约为 0.8s；其中心房收缩期约为 0.1s，舒张期约为 0.7s；心室收缩期约为 0.3s，舒张期约为 0.5s。当心房收缩时，心室处于舒张期；心房进入舒张期后，心室开始收缩。值得注意的是，心室舒张的前 0.4s，心房也处于舒张期，这一时期称为全心舒张期。由此可见，心房和心室各自按一定时程进行收缩与舒张交替活动，而心房和心室两者的活动又依一定的次序先后进行。左、右心房或心室的活动几乎是同步的。如果心率增快，心动周期缩短，则收缩期和舒张期均缩短，但舒张期更为显著。因此当心率增快时，心肌工作的时间相对延长，休息时间则相对缩短。由于推动血液流动主要靠心室的舒缩活动，故常以心室的舒缩活动作为心脏活动的标志，把心室的收缩期称为心缩期，心室的舒张期称为心舒期。心动周期中心房和心室活动的顺序和时间关系见图 7-1。

二、心脏泵血过程

每一心动周期，心脏射血一次。射血时，心脏的收缩提供血液流动的动力，心内瓣膜的活动控制血流的方向。现以左心为例，分析心脏射血和充盈过程。

（一）心室收缩期

1. 等容收缩期（period of ventricular ejection）　心室开始收缩，室内压迅速升高，当室内压高于房内压时，房室瓣立即关闭。室内压继续上升，在高于主动脉压之前，主动脉瓣都处于关闭状态。从心室肌开始收缩到主动脉瓣开放之前，心室内血液量不变，由于血液可看成不可压缩的液体，故心室肌的强烈收缩使室内压急剧上升。所以此期的特点是心室容积不

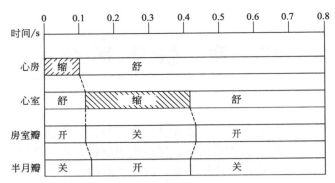

图 7-1　心动周期中心房和心室活动的顺序和时间关系

变（等容）而压力急剧升高。此期约 0.05s。

2. 快速射血期（period of rapid ejection）　心室肌继续收缩，当室内压超过主动脉压时，主动脉瓣即被血液冲开，血液被迅速射入主动脉，这一时期称为快速射血期。射血后心室容积迅速缩小。此期射出血量占总射血量的 80%～85%，室内压在此期将达到最高值。此期约 0.1s。

3. 减慢射血期（period of slow ejection）　快速射血期后，心室内血液量减少，心室收缩力下降，射血速度减慢，称减慢射血期。此期室内压已略低于主动脉压，血液依其惯性作用，逆着压力差继续流入主动脉，此期约 0.15s。

（二）心室舒张期

1. 等容舒张期（period of isovolumic relaxation）　心室肌开始舒张，室内压力急剧下降，当室内压低于主动脉压时，主动脉瓣将在血液推动下关闭以阻止主动脉血液倒流入心室。从主动脉瓣关闭到房室瓣打开之前，心室内容积没有变化，而心室肌在舒张，称等容舒张期。由于心室肌舒张，室内压迅速下降，此期历时 0.06～0.08s。

2. 快速充盈期（period of rapid filling）　心肌继续舒张，心室内压降到刚低于心房压力时，房室瓣即开放，心房和大静脉血液由于心室舒张产生的抽吸作用迅速流入心室，称为快速充盈期。此期进入心室的血液占总充盈量 2/3，历时约 0.11s。

3. 减慢充盈期（period of slow filling）　随着心室的血液充盈，心室与心房及大静脉之间压力差减小，血液流入心室速度减慢，称为减慢充盈期。此期历时约 0.22s。

4. 房缩期（auricular systole period）　心室舒张末期，心房开始收缩，心房内压力升高，此时房室瓣处于开放状态，心房将其内的血液进一步挤入心室，此期称为房缩期。心房收缩时泵入心室的血量约占每个心动周期中进入心室总血量的 25%。所以心房收缩对心室充盈仅起辅助作用。

犬心动周期各时相中，心脏（左侧）内压力、容积和瓣膜等的变化见图 7-2。

三、心脏泵功能的评定

评价心脏泵血功能是否正常，是医疗实践中的重要问题，以下是一些常用的评价指标。

（一）每搏输出量和射血分数

一次心搏由一侧心室射出的血量称每搏输出量（stroke volume）。成年人安静时每搏输出量约 70ml。心室舒张末期心室内血量约 145ml，所以每次心搏心室射出的血量占心舒末期容量的百分比为 $70/145 \times 100\% = 60\%$，这个比值称为射血分数（ejection fraction）。

在评价心脏泵功能时，显然射血分数是一个比每搏输出量更好的指标。心脏在正常情况

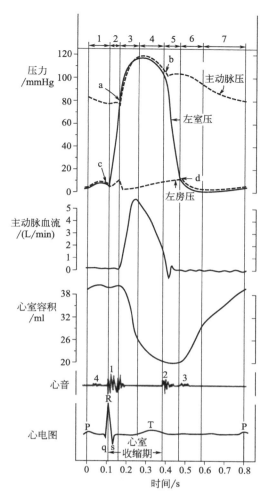

图 7-2　犬心动周期各时相中，心脏（左侧）内压力、
容积和瓣膜等的变化（1mmHg＝133.322Pa）

1—心房收缩期；2—等容收缩期；3—快速射血期；4—减慢射血期；
5—等容舒张期；6—快速充盈期；7—减慢充盈期
a 和 b—分别表示主动脉瓣开启和关闭；c 和 d—分别表示二尖瓣关闭和开启

下，心舒末期容积增加，每搏输出量也增加，射血分数基本不变。但在心室异常扩大，心功能减退时，每搏输出量虽可保持不变，但射血分数明显下降。

（二）每分输出量与心指数

每分钟由一侧心室射出的血量为每分输出量，简称心输出量（cardiac output）。它等于每搏输出量乘以心率。如果心率以 75 次/min 计算，每搏输出量约 70ml，则心输出量约 5L 左右。心输出量随机体活动和代谢情况而变化，在肌肉运动、情绪激动、怀孕等情况下，心输出量增高。此外，女子的心输出量较同体重男子低约 10％。

对于身材高大和矮小的人，心输出量的绝对值有很大差异，很难作为衡量个体心功能的指标。人体安静时的心输出量与体表面积成正比。为了便于比较，把在空腹和安静时，每平方米体表面积的每分心输出量，称为心指数（cardiac index）。一般身材的成年人，体表面积为 1.6～1.7m² ，以安静时心输出量 5～6L 计算，则心指数为 3.0～3.5L/（min·m²）。不同年龄的人，单位面积的代谢率和心指数也不同。年龄在 10 岁左右时，心指数最大，可达

$4L/(min·m^2)$ 以上，以后随年龄增长而逐渐下降，到80岁时，心指数接近 $2L/(min·m^2)$。

（三）心脏的做功

血液所以能在心血管中克服阻力流动，是由于心脏做功提供的能量。心室一次收缩所做的功称为每搏功，可用搏出的血液所增加的动能和压强能来表示。其中动能占整个搏出功的比例很小，可以忽略不计。压强能实际是指心脏将静脉血管内较低血压的血液变成动脉血管内较高血压的血液所做的功。

$$每搏功＝每搏输出量×血液密度×（平均动脉压－平均心房压）$$

右心室和左心室的心输出量相等，但肺动脉平均压仅为主动脉平均压的1/6，所以右心室做功量只有左心室的1/6。

显然，用心室做功量来评价心脏泵血功能，较每搏输出量和每分输出量更有意义。因为心脏收缩射出的血液必须克服动脉内的压力。在动脉压增高的情况下，心脏要射出与原先同等量的血液，就必须加强收缩，做更多的功。

四、心脏泵功能的调节

在整体，心脏的泵血功能是随不同的生理情况的需要而改变的。人体处于安静状态，每分心输出量为5～6L，剧烈运动时，可增加4～7倍，这种变化是在复杂的神经、体液调节下完成的。以下主要从心脏本身来阐述影响心输出量的因素。心输出量的大小取决于心率和每搏输出量。

（一）每搏输出量的调节

1. 前负荷　Starling 在100多年前就发现，心脏能自动地调节每搏输出量与回心血量的关系；回心血量越多，心脏在舒张期充盈就越大，心肌受牵拉程度也就越大，即心肌的初长和前负荷增加，则心肌的收缩力量也就越强，每搏输出量也就越多。即在生理范围内，心脏能将回流的血液全部泵出，使血液不会在静脉内蓄积，从而维持静脉回心血量和每搏输出量之间的动态平衡。这属于心肌纤维的一种自身调节。

心室功能曲线见图7-3。

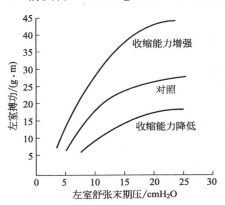

图7-3　心室功能曲线 $(1cmH_2O＝0.098kPa)$

心室充盈的血量，是静脉回心血量和心室射血剩余血量两者的总和。静脉回心血量又受下述因素的影响。①心室舒张充盈期持续时间。例如，心率增快时，充盈期缩短，心室充盈不完全，充盈压降低，搏出量减少。②静脉回流速度。在充盈期持续时间不变的情况下，静脉内血液进入心室的速度愈快，充盈量愈大，搏出量相应增加。静脉回流速度取决于外周静脉压与心房压和心室压之差。外周静脉压增高（如循环血量增加、外周静脉管壁张力增高等情况下）和/或心房、心室压力降低时，可促进静脉回流。心脏每次射血之后的剩余血液量，也影响心室的充盈量。

2. 心肌收缩能力　人体在运动和强体力劳动时，每搏输出量可成倍增加，而此时心舒末期容量并不明显增大，显然此时心肌收缩力的增加并不依赖于前负荷的影响。任何影响兴奋-收缩耦联的各个环节的因素，都可调节心肌收缩力。例如，细胞外液 Ca^{2+} 变化、儿茶酚胺物质的作用等。

3. 后负荷　心室的射血过程中，大动脉血压起着后负荷的作用。当动脉血压开始升高时，心肌收缩力必须相应增加以克服增加了的后负荷，故等容收缩期延长，射血期相应缩短，致使每搏输出量暂时减少。一部分血液滞留于心室内，由于此时右心室仍能正常泵血，使左心室舒张末期容积增大。心室容积增大使心肌纤维拉长，于是心缩力增加，心室内血液得以大量输出。此时每搏输出量仍与动脉血压升高前相等。故动脉血压的波动对心输出量的影响只是暂时的，并不发生持久性影响。

（二）心率的调节

由于心输出量等于每搏输出量乘以心率，因此每搏输出量和心率的改变均可影响心输出量。在一定范围内，心率增加，心输出量增加。如心率超过 180 次/min，则心动周期缩短，尤以心舒期缩短为明显，心室充盈不足，每搏输出量减少。因此，虽然心率增加，但每搏输出量下降过多，心输出量反而降低。心率低于 40 次/min，心舒期过长，心室充盈早已接近最大限度，不能再继续增加充盈量和搏出量，因而心输出量随心率减慢而下降。

（三）心脏泵功能贮备

心脏的泵血功能能够广泛适应机体不同生理条件下的代谢需要，表现为心输出量可随机体代谢增长而增加。健康成年人静息状态下心率每分钟 75 次，搏出量约 70ml，心输出量为 5L 左右。强体力劳动时，心率可达每分钟 180～200 次，搏出量可增加到 150ml 左右，心输出量可达 25～30L，为静息时的 5～6 倍。表明健康人心脏泵血功能有一定的贮备力量。心输出量随机体代谢需要而增加的能力，称为泵功能贮备，或心力贮备。

五、心音与心音图

心动周期中，心肌收缩、瓣膜启闭、血液加速度和减速度对心血管壁的加压和减压作用以及形成的涡流等因素引起的机械振动，可通过周围组织传递到胸壁，如将听诊器放在胸壁某些部位，就可以听到声音，称为心音。若用换能器将这些机械振动转换成电信号记录下来，便得到了心音图。

第一心音发生在心缩早期，标志心室收缩的开始，于心尖搏动处（一般在左锁骨中线第 5 肋间内侧）听得最清楚。第一心音由房室瓣关闭及随后血液射入动脉引起的振动构成。第一心音的特点是音调较低，持续时间较长，响度较大。心肌收缩能力越强，第一心音也越响。

第二心音发生在心舒早期，标志心室舒张期的开始。在胸骨旁第 2 肋间听得最清楚。它是由于主动脉瓣和肺动脉瓣迅速关闭，血流冲击大动脉根部引起的。第二心音的特点是音调较高，持续时间短，响度较低。其响度可反应主动脉或肺动脉压力的高低。

正常人偶尔可听到第三心音和第四心音。第三心音发生在快速充盈期末，是一种低频低振幅的声音。在快速充盈期末，心室已大部分充盈，血液速度突然减慢可造成心室壁和瓣膜发生振动。第四心音又称心房音，是由于心房收缩使血液进入心室引起的心室壁振动。

第二节　心肌的生物电现象和生理特征

心房和心室不停歇地进行有顺序的、协调的收缩和舒张交替的活动，是心脏实现泵血功能、推动血液循环的必要条件，而细胞膜的兴奋过程则是触发收缩反应的始动因素。

构成心脏的心肌细胞，可根据结构和功能分成两大类：一类是工作细胞，包括心房肌和心室肌细胞，含有大量的肌原纤维，具有较强的收缩性；另一类是特殊分化了的心肌细胞，构成了心脏的特殊传导系统。

一、心肌细胞的生物电现象

与骨骼肌相比，心肌细胞的跨膜电位在波形上和形成机制上要复杂得多，不仅幅度和持续时间各不相同，而且波形和形成的离子基础也有一定的差别；各类心肌细胞电活动的不一致性，是心脏兴奋的产生以及兴奋向整个心脏传播过程中表现出特殊规律的原因。

（一）工作细胞的跨膜电位及其形成机制

1. 静息电位　人和哺乳动物的心室肌细胞和骨骼肌细胞一样，在静息状态下膜两侧呈极化状态，膜内电位比膜外电位约低90mV。主要是细胞在静息状态下，对K^+通透性较高，K^+顺浓度梯度向膜外扩散，形成K^+的电化学平衡电位的结果。

2. 动作电位　心室肌细胞动作电位的主要特征在于复极化过程比较复杂，持续时间很长，动作电位下降支与上升支很不对称。通常用0、1、2、3、4等数字分别代表心室肌细胞动作电位和静息电位的各个时期。

（1）除极化（去极化）过程　除极化过程又称0期，是心室肌细胞去极化的过程。膜内电位由静息时的$-90mV$急速上升到$+30mV$左右，构成动作电位的上升支，此时膜由极化状态变成反极化状态。人和哺乳类动物0期很短，仅1～2ms。0期形成的机制与神经细胞类似，是由于Na^+通道打开，Na^+快速内流引起。由于心室肌细胞0期去极化速度快、幅度高，称为快反应细胞。

（2）复极化过程　当心室肌细胞除极化达到顶峰之后，立即开始复极化，但整个复极化过程比较缓慢，包括电位变化曲线的形态和形成机制均不相同的三个阶段。

1期：又称为快速复极化初期。膜电位由$+30mV$迅速下降到$0mV$左右，耗时约10ms。去极化0期和复极化1期，形成动作电位的尖锋部，称为锋电位。目前认为Na^+通道关闭，K^+通道开放，K^+外流是心室肌细胞1期复极化的主要原因。

2期：又称为平台期。此期膜电位恢复很缓慢，基本停滞于接近于零的等电位状态。在动作电位曲线上，形成复极化过程的平台。该期是心室肌细胞区别于神经细胞或骨骼肌细胞动作电位的主要特征。此期占100～150ms，是心室肌动作电位持续时间长的主要原因。该期与心室肌的兴奋收缩耦联、心室肌不应期长、心室肌不会发生强直收缩等特性密切相关。因此，是机体神经体液调节机制起作用以及药物治疗的重要环节。平台期形成是由于同时存在Ca^{2+}的内向离子流与K^+的外向离子流处于平衡状态的结果。

Ca^{2+}通道是一种慢通道，其激活、失活及再复活所需的时间均较Na^+通道慢。其阈电位水平约$-40mV$，因此Ca^{2+}通道是在0期去极化达$-40mV$时开始激活，但由于Ca^{2+}通道激活过程缓慢，在0期后才表现为持续开放状态。Ca^{2+}通道的专一选择性较差，除允许Ca^{2+}通过外，对Na^+也允许少量通过。在Ca^{2+}和Na^+经Ca^{2+}通道内流的同时，存在着K^+的外流，Ca^{2+}和Na^+内流所携带的正电荷与K^+外流所携带的正电荷差不多。内向电流和外向电流处于相对平衡状态。随着时间进展，内向电流逐渐减弱，外向电流逐渐增强，因而使膜电位缓慢地向3期转化。

3期：又称快速复极化末期。此期复极化速度较快，膜内电位由平台期$0mV$左右恢复到$-90mV$，从而完成复极化过程，此期历时100～150ms。快速复极化末期是由于Ca^{2+}通道关闭，内向电流消失，而膜对K^+的通透性又恢复并增高，K^+顺浓度差外流所引起的。

4期：指复极化完毕后的时期。此期心室肌细胞的膜电位虽已恢复到静息电位水平，但膜内外离子的分布尚未恢复。4期开始后，细胞膜的主动转运机制加强，Na^+-K^+泵将去极化时内流的Na^+泵出细胞，把复极化时外流的K^+泵回细胞。Ca^{2+}通过与Na^+交换出细胞，称为Ca^{2+}-Na^+交换。由于Na^+的内向性浓度梯度的维持是依靠Na^+-K^+泵实现的，因此

Ca^{2+}-Na^+交换的能量归根结底是由 Na^+-K^+泵提供的（见图 7-4）。

（二）自律细胞的跨膜电位及其形成机制

在没有外来刺激时，工作细胞不能产生动作电位。而在自律细胞，当动作电位 3 期复极化末期达到最大值（称最大复极化电位）之后，4 期的膜电位并不稳定于这一水平，而是立即开始自动除极化，除极化达阈电位后引起兴奋，出现另一个动作电位。4期自动除极化是自律细胞产生自动节律性兴奋的基础。

几种心肌细胞的动作电位形态见图 7-5。

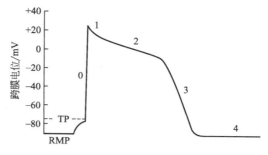

图 7-4　心室肌细胞跨膜电位及其形成的离子机制
RMP—静息膜电位；TP—阈电位

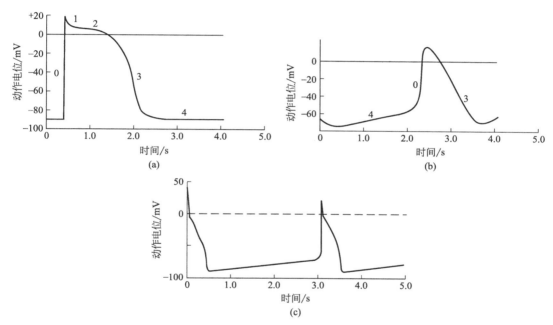

图 7-5　几种心肌细胞的动作电位形态
（a）心室肌细胞的动作电位；（b）窦房结自律细胞的动作电位；
（c）浦肯野纤维自律细胞的动作电位

1. 窦房结细胞的跨膜电位及其形成机制　窦房结含有丰富的自律细胞，动作电位复极化后出现明显的 4 期自动除极化，但它是一种慢反应自律细胞，其跨膜电位具有许多不同于心室肌快反应细胞和浦肯野快反应自律细胞的特征：①窦房结细胞的最大复极化电位（－70mV）和阈电位（－40mV）均高于浦肯野细胞；②0 期除极化结束时，膜内电位为0mV 左右，不出现明显的极化倒转；③其除极化幅度约 70mV，小于浦肯野细胞的 120mV，0 期除极化时程为 7ms 左右，比后者的 1～2ms 长得多，原因是窦房结细胞 0 期除极化速率（约 10V/s）明显慢于浦肯野细胞（200～1000V/s），因此，动作电位上升支远不如后者那么陡峭；④没有明显的复极化 1 期和平台期；⑤4 期自动除极化速率（约 0.1V/s）却比浦肯野细胞（约 0.02V/s）要快，记录曲线上窦房结细胞 4 期膜电位变化的斜率大于浦肯野细胞。

引起窦房结细胞动作电位 0 期除极化的内向电流是由 Ca^{2+} 内流形成的。由 Ca^{2+} 内流所引起的缓慢 0 期除极化，是窦房结细胞动作电位的主要特征。

窦房结细胞的 4 期自动除极化也由随时间而增长的净内向电流所引起，但其构成成分比较复杂，是几种跨膜离子流的混合。目前认为主要是由于在 4 期 K^+ 外流进行性衰减（I_k），内向 Na^+ 流（I_f）和 Ca^{2+} 内流的结果。

2. 浦肯野细胞　浦肯野细胞动作电位的波形与心室肌的相似，产生的离子基础也基本相同。但 4 期膜电位不稳定，和窦房结细胞一样出现自动除极化现象。浦肯野细胞的 4 期的自动除极化速率远较窦房结为慢，因此自律性较窦房结低。浦肯野细胞 4 期自动除极化的离子基础主要是逐渐增强的 Na^+ 内向电流（I_f）。

4 期起搏电流主要离子成分为 Na^+，但也有 K^+ 参与。由于使它充分激活的膜电位为 $-100mV$，因而认为，构成起搏内向电流的是一种被膜的超极化激活的非特异性内向（主要是 Na^+）离子流，标志符号为 I_f。I_f 可被铯（Cs）所阻断，而不被河豚毒阻断。

二、心肌的电生理特性

心肌组织具有兴奋性、自律性、传导性和收缩性四种生理特性。心肌的收缩性是一种机械特性。兴奋性、自律性和传导性，则是以肌膜的生物电活动为基础的，故又称为电生理特性。心肌组织的这些生理特性共同决定着心脏的活动。

（一）心肌的兴奋性

所有心肌细胞都具有兴奋性，即具有在受到刺激时产生兴奋的能力。衡量心肌的兴奋性，同样可以采用刺激的阈值作指标，阈值大表示兴奋性低，阈值小表示兴奋性高。

1. 决定和影响兴奋性的因素　从关于兴奋产生过程的叙述中可知，兴奋的产生包括静息电位去极化到阈电位水平以及 Na^+ 通道（以快反应细胞为例）的激活这样两个环节，当这两方面的因素发生变化时，兴奋性将随之发生改变。

（1）静息电位水平　静息电位（在自律细胞，则为最大复极化电位）绝对值增大时，距离阈电位的差距就加大，引起兴奋所需的刺激阈值增大，表现为兴奋性降低。反之，静息电位绝对值减少时，距阈电位的差距缩小，所需的刺激阈值减少，兴奋性增高。

（2）阈电位水平　阈电位水平上移，则和静息电位之间的差距增大，引起兴奋所需的刺激阈值增大，兴奋性降低。反之亦然。

静息电位水平和（或）阈电位水平的改变，都能够影响兴奋性，但在心脏，以静息电位水平改变为多见。

（3）Na^+ 通道的性状　兴奋产生时，都是以 Na^+ 通道能够被激活作为前提。事实上，Na^+ 通道表现为激活、失活和备用三种功能状态，并不是始终处于这种可被激活的状态。当膜电位处于正常静息电位水平 $-90mV$ 时，Na^+ 通道处于备用状态。这种状态下，Na^+ 通道是关闭的，当膜电位由静息水平去极化到阈电位水平时，就可以被激活，Na^+ 通道迅速开放，Na^+ 因而得以快速跨膜内流。Na^+ 通道激活后就立即迅速失活，此时通道关闭，Na^+ 内流迅速终止。Na^+ 通道的激活和失活，都是比较快速的过程，前者在 1ms 内，后者约在几毫秒到 10ms 内即可完成。可见，Na^+ 通道是否处于备用状态，是心肌细胞是否具有兴奋性的前提。而正常静息膜电位水平又是决定 Na^+ 通道能否处于或能否复活到备用状态的关键。

2. 一次兴奋过程中兴奋性的周期性变化　心肌细胞每产生一次兴奋，其膜电位将发生一系列有规律的变化，膜通道由备用状态经历激活、失活和复活等过程，兴奋性也随之发生相应的周期性改变。

（1）有效不应期（effective refractory period）　心肌细胞发生一次兴奋后，由动作电位的去极化相开始到复极化3期膜内电位达到约−55mV这一段时期内，如果再受到第二个刺激，则不论刺激有多强，肌膜都不会进一步发生任何程度的去极化；膜内电位由−55mV继续恢复到约−60mV这一段时间内，如果给予的刺激有足够的强度，肌膜可发生局部的部分去极化，但并不能引起扩播性兴奋（动作电位）。心肌细胞兴奋后不能立即再产生第二次兴奋的特性，称为不应性，不应性表现为可逆的、短暂的兴奋性缺失或极度下降。心肌细胞一次兴奋过程中，由0期开始到3期膜内电位恢复到−60mV这一段不能再产生动作电位的时期，称为有效不应期。其原因是这段时间内膜电位绝对值太低，Na^+通道完全失活（前一阶段），或刚刚开始复活（后一阶段），但还远远没有恢复到可以被激活的备用状态的缘故。

（2）相对不应期（relative refractory period）　从有效不应期完毕（膜内电位约−60mV）到复极化基本上完成（约−80mV）的这段期间，为相对不应期。这一时期内，施加给心肌细胞以高于正常阈值的强刺激，可以引起扩播性兴奋。出现相对不应期的原因是：此期膜电位绝对值高于有效不应期末时的膜电位，但仍低于静息电位，这时Na^+通道已逐渐复活，但其开放能力尚未恢复正常，故心肌细胞的兴奋性虽比有效不应期时有所恢复，但仍然低于正常，引起兴奋所需的刺激阈值高于正常，而所产生的动作电位0期的幅度和速度都比正常为小，兴奋的传导也比较慢。此外，此期处于前一个动作电位的3期，尚有K^+迅速外流的趋势，因此，在此期内新产生的动作电位，其时程较短，不应期也较短。

（3）超常期　心肌细胞继续复极化，膜内电位由−80mV恢复到−90mV这一段时期内，由于膜电位已经基本恢复，但其绝对值尚低于静息电位，与阈电位水平的差距较小，用以引起该细胞发生兴奋所需的刺激阈值比正常要低，表明兴奋性高于正常，故称为超常期。另外，此时Na^+通道基本上恢复到可被激活的正常备用状态，但开放能力仍然没有恢复正常，产生的动作电位的0期去极化的幅度和速度、兴奋传导的速度都仍然低于正常。

最后，复极化完毕，膜电位恢复正常静息水平，兴奋性也恢复正常。心室肌动作电位期间兴奋性的变化及其与机械收缩的关系见图7-6。

3. 兴奋过程中，兴奋性周期性变化与收缩活动的关系　细胞在发生一次兴奋过程中，兴奋性发生周期性变化，是所有神经和肌组织共同的特性。但心肌细胞的有效不应期特别长，一直延续到机械反应的舒张期开始之后。因此，只有到舒张早期之后，兴奋性变化进入相对不应期，才有可能在受到强刺激作用时产生兴奋和收缩。从收缩开始到舒张早期之间，心肌细胞不会产生第二个兴奋和收缩。这个特点使得心肌不会像骨骼肌那样产生完全强直收缩而是始终做收缩和舒张相交替的活动，从而使心脏有血液回心充盈的时期，这样才可能实现其泵血功能。

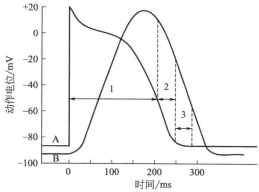

图 7-6　心室肌动作电位期间兴奋性的
变化及其与机械收缩的关系
A—动作电位；B—收缩曲线；1—有效不应期；
2—相对不应期；3—超常期

正常情况下，窦房结产生的每一次兴奋传播到心房肌或心室肌的时间，都是在它们前一次兴奋的不应期之后。因此，整个心脏能够按照窦房结的节律而兴奋。但在某些情况下，如果心室在有效不应期之后受到人工的或窦房结之外的病理性异常刺激，则可产生一次期前兴奋，引起期前收缩或额外收缩。期前兴奋也有它自己的有效不应期，这样，当紧接在期前兴奋之后的一次窦房结兴奋传到心室肌时，常常正好落在期前兴奋的有效不应期内，因而不能引起心室兴奋和收缩，形成一次"脱落"，必须等到再下一次窦房结的兴奋传到心室时才能引起心室收缩。

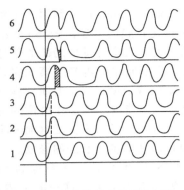

图 7-7 期前收缩和代偿性间歇
每条曲线下的电磁标记号批示给予
电刺激的时间，曲线 1~3，刺激落
在有效不应期内，不引起反应；
曲线 4~6，刺激落在相对不应期内，
引起期前收缩和代偿性间歇

这样，在一次期前收缩之后往往出现一段较长的心室舒张期，称为代偿性间歇（图 7-7）。随之，才恢复窦性节律。

（二）心肌的自动节律性

组织、细胞能够在没有外来刺激的条件下，自动地发生节律性兴奋的特性，称为自动节律性，简称自律性。具有自动节律性的组织或细胞，称自律组织或自律细胞。组织、细胞单位时间（每分钟）内能够自动发生兴奋的次数，即自动兴奋的频率，是衡量自动节律性高低的指标。

1. 心肌的自动节律性和心脏起搏点　特殊传导系统各个部位（结区除外）的自律性有等级差别，其中窦房结细胞自律性最高，自动兴奋频率约为每分钟 100 次，末梢浦肯野纤维网自律性最低（约每分钟 25 次），而房室交界（约每分钟 50 次）和房室束支的自律性依次介于两者之间。

正常情况下，由于窦房结自律性最高，成为心脏活动的正常起搏点（normal pacemaker）。其他部位的自律细胞受窦房结控制，在正常情况下不表现自身的节律性，只起着兴奋传导的作用，所以是潜在的起搏点。以窦房结为起搏点的心脏节律性活动，临床上称为窦性心律。以窦房结以外的部位为起搏点的心脏活动，则称为异位心律。

窦房结对于潜在起搏点的控制，通过两种方式实现。①抢先占领。窦房结的自律性高于其他潜在起搏点，所以，在潜在起搏点 4 期自动去极化尚未达到阈电位水平之前，它们已经受到窦房结发出并依次传布而来的兴奋的激动作用而产生动作电位，其自身的自动兴奋就不可能出现。②超速压抑或超速驱动压抑（overdrive suppression）。窦房结对于潜在起搏点，还可产生一种直接的抑制作用。例如，当窦房结对心室潜在起搏点的控制突然中断后，首先会出现一段时间的心室停搏，然后心室才能按其自身潜在起搏点的节律发生兴奋和搏动。出现这个现象的原因是：在自律性很高的窦房结的兴奋驱动下，潜在起搏点"被动"兴奋的频率远远超过它们本身的自动兴奋频率。潜在起搏长时间的"超速"兴奋的结果，出现了抑制效应。超速压抑产生的机制比较复杂，目前尚未完全弄清楚。

2. 决定和影响自律性的因素　自律细胞的自动兴奋，是 4 期膜自动去极化使膜电位从最大复极化电位达到阈电位水平而引起的。因此，自律性的高低，既受最大复极化电位与阈电位的差距的影响，也取决于 4 期膜自动去极化的速度。

（1）最大复极化电位与阈电位之间的差距　最大复极化电位绝对值减少和（或）阈电位下移，均使两者之间的差距减少，自动去极化达到阈电位水平所需时间缩短，自律性增高；反之亦然。例如，迷走神经系统兴奋时可使窦房结自律细胞 K^+ 通道开放率增高，故其复极化 3 期内 K^+ 外流增加，最大复极化电位绝对值增大，自律性降低，心率减慢。

（2）4 期自动除极化速度　4 期自动除极化速度与膜电位从最大复极化电位水平达到阈电位水平所需时间密切相关，若除极化速度增快，达阈电位水平所需时间缩短，单位时间内发生兴奋的次数增多，自律性增高。例如，儿茶酚胺可以增强 I_f，因而加速浦肯野细胞 4 期除极化速度，提高其自律性。

（三）心肌的传导性

心肌细胞有传导性。心肌细胞某处发生的兴奋，可沿细胞膜扩布到整个细胞，而且可通过闰盘处缝隙联结传布到相邻的心肌细胞，其传导原理也和神经纤维中传导相同，都是以局部电流作为传导的动力。

1. 心脏内兴奋传播的途径和特点　窦房结发生的兴奋，经心房肌及功能上的优势传导通路传到左右心房和房室交界，由房室交界将兴奋继续下传至房室束、左右束支以及浦肯野纤维末梢，最后到达心室肌。兴奋由内膜侧向外膜侧扩布，引起整个心室的兴奋。由于各种心肌细胞的传导性高低不等，兴奋在心脏各个部分传播的速度是不相同的。一般心房肌的传导速度较慢（约为 0.4m/s），而"优势传导通路"的传导速度较快。心室肌的传导速度约为 1m/s，末梢浦肯野纤维传导速度可达 4m/s，而且它呈网状分布于心室壁。这种多方位的快速传导对于保持心室的同步收缩是十分重要的。房室交界区细胞的传导性以结区最低，传导速度仅 0.02m/s。房室交界是正常时兴奋由心房进入心室的唯一通道，交界区这种缓慢传导使兴奋在这里延搁一段时间（称房-室延搁）才向心室传播，从而可以使心室在心房收缩完毕之后才开始收缩，不至于产生房室收缩重叠的现象。可以看出，心脏内兴奋传播途径的特点和传导速度的不一致性，对于心脏各部分有次序地、协调地进行收缩活动，具有十分重要的意义。

2. 决定和影响传导性的因素　心肌的传导性取决于心肌细胞某些结构特点和电生理特性。

（1）解剖因素　细胞直径与细胞内电阻呈反变关系，直径小的细胞内电阻大，产生的局部电流小于粗大的细胞，兴奋传导速度也较后者缓慢。心房肌、心室肌和浦肯野细胞的直径大于窦房结和房室交界细胞，其中，末梢浦肯野细胞的直径最大（在某些动物，直径可达 $70\mu m$），兴奋传导速度最快；窦房结细胞直径很小（$5\sim10\mu m$），传导速度很慢；而结区细胞直径更小，传导速度最慢。

（2）生理因素　心肌细胞的电生理特性是决定和影响心肌传导性的主要因素。与其他可兴奋细胞相同，心肌细胞兴奋的传播也是通过形成局部电流而实现的。

动作电位 0 期去极化速度和幅度：0 期去极化速度和幅度越大，其形成的局部电流也就越大，达到阈电位所需的时间也就越短，传导速度增加。所以快反应细胞比慢反应细胞的传导速度快。0 期去极化速度和幅度与静息电位水平（最大复极化电位水平）和离子通道活性有关。

邻近部位膜的兴奋性：邻近部位膜的兴奋性取决于静息电位和阈电位的差距。邻近部位膜的兴奋性高，即膜电位和阈电位的差距小，传导速度快。邻近部位膜的兴奋性还取决于快反应细胞 Na^+ 通道和慢反应细胞的 Ca^{2+} 通道的状况。当兴奋落在有效不应期内，则传导阻滞；如落在相对不应期和超常期，则传导减慢。

三、体表心电图

在正常人体每一个心动周期中，心脏各部分兴奋过程中出现的电变化传播方向、途径、次序和时间等都有一定的规律。这种生物电变化通过心脏周围的导电组织和体液，反映到身体表面，使身体各部位在每一心动周期中也都发生有规律的电变化。将测量电极放置在人体表面的一定部位记录出来的心脏电变化曲线，就是临床上记录的心电图（electrocardiogram，ECG）。心电图反映心脏兴奋的产生、传导和恢复过程中的生物电变化，而与心脏的机械收缩活动无直接关系。

心电图记录纸上有横线和纵线划出长和宽均为 1mm 的小方格，纵线上每一小格相当于 0.1mV 的电位差，横向小格表示时间，每一小格相当于 0.04s（即走纸速度为每秒 25mm）。因此，可以在记录纸上测量出心电图各波的电位数值和经历的时间。

测量电极安放位置和连线方式（称导联方式）不同所记录到的心电图在波形上有所不同，但基本上都包括一个 P 波、一个 QRS 波群和一个 T 波，有时在 T 波后，还出现一个小

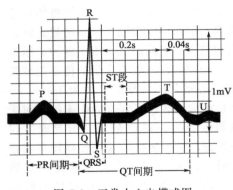

图 7-8　正常人心电模式图

的 U 波（图 7-8）。

1. P 波　反映在左右两心房的去极化过程。P 波波形小而圆钝，历时 0.08～0.11s，波幅不超过 0.25mV。

2. QRS 波群　代表左右两心室去极化过程的电位变化。典型的 QRS 波群，包括三个紧密相连的电位波动：第一个向下波为 Q 波，以后是高而尖峭的向上的 R 波，最后是一个向下的 S 波。但在不同导联中，这三个波不一定都出现。正常 QRS 波群历时 0.06～0.10s，代表心室肌兴奋扩布所需的时间。各波波幅在不同导联中变化较大。

3. T 波　反映心室复极化（心室肌细胞 3 期复极化）过程中的电位变化，波幅一般为 0.1～0.8mV。在 R 波较高的导联中 T 波不应低于 R 波的 1/10。T 波历时 0.05～0.25s。T 波的方向与 QRS 波群的主波方向相同。

4. U 波　是 T 波后 0.02～0.04s 可能出现的一个低而宽的波，方向一般与 T 波一致，波宽 0.1～0.3s，波幅大多在 0.05mV 以下。U 波的意义和成因均不十分清楚。

5. PR 间期（或 PQ 间期）　是指从 P 波起点到 QRS 波起点之间的时程，为 0.12～0.20s。PR 间期代表由窦房结产生的兴奋经由心房、房室交界和房室束到达心室，并引起心室开始兴奋所需要的时间，故也称为房室传导时间。在房室传导阻滞时，PR 间期延长。

6. QT 间期　从 QRS 波起点到 T 波终点的时程，代表心室开始兴奋去极化到完全复极化再到静息状态的时间。

7. ST 段　指从 QRS 波群终了到 T 波起点之间的与基线平齐的线段，它代表心室各部分心肌细胞均处于动作电位的平台期（2 期），各部分之间没有电位差存在，曲线又恢复到基线水平。

第三节　血管生理

血管是运送血液的管道，是保证各器官所需血流量的结构基础。血管系统由动脉、毛细血管和静脉组成，由心室射出的血液流经血管系统后返回心脏。

一、各类血管的结构和功能特点

（一）弹性贮器血管

这些血管管壁厚，含丰富的弹性纤维，有很好的可扩张性和弹性，具有弹性贮器作用，称为弹性贮器血管。当左心室射血时，大量血液涌入主动脉，主动脉压升高，一方面推动动脉内的血液向前流动，另一方面使主动脉扩张，容积增大，使心室射出血液一部分暂存于被扩张的主动脉内。当主动脉瓣关闭后，被扩张的大动脉管壁发生弹性回缩，将射血期暂存的那部分血液向前推进。大动脉的这种弹性贮器作用，可以使心脏间断的射血成为血管系统中连续的血流，并能减小每个心动周期中血压的波动。

（二）分配血管

从富有弹性的大动脉到小动脉之间的动脉管道，管壁主要由平滑肌组成，收缩性较好，其功能是将血液输送到各器官组织，称分配血管。

（三）毛细血管前阻力血管

小动脉和微动脉管径小，对血流阻力大，称为阻力血管。小动脉和微动脉富含平滑肌，收缩性好，通过平滑肌舒缩活动可改变血管口径，从而改变血流阻力，因而小动脉和微动脉既是产生血流阻力的主要血管，也是阻力易于变化的血管。

（四）交换血管

毛细血管口径小，数量多，管壁薄（只有一层内皮细胞），通透性好，是血管内血液和血管外组织液进行物质交换的场所，故称为交换血管。

（五）容量血管

包括微静脉、小静脉、大静脉。静脉与相应的动脉比较，数量较多，口径较粗，管壁较薄，故容量较大。循环系统中有60％～70％血液容纳于静脉系统中，故称为容量血管。此外，静脉的可扩张性较大，较小的压力变化就可使容积发生较大的波动，静脉内容纳的血量就可发生较大的变化。因此，静脉起了贮血库的作用。

二、血流动力学基础

血流动力学和一般的流体力学一样，其基本的研究对象是流量、阻力和压力之间的关系。由于血管是有弹性和可扩张的而不是硬质的管道系统，血液是含有血细胞和胶体物质等多种成分的液体，而不是理想液体，因此血流动力学除与一般流体力学有共同点之外，又有它自身的特点。

（一）血流量和血流速度

单位时间内流过血管某一截面的血量称为血流量，也称容积速度，其单位通常以 ml/min 或 L/min 来表示。血液中的一个质点在血管内移动的线速度，称为血流速度。血液在血管流动时，其血流速度与血流量成正比，与血管的截面成反比。

1. 泊肃叶（Poiseuille）定律　泊肃叶研究了液体在管道系统内流动的规律，指出单位时间内液体的流量（Q）与管道两端的压力差（$p_1 - p_2$）以及管道半径（r）的4次方成正比，与管道的长度（L）成反比。这些关系可用下式表示：

$$Q = K(r^4/L)(p_1 - p_2)$$

式中的 K 为常数。后来的研究证明它与液体的黏滞度 η 有关。因此泊肃叶定律又可写为

$$Q = \pi(p_1 - p_2)r^4/(8\eta L)$$

2. 层流和湍流　血液在血管内流动的方式可分为层流和湍流两类。在层流的情况下，液体每个质点的流动方向都一致，与血管的长轴平行；但各质点的流速不相同，在血管轴心处流速最快，越靠近管壁，流速越慢。因此可以设想血管内的血液由无数层同轴的圆柱面构成，在同一层的液体质点流速相同，由轴心向管壁，各层液体的流速依次递减。泊肃叶定律适用于层流的情况。当血液的流速加快到一定程度后，会发生湍流。此时血液中各个质点的流动方向不再一致，出现旋涡。在湍流的情况下，泊肃叶定律不再适用，血流量不是与血管两端的压力差成正比，而是与压力差的平方根成正比。关于湍流的形成条件，Reynolds 提出一个经验公式：

$$Re = VD\sigma/\eta$$

式中，V 为血液在血管内的平均流速，cm/s；D 为管腔直径，cm；σ 为血液密度，g/cm^3；η 为血液黏滞度，P（$1P = 10^{-1} Pa \cdot s$）；Re 为 Reynolds 数，无量纲量。

一般当 Re 超过2000时，就可发生湍流。由上式可知，在血流速度快、血管口径大、血液黏滞度低的情况下，容易产生湍流。

（二）血流阻力

血液在血管内流动时所遇到的阻力，称为血流阻力。血流阻力是由于血液流动时因摩擦而消耗能量产生的。这部分热能不可能再转换成血液的势能或动能，故血液在血管内流动时压力逐渐降低。在湍流的情况下，血液中各个质点不断变换流动的方向，故消耗的能量较层流时更多，血流阻力就较大。

血流阻力一般不能直接测量，而需通过计算得出。血液在血管中的流动与电荷在导体中流动有相似之处。根据欧姆定律，电流强度与导体两端的电位差成正比，与导体的电阻成反比。这一关系也适用于血流，即血流量与血管两端的压力差成正比，与血流阻力 R 成反比，可用下式表示：

$$Q = (p_1 - p_2)/R$$

一个血管系统中，若测得血管两端的压力差和血流量，就可根据公式计算出血流阻力。如果比较上式和泊肃叶定律的方程式，则可写出计算血流阻力的方程式，即：

$$R = 8\eta L/(\pi r^4)$$

上式表示，血流阻力与血管的长度和血液的黏滞度成正比，与血管半径的 4 次方成反比。由于血管的长度变化很小，因此血流阻力主要由血管口径和血液黏滞度决定。对于一个器官来说，如果血液黏滞度不变，则器官的血流量主要取决于该器官的阻力血管的口径。阻力血管口径增大时，血流阻力降低，血流量就增多；反之，当阻力血管口径缩小时，器官血流量就减少。机体对循环功能的调节中，就是通过控制各器官阻力血管的口径来调节各器官之间的血流分配的。

另外，血液黏滞度是决定血流阻力的另一因素。

三、动脉血压的形成与影响因素

血压（blood pressure）是指血管内的血液对于单位面积血管壁的侧压力。按照国际标准计量单位规定，压强的单位以帕（Pa）或千帕（kPa）来表示，血压数值通常也用 mmHg❶表示。

（一）动脉血压的形成

1. 基本因素　足够的血液充盈和心脏射血是形成血压的基本因素。在动脉系统，影响动脉血压的另一个因素是外周阻力。外周阻力（peripheral resistance）主要是指小动脉和微动脉对血流的阻力。如果不存在外周阻力，心室射出的血液将全部流至外周，对血管壁的侧压将不会产生。

2. 血液流动的连续性　通常心室每次收缩时，向动脉射血 60～80ml，由于小动脉和微动脉对血液有较高的阻力，以及主动脉和大动脉有较大的可扩张性，因此，左心室每次收缩所射出的血液，在心室收缩期大约只有 1/3 流至外周，其余 2/3 被暂时贮存在主动脉和大动脉内。由于血液进入主动脉，主动脉压随之升高。心室舒张时，半月瓣关闭，射血停止，被扩张的主动脉和大动脉发生弹性回缩，将贮存的血液继续向前推进，使主动脉压在心室舒期仍能维持在较高水平。显然，如果不存在外周阻力，心室射出的血液将全部迅速流向外周，不可能使动脉血压升高。因此，动脉血压的形成是心室射血和外周阻力相互作用的结果。

3. 弹性血管的缓冲作用　在血压形成过程中，主动脉和大动脉管壁的弹性起着贮存能量和缓冲血压的作用（图7-9）。主动脉和大动脉弹性越好，缓冲收缩压、维持舒张压的作用越强。老年人的大动脉管壁硬化，主动脉的直径和容积增大，而可扩张性减小，弹性贮器

---

❶ 1mmHg=0.133kPa。

的功能受损，因此每个心动周期中动脉血压的波动幅度明显增大。

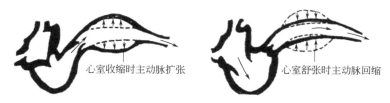

图 7-9　主动脉壁弹性对血压及血流的作用

（二）动脉血压的正常值

心室收缩时，主动脉压急剧升高，在收缩期的中期达到最高值，这时的动脉血压值称为收缩压（systolic pressure）。心室舒张时，主动脉压下降，在心舒末期动脉血压的最低值称为舒张压（diastolic pressure）。收缩压和舒张压的差值称为脉搏压，简称脉压（pulse pressure）。一个心动周期中每一个瞬间动脉血压的平均值，称为平均动脉压。简略计算，平均动脉压大约等于舒张压加 1/3 脉压。

通常将在上臂测得的肱动脉压代表主动脉压。我国健康青年人在安静状态时的收缩压为 13.3~16.0kPa（100~120mmHg），舒张压为 8.0~10.6kPa（60~80mmHg），脉搏压为 4.0~5.3kPa（30~40mmHg），平均动脉压在 13.3kPa（100mmHg）左右。

新生儿的收缩压仅为 5.3kPa（40mmHg）左右，12 岁时约为 14.0kPa（105mmHg）。在青春期，收缩压又较快地上升，17 岁的男性青年，收缩压可达 16.0kPa（120mmHg）。青春期以后，收缩压随年龄增长而缓慢升高。至 60 岁时，收缩压约 18.6kPa（140mmHg）。

（三）影响动脉血压的因素

凡是能影响心输出量和外周阻力的各种因素，都能影响动脉血压。循环血量和血管系统容量之间的相互关系，即循环系统内血液充盈的程度，也能影响动脉血压。

1. 心脏每搏输出量　如果每搏输出量增大，心缩期射入主动脉的血量增多，心缩期中主动脉和大动脉内增加的血量变多，管壁所受的张力也更大，故收缩期动脉血压的升高更加明显。由于动脉血压升高，血流速度外周阻力和心率的变化不大，则大动脉内增多的血量仍可在心舒期流至外周，到舒张期末，大动脉内存留的血量和每搏输出量与增加之前相比，增加并不多。因此，当每搏输出量增加而外周阻力和心率变化不大时，动脉血压的升高主要表现为收缩压的升高，舒张压可能升高不多，故脉压增大。反之，当每搏输出量减少时，则主要使收缩压降低，脉压减小。由此可见，收缩压的高低主要反映心脏每搏输出量的多少。

2. 心率　如果心率加快，而每搏输出量和外周阻力都不变，由于心舒期缩短，在心舒期内流至外周的血液减少，故心舒期末主动脉内存留的血量增多，舒张期血压升高。由于动脉血压升高可使血流速度加快，因此在心缩期内可有较多的血液流至外周，收缩压的升高不如舒张压的升高显著，脉压比心率增加前减小。相反，心率减慢时，舒张压降低的幅度比收缩压降低的幅度大，故脉压增大。

3. 外周阻力　如果心输出量不变而外周阻力加大，则心舒期中血液向外周流动的速度减慢，心舒期末存留在主动脉中的血量增多，故舒张压升高。在心缩期，由于动脉血压升高使血流速度加快，因此收缩压的升高不如舒张压的升高明显，故脉压减小。由此可见，舒张压的高低主要反映外周阻力的大小。

外周阻力的改变，主要是由于骨骼肌和腹腔器官阻力血管口径的改变。原发性高血压的发病，主要是由于阻力血管口径变小而造成外周阻力过高。另外，血液黏滞度也影响外周阻力。如果血液黏滞度增高，外周阻力就增大，舒张压就升高。

4. 主动脉和大动脉的弹性贮器作用　如前所述，由于主动脉和大动脉的弹性贮器作用，动脉血压的波动幅度明显小于心室内压的波动幅度。老年人的动脉管壁硬化，大动脉的弹性贮器作用减弱，故脉压增大。

5. 循环血量和血管系统容量的比例　循环血量和血管系统容量相适应，才能使血管系统足够地充盈，产生一定的体循环平均充盈压。在正常情况下，循环血量和血管容量相适应，血管系统充盈程度的变化不大。失血后，循环血量减少，如果血管系统的容量改变不大，则体循环平均充盈压降低，使动脉血压降低。在另一些情况下，如果循环血量不变而血管系统容量增大时，也会造成动脉血压下降。

上述对影响动脉血压的各种因素，都是在假设其他因素不变的前提下，分析某一因素发生变化时对动脉血压可能发生的影响。实际上，在各种不同的生理情况下，上述各种影响动脉血压的因素可同时发生改变。因此，在某种生理情况下动脉血压的变化，往往是各种因素相互作用的综合结果。

四、静脉血压和静脉回心血量

静脉在功能上不仅仅是作为血液回流入心脏的通道，由于整个静脉系统的容量很大，而且静脉容易被扩张，又能够收缩，因此静脉起着血液贮存库的作用。静脉的收缩或舒张可有效地调节回心血量和心输出量，使循环机能能够适应机体在各种生理状态时的需要。

（一）静脉血压

1. 外周静脉压　通常将各器官静脉的血压，称为外周静脉压（peripheral venous pressure）。当体循环血液流经器官动脉和毛细血管到达微静脉时，血压已下降至 15mmHg 左右。

2. 中心静脉压　通常将右心房和胸腔内大静脉的血压称为中心静脉压（central venous pressure）。血液流至下腔静脉时，血压为 2～4mmHg，由于压力较低，常以厘米水柱为单位，正常范围为 4～12cmH$_2$O（0.4～1.2kPa）。最后汇入右心房时，压力已接近于零。中心静脉压的高低取决于心脏射血能力和静脉回心血量之间的相互关系。如果心脏射血能力较强，能及时地将回心血液射入动脉，中心静脉压就较低。另外，如果静脉回流加快，中心静脉压也会升高，反之亦然。可见中心静脉压是反映心血管功能的又一重要指标。

正常情况下，静脉脉搏不很明显。但在心力衰竭时，静脉压升高，右心房内的压力波动也较容易传递至大静脉，故在心力衰竭病人的颈部常可见到较明显的静脉搏动。

（二）重力对静脉压的影响

血管内的血液因受地心引力的影响，产生一定的静水压。机体平卧时，身体各部分血管的位置大致都处于和心脏相同的水平，故静水压也大致相同。但当人体从平卧转为直立时，足部血管内的血压比卧位时增高，增高部分等于从足至心脏这样一段血柱高度形成的静水压，约 90mmHg。而在心脏水平以上的部位，血管内的压力应较平卧时为低。重力形成的静水压，对于处在同一水平上的动脉和静脉是相同的，因为静脉较动脉管壁薄，对静脉的影响比对动脉影响大。人直立时，身体中大多数容量血管都处于心脏水平以下，由于重力所致静脉充盈扩张，可比在平卧时多容纳 400～600ml 血液。如果从卧位立即变为直立，就会使回心血量减少，每搏输出量和血压下降。

（三）静脉血流

1. 静脉对血流的阻力　单位时间内由静脉回流入心脏的血量等于心输出量。在静脉系统中，由微静脉至右心房的压力降仅约 2kPa（15mmHg）。可见静脉对血流的阻力很小，约占整个体循环总阻力的 15%。

2. 静脉回心血量及其影响因素　单位时间内的静脉回心血量取决于外周静脉压和中心静脉压的差，以及静脉对血流的阻力。故凡能影响外周静脉压、中心静脉压以及静脉阻力的因素，都能影响静脉回心血量。

(1) 体循环平均充盈压　体循环平均充盈压（mean systemic filling pressure）是反映血管系统充盈程度的指标。实验证明，血管系统内血液充盈程度愈高，静脉回心血量也就愈多。当血量增加或容量血管收缩时，体循环平均充盈压升高，静脉回心血量也就增多。反之，血量减少或容量血管舒张时，体循环平均充盈压降低，静脉回心血量减少。

(2) 心脏收缩力量　心脏收缩时将血液射入动脉，舒张时则可以从静脉抽吸血液。如果心脏收缩力量强，射血时心室排空较完全，在心舒期心室内压就较低，对心房和大静脉内血液的抽吸力量也就较大。右心衰竭时，射血力量显著减弱，心舒期右心室内压较高，血液淤积在右心房和大静脉内，回心血量大大减少，患者可出现颈外静脉怒张、肝充血肿大、下肢浮肿等特征。左心衰竭时，左心房压和肺静脉压升高，造成肺淤血和肺水肿。

(3) 体位改变　前已述，当人体从卧位转变为立位时，身体低垂部分静脉扩张，容量增大，故回心血量减少。站立时下肢静脉容纳血量增加的程度可受到若干因素的限制，例如下肢静脉内的静脉瓣，以及下面将叙述的下肢肌肉收缩运动和呼吸运动等。下肢静脉瓣膜受损的人，不能长久站立。即使在正常人，如长久站立不动，也会导致回心血量减少，动脉血压降低。体位改变对静脉回心血量的影响，在高温环境中更加明显。在高温环境中，皮肤血管舒张，皮肤血管中容纳的血量增多。因此，如果人在高温环境中长时间站立不动，回心血量就会明显减少，导致心输出量减少和脑供血不足，可引起头晕甚至昏厥。长期卧床的病人，静脉管壁的紧张性较低，可扩张性较高，加之腹腔和下肢肌肉的收缩力量减弱，对静脉的挤压作用减小，故由平卧位突然站起来时，可因大量血液积滞在下肢，回心血量过小而发生昏厥。

(4) 骨骼肌的挤压作用　上述体位改变对静脉回流的影响，主要指在没有骨骼肌收缩的情况下发生的。如果下肢肌肉收缩，可对肌肉内和肌肉间的静脉发生挤压，从而使静脉血回流加快。另外，因静脉内有静脉瓣存在，使静脉内的血液只能向心脏方向流动而不能倒流，对静脉回流就起了一种"泵"的作用，称为"静脉泵"或"肌肉泵"。下肢肌肉进行节律性舒缩活动时，例如步行，肌肉泵的作用就能很好发挥；当肌肉收缩时，将静脉内血液挤向心脏；当肌肉舒张时，静脉内压力下降，有利于毛细血管内血液流入静脉。这对克服重力的影响、减少血液在下肢的淤滞有重要作用。在跑步时，两下肢肌肉泵每分钟挤出的血液可达数升。此时下肢肌肉泵的做功在相当程度上加速了全身的血液循环，对心脏泵血起辅助作用。

(5) 呼吸运动　呼吸时胸膜腔内压低于大气压，称为胸膜腔负压。吸气时，胸腔容积增大，胸膜腔负压进一步增大，使胸腔内的大静脉和右心房更加扩张，压力也进一步下降，有利于外周静脉血回流入右心房，由于回心血量增加，心输出量也相应增加。呼气时则相反。可见，呼吸运动对静脉回流也起着"泵"的作用。

五、微循环

微循环（microcirculation）是指微动脉和微静脉之间的血液循环。血液循环最根本的功能是进行血液和组织之间的物质交换，这一功能就是在微循环部分实现的。

(一) 微循环的组成

各器官、组织的结构和功能不同，微循环的结构也不同。人手指甲皱皮肤的微循环形态比较简单，微动脉和微静脉之间仅由呈祥状的毛细血管相连。骨骼肌和肠系膜的微循环形态则比较复杂。典型的微循环由微动脉、后微动脉、毛细血管前括约肌、真毛细血管、通血毛细血管（或称直捷通路）、动静脉吻合支和微静脉等部分组成。图 7-10 是一个典型的微循环单元。

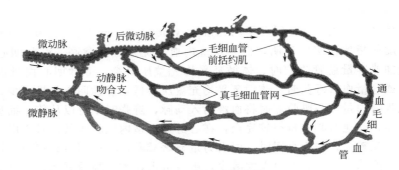

图 7-10　微循环模式图

1. 微动脉　微动脉管壁有完整的、环形的平滑肌层，受交感神经和体液因素的调节，收缩时可增加毛细血管前的阻力，减少流入微循环的血量。舒张时则相反。因此可将微动脉看作微循环这个功能单位的总闸门。

2. 后微动脉　微动脉分支成为管径更细的后微动脉。后微动脉管壁的平滑肌已不连续，当移行到毛细血管时，平滑肌完全消失。后微动脉已无神经支配，主要接受体液因素的调节。

3. 毛细血管前括约肌　后微动脉分支成真毛细血管时，在真毛细血管起始部由稀疏的平滑肌细胞环绕管壁形成一个环，称毛细血管前括约肌。毛细血管前括约肌无神经支配，主要接受局部体液因素的调节，该括约肌的舒缩状态决定进入真毛细血管的血流量，因此毛细血管前括约肌起着"分闸门"的作用。

4. 真毛细血管　真毛细血管通常由后微动脉呈直角方向发出。真毛细血管壁仅由一层内皮细胞构成，内皮细胞之间相互连接处存在着细微裂隙，管壁薄，通透性大，是循环系统进行物质交换的主要部位。

5. 通血毛细血管　是后微动脉直接延伸部分，管壁也只有一层内皮细胞，口径比真毛细血管稍大，也具有通透性。由于它与微动脉和微静脉直接相通，血流速度很快，物质交换的能力很小。

6. 微静脉　结构和功能与微动脉相似，但管壁薄，含平滑肌较少。其舒缩活动受交感神经和体液因素调节，可改变毛细血管血流后方的阻力，控制毛细血管内血流的排出。因此可将它看成是微循环的"后闸门"。

7. 动静脉吻合支　存在于微动脉和微静脉之间，管壁结构类似微动脉，管壁平滑肌受交感神经控制，在人体某些部分（手指、足趾、耳郭）的皮肤和皮下组织，这类通路较多。

（二）微循环的血流通路

1. 直捷通路　血液由微动脉流经后微动脉、通血毛细血管，到微静脉流出。这一通路口径较大，弯曲较少，阻力小，血流快，并经常处于开放状态。其主要功能是使一部分血液迅速经过微循环流入静脉，以保证一定的静脉回心血量，避免血液过多地滞留在微循环内。

2. 动静脉短路　血液由微动脉经动静脉吻合支直接进入微静脉。这一通路途径短，血流速度快，但经常处于关闭状态。动静脉吻合支的功能主要在体温调节中发挥作用。当环境温度升高时，动静脉吻合支开放增多，血液通过动静脉吻合支流向大量的皮下静脉丛，皮肤血流量增加，皮肤温度升高，有利于发散身体热量。动静脉短路开放，会相对地减少组织对

血液中 O_2 的摄取。在某些病理状态下，例如中毒性休克时，动静脉短路大量开放，可加重组织的缺氧状况。

3. 迂回通路　血液由微动脉流入，经后微动脉、毛细血管前括约肌、真毛细血管网，由微静脉流出。真毛细血管数量多，迂回曲折，互相连通，交织成网。血液经过此通路时，血流速度慢，血管壁通透性好，有利于物质交换，故又称营养通路。

众多真毛细血管是交替开放的。其开放与关闭受后微动脉和毛细血管前括约肌控制。当真毛细血管网关闭一段时间后，局部组织的代谢产物就会增多，局部代谢产物都有使血管平滑肌舒张的作用，于是后微动脉和毛细血管前括约肌舒张，其后的真毛细血管网就有血液通过。血液通过时，积聚于局部的代谢产物被血流清除，后微动脉和毛细血管前括约肌又收缩，后方的真毛细血管网又关闭。如此反复交替进行，一般每分钟轮换 5～10 次。在安静情况下，平均仅有 8%～16% 的真毛细血管网是开放的，而其余大部分处于关闭状态。在组织活动增强，代谢水平提高时，局部代谢产物增多，开放的真毛细血管网大量增加，从而使流经微循环的血液大量增加，以适应当时组织代谢的需要。

（三）血液和组织液之间的物质交换

组织、细胞之间的空间称为组织间隙，其中为组织液所充满。组织液是组织、细胞直接所处的环境。组织、细胞通过细胞膜和组织液发生物质交换。组织液与血液之间则通过毛细血管壁进行物质交换。血液和组织液之间的物质交换主要是通过以下几种方式进行的。

1. 扩散　扩散是指液体中溶质分子的热运动，是血液和组织液之间进行物质交换的最主要的方式。毛细血管内外液体中的分子，只要其直径小于毛细血管壁的孔隙，就能通过管壁进行扩散运动。

2. 滤过和重吸收　当毛细血管壁两侧的静水压不等时，水分子就会通过毛细血管壁从压力高的一侧向压力低的一侧移动。水中的溶质分子，如其分子直径小于毛细血管壁的孔隙，也能随同水分子一起滤过。另外，当毛细血管壁两侧的渗透压不等时，可以导致水分子从渗透压低的一侧向渗透压高的一侧移动。由于血浆蛋白质等胶体物质较难通过毛细血管壁的孔隙，因此血浆的胶体渗透压能限制血浆的水分子向毛细血管外移动；同样，组织液的胶体渗透压则限制组织液的水分子向毛细血管内移动。

3. 吞饮　在毛细血管内皮细胞一侧的液体可被内皮细胞膜包围后吞饮入细胞内，形成吞饮囊泡。囊泡被运送至细胞的另一侧，并被排出至细胞外。因此，这也是血液和组织液之间通过毛细血管壁进行物质交换的一种方式。一般认为，较大的分子如血浆蛋白等可以由这种方式通过毛细血管壁进行交换。

六、组织液的生成

正常成人体重的 60% 左右是水，其中约 5/8 存在于细胞内，称为细胞内液；其余 3/8 存在于细胞外，称为细胞外液。细胞外液中，约有 1/5 在血管内，即血浆的水分；其余 4/5 在血管外，即组织液和各种腔室内液体（脑脊液、眼球内液等）的水分。组织液存在于组织、细胞的间隙内，绝大部分呈胶冻状，不能自由流动。组织液中有极小一部分呈液态，可自由流动。组织液中各种离子成分与血浆相同。组织液中也存在各种血浆蛋白质，但其浓度明显低于血浆。

（一）组织液的生成

组织液是血浆滤过毛细血管壁而形成的。因此，组织液中各种离子成分与血浆相同，组织液中也存在各种血浆蛋白质，但浓度明显低于血浆。液体是否进出血管，取决于有效滤过压。有效滤过压由以下 4 种力量组成：

有效滤过压＝（毛细血管血压＋组织液胶体渗透压）－（血浆胶体渗透压＋组织液静水压）

流经毛细血管的血浆，约有 0.5％在毛细血管动脉端以滤过的方式进入组织间隙，其中约 90％在静脉端被重吸收回血液，其余约 10％进入毛细淋巴管，成为淋巴液。组织液生成与回流示意图见图 7-11。

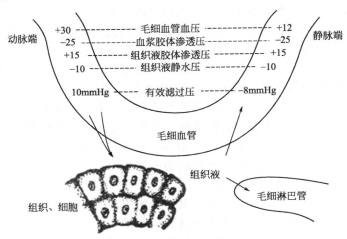

图 7-11　组织液生成与回流示意图
＋代表使液体滤出毛细血管的力量；－代表使液体吸收回毛细血管的力量

（二）影响组织液生成的因素

正常情况下，组织液不断生成，又不断回流，保持动态平衡，故血量和组织液量能维持相对稳定。如果这种动态平衡遭到破坏，组织液生成过多或回流减少，组织间隙中就有过多的液体潴留，形成组织水肿。任何影响有效滤过压的因素以及毛细血管壁通透性的变化，都可以影响组织液的生成。

1. 毛细血管血压　毛细血管血压升高使有效滤过压增大，促进滤过、减少回流。毛细血管血压的高低与毛细血管前、后阻力有关。微动脉舒张时，毛细血管前阻力下降，毛细血管血压升高，组织液生成增多。当某种原因造成静脉回流受阻，使毛细血管后阻力增加，毛细血管血压也增加，组织液生成增多，形成水肿。充血性心功能不全引起的水肿，即属于这种类型。左心功能不全引起肺水肿，右心功能不全则导致全身性水肿。

2. 血浆胶体渗透压　由于营养不良，机体摄入蛋白质不足；或肾脏疾病，机体大量蛋白质随尿排出；或肝脏功能下降，合成蛋白质减少，都可以导致血浆胶体渗透压下降，有效滤过压增大，组织液生成增多，回流减少，形成水肿。

3. 淋巴回流　由于一部分组织液是经淋巴管回流入血液的，因此，当淋巴回流受阻时，受阻部位远端的组织就会出现水肿。例如丝虫病患者的下肢水肿。

4. 毛细血管壁的通透性　正常情况下，只有极少量的血浆蛋白滤入组织间隙，这些滤入组织间隙的蛋白质经淋巴液回流入血液。但在烧伤、过敏反应等情况下，毛细血管壁的小孔口径变大，通透性显著升高，部分血浆蛋白可进入组织液，使血浆胶体渗透压下降而组织液胶体渗透压升高，有效滤过压增大，使组织液生成增多而发生水肿。

（三）淋巴液的生成和回流

淋巴管系统是组织液向血液回流的一个重要的辅助系统。毛细淋巴管以稍膨大的盲端起始于组织间隙，彼此吻合成网，并逐渐汇合成大的淋巴管。全身的淋巴液经淋巴管收集，最后由右淋巴导管和胸导管导入静脉。

1. 淋巴液的生成　组织液进入淋巴管，即成为淋巴液。组织液包括其中的血浆蛋白质分子可以自由地进入毛细淋巴管。正常成人在安静状态下大约每小时有 120ml 淋巴液流入血液循环，其中约 100ml 经由胸导管，20ml 经由右淋巴导管进入血液。每天生成的淋巴液总量为 2～4L，大致相当于全身血浆总量。当淋巴液流经淋巴结时，淋巴结产生的淋巴细胞加入淋巴液。

2. 淋巴液回流的主要功能

① 调节血浆与组织液之间的液体平衡　淋巴液回流速度虽然缓慢，但每天回流的淋巴液大致相当于全身血浆总量，因此，淋巴液回流在组织液生成和回流的平衡中起重要的作用。

② 回收组织液中蛋白质　每天由淋巴管回收的组织液蛋白质 75～200g，从而使组织液蛋白质浓度维持在较低水平。如某一局部的淋巴管发生阻塞，则该处将因组织液中蛋白质聚集发生严重水肿。

③ 防御和保护作用　淋巴回流可清除组织中的红细胞、细菌和其他异物。淋巴液回流经过淋巴结时，可由淋巴系统中的吞噬细胞对此进行清除。此外，淋巴结产生的淋巴细胞随淋巴液进入血液循环，参加免疫反应。

④ 帮助小肠脂肪吸收　脂肪在小肠内消化后，主要经小肠绒毛的毛细淋巴管吸收入血。

第四节　心血管活动的调节

人体在不同的生理状况下，各器官组织的代谢水平不同，对血流量的需要也不同。机体的神经和体液机制可对心脏和各部分血管的活动进行调节，从而适应各器官组织在不同情况下对血流量的需要，协调地进行各器官之间的血流分配。

一、神经调节

心肌和血管平滑肌接受自主神经支配。机体对心血管活动的神经调节是通过各种心血管反射实现的。

（一）心脏和血管的神经支配

1. 心脏的神经支配　支配心脏的传出神经为心交感神经和心迷走神经。

（1）心交感神经及其作用　心交感神经的节前神经元轴突末梢释放的递质为乙酰胆碱，后者能激活节后神经元膜上的 N 型胆碱能受体。心交感节后神经元末梢释放的递质为去甲肾上腺素，与心肌细胞膜上的 β 型肾上腺素能受体结合，可导致心率加快、房室交界的传导加快、心房肌和心室肌的收缩能力加强，这些效应分别称为正性变时作用、正性变传导作用和正性变力作用。

心交感节后神经元末梢释放的去甲肾上腺素，与心肌细胞膜上的 β 型肾上腺素能受体结合后，产生以下效应：①儿茶酚胺（去甲肾上腺素、肾上腺素）能加强自律细胞 4 期的跨膜内向电流 I_f，使 4 期自动除极化速度加快，自律性增高；②在慢反应细胞，由于 0 期 Ca^{2+} 内流加强加速，其动作电位上升速度和幅度均增加，房室交界区兴奋传导速度加快；③儿茶酚胺能使复极化相 K^+ 外流增快，从而使复极化过程加快，复极化相因此缩短，不应期相应缩短，离子通道复活过程加快；④儿茶酚胺通过心肌收缩能力增强而加速心肌的收缩，也加速心肌的舒张，其作用机制比较复杂。很明显，儿茶酚胺提高肌膜和肌浆网 Ca^{2+} 通道开放概率的特性将导致细胞内 Ca^{2+} 浓度增高，促使心肌收缩能力增强；另外，儿茶酚胺又促使肌钙蛋白对 Ca^{2+} 亲和力下降，从而减弱心肌收缩能力。

心交感神经对心肌的效应，主要是通过 β 型肾上腺素能受体实现的。

（2）心迷走神经及其作用　迷走神经兴奋时，节后纤维释放递质乙酰胆碱，激动心肌细胞膜上 M 型胆碱能受体，产生负性压力、负性变时和负性传导性等效应。研究证明，乙酰胆碱能普遍提高 K^+ 通道的开放概率，促进外向 K^+ 流，是迷走神经心肌效应的主要机制。

K^+ 外流增加可以产生以下结果。①静息状态下 K^+ 外流的增加将导致静息电位绝对值增大，静息电位与阈电位的差距扩大，心肌兴奋性有所下降。②在窦房结细胞，复极化过程中 K^+ 外流增加的结果是最大复极化电位绝对值增大。另外，其 4 期 K^+ 外流的增加将使 I_k 衰减过程减弱，自动除极化速度减慢。这两方面因素均导致窦房结自律性降低，心率因而减慢。③复极化过程中 K^+ 外流增加导致复极化加速，动作电位时程缩短，有效不应期相应缩短，由于动作电位时程缩短，每一动作电位期间进入细胞内 Ca^{2+} 量相应减少。除此之外，乙酰胆碱有直接抑制 Ca^{2+} 通道、减少内向 Ca^{2+} 流的作用。由于进入细胞内 Ca^{2+} 量减少，心肌收缩能力相应降低，表现出负性变力效应。此外，当左侧迷走神经兴奋时，房室交界慢反应细胞动作电位幅度减小，兴奋传导速度减慢，这也是乙酰胆碱抑制 Ca^{2+} 通道、减少 Ca^{2+} 内流的结果。

（3）支配心脏的肽能神经元　用免疫细胞化学方法证明，心脏中存在多种神经纤维，如神经肽 Y、血管活性肠肽、降钙素基因相关肽、阿片肽等。现已知一些肽类递质可与其他递质，如单胺和乙酰胆碱，共存于同一神经元内，并共同释放。目前对于分布在心脏的肽神经元的生理功能还不完全清楚，但心脏内肽能神经纤维的存在说明这些肽类递质也可能参与对心肌和冠状血管作用，降钙素基因相关肽有加快心率的作用等。

2. 血管的神经支配　除真毛细血管外，血管壁都有平滑肌分布。不同血管的平滑肌的生理特性有所不同，但绝大多数血管平滑肌都受局部组织代谢产物影响。支配血管平滑肌的神经纤维可分为缩血管神经纤维和舒血管神经纤维两大类，两者又统称为血管运动神经纤维。

（1）交感缩血管神经　支配血管的交感神经主要为缩血管神经。人体大部分血管只接受交感缩血管神经的单一支配。交感缩血管神经的节前纤维起源于脊髓胸 1～腰 3 节段灰质侧角，在脊柱旁交感链以及脊柱前的交感神经节（腹腔神经节，肠系膜上、下神经节等）交换神经元，节后纤维分布于四肢、躯干、头部、内脏血管。

体内几乎所有的血管都接受交感缩血管神经支配，但在不同器官的血管分布不同。皮肤血管中交感缩血管神经支配最密，其次是骨骼肌和内脏血管，冠状血管和脑血管分布较少。在同一个器官的血管中，微动脉分布最密，静脉分布较少。

交感缩血管神经节后纤维末梢释放的递质是去甲肾上腺素（NE），它主要和血管平滑肌的 α 受体结合，产生缩血管效应。安静时，交感缩血管神经持续发放低频率（1～3 次/s）的冲动，称为交感缩血管神经的紧张性活动。这种紧张性活动使血管平滑肌维持一定程度的收缩。通过改变这种紧张性活动的强度，可以调节血管的口径，改变循环系统的外周阻力。当紧张性活动增强时，血管平滑肌进一步收缩，血管口径进一步缩小；反之，血管舒张。

（2）交感舒血管神经　交感舒血管神经一般只限于支配骨骼肌血管，其分布方式与缩血管神经无区别。其中枢可能位于皮层运动区及下丘脑前部。交感舒血管神经节后纤维末梢释放的递质是 ACh，与血管平滑肌上的 M 受体结合后，使血管舒张。交感舒血管神经平时无紧张性活动，只有在机体呈现激动、恐慌和准备做强烈肌肉活动时才发挥作用。这类神经纤维在调节血压中起的作用较小，但对体力活动时血液的重新分配（增加骨骼肌血液供应）起重要作用。

（3）副交感舒血管神经　副交感舒血管神经主要支配唾液腺、胃肠道腺体和外生殖器等的血管。其末梢释放的递质是 ACh，与血管平滑肌上的 M 受体结合，引起血管舒张。副交感舒血管神经的活动只起调节所支配器官组织的局部血流量的作用，对循环系统总外周阻力影响很小。

（4）血管活性肠肽神经　已知支配汗腺的交感神经元和支配颌下腺的副交感神经元末梢，有血管活性肠肽（vasoactive intestinal polypeptide，VIP）和 ACh 共存。当这些神经元兴奋时，其末梢释放的 ACh 引起腺细胞分泌，释放的 VIP 引起舒血管反应，使局部组织血流增加，满足分泌活动的需要。

（二）心血管中枢

神经系统对心血管活动的调节是通过各种神经反射来实现的。在生理学中将与控制心血管活动有关的神经元集中的部位称为心血管中枢。控制心血管活动的神经元并不是只集中在中枢神经系统的一个部位，而是分布在中枢神经系统从脊髓到大脑皮层的各个水平上，它们各具不同的功能，又互相密切联系，使整个心血管系统的活动协调一致，并与整个机体的活动相适应。

1. 延髓心血管中枢　动物实验发现，在延髓上缘横断脑干后，动物的血压并无明显的变化，刺激坐骨神经引起的升血压反射也仍存在。但如果将横断水平逐步移向脑干尾端，则动脉血压就逐渐降低，刺激坐骨神经引起的升血压反射效应也逐渐减弱。当横断水平下移至延髓闩部时，血压降低至大约 5.3kPa（40mmHg）。这些结果说明，心血管正常的紧张性活动不是起源于脊髓，而是起源于延髓，因为只要保留延髓及其以下中枢部分的完整，就可以维持心血管正常的紧张性活动，并完成一定的心血管反射活动，因此被认为是基本的心血管中枢。

延髓心血管中枢的神经元是指位于延髓内的心迷走神经元及控制心交感神经和交感缩血管神经活动的神经元。这些神经元在平时都有紧张性活动，分别称为心迷走紧张、心交感紧张和交感缩血管紧张。在机体处于安静状态时，这些延髓神经元的紧张性活动表现为心迷走神经纤维和交感神经纤维持续的低频放电活动。

一般认为，延髓心血管中枢至少可包括以下四个部位的神经元。

（1）缩血管区　引起交感缩血管神经正常的紧张性活动的延髓心血管神经元的细胞体位于延髓头端的腹外侧部，称为 C1 区。这些神经元内含有肾上腺素，它们的轴突下行到脊髓的中间外侧柱。心交感紧张也起源于此区神经元。

（2）舒血管区　位于延髓尾端腹外侧部的去甲肾上腺素神经元，在兴奋时可抑制 C1 区神经元的活动，导致交感缩血管紧张降低，血管舒张。

（3）传入神经接替站　延髓孤束核的神经元接受由颈动脉窦、主动脉弓和心脏感受器经舌咽神经和迷走神经传入的信息，然后发出纤维至延髓和中枢神经系统其他部位的神经元，继而影响心血管活动。

（4）心抑制区　心迷走神经元的细胞体位于延髓的迷走神经背核和疑核。

2. 延髓以上的心血管中枢　在延髓以上的脑干部分以及大脑和小脑中，也都存在与心血管活动有关的神经元。它们在心血管活动调节中所起的作用较延髓心血管中枢更加高级，特别是表现为对心血管活动和机体其他功能之间的复杂的整合。

大脑的一些部位，特别是边缘系统的结构，如颞极、额叶的眶面、扣带回的前部、杏仁、隔、海马等，能影响下丘脑和脑干其他部位的心血管神经元的活动，并和机体各种行为的改变相协调。

（三）心血管反射

当机体处于不同的生理状态如变换姿势、运动、睡眠时，或当机体内、外环境发生变化时，可引起各种心血管反射，使心输出量和各器官的血管收缩状况发生相应的改变，动脉血压也可发生变化。心血管反射一般都能很快完成，其生理意义在于使循环功能能适应于当时机体所处的状态或环境的变化。

1. 颈动脉窦和主动脉弓压力感受性反射　当动脉血压升高时，可引起压力感受性反射，其反射效应是使心率减慢，外周血管阻力降低，血压回降。因此这一反射曾被称为降压反射。

（1）动脉压力感觉器　压力感受性反射的感受装置是位于颈动脉窦和主动脉弓血管外膜下的感觉神经末梢，称为动脉压力感受器。动脉压力感觉器并不是直接感觉血压的变化，而是感觉血管壁的机械牵张程度。当动脉血压升高时，动脉管壁被牵张的程度就升高，压力感觉器发放的神经冲动也就增多。在一定范围内，压力感觉器的传入冲动频率与动脉管壁扩张程度成正比。

颈动脉窦区与主动脉弓区的压力感受器与化学感受器见图7-12。

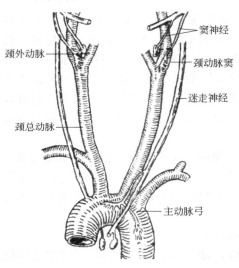

图 7-12　颈动脉窦区与主动脉弓区
的压力感受器与化学感受器

（2）传入神经和中枢联系　颈动脉窦压力感受器的传入神经纤维组成颈动脉窦神经。窦神经加入舌咽神经，进入延髓，与孤束核的神经元发生突触联系。主动脉弓压力感受器的传入神经纤维行走于迷走神经干内，然后进入延髓，到达孤束核。兔的主动脉弓压力感受器传入纤维在颈部自成一束，与迷走神经伴行，称为主动脉神经或减压神经。

压力感受器的传入神经冲动到达孤束核后，可通过延髓内的神经通路使延髓端腹外侧部的血管运动神经元抑制，从而使交感神经紧张性活动减弱。孤束核神经元还与延髓内其他神经核团以及脑干其他部位如脑桥、下丘脑等的一些神经核团发生联系，其效应也是使交感神经紧张性活动减弱。另外，压力感受器的传入冲动到达孤束核后还与迷走神经背核和疑核发生联系，使迷走神经的活动加强。

（3）反射效应　动脉血压升高时，压力感受器传入冲动增多，通过中枢机制，使心迷走紧张加强，心交感紧张和交感缩血管紧张减弱，其效应为心率减慢，心输出量减少，外周血管阻力降低，故动脉血压下降。反之，当动脉血压降低时，压力感受器传入冲动减少，使迷走紧张减弱，交感紧张加强，于是心率加快，心输出量增加，外周血管阻力增高，血压回升。

在动物实验中可将颈动脉窦区和循环系统其余部分隔离开来，但仍保留它通过窦神经与中枢的联系。在这样的制备中，人为地改变颈动脉窦区的灌注压，就可以引起体循环动脉压的变化，并画出压力感受性反射功能曲线。由图7-13可见，压力感受性反射功能曲线的中间部分较陡，向两端渐趋平坦。这说明当窦内压在正常平均动脉压水平（大约13.3kPa或100mmHg）的范围内发生变动时，压力感受性反射最为敏感，纠正偏离正常水平血压的能力最强；动脉血压偏离正常水平愈远，压力感受性反射纠正异常血压的能力愈低。

图中标注：颈外动脉　窦神经　颈动脉窦　迷走神经　颈总动脉　主动脉弓

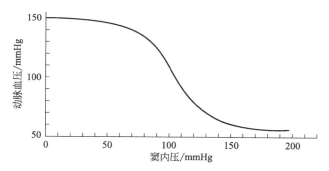

图 7-13   在实验中测得的颈动脉窦内压力与动脉血压的关系 （1mmHg＝0.133kPa）

（4）压力感受性反射的生理意义   压力感受性反射在心输出量、外周血管阻力、血量等发生突然变化的情况下，对动脉血压进行快速调节的过程中起重要作用，使动脉血压不致发生过分的波动，因此在生理学中将动脉压力感受器的传入神经称为缓冲神经。在慢性高血压患者或实验性高血压动物中，压力感受性反射功能曲线向右移位，这种现象称为压力感受性反射的重调定 （resetting），表示在高血压的情况下压力感受性反射的工作范围发生改变，即在较正常高的血压水平上进行工作，故动脉血压维持在比较高的水平。压力感受性反射重调定的机制比较复杂。重调定可发生在感受器的水平，也可发生在反射的中枢部分。

2. 心肺感受器引起的心血管反射   在心房、心室和肺循环大血管壁存在许多感受器，总称为心肺感受器，其传入神经纤维行走于迷走神经干内。引起心肺感受器兴奋的适宜刺激有两大类。一类是血管壁的机械牵张。当心房、心室或肺循环大血管中压力升高或血容量增多而使心脏或血管壁受到牵张时，这些机械或压力感受器就发生兴奋。与颈动脉窦、主动脉弓压力感受器相比较，心肺感受器位于循环系统压力较低的部分，故常称之为低压力感受器，而动脉压力感受器则称为高压力感受器。在生理情况下，心房壁的牵张主要是由血容量增多而引起的，因此心房壁的牵张感受器也称为容量感受器。另一类心肺感受器的适宜刺激是一些化学物质，如前列腺素、缓激肽等。

3. 颈动脉体和主动脉体化学感受性反射   在颈总动脉分叉处和主动脉弓区域，存在一些特殊的感受装置，当血液的某些化学成分发生变化时，如缺氧、CO_2 分压过高、H^+ 浓度过高等，可以刺激这些感受装置。因此这些感受装置被称为颈动脉体和主动脉体化学感受器。这些化学感受器受到刺激后，其感觉信号分别由颈动脉窦神经和迷走神经传入至延髓孤束核，然后使延髓内呼吸神经元和心血管活动神经元的活动发生改变。

化学感受性反射的效应主要是呼吸加深加快。在动物实验中人为地维持呼吸频率和深度不变，则化学感受器传入冲动对心血管活动的直接效应是心率减慢，心输出量减少，冠状动脉舒张，骨骼肌和内脏血管收缩。由于外周血管阻力增大的作用超过心输出量减少的作用，故血压升高。在动物保持自然呼吸的情况下，化学感受器受刺激时引起的呼吸加深加快，心输出量增加，外周血管阻力增大，血压升高。

化学感受性反射在平时对心血管活动并不起明显的调节作用。只有在低氧、窒息、失血、动脉血压过低和酸中毒情况下才发生作用。

此外，刺激躯体传入神经、脑缺血、扩张内脏空腔脏器等，都可通过相应的反射途径引起心血管反射。

二、体液调节

心血管活动的体液调节是指血液和组织液中一些化学物质对心肌和血管平滑肌的活动发

生影响，从而起调节作用。这些体液因素中，有些是通过血液携带的，可广泛作用于心血管系统；有些则在组织中形成，主要作用于局部的血管，对局部组织的血流起调节作用。

（一）肾上腺素和去甲肾上腺素

肾上腺素（adrenaline，Ad）和去甲肾上腺素（norepinephrine，NE）在化学结构上都属于儿茶酚胺类物质。血液中的肾上腺素和去甲肾上腺素主要来自肾上腺髓质的分泌。肾上腺髓质的分泌受交感神经节前纤维的控制，当交感神经系统兴奋时，可刺激肾上腺髓质分泌大量肾上腺素和去甲肾上腺素，其中肾上腺素约占分泌量的80%，去甲肾上腺素约占20%。由交感神经末梢释放的去甲肾上腺素，一般均在局部发挥作用，然后被神经末梢重摄取或迅速被酶分解失活，仅有一小部分进入血液循环。

肾上腺素和去甲肾上腺素对心脏和血管的作用既有相同的地方，也有不同的地方。这主要是由于它们对不同的肾上腺素能受体结合能力不同所致。Ad 既能激活 α 受体，也能激活 β 受体，包括 β1 和 β2 受体。当它与心肌的 β1 受体结合时，使心率增快，心肌收缩力增强，心输出量增多。Ad 对血管的作用取决于血管上的 α 受体和 β2 受体的分布情况。在皮肤、肾脏和胃肠道的血管平滑肌上，α 受体在数量上占优势，Ad 的作用是使这些器官的血管收缩；在骨骼肌和肝脏的血管上，β2 受体占优势，小剂量的 Ad 常以兴奋 β2 受体的作用为主，引起血管舒张，大剂量时也兴奋 α 受体，引起该类器官血管收缩。因此，Ad 对外周血管的调节作用是使全身各器官的血液分配发生变化，而总外周阻力增加很少，或基本不变，甚至下降。由于 Ad 有明显的强心作用，而对外周阻力影响不大，所以在临床上常用作强心剂。当静脉注射 NE 时，可使全身血管广泛收缩，动脉血压升高；而血压升高使压力感受性反射活动加强，压力感受性反射对心脏的抑制效应超过 NE 对心脏的直接效应，故心率减慢。临床上，NE 作为缩血管升压药物使用。

（二）肾素-血管紧张素系统

肾素（renin）是由肾近球细胞合成和分泌的一种酸性蛋白酶，经肾静脉进入血循环。

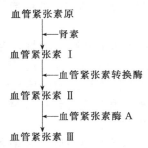

图 7-14　肾素-血管紧张素系统

血浆中的肾素底物，即血管紧张素原，在肾素的作用下水解，产生一个十肽，为血管紧张素 I。在血浆和组织中，特别是在肺循环血管内皮表面，存在有血管紧张素转换酶，在后者的作用下，血管紧张素 I 水解，产生一个八肽，为血管紧张素 II。血管紧张素 II 在血浆和组织中的血管紧张素酶 A 的作用下，再失去一个氨基酸，成为七肽血管紧张素 III（图7-14）。血管紧张素 II 和血管紧张素 III 作用于血管平滑肌和肾上腺皮质等细胞的血管紧张素受体，引起相应的生理效应。

当各种原因引起肾血流灌注减少时，肾素分泌就会增多。血浆中 Na^+ 浓度降低时，肾素分泌也增加。肾素分泌受神经和体液机制的调节。

血管紧张素中最重要的是血管紧张素 II。血管紧张素 II 可直接使全身微动脉收缩，血压升高；也可使静脉收缩，回心血量增多。血管紧张素 II 可作用于交感缩血管纤维末梢上的接头前血管紧张素受体，起接头前调制的作用，使交感神经末梢释放递质增多。血管紧张素 II 还可作用于中枢神经系统内一些神经元的血管紧张素受体，使交感缩血管紧张加强。因此，血管紧张素 II 可以通过中枢和外周机制，使外周血管阻力增大，血压升高。此外，血管紧张素 II 可强烈刺激肾上腺皮质球状带细胞合成和释放醛固酮，后者可促进肾小管对 Na^+ 的重吸收，并使细胞外液量增加。血管紧张素 II 还可引起或增强渴觉，并导致饮水行为。血管紧张素 III 的缩血管效应仅为血管紧张素 II 的 10%～20%，但刺激肾上腺皮质合成和释放醛固酮的作用较强。

在某些病理情况下，如失血时，肾素-血管紧张素系统的活动加强，并对循环功能的调节起重要作用。

（三）血管升压素

血管升压素（vasopressin）是下丘脑视上核和室旁核神经元合成的。这些神经元的轴突组成下丘脑垂体束，进入垂体后叶，血管升压素作为垂体后叶激素进入血液循环。

在正常情况下，血管升压素浓度升高时首先引起抗利尿效应，促进肾集合管对水的重吸收，尿量减少，故又称抗利尿激素（antidiuretic hormone，ADH）。只有当其血浆浓度明显高于正常时，才引起血压升高。这是因为血管升压素一方面使血管平滑肌收缩，是已知的最强的缩血管物质之一；另一方面又能提高压力感受性反射的敏感性，故能缓冲升压效应。

血管升压素对体内细胞外液量和渗透压的调节起重要作用。在禁水、失水、失血等情况下，血管升压素释放增加，不仅对维持细胞外液量、维持细胞外液渗透压平衡起重要作用，而且对维持动脉血压都有重要作用。

（四）血管内皮生成的血管活性物质

近年已证实，内皮细胞可以生成并释放若干种血管活性物质，引起血管平滑肌舒张或收缩。

1. 血管内皮生成的舒血管物质　血管内皮生成和释放的舒血管物质有多种。内皮细胞内的前列环素合成酶可以合成前列环素，即 PGI_2。血管内的搏动性血流对内皮产生的切应力可使内皮释放 PGI_2，后者使血管舒张。

内皮生成的另一类更重要的舒血管物质，即内皮舒张因子（endothelium-derived relaxing factor，EDRF）是一氧化氮（nitric oxide，NO）。EDRF 可使血管平滑肌内的鸟苷酸环化酶激活，cGMP 浓度升高，游离 Ca^{2+} 浓度降低，故血管舒张。血流对血管内皮产生的切应力可引起 EDRF 的释放。低氧也可使内皮释放 EDRF。此外，内皮细胞表面存在着一些受体，例如 P 物质受体、5-羟色胺受体、ATP 受体、M 型胆碱能受体等，这些受体被相应的物质激活后，可释放 EDRF。有些缩血管物质，如去甲肾上腺素、血管升压素、血管紧张素 II 等，也可使内皮释放 EDRF，后者可减弱缩血管物质对血管平滑肌的直接收缩效应。在离体实验中可看到，将乙酰胆碱作用于内皮完整的血管，引起血管舒张；而将血管内皮去除后，乙酰胆碱则使血管收缩。

2. 血管内皮生成的缩血管物质　血管内皮细胞也可产生多种缩血管物质，称为内皮缩血因子（endothelium-derived vasoconstrictor factor，EDCF）或内皮素（endothelin），是已知的最强烈的缩血管物质之一。在生理情况下，血管内血流对内皮产生的切应力可使内皮细胞合成和释放内皮素。

（五）激肽释放酶-激肽系统

激肽释放酶是体内的一类蛋白酶，可使某些蛋白质底物激肽原分解为激肽。激肽具有舒血管活性，可参与对血压和局部组织血流的调节。

激肽释放酶根据其存在部位不同，可分为血浆激肽释放酶和腺体激肽释放酶或组织激肽释放酶。在血浆中，血浆激肽释放酶作用于高分子量激肽原，使之水解，产生一种九肽，即缓激肽。在肾、唾液腺、胰腺、汗腺以及胃肠黏膜等组织中，腺体激肽释放酶作用于血浆中的低分子量激肽原，产生一种十肽，为赖氨酰缓激肽，也称胰激肽或血管舒张素。后者在氨基肽酶的作用下失去赖氨酸，成为缓激肽。缓激肽和血管舒张素是已知的最强烈的舒血管物质。在一些腺体器官中生成的激肽，可以使器官局部的血管舒张，血流量增加。缓激肽在激肽酶的作用下水解失活。

（六）心钠素

心钠素（cardionatrin）是由心房肌细胞合成和释放的一类多肽，又名心房钠尿肽（artrial natriuretic peptide，ANP）。可使血管舒张，外周阻力降低，每搏输出量减少，心率减慢，故心输出量减少。心钠素作用于肾的受体，还可以使肾排水和排钠增多。此外，心钠素还能抑制肾的近球细胞释放肾素-血管紧张素-醛固酮系统，导致体内细胞外液量减少。

（七）前列腺素

前列腺素是一种二十碳不饱和脂肪酸，全身各部的组织细胞几乎都含有生成前列腺素的前体及酶，因此都能产生前列腺素。前列腺素按其分子结构的差别，可分为多种类型。各种前列腺素对血管平滑肌的作用是不同的，例如前列腺素 E_2 具有强烈的舒血管作用，前列腺素 $F_{2\alpha}$ 则使静脉收缩。前列环素（即前列腺素 I_2）是在血管组织中合成的一种前列腺素，有强烈的舒血管作用。

（八）阿片肽

体内的阿片肽（opioid peptide）有多种。垂体释放的 β-内啡肽（β-endorphin）和促肾上腺皮质激素来自同一个前体。在应激等情况下，β-内啡肽和促肾上腺皮质激素一起被释放入血液。β-内啡肽可使血压降低。β-内啡肽的降血压作用可能主要是中枢性的。血浆中的 β-内啡肽可进入脑内并作用于某些与心血管活动有关的神经核团，使交感神经活动抑制，心迷走神经活动加强。针刺穴位也可引起脑内阿片肽的释放。这可能是针刺使高血压患者血压下降的机制之一。

除中枢作用外，阿片肽也可作用于外周的阿片受体。血管壁的阿片受体在阿片肽作用下，可导致血管平滑肌舒张。另外，交感缩血管纤维末梢也存在接头前阿片受体，这些受体被阿片肽激活时，可使交感纤维释放递质减少。

（九）组胺

组胺是由组氨酸在脱羧酶的作用下产生的。许多组织，特别是皮肤、肺和肠黏膜的肥大细胞中含有大量的组胺。当组织受到损伤或发生炎症和过敏反应时，都可释放组胺。组胺有强烈的舒血管作用，并能使毛细血管和微静脉的管壁通透性增加，血浆漏入组织，导致局部组织水肿。

三、自身调节

心脏和血管在去掉神经和体液因素的影响后，仍然对环境的变化产生一定的适应性反应，称为心血管自身调节。

（一）心脏的自身调节

Starling 在 100 多年前就发现，在人工灌流的情况下，心脏能自动地调节并平衡每搏输出量和回心血量，即回心血量越多，心脏在舒张期容积越大，心肌受牵拉越大，心室的收缩力量也越强，每搏输出量也愈多，他称此现象为"心的定律"。换言之，在一定范围内，心肌收缩时产生的张力随肌纤维初长的增加而增加。这使得心脏能将回流的血液全部泵出，血液不会在静脉内蓄积。这种自身调节使得心输出量适应于静脉回流量。

（二）血管的自身调节

许多血管平滑肌本身经常保持一定的紧张性收缩，称为肌源性活动。血管平滑肌还有一个特性，即当被牵张时其肌源性活动加强。因此，当供应某一器官的血管的灌注压突然升高时，由于血管跨壁压增大，血管平滑肌受到牵张刺激，于是肌源性活动增强。这种现象在毛细血管前阻力血管段特别明显。其结果是器官的血流阻力增大，器官的血流量不致因灌注压升高而增多，即器官血流量能保持相对稳定。当器官血管的灌注压突然降低时，则发生相反的变化，即阻力血管舒张，血流量仍保持相对稳定。这种肌源性的自身调节现象，在肾血管表现特别明显，在脑、心、肝、肠系膜和骨骼肌的血管也能看到，但皮肤血管一般没有这种表现。在实验中用罂粟碱、水合氯醛或氰化钠等药物抑制平滑肌的活动后，肌源性自身调节现象也随之消失。

（三）代谢性自身调节

组织细胞代谢需要氧，并产生各种代谢产物。局部组织中的氧和代谢产物对该组织局部的血流量起代谢性自身调节作用。当组织代谢活动增强时，局部组织中氧分压降低，代谢产物增加。组织中氧分压降低以及多种代谢产物，如 CO_2、H^+、腺苷、ATP、K^+ 等，都能使局部的微动脉和毛细血管前括约肌舒张。因此，当组织的代谢活动加强（例如肌肉运动）时，局部的血流量增多，故能向组织提供更多的氧，并带走代谢产物。这种代谢性局部舒血管效应有时相当明显，如果同时发生交感缩血管神经活动加强，该局部组织的血管仍舒张。

第五节　器官循环

体内每一器官的血流量取决于主动脉压和中心静脉压之间的压力差，又取决于该器官阻力血管的舒缩状态。由于各器官的结构和功能各不相同，器官内部的血管分布又各有特征，因此其血流量的调节除服从前已述的一般规律外，还有其本身的特点。本节主要叙述心、肺、脑几个主要器官的血液循环特征。

一、冠脉循环

（一）冠脉血流的特点

1. 冠脉血流丰富、流速快，摄氧率高　冠脉血流量丰富，在安静状态下，每 100g 心肌的血流量为 60～80ml/min，占心输出量的 4%～5%（心脏的重量不到体重的 1%）。剧烈运动时，冠脉血流量可增大 4～5 倍以上。由于冠状循环途径短、血压高，血液从主动脉根部起，经过全部冠状血管到右心房只需几分钟，血流速度很快。血液流经冠状循环后，血液含氧量由每 100ml 血液含 O_2 20ml 降到 8.6ml，动静脉氧差为 11.4ml/100ml；而其他器官的动静脉氧差仅为 5～6ml/100ml。说明心脏的耗氧量远多于其他器官。冠脉循环的摄氧率已很高，氧的贮备较少，因此，心肌对缺血缺氧非常敏感。当心肌需要较多 O_2 供应时，主要是通过冠状动脉扩张来增加血流量，以提高对心肌的氧的供应。

2. 冠脉血流的周期性波动　由于冠脉的大部分分支均埋藏在心肌内，心肌节律性舒缩对冠脉血流产生很大的影响，尤以对左冠状动脉的影响更为显著。在等容收缩期，左冠状动脉受心肌收缩的强烈压迫，血流阻力增加，血流量锐减，甚至倒流。到快速射血期，冠状动脉压随主动脉压升高而升高，冠脉血流开始增多。到减慢射血期，冠脉流量不随血压下降而减少。当心室舒张开始，血压虽然降低，但是冠脉由于所受心肌收缩的压迫解除，血流阻力显著减小，血流量迅速增加。一般情况下，每个心动周期中，左冠状动脉的血流量在心缩期只有心舒期的 20%～30%。由此可知，主动脉舒张压的高低，以及心舒期的长短是决定冠脉血流量的重要因素。如舒张压过低或心舒期过短，都会使冠脉血流量显著减少。由于左心室内膜下层在心缩期几乎无血流，因此这一部位最易发生缺血性损害和心肌梗死。由于右心室肌肉比较薄弱，收缩时对冠脉血流的影响不如左心室显著，故在安静情况下，右冠状动脉的血流量在心缩期和心舒期相差不多，甚至出现心缩期的血流量多于心舒期（图 7-15）。

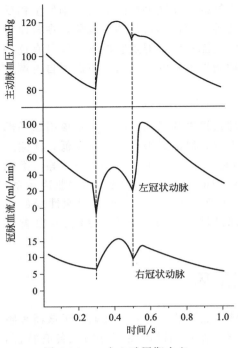

图 7-15 一个心动周期中左、
右冠状动脉血流变化情况

（二）冠脉血流量的调节

对冠脉血流量进行调节的各种因素中，最重要的是心肌本身的代谢水平。交感和副交感神经也支配冠脉血管平滑肌，但它们的调节作用是次要的。

1. 心肌代谢水平　心肌代谢水平是调节冠脉血流量最重要的因素。实验证明，当心脏活动加强时，冠脉舒张，冠脉血流量与心肌代谢水平成正比。冠脉舒张的原因不是低氧本身，而是心肌代谢产物，其中最重要的是腺苷。腺苷生成后，几秒钟内即被破坏，因此不会引起其他器官的舒血管效应。心肌的其他代谢产物如 H^+、CO_2、乳酸等，也有舒血管作用，但作用较弱。在有冠状动脉硬化时，心肌代谢产物的增加难以使冠脉舒张，故较易发生心肌缺血。

2. 神经调节　冠状动脉受迷走和交感神经双重支配。迷走神经对冠脉的直接作用是使其舒张。但在动物实验中，刺激完整机体的迷走神经，对冠脉血流量的影响较小。这是因为迷走神经兴奋时，使心脏活动减弱，心肌代谢产物减少，这些因素抵消了迷走神经对血管的直接舒张作用。刺激交感神经时可使冠脉先收缩后舒张。早期出现的冠脉收缩是交感神经对冠脉的直接作用，而后出现的冠脉舒张，则是由于心肌活动加强、代谢水平提高、代谢产物增加而造成的继发性反应。总之，神经因素对冠脉血流量的调节很快就被心肌代谢所引起的血流变化所替代。

3. 激素调节　肾上腺素和去甲肾上腺素可通过增强心肌的代谢活动和耗氧量使冠脉血流量增加；也可直接作用于冠脉血管 α 型或 β 型肾上腺素能受体，引起冠脉血管收缩或舒张。甲状腺素增多时，心肌代谢加强，耗氧量增加，使冠状动脉舒张，血流量增加。大剂量血管升压素使冠状动脉收缩，冠脉血流量减少。血管紧张素 Ⅱ 也能使冠状动脉收缩，冠脉血流量减少。

二、肺循环

肺循环的功能是使血液在流经肺泡时和肺泡之间进行气体交换。呼吸性小支气管以上的呼吸道组织的营养物质由体循环的支气管动脉供应。肺循环和支气管血管的末梢之间有吻合支沟通，因此，有一部分支气管静脉血液可经过这些吻合支进入静脉和左心房，使主动脉血液中掺入 1%～2% 的静脉血。

（一）肺循环的生理特点

右心室的每分输出量和左心室的基本相同。肺动脉及其分支都较粗，管壁较主动脉及其分支薄。肺循环的全部血管都在胸腔内，而胸腔内的压力低于大气压。这些因素使肺循环有与体循环不同的一些特点。

1. 血流阻力和血压　肺动脉管壁厚度仅为主动脉的 1/3，其分支短而管径较粗，故肺动脉的可扩张性较高，对血流的阻力较小。肺循环动脉部分总的阻力和静脉部分总的阻力大致相等，故血流在动脉部分的压力降和在静脉部分的压力降相等。肺循环毛细血管压大致在右心室压和左心房压数值的中点。由于肺循环血管对血流的阻力小，所以，虽然右心室的每分输出量和左心室每分输出量相等，但肺动脉压远较主动脉压为低。右心室压和肺动脉压可用插入导管的方法直接测量。在正常人，右心室收缩压平均约 2.9kPa（22mmHg），舒张压为 0～0.13kPa（0～1mmHg）。肺动脉的收缩压和右心室收缩压相同，平均为 2.2kPa（22mmHg）；舒张压为 1.1kPa（8mmHg），平均约 1.7kPa（13mmHg）。肺循环的终点，即肺静脉和左心房内压为 0.13～0.53kPa（1～4mmHg），平均约 0.27kPa（2mmHg）。

2. 肺的血容量　肺部的血容量约为 450ml，占全身血量的 9%。由于肺组织和肺血管的可扩张性大，故肺部血容量的变化范围较大。在用力呼气时，肺部血容量减少至约 200ml，而在深吸气时可增加到约 1000ml。由于肺的血容量较多，而且变化范围较大，故肺循环血管起着贮血库的作用。当机体失血时，肺循环可将一部分血液转移至体循环，起代偿作用。在每一个呼吸周期中，肺循环的血容量也发生周期性的变化，并对左心室输出量和动脉血压发生影响。在吸气时，由腔静脉回流入右心房的血量增多，右心室射出的血量也就增加。由于肺扩张时可将肺循环的血管牵拉扩张，使其容量增大，能容纳较多的血液，而由肺静脉回流入左心房的血液则减少。但在几次心搏后，扩张的肺循环血管已被充盈，故肺静脉回流入左心房的血量逐渐增加。在呼气时，发生相反的过程。因此，在吸气开始时，动脉血压下降，到吸气相的后半期降至最低点，以后逐渐回升，在呼气相的后半期达到最高点。在呼吸周期中出现的这种血压波动，称为动脉血压的呼吸波。

3. 肺循环毛细血管外的液体交换　如前所述，肺循环毛细血管压平均约 0.9kPa（7mmHg），而血浆胶体渗透压平均 3.3kPa（25mmHg），故将组织中的液体吸收入毛细血管的力量较大。一般认为肺部组织液的压力为负压，这一负压使肺泡膜和毛细血管管壁互相紧密相贴，有利于肺胞和血液之间的气体交换。组织液负压还有利于吸收肺泡内的液体，使肺泡内没有液体积聚。在某些病理情况下，如左心衰竭时，肺静脉压力升高，肺循环毛细血管压也随着升高，就可使液体积聚在肺泡或肺的组织间隙中，形成肺水肿。

（二）肺循环血流量的调节

1. 神经调节　肺循环血管受交感神经和迷走神经支配。刺激交感神经对肺血管的直接作用是引起收缩和血流阻力增大。但在整体情况下，交感神经兴奋时体循环的血管收缩，将一部分血液挤入肺循环，使肺循环内血容量增加。循环血液中的儿茶酚胺也有同样的效应。刺激迷走神经可使肺血管舒张。乙酰胆碱也能使肺血管舒张，但在流经肺部后即分解失活。

2. 肺泡气的氧分压　肺泡气的氧分压对肺部血管的舒缩活动有明显的影响。急性或慢性的低氧都能使肺部血管收缩，血流阻力增大。引起肺血管收缩的原因是肺泡气的氧分压低而不是血管内血液的氧张力低。当一部分肺泡因通气不足而氧分压降低时，这些肺泡周围的血管收缩，血流减少，而使较多的血液流经通气充足、肺泡气氧分压高的肺泡。当吸入气氧分压过低时，例如在高海拔地区，可引起肺循环动脉广泛收缩，血流阻力增大，故肺动脉压显著升高。长期居住在高海拔地区的人，常可因肺动脉高压使右心室负荷长期加重而导致右心室肥厚。

3. 血管活性物质对肺血管的影响　肾上腺素、去甲肾上腺素、血管紧张素 II、血栓素 A_2、前列腺素 $F_{2\alpha}$ 等能使肺循环的微动脉收缩。组胺、5-羟色胺能使肺循环静脉收缩，但在流经肺循环后即分解失活。

三、脑循环

脑组织的代谢水平高，血流量较多。在安静情况下，每 100g 脑的血流量为 50～60ml/min。整个脑的血流量约为 750ml/min。可见，脑的比重虽仅占体重的约 2%，但血流量却占心输出量的15％左右。脑组织的耗氧量也较大。在安静情况下，每100g脑每分钟耗氧3～3.5ml；或者说，整个脑的耗氧量约占全身耗氧量的20％。

（一）脑循环的特点

颅腔内为脑、脑血管和脑脊液所充满，由于脑组织是不可压缩的，故脑血管舒缩程度受到相当的限制，血流量的变化较其他器官小。

脑循环的毛细血管壁内皮细胞相互接触紧密，并有一定的重叠，管壁上没有小孔。另外，毛细血管和神经元之间并不直接接触，而为神经胶质细胞隔开。这一结构特征对于物质在血液和脑组织之间的扩散起着屏障作用，称为血-脑屏障（blood-brain barrier）。

（二）脑血流量的调节

1. 脑血管的自身调节　脑血流量取决于脑的动、静脉的压力差和脑血管的血流阻力。在正常情况下，颈内静脉压接近于右心房压，且变化不大，故影响血流量的主要因素是颈动脉压。正常情况下脑循环的灌注压为10.6～13.3kPa（80～100mmHg）。平均动脉压降低或颅内压升高都可以使脑的灌注压降低。但当平均动脉压在8.0～18.6kPa（60～140mmHg）范围内变化时，脑血管可通过自身调节的机制使脑血流量保持恒定。平均动脉压降低到8.0kPa（60mmHg）以下时，脑血流量就会显著减少，引起脑的功能障碍。反之，当平均动脉压超过脑血管自身调节的上限时，脑血流量显著增加。

2. CO_2 和 O_2 分压对脑血流量的影响　血液 CO_2 分压升高时，脑血管舒张，血流量增加。CO_2 过多时，通过使细胞外液 H^+ 浓度升高而使脑血管舒张。过度通气时，CO_2 呼出过多，动脉血 CO_2 分压过低，脑血流量减少，可引起头晕等症状。血液 O_2 分压降低时，也能使脑血管舒张。

3. 脑的代谢对脑血流的影响　脑的各部分的血流量与该部分脑组织的代谢活动程度有关。实验证明，在同一时间内脑的各部分的血流量是不同的，当脑的某一部分活动加强时，该部分的血流量就增多。例如在握拳时，对侧大脑皮层运动区的血流量就增加；阅读时脑的许多区域血流量增加，特别是皮层枕叶和颞叶与语言功能有关的部分血流量增加更为明显。代谢活动加强引起的局部脑血流量增加的机制，可能是通过代谢产物如 H^+、K^+、腺苷，以及氧分子降低，引起脑血管舒张的。

4. 神经调节　颈上神经节发出的去甲肾上腺素节后纤维，其末梢分布至脑的动脉和静脉，并分布至软脑膜的血管，还有少量分布至脑实质的血管。脑实质内的小血管有起自蓝斑去甲肾上腺素神经元的轴突末梢的分布。副交感乙酰胆碱能神经末梢也分布至脑血管。此外，脑血管上有血管活性肠肽等神经肽纤维末梢分布。神经对脑血管活动的调节作用不很明显。刺激或切除支配脑血管的交感或副交感神经，脑血流量没有明显变化。在多种心血管反射中，脑血流量一般变化都很小。

（三）脑脊液的生成和吸收

脑脊液存在于脑室系统、脑周围的脑池和蛛网膜下腔内，可被视为脑和脊髓的组织液和淋巴。成年人的脑脊液总量约150ml。每天生成的脑脊液约800ml，为脑脊液总量的5～6倍。但同时有等量的脑脊液被吸收入血液，可见脑脊液的更新率较高。

脑脊液主要由侧脑室、第三脑室和第四脑室的脉络丛分泌。侧脑室内的脑脊液经室间孔流入第三脑室，再经过导水管进入第四脑室，然后进入蛛网膜下腔。

脑脊液主要通过蛛网膜绒毛被吸收入静脉的血液内。当蛛网膜下腔的压力高于静脉窦的压力时，这些管道就开放，脑脊液可进入静脉窦血液。当蛛网膜下腔的压力低于静脉窦压力时，管道关闭，液体不能由静脉窦向蛛网膜下腔倒流。脑脊液压力的高低取决于其生成和吸收之间的平衡关系。正常人在卧位时，脑脊液压平均为1.3kPa（10mmHg）。当脑脊液吸收受到阻碍时，脑脊液压就会升高，并影响脑血流和脑的功能。

脑脊液的主要功能是在脑、脊髓和颅腔、椎管之间起缓冲作用，有保护性意义。脑浸浴于脑脊液中，由于浮力的作用，使脑的重量减轻到仅 50g 左右。另外，脑脊液还作为脑和血液之间进行物质交换的中介。脑组织中没有淋巴管，由毛细血管漏出的少量蛋白质，主要经过血管周围间隙进入蛛网膜下腔的脑脊液中，然后通过蛛网膜绒毛回入血液。

（邱丽颖　马鑫）

第八章 呼吸系统

机体与外界环境之间的气体交换过程，称为呼吸（respiration）。通过呼吸，机体从大气摄取新陈代谢所需要的 O_2，排出所产生的 CO_2，因此，呼吸是维持机体新陈代谢和其他功能活动所必需的基本生理过程之一，一旦呼吸停止，生命也将终止。

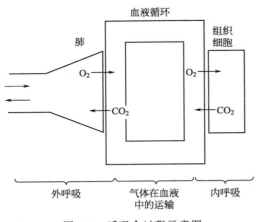

图 8-1 呼吸全过程示意图

在人体和高等动物，呼吸过程由三个相互衔接并且同时进行的环节完成。①外呼吸（external respiration）或肺呼吸：包括肺通气（外界空气与肺之间的气体交换过程）和肺换气（肺泡与肺毛细血管之间的气体交换过程）。②气体在血液中的运输：通过血液循环将 O_2 运送到组织细胞，将组织细胞产生的 CO_2 运送到肺的过程。③内呼吸（internal respiration）或组织呼吸，即组织换气（血液与组织、细胞之间的气体交换过程），有时也将细胞内的氧化过程包括在内。可见呼吸过程不仅依靠呼吸系统来完成，还需要血液循环系统的配合，这种协调配合，以及它们与机体代谢水平的相适应，又都受神经和体液因素的调节。呼吸全过程示意图见图 8-1。

第一节 肺 通 气

肺通气（pulmonary ventilation）是肺与外界环境之间的气体交换过程。实现肺通气的器官包括呼吸道、肺泡和胸廓等。呼吸道是沟通肺泡与外界的通道；肺泡是肺泡气与血液气进行交换的主要场所；而胸廓的节律性呼吸运动则是实现通气的动力。

气体进入肺取决于两方面因素的相互作用：一是推动气体流动的动力；二是阻止其流动的阻力。前者必须克服后者，方能实现肺通气。

一、肺通气的动力

气体进出肺取决于大气和肺泡气之间存在的压力差。自然呼吸条件下，此压力差产生于肺的张缩所引起的肺容积的变化。可是肺本身不具有主动张缩的能力，它的张缩是由胸廓的扩大和缩小所引起，而胸廓的扩大和缩小又是由呼吸肌的收缩和舒张所引起。当吸气肌收缩时，胸廓扩大，肺随之扩张，肺容积增大，肺内压暂时下降并低于大气压，空气就顺此压差而进入肺，造成吸气（inspiration）。反之，当吸气肌舒张和（或）呼气肌收缩时，胸廓缩小，肺也随之缩小，肺容积减小，肺内压暂时升高并高于大气压，肺内气便顺此压差流出肺，造成呼气（expiration）。呼吸肌收缩、舒张所造成的胸廓的扩大和缩小，称为呼吸运动。呼吸运动是肺通气的原始动力。

（一）呼吸运动

引起呼吸运动的肌肉为呼吸肌。使胸廓扩大产生吸气动作的是吸气肌，主要有膈肌和肋间外肌；使胸廓缩小产生呼气动作的是呼气肌，主要有肋间内肌和腹壁肌。此外，还有一些辅助呼吸肌，如斜角肌、胸锁乳突肌和胸背部的其他肌肉等，这些肌肉只在用力呼吸时才参与呼吸运动。

1. 吸气运动　只有在吸气肌收缩时，才会发生吸气运动，所以吸气总是主动过程。膈肌收缩时，隆起的中心下移，从而增大了胸腔的上下径，胸腔和肺容积增大，产生吸气。膈下移的距离视其收缩强度而异，平静吸气时，下移 1～2cm，深吸气时，下移可达 7～10cm。由于胸廓呈圆锥形，其横截面积上部较小，下部明显加大。膈肌舒缩引起的呼吸运动伴以腹壁的起伏，称为腹式呼吸（abdominal breathing）。

当肋间外肌收缩时，肋骨和胸骨都向上提，肋骨下缘还向外侧偏转，从而增大了胸腔的前后径和左右径，产生吸气。肋间外肌收缩越强，胸腔容积增大越多。在平静呼吸中肋间外肌所起的作用较膈肌为小。由肋间肌舒缩使肋骨和胸骨运动所产生的呼吸运动，称为胸式呼吸（thoracic breathing）。腹式呼吸和胸式呼吸常同时存在，其中某种形式可占优势；只有在胸部或腹部活动受到限制时，才可能单独出现某一种形式的呼吸。

2. 呼气运动　平静呼气时，因膈肌和肋间外肌舒张，肺依靠本身的回缩力量而回位，并牵引胸廓缩小，恢复其吸气开始前的位置，产生呼气。所以平静呼吸时，呼气是被动的。用力呼吸时，呼气肌才参与收缩，使胸廓进一步缩小。肋间内肌收缩时使肋骨和胸骨下移，肋骨还向内侧旋转，使胸腔前后、左右缩小，产生呼气。腹壁肌的收缩，一方面压迫腹腔器官，推动膈上移；另一方面也牵拉下部的肋骨向下向内移位，两者都使胸腔容积缩小，协助产生呼气。

3. 平静呼吸和用力呼吸　安静状态下的呼吸称为平静呼吸（eupnea）。其特点是呼吸运动较为平衡均匀，每分钟呼吸频率 12～18 次，吸气是主动的，呼气是被动的。机体活动时，或吸入气中的二氧化碳含量增加或氧含量减少时，呼吸将加深、加快，成为深呼吸或用力呼吸，这时不仅有更多的吸气肌参与收缩，而且呼气肌也主动参与收缩。在缺氧或二氧化碳增多较严重的情况下，会出现呼吸困难（dyspnea），此时，不仅呼吸大大加深，而且出现鼻翼扇动等，同时主观上有不舒服的困压感。

（二）肺内压

肺内压（intrapulmonary pressure）是指肺泡内的压力。在呼吸暂停、声带开放、呼吸道畅通时，肺内压与大气压相等。吸气之初，肺容积增大，肺内压暂时下降，低于大气压，空气在此压力差推动下进入肺泡，随着肺内气体逐渐增加，肺内压也逐渐升高，至吸气末，肺内压已升高到和大气压相等，气流也就停止。反之，在呼气之初，肺容积减小，肺内压暂时升高并超过大气压，肺内气体便流出肺，使肺内气体逐渐减少，肺内压逐渐下降，至呼气末，肺内压又降到和大气压相等（图 8-2）。

呼吸时，肺容积的变化较小，吸气时，肺内压比大气压低 0.133～0.266kPa（1～2mmHg），即肺内压为 -0.266～-0.133kPa（-2～-1mmHg）；呼气时，肺内压比大气压高 0.133～0.266kPa（1～2mmHg）。当呼吸道不够通畅时，肺内压的升降将更大。例如紧

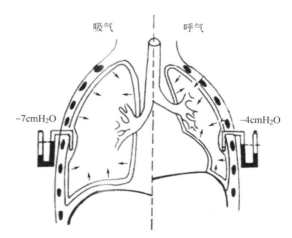

图 8-2　吸气和呼气时，肺内压、胸膜腔内压变化（1cmH₂O＝98.0665Pa）

闭声门，尽力做呼吸动作，吸气时，肺内压可为$-13.3\sim-3.99$ kPa（$-100\sim-30$ mmHg），呼气时可达$7.89\sim18.62$ kPa（$60\sim140$ mmHg）。

由此可见，在呼吸过程中正是由于肺内压的周期性交替升降，造成肺内压和大气压之间的压力差，这一压力差成为推动气体进出肺的直接动力。

（三）胸膜腔和胸膜腔内压

1. 胸膜腔　胸膜腔是由紧贴于肺表面的脏层胸膜和紧贴于胸廓内壁的壁层胸膜形成的一密闭的潜在腔隙。胸膜腔内没有气体，仅有少量浆液，可以减少呼吸运动过程中两层胸膜互相滑动时的摩擦。浆液使两层胸膜贴附在一起，从而保证呼吸运动中肺可以随胸廓运动。当胸膜腔的密闭性遭到破坏时，空气立即进入胸膜腔，形成气胸（pneumothorax）。此时两层胸膜彼此分开，肺将因其本身的回缩力而塌陷，影响肺的通气功能，胸腔大静脉和淋巴回流也将受阻，甚至因呼吸、循环功能严重障碍而危及生命。

2. 胸膜腔内压　胸膜腔内的压力为胸膜腔内压（intrapleural pressure），将与检压计相连接的注射针头斜刺入胸膜腔内，检压计的液面即可直接指示胸膜腔内的压力为负压。平静呼气末胸膜腔内压为$-0.665\sim-0.399$ kPa（$-5\sim-3$ mmHg），吸气末为$-1.33\sim-0.665$ kPa（$-10\sim-5$ mmHg）。关闭声门，用力吸气，胸膜腔内压可降至-11.97 kPa（-90 mmHg）；用力呼气时，可升高到14.63 kPa（110 mmHg）。胸内负压有重要的生理意义：①使肺和小气道维持扩张状态，不致因回缩力而使肺完全塌陷；②有助于静脉血和淋巴的回流。胸内负压作用于胸腔内腔静脉和胸导管，使其被动扩张，管内压下降，有利于回流。

胸内负压的形成与作用于胸膜腔的力有关。胸膜外层受到胸廓组织的保护，故不受大气压的影响。胸膜内层的压力有两个：其一是肺内压，使肺泡扩张；其二是肺的回缩力，使肺泡缩小。因此胸膜腔内的压力实际上是这两种方向相反的力的代数和，即：胸内压＝肺内压－肺回缩力。在吸气末和呼气末，肺内压等于大气压，若以大气压力为零位标准，胸内压＝－肺回缩力。可见，胸内负压是由肺的回缩力造成的。肺的回缩力有两个来源：一是肺的弹性纤维形成的弹性回缩力；另一是肺泡内液-气界面表面张力形成的回缩力。平静呼吸时，表面张力是形成肺回缩力的主要因素，约占总回缩力的$2/3$。吸气时，肺扩张，肺回缩力增大，胸内负压增大；呼气时，肺缩小，肺回缩力也减小，胸内负压也减小。

概括肺通气的动力为：呼吸肌的舒缩是肺通气的原动力，它引起胸廓的张缩，由于胸膜腔和肺的结构功能特征，肺便随胸廓的张缩而张缩，肺容积的这种变化又造成肺内压和大气压之间的压力差，此压力差直接推动气体进出肺。

二、肺通气的阻力

肺通气的阻力有弹性阻力和非弹性阻力两种。弹性阻力（肺和胸廓的弹性阻力）是平静呼吸时的主要阻力，约占总阻力的70%；非弹性阻力包括气道阻力、惯性阻力和组织的黏滞阻力，约占总阻力的30%，其中又以气道阻力为主。

（一）弹性阻力和顺应性

弹性组织在外力作用下变形时，有对抗变形和弹性回位的倾向，为弹性阻力。用同等大小的外力作用时，弹性阻力大者，变形程度小；弹性阻力小者，变形程度大。一般用顺应性（compliance）来度量弹性阻力。顺应性是指在外力作用下弹性组织的可扩张性，容易扩张者顺应性大，弹性阻力小；不易扩张者，顺应性小，弹性阻力大。可见顺应性（C）与弹性阻力（R）成反变关系：

$$C=1/R$$

顺应性用单位压力变化（Δp）所引起的容积变化（ΔV）来表示，单位为L/cmH_2O。

1. 肺弹性阻力和肺顺应性　肺具有弹性，在肺扩张变形时所产生的弹性回缩力，其方向与肺扩张的方向相反，因为是吸气的阻力，即肺弹性回缩力是肺的弹性阻力。肺的弹性阻力可用肺顺应性表示：

$$肺顺应性（C_L）＝\frac{肺容积变化（\Delta V）}{跨肺压的变化（\Delta p）}\quad L/cmH_2O$$

跨肺压是肺内压与胸膜腔内压之差。

肺弹性阻力的来源：肺弹性阻力来自肺组织本身的弹性回缩力和肺泡内侧的液体层同肺泡内气体之间的液-气界面的表面张力所产生的回缩力，两者均使肺具有回缩倾向，故成为肺扩张的弹性阻力。

根据 Laplace 定律，$p＝2T/r$（p 是肺内的压力，T 是肺泡表面张力，r 是肺泡半径）。如果大、小肺泡的表面张力一样，那么，肺泡内压力将随肺泡半径的大小而反变。小的肺泡，压力大；大的肺泡，压力小。如果这些肺泡彼此连通，结果小肺泡内的气体将流入大肺泡，小肺泡塌陷，大肺泡膨胀，肺泡将失去稳定性（图 8-3）。但实际并未发生这种情况，这是因为肺泡存在着降低表面张力作用的表面活性物质的缘故。

肺泡表面活性物质（alveolar surfactant）是复杂的脂蛋白混合物，主要成分是二棕榈酰卵磷脂（dipalmitoyl lecithin，DPL 或 dipalmitoyl phosphatidyl choline，DPPC），由肺泡 II 型细胞合成并

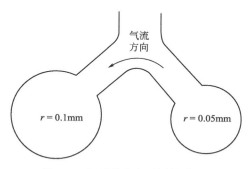

图 8-3　相通的大小不同的肺泡内压及气流方向示意图

释放，分子的一端是非极性疏水的脂肪酸，不溶于水，另一端是极性的易溶于水。因此，DPPC 分子垂直排列于液-气界面，极性端插入水中，非极性端伸入肺泡气中，形成单分子层分布在液-气界面上，并随肺泡的张缩而改变其密度。正常肺泡表面活性物质不断更新，以保持其正常的功能。

肺泡表面活性物质降低表面张力的作用，有重要的生理功能。①防止肺萎缩塌陷：降低吸气阻力，减少吸气做功。当呼气时，肺泡缩小，肺泡表面活性物质密集，降低肺泡表面张力的作用加强，使肺泡表面张力减小，肺泡回缩压力减小，防止肺萎缩塌陷；同时使肺泡易于扩张，从而降低了吸气阻力。②维持肺泡容积的相对稳定：在大小连通的肺泡中，小肺泡的表面活性物质密集，降低表面张力的作用较强，小肺泡不致塌陷；大肺泡的表面活性物质分散，降低表面张力的作用较弱，大肺泡不致过度膨胀。因此维持了大、小连通肺泡容积的相对稳定，有利于吸入气在肺内较均匀分布。③减少肺间质和肺泡内的组织液生成，防止肺水肿发生。由于肺泡表面活性物质降低了肺泡表面张力，减弱了表面张力对肺毛细血管中液体的吸引作用，防止液体渗入肺间质和肺泡内，使肺泡得以保持"干燥"，以保证肺换气的正常进行。

成年人患肺炎、肺血栓等疾病时，可因表面活性物质减少而发生肺不张。初生儿也可因缺乏表面活性物质，发生肺不张和肺泡内表面透明质膜形成，造成呼吸窘迫综合征，导致死亡。

2. 胸廓的弹性阻力和顺应性　胸廓也具有弹性，呼吸运动时也产生弹性阻力。但是，因胸廓弹性阻力增大而使肺通气发生障碍的情况较为少见，所以临床意义相对较小。

$$胸廓的顺应性（C_{chw}）＝\frac{胸腔容积的变化（\Delta V）}{跨壁压的变化（\Delta p）}\quad L/cmH_2O$$

跨壁压为胸膜腔内压与胸壁外大气压之差。正常人胸廓顺应性也是 $0.2L/cmH_2O$。胸廓顺应性可因肥胖、胸廓畸形、胸膜增厚和腹内占位病变等而降低。

因为肺和胸廓的弹性阻力呈串联排列，所以肺和胸廓的总弹性阻力是两者弹性阻力之和，如以顺应性来表示，即：

$$\frac{1}{C_{L+chw}}=\frac{1}{C_L}+\frac{1}{C_{chw}}=\frac{1}{0.2}+\frac{1}{0.2}$$

所以总顺应性为 $0.1L/cmH_2O$。

非弹性阻力包括惯性阻力、黏滞阻力和气道阻力。其中气道阻力是非弹性阻力的主要成分，占 80%～90%。非弹性阻力是气体流动时产生的，并随流速加快而增加，故为动态阻力。惯性阻力是指呼吸器官移位时所产生的阻力。黏滞阻力来自呼吸时组织相对位移产生的摩擦。

气道阻力（airway resistance）主要是指气体流经呼吸道时气体分子间和气体分子与气道之间的摩擦力。主要发生在管径大于 2mm 的细支气管以上部位。一般情况下，气道阻力虽然仅占呼吸总阻力 30% 左右，但是气道阻力的增加却是临床上通气障碍最常见的病因。

影响气道阻力的因素有：气流速度、气流形式和气道管径等。流速快，阻力大；层流阻力小，湍流阻力大；气流太快和管道不规则容易发生湍流，增加气道阻力。气道管径大小是影响气道阻力的一个重要因素，管径变小则气道阻力增大，管径变大则气道阻力减小。

（二）气道管径受四方面因素影响

1. 跨壁压　这里跨壁压是指呼吸道内外的压力差。呼吸道内压力高，跨壁压增大，管径被动扩大，阻力变小；反之则增大。

2. 肺实质对气道壁的外向放射状牵引　小气道的弹力纤维和胶原纤维与肺泡壁的纤维彼此穿插，这些纤维像帐篷的拉线一样对气道发挥牵引作用，以保持那些没有软骨支持的细支气管的通畅。

3. 自主神经系统对气道管壁平滑肌舒缩活动的调节　呼吸道平滑肌受交感、副交感双重神经支配，两者均有紧张性。副交感神经使气道平滑肌收缩，管径变小，阻力增加；交感神经使平滑肌舒张，管径变大，阻力降低，临床上常用拟肾上腺素能药物解除支气管痉挛，缓解呼吸困难。另外，呼吸道平滑肌的舒缩还受自主神经释放的非乙酰胆碱的共存递质的调制，如血管活性肠肽、神经肽 Y、缓激肽等。

4. 化学因素的影响　儿茶酚胺可使气道平滑肌舒张；前列腺素 $F_{2\alpha}$ 可使之收缩，而前列腺素 E_2 使之舒张；过敏反应时由肥大细胞释放的组胺和慢反应物质使支气管收缩；吸入气 CO_2 含量增加可以刺激支气管、肺的 C 类纤维，反射性地使支气管收缩，气道阻力增加。气道上皮可合成、释放内皮素，使气道平滑肌收缩。哮喘病人肺内皮素的合成和释放增加，提示内皮素可能参与哮喘的病理生理过程。

（三）呼吸功

在呼吸过程中，呼吸肌为克服弹性阻力和非弹性阻力而实现肺通气所做的功为呼吸功（work of breathing）。通常以单位时间内压力变化乘以容积变化来计算，单位是 kg·m。正常人平静呼吸时，呼吸功不大，每分钟为 0.3～0.6kg·m，其中 2/3 用来克服弹性阻力，1/3 用来克服非弹性阻力。劳动或运动时，呼吸频率、深度增加，呼气也有主动成分的参与，呼吸功可增至 10kg·m。病理情况下，弹性或非弹性阻力增大时，也可使呼吸功增大。

平静呼吸时，呼吸耗能仅占全身耗能的 3%。剧烈运动时，呼吸耗能可升高 25 倍，但由于全身总耗能也增大 15～20 倍，所以呼吸耗能仍只占总耗能的 3%～4%。

三、基本肺容积和肺容量

了解肺通气量的简单方法是用肺量计记录进出肺的气量。呼吸时肺容量变化的曲线见图 8-4。

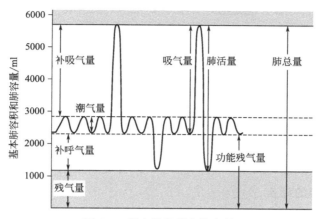

图 8-4　基本肺容积和肺容量

（一）基本肺容积

图 8-4 示肺的四种基本容积，它们互不重叠，全部相加等于肺的最大容量。

1. 潮气量　每次呼吸时吸入或呼出的气量为潮气量（tidal volume，TV）。平静呼吸时，潮气量为 400～600ml，一般以 500ml 计算。运动时，潮气量将增大。

2. 补吸气量或吸气贮备　平静吸气末，再尽力吸气所能吸入的气量为补吸气量（inspiratory reserve volume，IRV），正常成年人为 1500～2000ml。

3. 补呼气量或呼气贮备量　平静呼气末，再尽力呼气所能呼出的气量为补呼气量（espiratory reserve volume，ERV），正常成年人为 900～1200ml。

4. 余气量或残气量　最大呼气末尚存留于肺中不能再呼出的气量为余气量（res idual volume，RV）。只能用间接方法测定，正常成人为 1000～1500ml。支气管哮喘和肺气肿患者，余气量增加。目前认为余气量是由于最大呼气之末，细支气管，特别是呼吸性细支气管关闭所致。

（二）肺容量

1. 深吸气量　从平静呼气末做最大吸气时所能吸入的气量为深吸气量（inspiratory capacity），它也是潮气量和补吸气量之和，是衡量最大通气潜力的一个重要指示。胸廓、胸膜、肺组织和呼吸肌等的病变，可使深吸气量减少而降低最大通气潜力。

2. 功能余气量　平静呼气末尚存留于肺内的气量为功能余气量（functional residual capacity，FRC），是余气量和补呼气量之和。正常成年人约为 2500ml，肺气肿患者的功能余气量增加，肺实质性病变时减小。功能余气量的生理意义是缓冲呼吸过程中肺泡气氧和二氧化碳分压（p_{O_2} 和 p_{CO_2}）的过度变化，使肺泡气和动脉血液的 p_{O_2} 和 p_{CO_2} 不会随呼吸而发生大幅度的波动，利于气体交换。

3. 肺活量和时间肺活量　最大吸气后，从肺内所能呼出的最大气量称作肺活量（vital capacity，VC），是潮气量、补吸气量和补呼气量之和。肺活量有较大的个体差异，与身材大小、性别、年龄、呼吸肌强弱等有关。正常成年男性平均约为 3500ml，女性为 2500ml。

　　肺活量反映了肺一次通气的最大能力，在一定程度上可作为肺通气功能的指标。但由于测定肺活量时不限制呼气的时间，所以不能充分反映肺组织的弹性状态和气道的通畅程度，即通气功能的好坏。例如，某些病人肺组织弹性降低或呼吸道狭窄，通气功能已经受到损害，但是如果延长呼气时间，所测得的肺活量是正常的。因此提出，用力呼气量即时间肺活量（timed vital capacity）来反映一定时间内所能呼出的气量。时间肺活量为单位时间内呼出的气量占肺活量的百分数。测定时，让受试者先作一次深吸气，然后以最快的速度呼出气体，同时分别测量第 1s、2s、3s 末呼出的气量，计算其所占肺活量的百分数，分别称为第 1s、2s、3s 的时间肺活量，正常人各为 83%、96% 和 99% 肺活量。时间肺活量是一种动态指标，不仅反映肺活量容量的大小，而且反映了呼吸所遇阻力的变化，所以是评论肺通气功能的较好指标。阻塞性肺疾病患者往往需要 5~6s 或更长的时间才能呼出全部肺活量。

　　4. 肺总量　肺所能容纳的最大气量为肺总量（total lung capacity，TLC），是肺活量和余气量之和。其值因性别、年龄、身材、运动锻炼情况和体位而异。成年男性平均为 5000ml，女性 3500ml。

四、肺通气功能的评价

（一）每分通气量

　　每分通气量（minute ventilation volume）是指每分钟进或出肺的气体总量，等于呼吸频率乘潮气量。平静呼吸时，正常成年人呼吸频率每分钟 12~18 次，潮气量 500ml，则每分通气量 6~9L。每分通气量随性别、年龄、身材和活动量不同而有差异。为便于比较，最好在基础条件下测定，并以每平方米体表面积为单位来计算。

　　劳动和运动时，每分通气量增大。尽力做深快呼吸时，每分钟所能吸入或呼出的最大气量为最大通气量。它反映单位时间内充分发挥全部通气量，是估计一个人能进行多大运动量的生理指标之一。测定时，一般只测量 10s 或 15s 最深最快的呼出或吸入量，再换算成每分钟的，即为最大通气量。最大通气量一般可达 70~120L。比较平静呼吸时的每分通气量和最大通气量，可以了解通气功能的贮备能力，通常用通气贮量百分比表示：

　　　　通气贮量百分比＝[（最大通气量－每分钟平静通气量）/最大通气量]×100%

　　正常值等于或大于 93%。

（二）无效腔和肺泡通气量

　　每次吸入的气体，一部分将留在从上呼吸道至呼吸性细支气管以前的呼吸道内，这部分气体均不参与肺泡与血液之间的气体交换，故称为解剖无效腔（anatomical dead space），其容积约为 150ml。进入肺泡内的气体，也可因血流在肺内分布不均而未能都与血液进入气体交换，未能发生气体交换的这一部分肺泡容量称为肺泡无效腔。肺泡无效腔与解剖无效腔一起合称生理无效腔（physiollgical dead space）。健康人平卧时生理无效腔等于或接近于解剖无效腔。

　　由于无效腔的存在，每次吸入的新鲜空气不能都到达肺泡进入气体交换。因此，为了计算真正有效的气体交换，应以肺泡通气量为准。肺泡通气量（alveolar ventilation）是每分钟吸入肺泡的新鲜空气量，等于（潮气量－无效腔气量）×呼吸频率。如潮气量是 500ml，无效腔气量是 150ml，则每次呼吸仅使肺泡内气体更新 1/7 左右。潮气量和呼吸频率的变化，对肺通气和肺泡通气有不同的影响。在潮气量减半和呼吸频率加倍或潮气量加倍而呼吸频率减半时，肺通气量保持不变，但是肺泡通气量却发生明显的变化，如表 8-1 所示。故从气体交换而言，浅而快的呼吸是不利的。

表 8-1　呼吸频率和潮气量时的肺通气量和肺泡通气量

呼吸频率/(次/min)	潮气量/ml	肺通气量/(ml/min)	肺泡通气量/(ml/min)
16	500	8000	5600
8	1000	8000	6800
32	250	8000	3200

第二节　呼吸气体的交换

肺通气使肺泡不断更新，保持了肺泡气 p_{O_2}、p_{CO_2} 的相对稳定，这是气体交换得以顺利进行的前提。气体交换包括肺换气和组织换气，在这两处换气的原理一样。

一、气体交换原理

气体分子不停地进行着无定向的运动，其结果是气体分子从分压高处向分压低处发生净转移，这一过程称为气体扩散，于是各处气体分压趋于相等。机体内的气体交换就是以扩散方式进行的。单位时间内氧化扩散的容积为气体扩散速率（diffusion rate，D），受下列因素的影响。

（一）气体的分压差

混合气体中，每种气体分子运动所产生的压力为各气体的分压，它不受其他气体或其分压存在的影响，在温度恒定时，每一气体的分压只决定于它自身的浓度。混合气的总压力等于各气体分压之和。

气体分压＝总压力×该气体的容积百分比

两个区域之间的分压差（Δp）是气体扩散的动力，分压差大，扩散快。

（二）气体的分子量和溶解度

质量轻的气体扩散较快。相同条件下，各气体扩散速率与各气体分子量（M_w）的平方根成反比。溶解度（S）是单位分压下溶解于单位容积溶液中的气体的量。一般以 1atm[❶]，38℃时，100ml 液体中溶解的气体的体积（ml）来表示。溶解度与分子量平方根之比（$S/\sqrt{M_w}$）为扩散系数（diffusion coefficient），取决于气体分子本身的特性。CO_2 的扩散系数是 O_2 的 20 倍，虽然 CO_2 的相对分子质量（44）略大于 O_2 的（32），而 CO_2 在血浆中的溶解度（51.5）约为 O_2 的（2.14）24 倍。

（三）扩散面积和距离

扩散面积越大，所扩散的分子总数也越大，所以气体扩散速率与扩散面积（A）成正比。分子扩散的距离越大，扩散经全程所需的时间越长，因此，扩散速率与扩散距离（d）成反比。

扩散速率与温度（T）成正比。人体的体温相对恒定，温度因素可忽略不计。综上所述，气体扩散速率与上述诸因素的关系是：

$$D \propto \frac{\Delta p \, T A S}{d \sqrt{M_w}}$$

---

❶ 1atm＝101325Pa。

血液和组织中气体的分压见表 8-2。

表 8-2　血液和组织中气体的分压　　　　　　　　　　　　　　　　mmHg

分　压	动　脉　血	混合静脉血	组　织
p_{O_2}	97～100	40	30
p_{CO_2}	40	46	50

注：1mmHg＝0.133kPa。

二、气体在肺的交换

（一）交换过程

混合静脉血流经肺毛细血管时，血液 p_{O_2} 是 5.32kPa（40mmHg），比肺泡气的 13.83kPa（104mmHg）低，肺泡气中 O_2 便由于分压差向血液扩散，血液的 p_{O_2} 便逐渐上升，最后接近肺泡气的 p_{O_2}。CO_2 则向相反的方向扩散，从血液到肺泡，因为混合静脉血的 p_{CO_2} 是 6.12kPa（46mmHg），肺泡的 p_{CO_2} 是 5.32kPa（40mmHg）。O_2 和 CO_2 的扩散都极为迅速，仅需约 0.3s 即可达到平衡。通常情况下血液流经肺毛细血管的时间约 0.7s，所以当血液流经肺毛细血管全长约 1/3 时，已经基本上完成交换过程。

（二）影响肺部气体交换的因素

气体扩散速率受分压差、扩散面积、扩散距离、温度和扩散系数的影响。这里说明肺的扩散距离和扩散面积以及影响肺部气体交换的其他因素，即通气/血流值的影响。

1. 呼吸膜的面积　在肺部，扩散面积是指肺与毛细血管血液进行气体交换的呼吸膜面积，气体扩散速率与扩散面积成正比。正常成人呼吸膜总面积约 $70m^2$，安静状态下，呼吸膜的扩散面积约为 $40m^2$。在运动或劳动时，则因肺毛细血管舒张和开放数量增多，扩散的面积大大增加。若发生肺不张、肺实变、肺气肿或肺毛细血管关闭和阻塞等病变时，可使呼吸膜扩散面积减小，气体交换量减少。

2. 呼吸膜的厚度　呼吸膜的厚度即是气体的扩散距离，气体扩散速率与扩散距离即呼吸膜的厚度成反比，呼吸膜愈厚，扩散速率就愈慢，单位时间内的扩散气体量就愈少。正常呼吸膜的厚度不到 $1\mu m$，故气体扩散速度很快。在病理情况下，任何因素使呼吸膜增厚即气体扩散距离增加都会降低气体扩散速率，使气体扩散量减少，如肺纤维化和肺水肿等。

3. 通气/血流值　由于肺换气是在肺泡与肺毛细血管血液之间进行的，要实现肺内气体交换，则除有足够的肺泡通气量和肺血流量外，还要求这两者有恰当的比值。每分钟肺泡通气量（VA）与每分钟肺血流量（Q）之间的比值称为通气/血流值（VA/Q）。

正常人安静时肺泡通气量约为 4.2L/min，每分钟肺血流量约为 5L/min，通气/血流值（VA/Q）为 0.84，此时，流经肺部的混合静脉血能充分地进行气体交换，全部变成动脉血，因此认为 0.84 是 VA/Q 最适宜的比值。如果因肺泡通气过度或肺血流减少使通气/血流值增大，表示有部分肺泡气不能与血液充分进行气体交换，致使肺泡无效腔增大。如果因肺泡通气不良或肺血流过多，导致通气/血流值减小，则有部分静脉血未能充分进行气体交换而混入动脉血中，如同发生了动静脉短路。

正常人直立时，由于重力作用，肺各个局部的通气量和血流量分布不均匀。肺尖部的通气量和血流量都较肺底部少，但血流量的减少较通气量的减少更为显著，因此在肺尖部通气/血流值可增大到 3.3，而肺底部该比值降低为 0.63。这些区域性差异用整体通气/血流值不能反映出来，因此在临床上，了解肺不同部位的通气/血流值较总通气/血流值更有意义。

呼吸膜结构示意图见图 8-5。

三、气体在组织的交换

气体在组织的交换机制、影响因素与肺泡处相似，所不同者是交换发生于液相（血液、组织液、细胞内液）之间，而且扩散膜两侧的 O_2 和 CO_2 的分压差随细胞内氧化代谢的强度和组织血流量而异。血流量不变时，代谢强、耗 O_2 多，则组织液 p_{O_2} 低，p_{CO_2} 高；代谢率不变时，血流量大，则 p_{O_2} 高，p_{CO_2} 低。

在组织处，由于细胞有氧代谢，O_2 被利用并产生 CO_2，所以 p_{O_2} 可低至 3.99kPa（30mmHg）以下，p_{CO_2} 可高达 6.65kPa（30mmHg）以上。动脉血流经组织毛细血管时，便顺分压差由血液向细胞扩散，CO_2 则由细胞内血液扩散，动脉血因失去 O_2 和得到 CO_2 而变成静脉血。

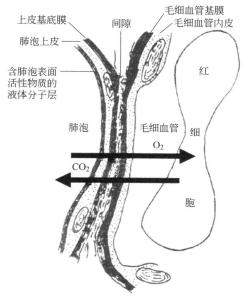

图 8-5　呼吸膜结构示意图

第三节　气体在血液中的运输

从肺泡扩散入血液的 O_2 必须通过血液循环运送到各组织，从组织散入血液的 CO_2 的也必须由血液循环运送到肺泡。

O_2 和 CO_2 都以物理溶解和化学结合两种形式存在于血液。血液中运输 O_2 和 CO_2 的主要形式是化学结合，物理溶解的量较小，但气体进入血液，首先要溶解于血浆提高其分压，而后才能发生化学结合；O_2 和 CO_2 从血液中释放时，也是溶解的先逸出，使其在血浆中的分压下降，结合的再分离出来，继续释放。在生理范围内，溶解的和结合的气体经常处于动态平衡之中。

健康成年人安静状态下，每 1L 动脉血 O_2 含量约 203.0ml，CO_2 含量约 490.2ml；每 1L 静脉血 O_2 含量约 153.2ml，CO_2 含量约 530ml。故每 1L 血液经血液循环一周，可从肺泡吸收约 50ml O_2 运送到组织细胞，并释放出来供其利用；同时从组织细胞回收 40ml CO_2 运送到肺泡排出体外。如果此时心输出量为 5L，则人每分钟可吸收约 250ml O_2，排出约 200ml CO_2。

一、氧的运输

血液中的 O_2 以溶解和结合两种形式存在。溶解的量极少，仅占血液总 O_2 含量的约 1.5%，结合的占 98.5% 左右。O_2 的结合形式是氧合血红蛋白（HbO_2）。血红蛋白（hemoglobin, Hb）是红细胞内的色蛋白，是极好的运 O_2 工具。Hb 还参与 CO_2 的运输，所以在血液气体运输方面 Hb 占极为重要的地位。

（一）氧与血红蛋白的可逆结合

血液中的 O_2 主要以氧合 Hb（HbO_2）形式运输。O_2 与 Hb 的结合有以下一些重要特征。

① 反应快、可逆、不需酶的催化、受 p_{O_2} 的影响。当血液流经 p_{O_2} 高的肺部时，Hb 与 O_2 结合，形成 HbO_2；当血液流经 p_{O_2} 低的组织时，HbO_2 迅速解离，释放 O_2，成为去氧 Hb。

$$Hb+O_2 \underset{p_{O_2} \text{低的组织}}{\overset{p_{O_2} \text{高的肺部}}{\rightleftharpoons}} HbO_2$$

② Fe^{2+} 与 O_2 结合后仍是二价铁，所以该反应是氧合（oxygenation），不是氧化（oxidation）。

③ 1分子 Hb 可以结合 4 分子 O_2。Hb 分子质量是 $64000 \sim 67000Da$，所以 1g Hb 可以结合 $1.34 \sim 1.39ml$ O_2，视 Hb 纯度而异。100ml 血液中，Hb 所能结合的最大 O_2 量称为 Hb 的氧容量，此值受 Hb 浓度的影响；而实际结合的 O_2 量称为 Hb 的氧含量，其值可受 p_{O_2} 的影响。Hb 氧含量和 Hb 氧容量的百分比为 Hb 氧饱和度。例如，Hb 在 15g/100ml 血液时，Hb 的氧容量 $=15 \times 1.34 = 20.1ml/100ml$ 血液，如 Hb 的氧含量是 20.1ml，则 Hb 氧饱和度是 100%；如果 Hb 氧含量实际是 15ml，则 Hb 氧饱和度 $=15/20.1 \times 100\% = 75\%$。通常情况下，溶解的 O_2 极少，故可忽略不计，因此，Hb 氧容量、Hb 氧含量和 Hb 氧饱和度可分别视为血氧容量（oxygen capacity）、血氧含量（oxygen content）和血氧饱和度（oxygen saturatino）。HbO_2 呈鲜红色，去氧 Hb 呈紫蓝色，当体表表浅毛细血管床血液中去氧 Hb 含量达 5g/100ml 血液以上时，皮肤、黏膜呈浅蓝色，称为紫绀。

④ Hb 与 O_2 的结合或解离曲线呈 S 形，与 Hb 的变构效应有关。当前认为 Hb 有两种构型：去氧 Hb 为紧密型（tense form，T 型），氧合 Hb 为疏松型（relaxed form，R 型）。当 O_2 与 Hb 的 Fe^{2+} 结合后，盐键逐步断裂，Hb 分子逐步由 T 型变为 R 型，对 O_2 的亲和力逐步增加，R 型的 O_2 亲和力为 T 型的数百倍。也就是说，Hb 的 4 个亚单位无论在结合 O_2 或释放 O_2 时，彼此间有协同效应，即 1 个亚单位与 O_2 结合后，由于变构效应的结果，其他亚单位更易与 O_2 结合；反之，当 HbO_2 的 1 个亚单位释出 O_2 后，其他亚单位更易释放 O_2。因此，Hb 氧离曲线呈 S 形。

（二）氧离曲线

氧离曲线（oxygen dissociation curve）或氧合血红蛋白解离曲线是表示 p_{O_2} 与 Hb 氧结合量或 Hb 氧饱和度关系的曲线（图 8-6）。该曲线即表示不同 p_{O_2} 时，O_2 与 Hb 的结合情况。上面已经提到的曲线呈 S 形，是 Hb 变构效应所致。同时曲线的 S 形还有重要的生理意义。

1. 氧离曲线的上段 相当于 p_{O_2} $7.98 \sim 13.3kPa$（$60 \sim 100mmHg$），即 p_{O_2} 较高的水平，可以认为是 Hb 与 O_2 结合的部分。这段曲线较平坦，表明 p_{O_2} 的变化对 Hb 氧饱和度影响不大。例如 p_{O_2} 为 $13.3kPa$（$100mmHg$）时（相当于动脉血 p_{O_2}），Hb 氧饱和度为 97.4%，血 O_2 含量约为 19.4%；如将吸入气 p_{O_2} 提高到 $19.95kPa$（$150mmHg$），Hb 氧饱和度为 100%，只增加了 2.6%，这就解释了为何 VA/Q 不匹配时，肺泡通气量的增加几乎无助于 O_2 的摄取；反之，如使 p_{O_2} 下降到 $9.31kPa$（$70mmHg$），Hb 氧

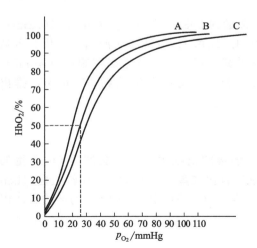

图 8-6　氧离曲线 （1mmHg=0.133kPa）
A—氧离曲线左移；B—正常氧离曲线；C—氧离曲线右移

饱和度为94％，也不过只降低了3.4％。因此，即使吸入气或肺泡气 p_{O_2} 有所下降，如在高原、高空或某些呼吸系统疾病时，但只要 p_{O_2} 不低于7.98kPa（60mmHg），Hb氧饱和度仍能保持在90％以上，血液仍可携带足够量的 O_2，不致发生明显的低氧血症。

2. 氧离曲线的中段　该段曲线较陡，相当于 p_{O_2} 5.32～7.98kPa（40～60mmHg），是 HbO_2 释放 O_2 的部分。p_{O_2} 5.32kPa（40mmHg），相当于混合静脉血的 p_{O_2}，此时Hb氧饱和度约为75％，血 O_2 含量约14.4％，也即是每100ml血液流过组织时释放了5ml O_2。血液流经组织液时释放出的 O_2 容积所占动脉血 O_2 含量的百分数称为 O_2 的利用系数，安静时为25％左右。以心输出量5L计算，安静状态下人体每分耗 O_2 量约为250ml。

3. 氧离曲线的下段　相当于 p_{O_2} 2～5.32kPa（15～40mmHg），也是 HbO_2 与 O_2 解离的部分，是曲线坡度最陡的一段，意即 p_{O_2} 稍降，HbO_2 就可大大下降。在组织活动加强时，p_{O_2} 可降至2kPa（15mmHg），HbO_2 进一步解离，Hb氧饱和度降至更低的水平，血氧含量仅约4.4％，这样每100ml血液能供给组织15ml O_2，O_2 的利用系数提高到75％，是安静时的3倍。可见该段曲线代表 O_2 贮备。

（三）影响氧离曲线的因素

Hb与 O_2 的结合和解离可受多种因素影响，使氧离曲线的位置偏移，亦即使Hb对 O_2 的亲和力发生变化。

1. pH和 p_{CO_2} 的影响　血液pH降低（[H^+]升高）或 p_{CO_2} 升高，使Hb对 O_2 的亲和力降低，氧离曲线右移；血液pH升高（[H^+]降低）或 p_{CO_2} 降低，使Hb对 O_2 的亲和力增加，氧离曲线左移。pH和 p_{CO_2} 对氧离曲线的这种影响称为波尔效应（Bohr effect）。

波尔效应有重要的生理意义，它既可促进肺毛细血管的氧合，又有利于组织毛细血管血液释放 O_2。当血液流经肺时，CO_2 从血液向肺泡扩散，血液 p_{CO_2} 下降，[H^+]也降低，使Hb对 O_2 的亲和力增加，曲线左移，在任一 p_{O_2} 下Hb氧饱和度增加，血液运 O_2 量增加。当动脉血液流经组织时，CO_2 从组织扩散进入血液，血液 p_{CO_2} 和[H^+]升高，Hb对 O_2 的亲和力降低，曲线右移，促使 HbO_2 解离，向组织释放更多的 O_2。

2. 温度的影响　温度升高，氧离曲线右移，促进 O_2 的释放；温度降低，氧离曲线左移，不利于 O_2 的释放。温度对氧离曲线的影响，可能与温度影响了 H^+ 活度有关。温度升高，H^+ 活度增加，降低了Hb与 O_2 的亲和力。当组织代谢活跃时，局部组织温度升高，CO_2 和酸性代谢产物增加，都有利于 HbO_2 解离出 O_2，使活动组织获得更多的 O_2 以适应其代谢的需要。温度降低，H^+ 活度降低，Hb对 O_2 的亲和力增加而不易释放 O_2。

3. 2,3-二磷酸甘油酸的影响　2,3-二磷酸甘油酸（2,3-diphospoglyceric acid，2,3-DPG）是红细胞无氧糖酵解的中间产物，在调节Hb和 O_2 的亲和力中起重要作用。2,3-DPG浓度升高，Hb与 O_2 的亲和力降低，使氧离曲线右移；2,3-DPG浓度降低，Hb对 O_2 的亲和力增加，使氧离曲线左移。贫血、缺 O_2 等情况下，红细胞进行无氧糖酵解时，产生更多的2,3-DPG，促进Hb解离出更多的 O_2 供给组织。

4. Hb自身性质的影响　除上述因素外，Hb与 O_2 的结合还为其自身性质所影响。Hb的 Fe^{2+} 氧化成 Fe^{3+}，失去运 O_2 能力。胎儿Hb和 O_2 的亲和力大，有助于胎儿血液流经胎盘时从母体摄取 O_2。异常Hb也降低运 O_2 功能。CO与Hb结合，占据了 O_2 的结合位点，HbO_2 下降。CO与Hb的亲和力是Hb与 O_2 的250倍，这意味着极低的 p_{CO}，CO就可以从 HbO_2 中取代 O_2，阻断其结合位点。此外，CO还有一极为有害的效应，即当CO与Hb分子中某个血红素结合后，将增加其余3个血红素对 O_2 的亲和力，使氧离曲线左移，妨碍

O_2 的解离。所以 CO 中毒既妨碍 Hb 与 O_2 的结合，又妨碍 O_2 的解离，危害极大。

总之，血液 Hb 的运 O_2 量可受多种因素影响，包括 p_{O_2}、Hb 本身的性质和含量、pH、p_{CO_2}、温度、2,3-DPG 和 CO 等。pH 降低，p_{CO_2} 升高，温度升高，2,3-DPG 增高，氧离曲线右移；pH 升高，p_{CO_2}、温度、2,3-DPG 降低和 CO 中毒，氧离曲线左移。

二、二氧化碳的运输

（一）CO_2 的运输

血液中 CO_2 也以溶解和化学结合的两种形式运输。化学结合的 CO_2 主要是碳酸氢盐和氨基甲酸血红蛋白。血液中各种形式 CO_2 的含量（ml/100ml 血液）、运输量（%）和释出量（%）见表 8-3。溶解的 CO_2 约占总运输量的 5%，结合的占 95%（碳酸氢盐形式的占 88%，氨基甲酸血红蛋白形式的占 7%）。

表 8-3　血液中各种形式 CO_2 的含量、运输量和释出量

项　目	动　脉　血		静　脉　血		差值	释出量/%
	含量/(ml/100ml 血液)	运输量/%	含量/(ml/100ml 血液)	运输量/%		
CO_2 总量	48.5	100	52.5	100	4.0	100
溶解的 CO_2	2.5	5.15	2.8	5.33	0.3	7.5
HCO_3^- 形式的 CO_2	43.0	88.66	46.0	87.62	3.0	75
氨基甲酸血红蛋白的 CO_2	3.0	6.19	3.7	7.05	0.7	17.5

注：运输量（%）是指各种形式的 CO_2 含量/CO_2 总含量×100%。
释放量（%）是指各种形式的 CO_2 在肺释放量/CO_2 总释放量×100%。

从组织扩散入血 CO_2 首先溶解于血浆，一小部分溶解的 CO_2 缓慢地和水结合生成碳酸，碳酸又解离成碳酸氢根和氢离子，H^+ 被血浆缓冲系统缓冲，pH 无明显变化。溶解的 CO_2 也与血红蛋白的游离氨基反应，生成氨基甲酸血红蛋白，但形成的量极少，而且动静脉中的含量相同，表明它对 CO_2 的运输不起作用。

在血浆中溶解的 CO_2 绝大部分扩散进入红细胞内，在红细胞内主要以下述结合形式存在。

1. 碳酸氢盐　从组织扩散进入血液的大部分 CO_2，在红细胞内与水反应生成碳酸，碳酸又解离成碳酸氢根和氢离子，反应极为迅速，可逆。这是因为红细胞内含有较高浓度的碳酸酐酶，在其催化下，使反应加速 5000 倍，不到 1s 即达平衡。在此反应过程中红细胞内碳酸氢根浓度不断增加，碳酸氢根便顺浓度梯度红细胞膜扩散进入血浆。红细胞负离子的减少应伴有同等数量的正离子的向外扩散，才能维持电平衡。可是红细胞膜不允许正离子自由通过，小的负离子可以通过，于是，氯离子便由血浆扩散进入红细胞，这一现象称为氯离子转移（chloride shift）。在红细胞膜上有特异的 HCO_3^-、Cl^- 载体，运载这两类离子跨膜交换。这样，碳酸氢根便不会在红细胞内堆积，有利于反应向右进行和 CO_2 的运输。在红细胞内，碳酸氢根与 K^+ 结合，在血浆中则与 Na^+ 结合成碳酸氢盐。上述反应中产生的 H^+，大部分和 Hb 结合，Hb 是强有力的缓冲剂。

$$CO_2 + H_2O \xrightarrow{\text{碳酸酐酶}} H_2CO_3 \rightleftharpoons HCO_3^- + H^+$$

在肺部，反应向相反方向（左）进行。因为肺泡气 p_{CO_2} 比静脉血的低，血浆中溶解的 CO_2 首先扩散入肺泡，红细胞内的 HCO_3^- 和 H^+ 生成 H_2CO_3，碳酸酐酶又催化 H_2CO_3 分解成 CO_2 和 H_2O，CO_2 又从红细胞扩散入血浆，而血浆中的 HCO_3^- 便进入红细胞以补充消耗的 HCO_3^-，Cl^- 则出红细胞。这样以 HCO_3^- 形式运输的 CO_2，在肺部又转变成

CO_2 释出（图 8-7）。

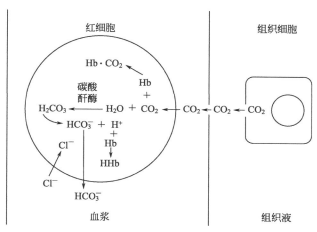

图 8-7 CO_2 在血液中的运输示意图

2. 氨基甲酸血红蛋白 一部分 CO_2 与 Hb 的氨基结合生成氨基甲酸血红蛋白，这一反应无需酶的催化，迅速、可逆，主要调节因素是氧合作用。

$$HbNH_2O_2 + H^+ + CO_2 \underset{在肺}{\overset{在组织}{\rightleftharpoons}} HbNHCOOH + O_2$$

HbO_2 与 CO_2 结合形成 HbNHCOOH 的能力比去氧 Hb 的小。在组织里，解离释出 O_2，部分 HbO_2 变成去氧 Hb，与 CO_2 结合生成 HbNHCOOH。此外，去氧 Hb 酸性较 HbO_2 弱，去氧 Hb 和 H^+ 结合，也促进反应向右侧进行，并缓冲了 pH 的变化。在肺的 HbO_2 生成增多，促使 HbNHCOOH 解离释放 CO_2 和 H^+，反应向左进行。氧合作用的调节有重要意义，从表 8-3 可以看出，虽然以氨基甲酸血红蛋白形式运输的 CO_2 仅占总运输量的 7%，但在肺排出的 CO_2 中却有 17.5% 是从氨基甲酸血红蛋白释放出来的。

（二）CO_2 解离曲线

CO_2 解离曲线（carbon dioxide dissociation curve）是表示血液中 CO_2 含量与 p_{CO_2} 关系的曲线（图 8-8）。与氧离曲线不同，血液 CO_2 含量随 p_{CO_2} 上升而增加，几乎成线性关系而不是 S 形，而且没有饱和点。因此，CO_2 解离曲线的纵坐标不用饱和度而用浓度来表示。

图 8-8 的 A 点是静脉血 p_{O_2} 5.32kPa（40mmHg）、p_{CO_2} 6kPa（45mmHg）时的 CO_2 含量，约为 52%；B 点是动脉血 p_{O_2} 13.3kPa（100mmHg）、p_{CO_2} 5.32kPa（40mmHg）时的 CO_2 含量，约为 48%。血液流经肺时通常释出 CO_2 4ml/100ml 血液。

（三）氧与 Hb 结合对 CO_2 运输的影响

O_2 与 Hb 结合将促使 CO_2 释放，这一效应称作何尔登效应（Haldane effect）。从图 8-8 可以看出，在相同 p_{CO_2} 下，动脉血（HbO_2）携带的 CO_2 比静脉血少。这主要是因为 HbO_2 酸性较强，而去氧 Hb 酸性较弱的缘故。所以去氧 Hb 易和 CO_2 结合生成 HbNHCOOH，也易于和 H^+ 结合，使 H_2CO_3 解离过程中产生的 H^+ 被及时移去，有利于反应向右进行，提高了血液运输 CO_2 的量。于是，

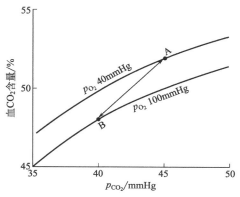

图 8-8 CO_2 解离曲线（1mmHg=0.133kPa）
A—静脉血；B—动脉血

在组织中，由于 HbO_2 释出 O_2 而成去氧 Hb，经何尔登效应促使血液摄取并结合 CO_2；在肺，则因 Hb 与 O_2 结合，促使 CO_2 释放。可见 O_2 和 CO_2 的运输不是孤立进行的，而是相互影响的。CO_2 通过波尔效应影响 O_2 的结合和释放，O_2 又通过何尔登效应影响 CO_2 的结合和释放。两者都与 Hb 的理化特性有关。

第四节　呼吸运动的调节

呼吸运动是一种节律性的活动，其深度和频率随体内、外环境条件的改变而改变。例如劳动或运动时，代谢增强，呼吸加深加快，肺通气量增大，摄取更多的 O_2，排出更多的 CO_2，以与代谢水平相适应。呼吸为什么能有节律地进行？呼吸的浓度和频率又如何能随内、外环境条件而改变？这些是本节要讨论的内容。

一、呼吸中枢与呼吸节律的形成

呼吸中枢是指中枢神经系统内产生和调节呼吸运动的神经细胞群。多年来，对于这些细胞群在中枢神经系统内的分布和呼吸节律产生和调节中的作用，曾用多种技术方法进行研究。如早期的较为粗糙的切除、横断、破坏、电刺激等方法，后来用较为精细的微小电毁损、微小电刺激、可逆性冷冻或化学阻滞、选择性化学刺激或毁损、细胞外和细胞内微电极记录、逆行刺激（电刺激轴突，激起冲动逆行传导至胞体，在胞体记录）、神经元间电活动的相关分析以及组织化学等方法。通过对动物呼吸中枢做的大量的实验性研究，获得了许多宝贵的资料，形成了一些假说或看法。

（一）呼吸中枢

1923 年，英国生理学家 Lumsden 在动物中脑和脑桥之间进行横切（图 8-9 中 A 平面），呼吸无明显变化。在延髓和脊髓之间横切（图 8-9 中 D 平面），呼吸停止。上述结果表明呼吸节律产生于下位脑干，上位脑对节律性呼吸不是必需的。如果在脑桥上、中部之间横切（图 8-9 中 B 平面），呼吸将变慢变深，如再切断双侧迷走神经，吸气便大大延长，仅偶尔为短暂的呼气所中断，这种形式的呼吸称为长吸呼吸。这一结果是提示脑桥上部有抑制吸气的中枢结构，称为呼吸调整中枢；来自肺部的迷走传入冲动也有抑制吸气的作用，当延髓失去来自这两方面对吸气活动的抑制作用后，吸气活动不能及时中断，便出现长吸呼吸。再在脑

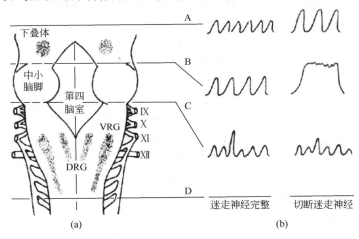

图 8-9　脑干呼吸有关核团（a）和在不同平面横切脑干后呼吸的变化（b）示意图
DRG—背侧呼吸组；VRG—腹侧呼吸组；A、B、C、D 为不同平面横切

桥和延髓之间横切（图 8-9 中 C 平面），不论迷走神经是否完整，长吸呼吸都消失，而呈喘息样呼吸，呼吸不规则，或平静呼吸，或两者交替出现。因而认为脑桥中下部有活化吸气的长吸中枢；单独的延髓即可产生节律呼吸。因此认为，脑桥上部有呼吸调整中枢，中下部有长吸中枢，延髓有呼吸节律基本中枢。后来的研究肯定了早期关于延髓有呼吸节律基本中枢和脑桥上部有呼吸调整中枢的结论，但未能证实脑桥中下部存在着结构上特定的长吸中枢。

近年来，用微电极等新技术研究发现，在中枢神经系统内有的神经元呈节律性放电，并和呼吸周期相关，这些神经元被称为呼吸相关神经元或呼吸神经元。这些呼吸神经元有不同类型。就其自发放电的时间而言，在吸气相放电的为吸气神经元，在呼气相放电的为呼气神经元，在吸气相放电并延续至呼气相的为吸气-呼气神经元，在呼气相放电并延续到吸气相者，为呼气-吸气神经元，后两类神经元均系跨时相神经元。

在延髓，呼吸神经元内主要集中在背侧（孤束核的腹外侧部）和腹侧（疑核、后疑核和面神经后核附近的包氏复合体）两组神经核团内，分别称为背侧呼吸组（dorsal respiratory group，DRG）和腹侧呼吸组（ventral respiratory group，VRG）。背侧呼吸组的神经元轴突主要交叉到对侧，下行至脊髓颈段，支配膈运动神经元。疑核呼吸神经元的轴突由同侧舌咽神经和迷走神经传出，支配咽喉部呼吸辅助肌。后疑核的呼吸神经元绝大部分交叉到对侧下行，支配脊髓肌间内、外肌和腹肌的运动神经元，包氏复合体主要含呼气神经元，它们的轴突主要参与背侧呼吸组的吸气神经元形成抑制性联系，此外也有轴突支配脊髓的膈运动神经元。

在脑桥上部，呼吸神经元相对集中于臂旁内侧核和相邻的 Kolliker-Fuse（KF）核，合称 PBKF 核群。PBKF 和延髓的呼吸神经核团之间有双向联系，形成调控呼吸的神经元回路。在麻醉猫，切断双侧迷走神经，损毁 PBKF 可出现长吸，提示早先研究即已发现的呼吸调整中枢乃位于脑桥的 BPKF，其作用为限制吸气，促使吸气向呼气转换。

呼吸还受脑桥以上部位的影响，如大脑皮层、边缘系统、下丘脑等。

大脑皮层可以随意控制呼吸，发动说、唱等动作，在一定限度内可以随意屏气或加强加快呼吸。大脑皮层对呼吸的调节系统是随意呼吸调节系统，下位脑干的呼吸调节系统是自主节律呼吸调节系统。这两个系统的下行通路是分开的。临床上有时可以观察到自主呼吸和随意呼吸分离的现象。例如在脊髓前外侧索下行的自主呼吸通路受损后，自主节律呼吸甚至停止，但病人仍可进行随意呼吸。患者靠随意呼吸或人工呼吸来维持肺通气，如未进行人工呼吸，一旦病人入睡，可能发生呼吸停止。

（二）呼吸节律形成的假说

呼吸节律是怎样产生的，尚未完全阐明，已提出多种假说，当前最为流行的是局部神经元回路反馈控制假说，也就是中枢吸气活动发生器和吸气切断机制（inspiratory off-switch mechanism）假说。认为在延髓有一个中枢吸气活动发生器，引发吸气神经元呈斜坡样渐增性放电，产生吸气；还有一个吸气切断机制，使吸气切断而发生呼气。在中枢吸气活动发生器作用下，吸气神经元兴奋，其兴奋传至：①脊髓吸气肌运动神经元，引起吸气，肺扩张；②脑桥臂旁内侧核，加强其活动；③吸气切断机制，使之兴奋。吸气切断机制接受来自吸气神经元、脑桥臂旁内侧核和肺牵张感觉器的冲动。随着吸气相的进行，来自这三方面的冲动均逐渐增强，在

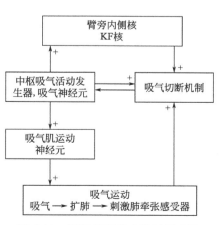

图 8-10　呼吸节律形成机制模式图
＋表示兴奋

吸气切断机制总和达到阈值时，吸气切断机制兴奋，发出冲动到中枢吸气活动发生器或吸气神经元，以负反馈形式终止其活动，吸气停止，转为呼气（图 8-10）。切断迷走神经或毁损脑桥臂旁内侧核或两者，吸气切断机制达到阈值所需时间延长，吸气因而延长，呼吸变慢。因此，凡可影响中枢吸气活动发生器、吸气切断机制阈值或达到阈值所需时间的因素，都可影响呼吸过程和节律。

关于呼气如何转入吸气，呼吸加强时呼气又如何成为主动的，目前了解较少。

二、呼吸的反射性调节

呼吸节律虽然产生于脑，但其活动可受来自呼吸器官本身以及骨骼肌、其他器官系统感觉器传入冲动的反射性调节，下述其中的一些重要反射。

（一）肺牵张反射

肺牵张反射又为黑-伯反射（Hering-Breuer reflex）。它有两种成分：肺扩张反射和肺缩小反射。

1. 肺扩张反射　是肺充气或扩张时抑制吸气的反射。感觉器位于从气管到细支气管的平滑肌中，是牵张感受器，阈值低，适应慢。当肺扩张牵拉呼吸道，使之也扩张时，感觉器兴奋，冲动经迷走神经粗纤维传入延髓。在延髓内通过一定的神经联系使吸气切断机制兴奋，切断吸气，转入呼气。这样便加速了吸气和呼气的交替，使呼吸频率增加。所以切断迷走神经后，吸气延长、加深，呼吸变得深而慢。

2. 肺缩小反射　是肺缩小时引起吸气的反射。感受器同样位于气道平滑肌内，但其性质尚不十分清楚。肺缩小反射在较强的缩肺时才出现，它在平静呼吸调节中意义不大，但对阻止呼气过深和肺不张等可能起一定作用。

（二）防御性呼吸反射

在整个呼吸道都存在着感受器，它们是分布在黏膜上皮的迷走传入神经末梢，受到机械或化学刺激时，引起防御性呼吸反射，以清除激惹物，避免其进入肺泡。

1. 咳嗽反射　是常见的重要防御反射。它的感受器位于喉、气管和支气管的黏膜。大支气管以上部位的感受器对机械刺激敏感，二级支气管以下部位的对化学刺激敏感。传入冲动经迷走神经传入延髓，触发一系列协调的反射反应，引起咳嗽反射。

咳嗽时，先是短促或深吸气，接着声门紧闭，呼气肌强烈收缩，肺内压和胸膜腔内压急速上升，然后声门突然打开，由于气压差极大，气体更以极高的速度从肺内冲出，将呼吸道内异物或分泌物排出。剧烈咳嗽时，因胸膜腔内压显著升高，可阻碍静脉回流，使静脉压和脑脊液压升高。

2. 喷嚏反射　是和咳嗽类似的反射，不同的是：刺激作用于鼻黏膜感受器，传入神经是三叉神经，反射效应是腭垂下降，舌压向软腭，而不是声门关闭，呼出气主要从鼻腔喷出，以清除鼻腔中的刺激物。

（三）化学因素对呼吸的调节

化学因素对呼吸的调节也是一种呼吸的反射性调节，化学因素是指动脉血或脑脊液中的 O_2、CO_2 和 H^+。机体通过呼吸调节血液中的 O_2、CO_2 和 H^+ 的水平，动脉血中 O_2、CO_2 和 H^+ 水平的变化又通过化学感受器调节着呼吸，如此形成的控制环维持着内环境这些因素的相对稳定。

1. 化学感受器　参与呼吸调节的化学感受器因其所在部位的不同，分为外周化学感受器和中枢化学感受器。①外周化学感受器：颈动脉体和主动脉体是调节呼吸和循环的重要外周化学感受器。在动脉血 p_{O_2} 降低、p_{CO_2} 或 H^+ 浓度（[H^+]）升高时受到刺激，冲动经窦神经和迷走神经传入延髓，反射性地引起呼吸加深加快和血液循环的变化。虽然颈、主动脉体两者都参与呼吸和循环的调节，但是颈动脉体主要调节呼吸，而主动脉体在循环调节方面较为重要。②中枢化学感受器：中枢化学感受器位于延髓腹外侧浅表部位，左右对称，分为头、中、尾三个区。头端和尾端区都有化学感受性，感受的生理刺激是脑脊液和局部细胞外液的 H^+。因为如果保持人工脑脊液的 pH 不变，用含高浓度 CO_2 的人工脑脊液灌流脑室时所引起的通气增强反应消失，可见有效刺激不是 CO_2 本身，而是 CO_2 所引起的 $[H^+]$ 的增加。在体内，血液中的 CO_2 能迅速通过血-脑屏障，使化学感受器周围液体中的 $[H^+]$ 升高，从而刺激中枢化学感受器，再引起呼吸中枢的兴奋。但是，脑脊液中碳酸酐酶含量很少，CO_2 与水的水合反应很慢，所以对 CO_2 的反应有一定的时间延迟。血液中的 H^+ 不易通过血-脑屏障，故血液 pH 的变化对中枢化学感受器的直接作用不大，也较缓慢。

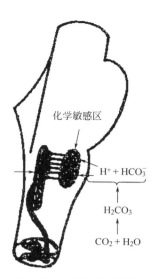

化学敏感区

$H^+ + HCO_3^-$

H_2CO_3

$CO_2 + H_2O$

图 8-11　中枢化学感受器

中枢化学感受器（图 8-11）与外周化学感受器不同，它不感受缺 O_2 的刺激，但对 CO_2 的敏感性比外周化学感受器的高，反应潜伏期较长。中枢化学感受器的作用可能是调节脑脊液的 $[H^+]$，使中枢神经系统有一稳定的 pH 环境；而外周化学感受器的作用主要是在机体低 O_2 时，维持对呼吸的驱动。

2. CO_2、H^+ 和 O_2 对呼吸的影响　主要表现在以下方面。

（1）CO_2 的影响　在麻醉动物或人，动脉血液 p_{CO_2} 降得很低时可发生呼吸暂停。因此，一定水平的 p_{CO_2} 对维持呼吸和呼吸中枢的兴奋性是必要的，CO_2 是调节呼吸的最重要的生理性体液因子。

吸入含 CO_2 的混合气，将使肺泡气 p_{CO_2} 升高，动脉血 p_{CO_2} 也随之升高，呼吸加深加快，肺通气量增加。通过肺通气量的增大可能增加 CO_2 的清除，肺泡气和动脉血 p_{CO_2} 还可维持于接近正常水平。但是，当吸入气 CO_2 快速升高，CO_2 堆积，压抑中枢神经系统的活动，发生呼吸困难、头痛、头昏，甚至昏迷，出现 CO_2 麻醉。对 CO_2 的反应，有个体差异，还受许多因素影响，如疾病或药物。总之 CO_2 在呼吸调节中是经常起作用的最重要的化学刺激，在一定范围内动脉血 p_{CO_2} 升高，可以加强对呼吸的刺激作用，但超过一定限度则有压抑和麻醉效应。

CO_2 刺激呼吸是通过两条途径实现的，一是通过刺激中枢化学感受器再兴奋呼吸中枢，二是刺激外周化学感受器，冲动沿窦神经和迷走神经传入延髓呼吸有关核团，反射性地使呼吸加深、加快，增加肺通气。但两条途径中前者是主要的。因为去掉外周化学感受器的作用之后，CO_2 的通气反应仅下降约 20%，可见中枢化学感受器在 CO_2 通气反应中起主要作用。

（2）H^+ 的影响　动脉血 $[H^+]$ 增加，呼吸加深加快，肺通气增加；$[H^+]$ 降低，呼吸受到抑制。H^+ 对呼吸的调节也是通过外周化学感受器和中枢化学感受器实现的。中枢化学感受器对 H^+ 的敏感性较外周化学感受器的高，约为外周化学感受器的 25 倍。但是，H^+ 通过血-脑屏障的速度慢，限制了它对中枢化学感受器的作用。脑脊液中的 H^+ 才是中枢化学感受器的最有效的刺激。

（3）O_2 的影响　吸入气 p_{O_2} 降低时，肺泡气 p_{O_2} 随之降低，呼吸加深、加快，肺通气增加。同 CO_2 一样，对低 O_2 的反应也有个体差异。一般在动脉 p_{O_2} 下降到 10.64kPa（80mmHg）以下时，肺通气才出现可觉察到的增加，可见动脉血 p_{O_2} 对正常呼吸的调节作用不大，仅在特殊情况下低 O_2 刺激才有重要意义。如严重肺气肿、肺心病患者，肺换气受到障碍，导致低 O_2 和 CO_2 潴留。长时间 CO_2 潴留使中枢化学感受器对 CO_2 的刺激作用发生适应，而外周化学感受器对低 O_2 刺激适应很慢，这时低 O_2 对外周化学感受器的刺激成为驱动呼吸的主要刺激。

低 O_2 对呼吸的刺激作用完全是通过外周化学感受器实现的。切断动物外周化学感受器的传入神经或摘除人的颈动脉体，急性低 O_2 的呼吸刺激反应完全消失。低 O_2 对中枢的直接作用是压抑作用。但是低 O_2 可以通过对外周化学感受器的刺激而兴奋呼吸中枢，这样在一定程度上可以对抗低 O_2 对中枢的直接压抑作用。不过在严重低 O_2 时，外周化学感受性反射已不足以克服低 O_2 对中枢的压抑作用，终将导致呼吸障碍。在低 O_2 时吸入纯 O_2，由于解除了外周化学感受器的低 O_2 刺激，会引起呼吸暂停，临床上给 O_2 治疗时应予以注意。

p_{CO_2}、H^+ 和 p_{O_2} 在影响呼吸中的相互作用：保持其他两个因素不变而只改变其中一个因素时的单因素通气效应时，p_{O_2} 下降对呼吸的影响较慢、较弱，要在 p_{O_2} 低于 10.64kPa（80mmHg）后，通气量才逐渐增大。p_{CO_2} 和 H^+ 与低 O_2 不同，只要略有升高，通气就明显增大，p_{CO_2} 的作用尤为突出。

但实际情况不可能是单因素的改变，而其他因素不变。往往是一种因素的改变会引起其余因素相继改变或存在几种因素的同时改变，相互影响、相互作用，也可因相互总合而加大，也可因相互抵消而减弱。

（邱丽颖　高越颖）

第九章 消化和吸收

第一节 概 述

消化（digestion）是食物在消化道内被分解为小分子的过程。消化的方式有两种：一种是通过消化道肌肉的舒缩活动，将食物磨碎，并使之与消化液充分混合，以及将食物不断地向消化道的远端推送，这种方式称机械消化；另一种消化方式是通过消化腺分泌消化液，消化液中含的各种消化酶分解蛋白质、脂肪和糖类等物质，使之成为可被吸收的小分子物质的过程，这种消化方式称化学性消化。正常情况下，这两种方式的消化作用是同时进行、互相配合的。食物经过消化后，透过消化道的黏膜进入血液和淋巴循环的过程，称为吸收（absorption）。消化和吸收是两个相辅相成、紧密联系的过程。不能被消化和吸收的食物残渣，最后以粪的形式排出体外。

一、消化道平滑肌的特性

在整个消化道中，除口、咽、食管上端和肛门外括约肌是骨骼肌外，其余部分都由平滑肌组成。消化道通过这些肌肉的舒缩活动，完成对食物的机械性消化，并推动食物的前进。消化道的运动对于食物的化学性消化和吸收也有促进作用。

（一）消化道平滑肌的一般特性

消化道平滑肌具有肌组织的共同特性，如兴奋性、自律性、传导性和收缩性，但这些特性的表现又有自己的特点。

1. 兴奋性　消化道平滑肌的兴奋性较骨骼肌低，收缩的潜伏期、收缩期和舒张期所占的时间比骨骼肌长，而且变异很大。

2. 自律性　消化道平滑肌离体后，置于适宜的环境时，仍能进行良好的节律性运动，但其收缩较缓慢，节律性远不如心肌规则。

3. 紧张性　消化道平滑肌经常保持一种微弱的持续收缩状态，即紧张性。其意义在于保持胃、肠消化器官一定的形状和位置，使消化道的管腔内经常保持一定的基础压力，是平滑肌的各种收缩活动发生的基础。

4. 伸展性　作为中空的容纳器官，消化道平滑肌能适应实际的需要，具有很大的伸展，可容纳好几倍于自己原初体积的食物。

5. 敏感性　消化道平滑肌对牵张、温度和化学刺激特别敏感，轻微的刺激常可引起强烈的收缩。消化道平滑肌的这一特性是与它所处的生理环境分不开的，消化道内容物对平滑肌的牵张、温度和化学刺激是引起内容物推进或排空的自然刺激因素。但对电刺激不敏感。

（二）消化道平滑肌的电生理特性

消化道平滑肌电活动大致可分为三种，即静息电位、慢波电位和动作电位。

1. 静息电位　消化道平滑肌的静息电位很不稳定，波动较大，实测值为 $-60 \sim -50 \text{mV}$，静息电位主要由 K^+ 的平衡电位形成，但 Na^+、Cl^-、Ca^{2+} 以及生电性钠泵活动也参与了静息膜电位的产生。

2. 慢波电位　消化道的平滑肌细胞可产生节律性的自动去极化。以静息膜电位为基础的这种周期性波动，由于其发生频率较慢而被称为慢波电位，又称基本电节律（basal electric rhythm，BER）。消化道不同部位的慢波频率不同，在人类，胃的慢波频率为 3 次/min，十二指肠为 12 次/min，回肠末端为 8～9 次/min。慢波的波幅为 10～15mV，持续时间由数秒至十几秒。

慢波电位的离子基础尚不完全清楚。目前认为，可能与细胞膜上生电性钠泵的活动具有波动性有关。慢波可使静息膜电位接近于产生动作电位的阈电位，一旦达到阈电位，膜上的电压依从性离子通道便开放产生动作电位。

3. 动作电位　平滑肌的动作电位的特征：①锋电位上升缓慢，持续时间长；②主要依赖 Ca^{2+} 的内流；③复极化过程主要是 K^+ 的外流。因此，锋电位的幅度低，而且大小不等。由于平滑肌动作电位发生时 Ca^{2+} 内流的速度已足以引起平滑肌的收缩，因此，锋电位与收缩之间存在很好的相关性，每个慢波上所出现锋电位的数目可作为收缩力大小的指标。

由此可见，在慢波去极化的基础上才能发生动作电位，继而引起平滑肌收缩（图 9-1）。

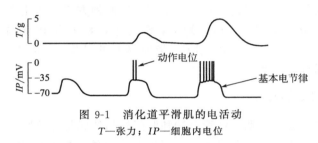

图 9-1　消化道平滑肌的电活动

T—张力；IP—细胞内电位

二、消化腺的分泌功能与调节

人每天由各种消化腺分泌的消化液总量达 6～8L（表 9-1）。消化液主要由有机物、离子和水组成。消化液的主要功能：①稀释食物，使之与血浆的渗透压相等，以利于吸收；②改变消化腔内的 pH，使之适应于消化酶活性的需要；③水解复杂的食物成分，使之便于吸收；④通过分泌黏液、抗体和大量液体，保护消化道黏膜，防止物理性和化学性的损伤。

表 9-1　消化液的成分及其作用

消化液	分泌量/(L/d)	pH	主 要 成 分	酶的底物	酶的水解产物
唾液	1.0～1.5	6.6～7.1	黏液	α-淀粉酶	麦芽糖
胃液	1.5～2.5	0.9～1.5	黏液、盐酸、胃蛋白酶原、内因子	蛋白质	胨、多肽
胰液	1.0～2.0	7.8～8.4	HCO_3^- 胰蛋白酶原、糜蛋白酶原 羧基肽酶原 核糖核酸酶 α-淀粉酶 胆固醇酯酶 磷脂酶	蛋白质 寡肽 RNA 淀粉 胆固醇酯 磷脂	氨基酸 氨基酸 单核苷酸 麦芽糖、寡糖 脂肪酸、胆固醇 脂肪酸、溶血磷脂
胆汁	0.8～1.0	6.8～7.4	胆盐	胆固醇	胆色素
小肠液	1.0～3.0	7.6	黏液、肠激酶	胰蛋白酶原	胰蛋白酶
大肠液	0.5	8.3	黏液、HCO_3^-		

（一）消化腺的分泌功能

分泌过程是由腺细胞主动活动的过程，包括从血液摄取原料、在细胞内合成以及将分泌物由细胞内排出等一连串的复杂活动。腺细胞膜上往往存在着多种受体，不同的刺激物与相应的受体结合，可引起细胞内一系列的生化反应，最终导致分泌物的释放。

（二）胃肠激素分泌的调节

在胃肠的黏膜层内，不仅存在多种外分泌腺体，还含有多种内分泌细胞，这些细胞分泌的激素统称为胃肠激素（gastrointestinal hormone）。胃肠激素都是由氨基酸残基组成的肽类，相对分子质量多在5000以内。

1. 胃肠内分泌细胞的形态及分布　从胃到大肠的黏膜层内，存在有40多种内分泌细胞，它们分散地分布在胃肠黏膜层。因此，消化道不仅仅是人体内的消化器官，也是体内最大最复杂的内分泌器官（表9-2）。

表9-2　主要胃肠内分泌细胞的名称、分布和分泌产物

细胞名称	分泌产物	分布部位	细胞名称	分泌产物	分布部位
A 细胞	胰高血糖素	胰岛	K 细胞	抑胃肽	小肠上部
B 细胞	胰岛素	胰岛	Mo 细胞	胃动素	小肠
D 细胞	生长抑素	胰岛、胃、小肠、结肠	N 细胞	神经降压素	回肠
G 细胞	胃泌素	胃窦、十二指肠	PP 细胞	胰多肽	胰岛、胃、小肠、大肠
I 细胞	胆囊收缩素	小肠上部	S 细胞	促胰液素	小肠上部

2. 胃肠激素的作用　胃肠激素与神经系统一起，共同调节消化器官的运动、分泌和吸收功能。此外，胃肠激素对体内其他器官的活动也具有广泛的影响，主要有如下三个方面。

（1）调节消化腺的分泌和消化道的运动　这一作用的靶器官包括唾液腺、胃腺、胰腺、肠腺、肝细胞、食管-胃括约肌、胃肠平滑肌及胆囊等。三种主要胃肠激素的作用见表9-3。

表9-3　三种主要胃肠激素对消化腺分泌和消化管运动的作用

激素名称	胃酸	胰 HCO_3^-	胰酶	肝胆汁	小肠液	胃运动	小肠运动	胆囊收缩
胃泌素	++	+	++	+	+	+	+	+
促胰液素	−	++	+	+	+	−	−	+
胆囊收缩素	+	+	++	+	+	−	+	++

注：+表示兴奋；++表示强兴奋；−表示抑制。

（2）调节其他激素的释放　食物消化时，从胃肠释放的抑胃肽（gastric inhibitory polypeptide，GIP）有很强的刺激胰岛素分泌的作用。进餐时，不仅由于葡萄糖的吸收入血直接作用于胰岛B细胞，促进其分泌胰岛素，而且通过抑胃肽引起胰岛素分泌。

影响其他激素释放的胃肠激素还有：生长抑素、胰多肽、血管活性肽等，它们对生长激素、胰岛素、胰高血糖素、胃沁素等的释放均有调节作用。

（3）营养作用　一些胃肠激素具有刺激消化道组织的代谢和促进生长的作用，称为营养作用（trophic action）。例如，胃泌素能刺激胃泌酸部黏膜和十二指肠黏膜的蛋白质、RNA和DNA的合成，从而促进其生长。此外，小肠黏膜内I细胞释放的胆囊收缩素能引起胰腺内DNA、RNA和蛋白质的合成增加，促进胰腺外分泌组织的生长。

3. 脑肠肽的概念　一些产生于胃肠道的肽，不仅存在于胃肠道，也存在于中枢神经系统内。而原来认为只存在于中枢神经系统的神经肽，也在消化道中发现。这些双重分布的肽被统称为脑肠肽（braingut peptide）。已知的脑肠肽有胃泌素、胆囊收缩素、P物质、生长抑素、神经降压素等。

三、胃肠的神经支配及其作用

神经系统对胃肠功能的调节较为复杂，它通过植物性神经和胃肠的内在神经两个系统相互协调统一而完成（图 9-2）。

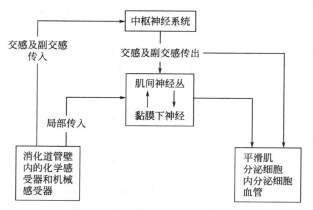

图 9-2　消化系统的神经反射

第二节　口腔内消化

消化过程是从口腔开始的。食物在口腔内停留的时间很短，一般是 15～20s。食物在口腔内被咀嚼，被唾液湿润而便于吞咽。由于唾液的作用，食物中的某些成分在口腔内发生化学变化。

一、唾液分泌

人的口腔内有三对大的唾液腺：腮腺、颌下腺和舌下腺，还有无数散在的小唾腺。唾液就是由这些大小唾液腺分泌的混合液。

（一）唾液的性质和成分

唾液为无色无味近于中性的低渗液体，pH6.6～7.1。唾液中水分约占 99％。有机物主要为黏蛋白，还有球蛋白、氨基酸、尿素、尿酸、唾液淀粉酶和溶菌酶等。唾液中的无机物有钠、钾、钙、硫氰酸盐、氯、氨等。

（二）唾液的作用

①湿润与溶解食物，以引起味觉并易于吞咽；②清除口腔中的残余食物，当有害物质进入口腔时，它可冲淡、中和这些物质，并将它们从口腔黏膜上洗掉；③唾液中的溶菌酶还有杀菌作用；④唾液淀粉酶可使淀粉分解成为麦芽糖。唾液淀粉酶发挥作用的最适 pH 在中性范围内，唾液中的氯和硫氰酸盐对此酶有激活作用。食物进入胃后，唾液淀粉酶还可继续使用一段时间，直至胃内容物变为 pH 约为 4.5 的酸性反应物为止。

（三）唾液分泌的调节

唾液分泌的调节完全是神经反射性的，包括非条件反射和条件反射两种。

引起非条件反射性唾液分泌的正常刺激是食物对口腔机械的、化学的和温度的刺激。在这些刺激的影响下，口腔黏膜和舌的神经末梢感受器发生兴奋，冲动沿传入神经纤维到达中枢，再由传出神经到唾液腺，引起唾液分泌。

唾液分泌的初级中枢在延髓，其高级中枢分布于下丘脑和大脑皮层等处。

支配唾液腺的传出神经以副交感神经为主。刺激这些神经可引起量多而固体少的唾液分泌。副交感神经对唾液腺的作用是通过其末梢释放乙酰胆碱而实现的。副交感神经兴奋时，还可使唾液腺的血管舒张，进一步促进唾液的分泌。支配唾液腺的交感神经是肽能神经纤维，刺激这些神经引起血管收缩，也可引起唾液分泌。

人在进食时，食物的形状、颜色、气味，以及进食的环境，都能形成条件反射，引起唾液分泌。"望梅止渴"就是典型的条件反射性唾液分泌的例子。成年人的唾液分泌，通常都包括条件反射和非条件反射两种成分在内。

二、咀嚼

口腔通过咀嚼运动对食物进行机械性加工。咀嚼是由各咀嚼肌有顺序地收缩所组成的复杂的反射性动作。咀嚼把食物磨碎，还使食物与唾液充分混合，以形成食团，便于吞咽。

三、吞咽

吞咽是一种复杂的反射性动作，它使食团从口腔进入胃。根据食团在吞咽时所经过的部位，可分为由口腔到咽、由咽到食管上端、沿食管下行至胃三阶段。

食管肌肉的顺序收缩又称蠕动（peristalsis），它是一种向前推进的波形运动。在食团的下端为一舒张波，上端为一收缩波，这样，食团就很自然地被推送前进（图9-3）。

食管的蠕动是一种反射动作。这是由于食团刺激了软腭、咽部和食管等处的感受器，发出传入冲动，抵达延髓中枢，再向食管发出传出冲动而引起的。

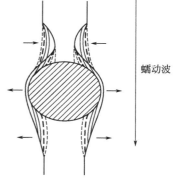

蠕动波

图 9-3　食管蠕动的模式图

吞咽是一种典型的、复杂的反射动作，它有一连串的按顺序发生的环节，每一环节由一系列的活动过程组成，前一环节的活动又可引起后一环节的活动。

第三节　胃　内　消　化

胃是消化道中最膨大的部分。成人的容量一般为 1～2L，因而具有暂时贮存食物的功能。食物入胃后，还受到胃液的化学性消化和胃壁肌肉运动的机械性消化。

一、胃的分泌

胃的外分泌腺包括贲门腺、泌酸腺和幽门腺。胃液由这三种腺体和胃黏膜上皮细胞的分泌物构成。泌酸腺由三种细胞组成：壁细胞、主细胞和黏液颈细胞，它们分别分泌盐酸、胃蛋白酶原和黏液。

胃黏膜内至少含有 6 种内分泌细胞，如分泌胃泌素的 G 细胞、分泌生长抑素的 D 细胞和分泌组胺的肥大细胞等。

（一）胃液的性质、成分和作用

纯净的胃液是一种无色而呈酸性反应的液体，pH0.9～1.5。正常人每日分泌的胃液量为 1.5～2.5L。胃液的成分包括无机物如盐酸、钠和钾的氯化物等，以及有机物如黏蛋白、消化酶等。

1. 盐酸　胃液中的盐酸也称胃酸，由壁细胞分泌。正常人空腹时胃酸排出量每小时 0～

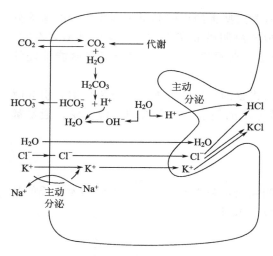

图 9-4　壁细胞分泌盐酸的过程

5mmol。在食物或某些药物，如组胺或促胃液素刺激下，胃酸的排出量明显增多。正常人的胃酸最大排出量可达每小时 20～25mmol。一般认为，胃酸排出量与壁细胞数量和功能状态有关。

胃液中 H^+ 的浓度为 125～165mmol/L，比血浆中的 H^+ 浓度高约 300 万倍。因此，H^+ 的分泌是靠壁细胞顶膜上的质子泵逆着巨大的浓度差主动进行实现的。壁细胞内含有丰富的碳酸酐酶（CA），能催化 H_2O 和 CO_2 生成 H_2CO_3，H_2CO_3 迅速解离成 H^+ 和 HCO_3^-。H^+ 在质子泵的帮助下，主动转运到小管腔内；HCO_3^- 在细胞的基底侧与血浆中的 Cl^- 交换，HCO_3^- 进入血液，而 Cl^- 则进入细胞内；在细胞顶膜，进入细胞内的 Cl^- 经膜上特异的 Cl^- 通道进入小管腔，与 H^+ 结合形成 HCl（图 9-4）。

胃内盐酸的作用：①杀死随食物进入胃内的细菌，因而维持胃和小肠内的无菌状态；②激活胃蛋白酶原，使之转变为有活性的胃蛋白酶，并为胃蛋白酶作用提供必要的酸性环境；③酸性环境使食物中的蛋白质变性，利于消化；④盐酸进入小肠后，可以引起促胰液素的释放，从而促进胰液、胆汁和小肠液的分泌；⑤盐酸所造成的酸性环境，还有助于小肠对铁和钙的吸收。但若盐酸分泌过多，也会对人体产生不利影响。一般认为，过高的胃酸对胃和十二指肠黏膜有侵蚀作用，是溃疡病发病的重要原因之一。

2. 胃蛋白酶原（pepsinogen）　胃蛋白酶原是由主细胞合成分泌的。分泌入胃腔内的胃蛋白酶原在胃酸作用下，从分子中分离出一个小分子的多肽，转变为具有活性的胃蛋白酶。已激活的胃蛋白酶对胃蛋白酶原也有激活作用。胃蛋白酶能水解食物中的蛋白质，其主要分解产物是胨。胃蛋白酶只有在酸性较强的环境中才能发挥作用，其最适 pH 为 2。随着 pH 的升高，胃蛋白酶的活性即降低，当 pH 升至 6 以上时，此酶即发生不可逆的变性。

3. 黏液和碳酸氢盐　胃的黏液是由表面上皮细胞、泌酸腺的黏液颈细胞、贲门腺和幽门腺共同分泌的，其主要成分为糖蛋白。黏液具有较高的黏滞性和形成凝胶的特性，覆盖在胃黏膜的表面，形成一个厚约 $500\mu m$ 的凝胶层，起润滑作用，可减少粗糙食物对胃黏膜的机械性损伤。

胃内 HCO_3^- 主要是由胃黏膜的非泌酸细胞分泌的，其黏液的黏稠度为水的 30～260 倍。胃腔内的 H^+ 向黏液凝胶深层弥散过程中，它不断地与从黏液层下面的上皮细胞分泌并向表面扩散的 HCO_3^- 遭遇，两种离子在黏液层内发生中和，形成 pH 梯度。因此，由黏液和碳酸氢盐共同构成的黏液-碳酸氢盐屏障（图 9-5），有效地阻挡 H^+ 的逆向弥散，保护了胃黏膜免受 H^+ 的假侵蚀。黏液深层的中性 pH 环境还使胃蛋白酶丧失了分解蛋白质的作用。

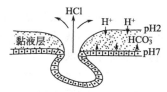

图 9-5　胃黏液-碳酸氢盐屏障模式图

4. 内因子（intrinsic）　泌酸腺的壁细胞除分泌盐酸外，还分泌一种相对分子质量在 50000～60000 之间的糖蛋白，称为内因子。内因子可与进入胃内的维生素 B_{12} 结合而促进其吸收。若内因子缺乏，如胃大部切除或泌酸功能降低等，即可发生维生素 B_{12} 吸收不良，导致红细胞内 DNA 合成障碍，引起巨幼红细胞性贫血。

（二）胃液分泌的调节

进食是胃液分泌的自然刺激物，它通过神经和体液因素调节胃液的分泌。

1. 刺激胃酸分泌的内源性物质

（1）乙酰胆碱　大部分支配胃的副交感神经节后纤维末梢释放乙酰胆碱。乙酰胆碱直接作用于壁细胞膜上的胆碱能受体，引起盐酸分泌增加。

（2）胃泌素　胃泌素主要由胃窦黏膜内的 G 细胞分泌。胃泌素主要通过血液循环作用于壁细胞，刺激其分泌盐酸。

（3）组胺　胃的泌酸区黏膜内的肥大细胞产生大量的组胺。正常情况下，胃黏膜释放少量组胺，通过局部弥散到达邻近的壁细胞，刺激其分泌。壁细胞上的组胺受体为 Ⅱ 型受体（H_2 受体），用甲氰咪呱（cimetidine）及其相类似的药物可以阻断组胺与壁细胞的结合，从而减少胃酸分泌。

以上三种内源性分泌物，一方面可通过各自壁细胞上的特异性受体，独立地发挥刺激胃酸分泌的作用；另一方面，三者又相互影响。

2. 消化期的胃液分泌　进食后胃液分泌的机制，一般按接受食物刺激的部位，分成三个时期，即头期、胃期和肠期。实际上，这三个时期几乎是同时开始的、相互重叠的。

（1）头期胃液分泌　头期的胃液分泌是由进食动作引起的，因其传入冲动均来自头部眼、耳、口腔、咽、食管等感受器，因而称为头期。

头期胃液分泌的机制包括条件反射性和非条件反射性两种。前者是由和食物有关的形象、气味、声音等刺激了视、嗅、听等感受器而引起的；后者则当咀嚼和吞咽食物时，刺激了口腔和咽喉等外的化学和机械感受器而引起的。这些反射的传入途径与由进食引起的唾液分泌的传入途径相同，反射中枢包括延髓、下丘脑、边缘和大脑皮层等。迷走神经是这些反射共同的传出神经。迷走神经兴奋，除了通过其末梢释放乙酰胆碱，直接引起腺体细胞分泌外，还可引起胃窦黏膜内的 G 细胞释放胃泌素，后者经过血液循环刺激胃腺分泌（图 9-6）。由此可见，头期的胃液分泌并不是纯神经反射性的，而是一种神经-体液性的调节。

头期胃液分泌的量、酸度和胃蛋白酶的含量都很高。

（2）胃期胃液分泌　食物入胃后，对胃产生机械性和化学性刺激，继续引起胃液分泌，其主要途

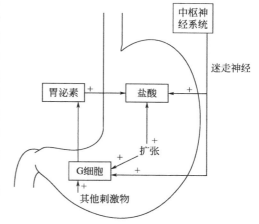

图 9-6　引起胃酸分泌的机制

径为：①扩张刺激胃底、胃体部的感受器，通过迷走-迷走神经长反射和壁内神经丛的短反射，引起胃腺分泌；②扩张刺激胃幽门部，通过壁内神经丛，作用于 G 细胞，引起胃泌素的释放；③食物的化学成分直接作用于 G 细胞，引起胃泌素的释放。

刺激 G 细胞释放胃泌素的主要食物化学成分是蛋白质的消化产物，其中包括肽类和氨基酸。糖类和脂肪类食物不是胃泌素释放的强刺激物。

胃期分泌的胃液酸度很高，但胃蛋白酶含量却比头期分泌的胃液为弱。

（3）肠期胃液分泌　将食糜内的提取液、蛋白胨液由瘘管直接注入十二指肠内，也可引起胃液分泌的轻度增加，说明当食物离开胃进入小肠后，还有继续刺激胃液分泌的作用。机械扩张游离的空肠袢，胃液分泌也增加。当食物与小肠黏膜接触时，小肠黏膜释放激素，通

过体液调节机制作用于胃。

　　肠期胃液分泌的量不大，大约占进食后胃液分泌总量的 1/10，这可能与食物在小肠内同时还产生许多对胃液起抑制性作用的调节有关。

　　3. 胃液分泌的抑制性调节　正常消化期的胃液分泌还受到各种抑制性因素的调节。在消化期，抑制胃液分泌的因素除精神、情绪因素外，主要有盐酸、脂肪和高张溶液三种。

　　盐酸是胃腺活动的产物，但它对胃腺的活动又具有抑制性作用，因此是胃酸分泌的一种负反馈调节机制。当胃窦的 pH 降到 1.2～1.5 时，便可能对胃液分泌产生抑制作用。这种抑制作用的机制可能是：①盐酸直接抑制了胃窦黏膜中的 G 细胞，减少胃泌素的释放；②胃内酸度增加，通过引起胃黏膜释放生长抑素，抑制胃泌素和胃液的分泌；③酸作用于小肠黏膜可引起促胰液素释放，后者对胃泌素引起的酸分泌具有明显的抑制作用，因此，促胰液素很可能是十二指肠酸化抑制胃液分泌的一种抑制物。

　　脂肪是抑制胃液分泌的一个重要因素。脂肪及其消化产物进入十二指肠后，小肠黏膜分泌抑胃肽、神经降压素等多种肠抑素，抑制胃液分泌的量、酸度、消化能力和胃运动。

　　十二指肠内高张溶液激活小肠内渗透压感受器，通过肠-胃反射引起胃酸分泌的抑制。另外，通过刺激小肠黏膜释放抑制性激素而抑制胃液分泌。

二、胃的运动

　　胃运动的生理功能是容纳、磨碎食物，使食物与胃液充分混合，形成食糜，并将食糜分批排入十二指肠。在非消化期间，胃无明显的运动；在消化期间，胃运动明显加强。

　　(一) 胃的主要运动形式

　　1. 胃的容受性舒张 (receptive relaxation)　当咀嚼和吞咽时，食物对口、食管等外感受器的刺激，可通过迷走神经反射性地引起胃底和胃体部肌肉的舒张。胃壁肌肉的这种活动，被称为胃的容受性舒张。容受性舒张使胃腔容量由空腹时的 50ml 增加到进食后的1.5L，适应于大量食物的涌入，而胃内压力变化并不大，从而使胃更好地完成容受和贮存食物的功能。

　　胃的容受性舒张是通过迷走神经的传入和传出通路反射实现的，切断人和动物的双侧迷走神经，容受性舒张即不再出现。

　　2. 紧张性收缩　胃壁平滑肌缓慢、微弱而持续地收缩称紧张性收缩。各部分消化道平滑肌都具有这种运动形式。紧张性收缩的主要作用是维持胃肠道内一定的压力、维持胃的位置及形态。

　　3. 蠕动　食物入胃后 5min，胃即开始蠕动。蠕动是从胃的中部开始，有节律地向幽门方向进行。人胃蠕动波的频率约每分钟 3 次，并需 1min 左右到达幽门。蠕动在向幽门传播的过程中，波的幅度和速度逐渐增强，当达到幽门时，收缩力加强，幽门开放，可将 1～2ml 食糜推入十二指肠。

　　(二) 胃的排空及其控制

　　食物由胃排入十二指肠的过程称为胃的排空 (gastric empty)。一般在食物入胃后 5min即有部分食糜被排入十二指肠。食物的排空速度与食物的物理性状和化学组成有关。稀的、流体食物比稠的或固体食物排空快；细碎的、颗粒小的食物比大块的食物排空快。三种主要营养物质，糖类的排空时间较蛋白质短，脂肪类食物排空最慢。混合食物，胃完全排空需要4～6h。影响胃排空的因素如下。

　　1. 胃内促进排空因素　胃运动使胃内压力增加，是促进胃排空的原动力。当胃内压大于十二指肠内压时才发生排空。胃内容物扩张胃壁，通过壁内神经反射或迷走-迷走反射，引起胃运动加强，促进胃排空。另外，迷走神经兴奋、促胃液素、胃动素等均可使胃运动增强，促进胃排空；交感神经兴奋、盐酸、脂肪、促胰液素、抑胃肽等则相反。

2. 十二指肠因素抑制排空　十二指肠壁上存在多种感受器，酸、脂肪、渗透压及机械扩张，都可以刺激这些感受器，反射性地抑制胃运动，引起胃排空减慢。这个反射称为肠-胃反射，其传出冲动可通过迷走神经、壁内神经，甚至还可能通过交感神经等几条途径传到胃。

（三）呕吐

呕吐是将胃及肠内容物从口腔强力驱出的动作。机械的和化学的刺激作用于咽部、胃、大小肠、总胆管、泌尿生殖器官等处的感受器，都可以引起呕吐。视觉和内耳庭的位置感觉发生改变时，也可引起呕吐。

呕吐动作是一反射性活动，冲动由迷走神经和交感神经的感觉纤维、舌咽神经及其他神经传入延髓的呕吐中枢，由中枢发出的冲动沿迷走神经、交感神经、膈神经和脊神经等传到胃、小肠、膈肌和腹壁肌等处。在延髓呕吐中枢附近存在一个特殊的化学感受器，某些中枢性催吐药如阿朴吗啡，实际上是刺激了这个化学感受野，通过它再兴奋呕吐中枢的。

呕吐是一种具有保护意义的防御反射，它可把胃内有害物质排出。但长期剧烈的呕吐会影响进食和正常消化活动，并且使大量的消化液丢失，造成体内水电解质和酸碱平衡的紊乱。

第四节　小肠内消化

食糜由胃进入十二指肠后，即开始了小肠内的消化。小肠内消化是整个消化过程中最重要的阶段。食糜在小肠受到胰液、胆汁和小肠液的化学性消化以及小肠运动的机械性消化。食物通过小肠后，消化过程基本完成，未被消化的食物残渣，从小肠进入大肠。食物在小肠内停留的时间，随食物的性质而有不同，一般为 3～8h。

一、胰液的分泌

（一）胰液的成分和作用

胰液是无色无臭的碱性液体，pH 为 7.8～8.4，渗透压约与血浆相等。人每日分泌的胰液量为 1～2L。

胰液中含有无机物和有机物。在无机成分中，碳酸氢盐的含量很高，它是由胰腺内小导管细胞分泌的。HCO_3^- 的主要作用是中和进入十二指肠的胃酸，使肠黏膜免受强酸的侵蚀；同时也提供小肠内多种消化酶活动的最适宜 pH 环境（pH7～8）。除 HCO_3^- 外，占第二位的主要负离子是 Cl^-。Cl^- 的浓度随 HCO_3^- 浓度的变化而变化，当 HCO_3^- 浓度升高时，Cl^- 的浓度就下降。胰液中的正离子有 Na^+、K^+、Ca^{2+} 等，它们在胰液中的浓度与血浆中的浓度非常接近。

胰液中的有机物主要是蛋白质，含量 0.1%～10%，随分泌的速度不同而不同。胰液中的蛋白质主要由多种消化酶组成，它们由腺泡细胞分泌。胰液中的消化酶主要有如下几种。

1. 胰淀粉酶　胰淀粉酶是一种 α-淀粉酶，它对生的或熟的淀粉的水解效率都很高，消化产物为糊精、麦芽糖。胰淀粉酶作用的最适 pH 为 6.7～7.0。

2. 胰脂肪酶　胰脂肪酶可分解甘油三酯为脂肪酸、甘油一酯和甘油。它的最适 pH 为 7.5～8.5。胰液中还含有一定量的胆固醇和磷脂酶 A2，它们分别水解胆固醇酯和卵磷脂。

3. 胰蛋白酶和糜蛋白酶　这两种酶是以不具有活性的酶原形式存在于胰液中的。肠液中的肠致活酶可以激活胰蛋白酶原。此外，酸、胰蛋白酶本身，以及组织液也能使胰蛋白酶原活化。糜蛋白酶原是在胰蛋白酶作用下转化为有活性的糜蛋白酶的。

胰蛋白酶和糜蛋白酶的作用极相似，都能分解蛋白质为胨，当两者一同作用于蛋白质时，则可消化蛋白质为小分子的多肽和氨基酸。

正常胰液中还含有羧基肽酶、核糖核酸酶、脱氧核糖核酸酶等水解酶。羧基肽酶可作用于多肽末端的肽键，释放出具有自由羧基的氨基酸，后两种酶则可使相应的核酸部分水解为单核苷酸。

由于胰液中含有水解三种主要食物的消化酶，因而是所有消化液中最重要的一种。当胰液分泌障碍时，食物中的脂肪和蛋白质仍不能完全消化，从而影响吸收，但糖的消化和吸收一般不受影响。

（二）胰液分泌的调节

在非消化期，胰液几乎不分泌或很少分泌。进食开始后，胰液开始分泌。因此，食物是兴奋胰腺的自然因素。进食时胰液受神经和体液双重控制，但以体液调节为主（图 9-7）。

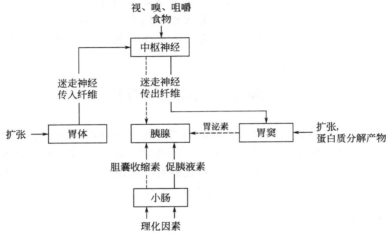

图 9-7　胰液分泌的神经、体液调节
实线代表水分分泌；虚线代表酶的分泌

1. 神经调节　食物的形象、气味，食物对口腔、食管、胃和小肠的刺激，都可通过神经反射引起胰液分泌。反射的传出神经主要是迷走神经。切断迷走神经，或注射阿托品阻断迷走神经的作用，都可显著地减少胰液分泌。迷走神经可通过其末梢释放乙酰胆碱直接作用于胰腺，也可通过引起胃泌素的释放，间接地引起胰腺分泌。迷走神经主要作用于胰腺的腺泡细胞，对导管细胞的作用较弱。因此，迷走神经兴奋引起的胰液分泌水分和碳酸氢盐含量很少，而酶的含量却很丰富。

2. 体液调节　调节胰液分泌的体液因素主要有促胰液素和胆囊收缩素（促胰酶素）两种。

（1）促胰液素　当酸性食糜进入小肠后，可刺激小肠黏膜的 S 细胞释放促胰液素。盐酸是最强的刺激因素，其次为蛋白质分解产物和脂酸钠，糖类几乎没有作用。

促胰液素主要作用于胰腺小导管的上皮细胞，使其分泌大量的水分和碳酸氢盐，因而使胰液的分泌量大为增加，酶的含量很低。

（2）胆囊收缩素　由小肠黏膜中 I 细胞释放的一种肽类激素。引起胆囊收缩素释放的因素，由强至弱为：蛋白质分解产物、脂酸钠、盐酸、脂肪。糖类没有作用。

促进胰液中各种酶的分泌是胆囊收缩素的一个重要作用，因而也称促胰酶素；它的另一重要作用是促进胆囊强烈收缩，排出胆汁。

影响胰液分泌的体液因素还有胃窦分泌的胃泌素、小肠分泌的血管活性肠肽等，它们的作用分别与胆囊收缩素和促胰液素相似。

二、胆汁的分泌与排出

胆汁由肝细胞生成后由肝管流出，经胆总管至十二指肠，或由肝管转入胆囊而存贮于胆囊，当消化时再由胆囊排至十二指肠。胆汁和胰液、肠液一起，对小肠内的食糜进行化学性消化。

（一）胆汁的性质和成分

成人胆汁每天分泌量 800～1000ml。肝胆汁呈金黄色或橘黄色，pH 约 7.4。胆囊胆汁因浓缩而成黄绿色，并因 HCO_3^- 被吸收而呈弱酸性，pH 约 6.8。胆汁的成分很复杂，除水和 Na^+、K^+、Cl^-、HCO_3^- 等无机物外，有机物主要是胆盐、胆色素、胆固醇和卵磷脂，但不含消化酶。胆盐是胆汁参与消化和吸收的主要成分。胆色素包括胆红素和胆绿素，其种类和浓度决定了胆汁的颜色。胆固醇由肝脏合成，是胆汁酸的前身。正常情况下，胆汁中的胆盐和胆固醇、卵磷脂保持适当比例，以维持胆固醇的溶解状态。若胆盐合成减少或当胆固醇合成过多时，胆固醇就容易沉淀而形成结石。

（二）胆汁的作用

1. 乳化脂肪、促进脂肪的消化　胆汁中的胆盐、胆固醇和卵磷脂等作为乳化剂，降低脂肪的表面张力，使脂肪乳化成微滴，增加胰脂肪酶的作用面积，从而促进脂肪消化。

2. 帮助脂肪的吸收　胆盐达到一定浓度后，可聚合成微胶粒。脂肪酸、甘油一酯等可掺入到微胶粒中，形成水溶性混合微胶粒，通过肠上皮表面的静水层，将不溶于水的长链脂肪酸、甘油一酯等脂肪的分解产物运送到肠黏膜表面，从而促进脂肪、脂溶性维生素（维生素 A、维生素 D、维生素 E、维生素 K）及胆固醇的吸收。若缺乏胆盐，将影响脂肪的消化和吸收，甚至引起脂肪性腹泻。

（三）胆汁分泌和排出的调节

在消化道内的食物是引起胆汁分泌和排出的自然刺激物。高蛋白食物引起胆汁流出最多，高脂肪或混合食物的作用次之，而糖类食物的作用最小。

1. 神经因素　神经对胆汁分泌和胆囊收缩的作用均较弱。进食动作或食物对胃、小肠的刺激可通过神经反射引起肝胆汁分泌的少量增加，胆囊收缩也轻度加强。反射的传出途径是迷走神经，切断两侧迷走神经，或应用胆碱能受体阻断剂，均可阻断这种反应。

2. 体液因素　多种体内因素参与调节胆汁的分泌和排出。胃泌素通过血液循环作用于肝细胞和胆囊引起胃酸分泌，胃酸引起促胰液素释放而促进肝胆汁分泌。促胰液素主要作用于胆管系统，引起胆汁分泌主要是量和 HCO_3^- 含量的增加，胆盐的分泌并不增加。胆囊收缩素通过降低 Oddi 括约肌的紧张性，使胆囊胆汁大量排放。胆汁中的胆盐或胆汁酸排至小肠后，90％以上被小肠黏膜吸收入血，通过肝门静脉回到肝，再组成胆汁而又分泌入肠，这一过程称为胆盐的肠肝循环。返回到肝的胆盐有刺激肝胆汁分泌的作用。

总之，由进食开始，到食物进入小肠内，在神经和体液因素调节下，都可引起胆汁的分泌和排出活动，尤以食物进入小肠后的作用最为明显。

三、小肠液的分泌

小肠内的腺体分布在十二指肠的黏膜下层中，分泌碱性液体，内含黏蛋白，因而黏稠度很高。这种分泌物的主要机能是保持十二指肠的上皮不被胃酸侵蚀。

（一）小肠液的性质、成分和作用

小肠液为一种弱碱性液体，pH 约 7.6，渗透压与血浆相等。小肠液中除水和无机盐外，还含有肠致活酶和黏蛋白等有机物。小肠液的分泌量大，变动范围也大，成年人每天分泌量 1～3L。

小肠液的主要作用是：①稀释消化产物，降低其渗透压以利吸收；②保护十二指肠黏膜免受胃酸的侵蚀；③小肠液中的肠致活酶可激活胰蛋白酶原，促进蛋白质的消化。另外，已知小肠上皮细胞的刷状缘存在多种寡糖酶和肽酶，对一些进入上皮细胞的营养物质继续起消化作用。

（二）小肠液分泌的调节

小肠液的分泌是经常性的，但不同条件下，分泌量的变化很大。食糜对肠黏膜的局部机械刺激和化学刺激都可引起小肠分泌，其中以对扩张刺激最为敏感，小肠内食糜量越多，分泌也越多。一般认为，这些刺激主要是通过肠壁内在神经丛的局部反射引起分泌的，外来神经的作用并不明显。促胰液素、促胃液素和血管活性肠肽等胃肠激素都有刺激小肠液分泌的作用。

四、小肠的运动

小肠的运动功能是靠肠壁外层的纵行肌和内层的环行肌两层平滑肌完成的。

（一）小肠的运动形式

小肠的运动形式包括紧张性收缩、分节运动和蠕动三种。

1. 紧张性收缩　小肠平滑肌紧张性是其他运动形式有效进行的基础。当小肠紧张性降低时，肠腔易于扩张，肠内容物的混合和转运减慢；相反，当小肠紧张性升高时，食糜在小肠内的混合和转运过程加快。

2. 分节运动（图 9-8）　是一种以环行肌为主的节律性收缩和舒张运动。在食糜所在的一段肠管上，环行肌在许多点同时收缩，把食糜分割成许多节段。随后，原来收缩处舒张，原来舒张处收缩，使原来的节段分为两半，而相邻的两半则合起来形成一个新的节段。如此反复进行，食糜不断地被分开，又不断地混合。分节运动的推进作用很小，主要使食糜与消化液充分混合，便于进行化学性消化。另外，还使食糜与肠壁紧密接触，为吸收创造良好条件。分节运动还能挤压肠壁，有助于血液和淋巴的回流。

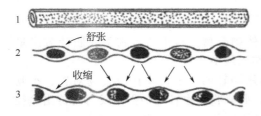

图 9-8　小肠的分节运动模式图
1—肠管表面观；2、3—肠管切面观，
示不同阶段的食糜节段分割和合拢情况

分节运动在空腹时几乎不存在，进食后才逐渐变强起来。小肠各段分节运动的频率不同，小肠上部频率较高，下部较低。在人，十二指肠分节运动的频率约为每分钟 11 次，回肠末端为每分钟 8 次。这种活动梯度对于食糜从小肠的上部向下部推进具有一定意义。

3. 蠕动　小肠的蠕动发生在小肠的任何部位，其速率为 0.5～2.0cm/s，近端小肠的蠕动速度大于远端。小肠蠕动波很弱，通常只进行数厘米距离后消失。蠕动的意义在于使经过分节运动作用的食糜向前推进一步，到达一个新肠段，再开始分节运动。食糜在小肠内实际的推进速度只有 1cm/min，食糜从幽门部到回盲瓣，需要历时 3～5h。

在小肠常见到一种进行速度很快（2～25cm/s）、传播较远的蠕动，称为蠕动冲。蠕动冲可把食糜从小肠始端一直推送到大肠。蠕动冲可能是由于进食时吞咽动作或食糜进入十二指肠而引起的。

（二）小肠运动的调节

1. 内在神经丛的作用　位于纵行肌和环行肌之间的肌间神经丛对小肠运动起主要调节作用。当机械和化学刺激作用于肠壁感受器时，通过局部反射可引起平滑肌的蠕动运动。切断小肠的外来神经，小肠的蠕动仍可进行。

2. 外来神经的作用　副交感神经的兴奋能加强肠运动，而交感神经兴奋则产生抑制作用。但效果还依当时的状态而定。如肠肌的紧张性高，则无论副交感或交感神经兴奋，都使之抑制；相反，如肠肌的紧张性低，则两种神经兴奋都有增强其活动的作用。

3. 体液因素的作用　小肠壁内的神经丛和平滑肌对各种化学物质具有广泛的敏感性。除两种重要的神经递质乙酰胆碱和去甲肾上腺素外，还有一些肽类激素和胺，如 P 物质、脑啡肽和 5-羟色胺，都有兴奋肠运动的作用。

（三）回盲括约肌的功能

回肠末端与盲肠交界处的环行肌明显增厚，起着括约肌的作用，称为回盲括约肌。在平时，回盲括约肌保持轻度的收缩状态，其功能主要有二：一是防止回肠内容物过快进入大肠，延长食糜在小肠内的停留时间，有利于小肠内容物彻底消化吸收；二是具有活瓣作用，阻止大肠内容物反流入回肠。

进食时，食物入胃可通过胃-肠反射引起回肠蠕动，当蠕动波到达回肠末端时，回盲括约肌便舒张，将大约 4ml 食糜从回肠排入结肠。而当盲肠扩张时，可通过肠肌局部反射引起括约肌收缩，回肠蠕动受到抑制，防止回肠内容物向结肠排放；扩张回肠末端则引起括约肌舒张。

第五节　大肠内消化

人类大肠内没有重要的消化活动。大肠的主要功能在于吸收水分，为消化后的残余物质提供暂时贮存所。

一、大肠液的分泌

大肠液由肠黏膜表面的柱状上皮细胞及杯状细胞分泌。主要成分为黏液、碳酸氢盐和少量二肽酶和淀粉酶，其 pH 为 8.3～8.4。大肠液对物质的分解作用不大，主要作用在于其中的黏液蛋白保护肠黏膜和润滑粪便。

大肠液的分泌主要是由食物残渣对肠壁的机械性刺激引起的。刺激副交感神经可使分泌增加，而刺激交感神经则可使正在进行着的分泌减少。尚未发现重要的体液调节。

二、大肠的运动和排便

大肠的运动少而慢，对刺激的反应迟缓，利于粪便的暂时贮存。

（一）大肠运动的形式

1. 袋状往返运动　是在空腹时最多见的一种运动形式，由环行肌无规律地收缩所引起，它使结肠袋中的内容物向两个方向做短距离的位移，不向前推进。

2. 分节或多袋推进运动　是一个结肠袋或一段结肠收缩，其内容物被推移到下一段的运动。与进食后和副交感活动有关。

3. 蠕动　大肠的蠕动由一些稳定向前的收缩波组成，收缩波的后面则保持在收缩状态，使这段肠管闭合并排空。

在大肠还有一种进行快、前进很远的集团蠕动，始于横结肠，可将一部分大肠物推至降结肠或乙状结肠。集团蠕动常见于进食后，最常发生在早餐后 60min 之内，由十二指肠-结肠反射所引起。这一反射主要是通过内在神经丛的传递实现的。

（二）排便

食物残渣在大肠内停留的时间较长，一般在十余小时以上，食物残渣中的一部分水分被大肠黏膜吸收，经过大肠细菌的发酵和腐败作用，形成了粪便。粪便中除食物残渣外，还包括脱落的肠上皮细胞和大量的细菌。此外，机体代谢后的废物，包括由肝排出的胆色素衍生物，以及由血液通过肠壁排至肠腔中的某些金属，如钙、镁、汞等的盐类，也随粪便排至体外。

正常的直肠内通常没有粪便。当肠的蠕动将粪便推入直肠时，刺激了直肠壁内的感受器，冲动经盆神经和腹下神经传至脊髓腰骶段的初级排便中枢，同时上传到大脑皮层，引起便意和排便反射。通过盆神经的传出冲动，使降结肠、乙状结肠直肠收缩，肛门内括约肌舒张，同时，阴部神经的冲动减少，肛门外括约肌舒张，使粪便排出体外。此外，由于支配腹肌和膈肌的神经兴奋，腹肌和膈肌也发生收缩，腹内压增加，促进粪便的排出。正常人的直肠对粪便的压力刺激具有一定的阈值，当达到此阈值时即可引起便意。

排便运动受大脑皮层的影响以加强或抑制排便。

（三）大肠内细菌的活动

大肠内有许多细菌，主要来自食物和空气。大肠内的酸碱度和温度对一般细菌的繁殖极为适宜，细菌中含有能分解食物残渣的酶，还能利用肠内较为简单的物质合成维生素 B 复合物和维生素 K，由肠内吸收后，对人体有营养作用。

据估计，粪便中死的和活的细菌约占粪便固体重量的 $20\%\sim30\%$。

第六节　吸　　收

消化管内的吸收是指食物的成分或其消化后的产物，通过上皮细胞进入血液和淋巴的过程。

一、吸收的部位

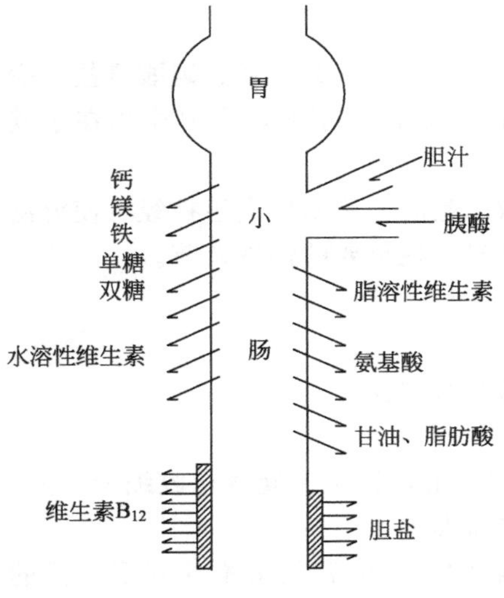

图 9-9　各种主要营养物质在小肠的吸收部位

在口腔和食道内，营养物质几乎不被吸收；胃可吸收少量水分和酒精。营养物质的主要吸收部位在小肠。①小肠有巨大的吸收面积。小肠较长，它的黏膜具有环行皱褶，皱褶上有大量绒毛，每条绒毛的柱状上皮细胞上还有许多微绒毛。由于环行皱褶、绒毛和微绒毛的存在，使小肠的面积比同样长短的简单圆筒增加约 600 倍，可达 $200m^2$ 左右。②小肠绒毛内部有毛细血管、毛细淋巴管、平滑肌和神经。进食后绒毛产生节律性的伸缩和摆动，加速绒毛内血液和淋巴的流动，有助于吸收。③小肠内有各种消化液，食物在此已被消化为可吸收的小分子物质。④食物在此停留的时间较长（3～8h）。一般情况，蛋白质、糖类和脂肪的消化产物大部分在十二指肠和空肠被吸收，胆盐和维生素 B_{12} 在回肠被吸收。另外，小肠每日分泌的 6～8L 的消化液也在小肠被吸收（图 9-9）。

二、小肠内主要营养物质的吸收

（一）水分的吸收

人每日由胃肠吸收回体内的液体量超过 8L。水分的吸收都是被动的，各种溶质，特别是 NaCl 的主动吸收产生的渗透压梯度是水分吸收的主要动力。细胞膜和细胞间的紧密连接对水的通透性都很大，因此，驱使水吸收的渗透压一般只有 3～5mOsm/L。

（二）无机盐的吸收

一般，单价碱性盐类如钠、钾、铵盐的吸收快，多价碱性盐类则吸收慢。凡能与钙结合而形成沉淀的盐，如硫酸盐、磷酸盐、草酸盐等，则不能被吸收。

1. 钠的吸收 成人每日摄入 250～300mmol 的钠，消化腺大致分泌相同数量的钠，但从粪便中排出的钠不到 4mmol，说明肠内容中 95％～99％的钠都被吸收。由于细胞内的电位较肠腔低 40mV，且细胞内钠的浓度较周围液体低，因此，钠可顺电化学梯度通过扩散作用进入细胞内，再通过膜上钠泵的活动逆电化学梯度进行主动转运至血液（图 9-10）。

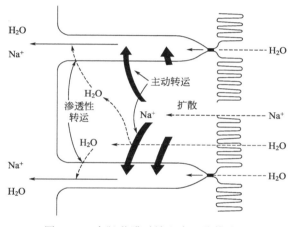

图 9-10 小肠黏膜对钠和水吸收模式图

2. 铁的吸收 人每日吸收的铁约为 1mg，仅为每日膳食中含铁量的 1/10。食物中的铁绝大部分是三价铁，有机铁和高铁都不易被吸收，需还原为亚铁后才被吸收。维生素 C 能将高铁还原为亚铁促进铁的吸收。铁在酸性环境中易溶解而便于吸收，故胃液中的盐酸有促进铁吸收的作用，胃大部切除的病人，常常会伴有缺铁性贫血。

3. 钙的吸收 食物中的钙仅有小部分被吸收，大部分随粪便排出。钙盐只有在水溶液离子状态才能被吸收。pH 约为 3 时，呈离子状态，吸收最好。钙与肠内容中的磷酸形成不溶解的磷酸钙，影响吸收。钙的吸收还与维生素 D 和机体对钙的需要有关，维生素 D 有促进小肠对钙吸收的作用。

4. 负离子的吸收 在小肠内吸收的负离子主要是 Cl^-、HCO_3^-。由钠泵产生的电位差可促进肠腔负离子向细胞内移动。

（三）糖的吸收

糖类只有分解为单糖才被小肠上皮细胞吸收。单糖的吸收是消耗能量的主动过程，能量来自钠泵，属于继发性主动转运。用抑制钠泵的哇巴因，或用能与 Na^+ 竞争转运体蛋白的 K^+，均能抑制糖的主动转运。

（四）蛋白质的吸收

蛋白质经消化分解为氨基酸后，几乎全部被小肠吸收。氨基酸的吸收是主动性的。中性氨基酸的转运比酸性或碱性氨基酸速度快。与单糖的吸收相似，氨基酸的吸收也是通过与钠吸收耦联。氨基酸吸收的路径几乎完全是经血液。

小肠的纹状缘上存在二肽和三肽的转运系统，许多二肽和三肽也可完整地被小肠上皮细胞吸收。进入细胞内的二肽和三肽，可被细胞内的二肽酶和三肽酶进一步分解为氨基酸，再进入血液循环。

（五）脂肪的吸收

在小肠，脂类的消化产物脂肪酸、甘油一酯、胆固醇等很快与胆汁中的胆盐形成混合微胶粒。由于胆盐有亲水性，能携带脂肪消化产物通过覆盖在小肠绒毛表面的静水层到达微绒毛。甘油一酯、脂肪酸和胆固醇等再从混合胶粒中释出，透过微绒毛的脂蛋白膜而进入黏膜细胞，胆盐被留于肠腔内（图 9-11）。

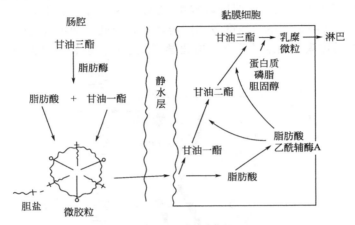

图 9-11　脂肪在小肠内消化和吸收的主要方式

长链脂肪酸及甘油酯被吸收后，在肠上皮细胞的内质网重新合成甘油三酯，与细胞中生成的载脂蛋白合成乳糜微粒（chylomicron），再扩散入淋巴。

中、短链甘油三酯水解产生的脂肪酸和甘油一酯，在小肠上皮细胞中不再变化，水溶性强，可以直接进入门脉。由于膳食的动、植物油中含有 15 个以上碳原子的长链脂肪酸很多，所以脂肪的吸收途径以淋巴为主。

（六）胆固醇的吸收

食物中来的胆固醇部分是酯化的，须在肠腔中经胆固醇酯酶作用，水解为游离胆固醇后才能被吸收。游离的胆固醇通过形成混合微胶粒，在小肠上部被吸收。被吸收的胆固醇大部分在小肠黏膜中又重新酯化，生成胆固醇酯，最后与载脂蛋白一起组成乳糜微粒经由淋巴系统进入血循环。

（高越颖　邱丽颖）

第十章　能量代谢和体温

第一节　能量代谢

新陈代谢是机体生命活动的基本特征，新陈代谢包括物质代谢和能量代谢，简称代谢。

一、能量的来源与去路

人体从外界摄取食物，通过食物中的糖、脂肪、蛋白质三大营养物质在体内的合成代谢和分解代谢而获取进行自身更新的材料及完成各项生命活动的能量。三大营养物质是人体的能量来源。但机体并不能将它们在体内代谢产生的能量直接利用，而是通过腺苷三磷酸的合成和分解来贮备和供应能量。

（一）能量的来源

1. 糖　糖类所供给的能量是机体活动主要的能量来源。在我国人口中，机体所需能量的 70％以上由食物中糖提供。葡萄糖吸收后一部分可转变为糖原贮存在肝脏和骨骼肌中，分别称为肝糖原和肌糖原。其中肝糖原可直接分解生成葡萄糖而维持血糖水平的相对稳定。通常正常成人的肝糖原贮备约为 150g。

2. 脂肪　脂肪的主要生理功能是贮能和供能。1g 脂肪在体内彻底氧化所释放的能量约为 40kJ。一般情况下，脂肪氧化供能占所需能量的 20％～30％。在空腹时，人体所需能量的 50％以上由贮存脂肪氧化供给。如果禁食 1～3 天，能量的 80％来自脂肪氧化，使贮存脂肪减少。通常，健康成人贮存脂肪占体重的 20％左右，但因遗传、营养、生活习惯等不同有很大差异。

3. 蛋白质　蛋白质是构成机体的主要原材料。特殊情况下，如长期禁食、高热、结核、恶性肿瘤等慢性消耗性疾病患者，分解为氨基酸氧化供能。蛋白质在体内氧化时可以释放 18kJ/g 的能量。蛋白质在体内氧化除生成 CO_2 和 H_2O 外，还生成小分子含氮化合物。

腺苷三磷酸（adenosine triphosphate，ATP）广泛存在于人体的一切细胞内，是机体能量的直接提供者。

（二）能量的去路

三大营养物质在体内氧化产生的能量，50％用于维持体温，以热能的形式散发，从而维持体热；另一部分则通过使 ADP 转化成 ATP 而贮存在 ATP 的高能磷酸键中。当机体完成各种生理活动时，如肌肉收缩、腺体分泌、细胞膜的主动转运等，ATP 分解，生成 ADP 并释放出大量能量以供利用。磷酸肌酸（creatine phosphate，CP）也是体内存在的一种高能磷酸化合物，主要存在于肌肉组织中，是 ATP 的贮存库。当体内物质代谢产生能量过剩时，ATP 可将能量转给肌酸生成 CP 而贮存起来，以备应急活动时的需求。但 CP 只能通过将贮存的能量转给 ADP 生成 ATP 后才能被利用。

与能量代谢相关的几个概念介绍如下。

1. 食物的热价　1g 食物氧化（或在体外燃烧）时所释放出来的能量称为食物的热价（thermal equivalent of food）。食物的热价分为物理热价和生物热价。前者指食物在体外燃烧时释放的热量，后者指食物经过生物氧化所产生的热量。

2. 食物的氧热价　某种营养物质被氧化时，每消耗 1L 氧所产生的热量，称为该食物的氧热价 (thermal equivalent of oxygen)。

3. 呼吸商　一定时间内机体的 CO_2 产量与耗氧量的比值称为呼吸商 (respiratory quotient，RQ)。机体依靠呼吸功能从外界摄取氧，以供各种营养物质氧化分解的需要，同时也将代谢产物 CO_2 呼出体外。各种营养物质在细胞内氧化供能属于细胞呼吸过程，因而又将各种营养物质氧化时的 CO_2 产量与耗氧量的比值称为某物质的呼吸商。严格来说，应该以 CO_2 和 O_2 的摩尔比来表示呼吸商。但是，因为在同一温度和气压条件下，容积相等的不同气体，其分子数都是相等的，所以通常都用容积（ml 或 L）来计算 CO_2 与 O_2 的比。

糖、脂肪和蛋白质氧化时，它们的 CO_2 产量与耗氧量各不相同，三者的呼吸商也不一样。

因为各种营养物质无论在体内或体外氧化，它们的耗氧量与 CO_2 产量都取决于各物质的化学组成，所以，理论上任何一种营养物质的呼吸商都可以根据它氧化成终产物（CO_2 和 H_2O）的化学反应式计算出来。

糖的一般分子式为 $(CH_2O)_n$，氧化时消耗的 O_2 和产生的 CO_2 分子数相等，呼吸商应该等于 1。葡萄糖氧化时，CO_2 产量与耗氧量均为 6mol，故：

$$RQ = \frac{6mol\ CO_2}{6mol\ O_2} = 1.00$$

脂肪氧化时需要消耗更多的氧。在脂肪本身的分子结构中，氧的含量远较碳和氢少。因此，另外提供的氧不仅要用来氧化脂肪分子中的碳，还要用来氧化其中的氢。所以脂肪的呼吸商将小于 1。

蛋白质的呼吸商较难测算，因为蛋白质在体内不能完全氧化，而且它氧化分解途径的细节有些还不够清楚，所以只能通过蛋白质分子中的碳和氢被氧化时的需氧量和 CO_2 产量，间接算出蛋白质的呼吸商，其计算值为 0.80。

在人的日常生活中，营养物质不是单纯的，而是糖、脂肪和蛋白质混合而成的（混合膳食）。所以，呼吸商常变动于 0.71～1.00 之间。人体在特定时间内的呼吸商要看哪种营养物质是当时的主要能量来源而定。若能源主要是糖类，则呼吸商接近于 1.00；若主要是脂肪，则呼吸商接近于 0.71。在长期病理性饥饿情况下，能源主要来自机体本身的蛋白质和脂肪，则呼吸商接近于 0.80。一般情况下，摄取混合食物时，呼吸商常在 0.85 左右。三种营养物质氧化时的数据见表 10-1。

表 10-1　三种营养物质氧化时的数据

营养物质	物理热价 /(kJ/g)	生物热价 /(kJ/g)	营养学热价 /(kJ/g)	耗氧量 /(L/g)	CO_2 产量 /(L/g)	氧热价 /(kJ/L)	呼吸商 /(RQ)
糖	17	17	16.7	0.83	0.83	21	1.00
蛋白质	23.5	18	16.7	0.95	0.76	18.8	0.80
脂肪	39.8	39.8	37.7	2.03	1.43	19.7	0.71

二、影响能量代谢的因素

影响能量代谢的因素有肌肉活动、精神活动、食物的特殊动力作用和环境温度等。

（一）肌肉活动

肌肉活动对能量代谢的影响最为显著。机体任何轻微的活动都可提高代谢率。人在运动或劳动时耗能显著增加，因为肌肉活动需要补给能量，而能量则来自大量营养物质的氧化，导致机体耗氧量的增加。机体耗氧量的增加与肌肉活动的强度呈正比关系，耗氧量最多达安静时的 10～20 倍。肌肉活动的强度称为肌肉工作的强度，也就是劳动强度。劳动强度通常用单位时间内机体的产热量来表示，也就是说，可以把能量代谢率作为评估劳动强度的指标。劳动或运动时的能量代谢率见表 10-2。

表 10-2　劳动或运动时的能量代谢率

机体的状态	躺卧	开会	擦窗子	洗衣	扫地	打排球	打篮球	踢足球
产热量/[kJ/(m² · min)]	2.73	3.40	8.30	9.98	11.37	17.05	24.22	24.98

（二）精神活动

安静状态下，100g 脑组织的耗氧量为 3.5ml/min，氧化的葡萄糖量为 4.5mg/min，接近安静肌肉组织耗氧量的 20 倍，且睡眠和精神活动脑中葡萄糖的代谢率几乎没有差异，表明脑组织的代谢率很高。

人在平静思考时，产热量增加一般不超过 4%，能量代谢受到的影响不大。但在精神处于紧张状态，如烦恼、恐惧或强烈情绪激动时，产热量可以显著增加。可能与出现的无意识的肌紧张以及刺激代谢的激素释放增多等原因有关。因此，测定基础代谢率时，受试者必须避免精神紧张。

（三）食物的特殊动力作用

安静状态摄入食物后，人体释放的热量比摄入的食物本身氧化后所产生的热量要多。例如摄入能产 100kJ 热量的蛋白质后，人体实际产热量为 130kJ，额外多产生了 30kJ 热量，表明进食蛋白质后，机体产热量超过了蛋白质氧化后产热量的 30%。食物能使机体产生"额外"热量的现象称为食物的特殊动力作用（specific dynamic action）。糖类或脂肪的食物特殊动力作用为其产热量的 4%～6%，即进食能产 100kJ 热量的糖类或脂肪后，机体产热量为 104～106kJ。而混合食物可使产热量增加 10% 左右。这种额外增加的热量不能被利用来做功，只能用于维持体温。这种现象在进食后 1h 左右开始，延续到 7～8h，机制尚未完全了解。

（四）环境温度

人安静时的能量代谢，在 20～30℃ 的环境中最为稳定。当环境温度低于 20℃ 时，代谢率有所增加；在 10℃ 以下，代谢率显著增加。环境温度低时代谢率增加，主要是由于寒冷刺激反射地引起寒战以及肌肉紧张增强所致。当环境温度为 30～45℃ 时，代谢率增加可能是因为体内化学过程的反应速度有所增加，还有发汗功能旺盛及呼吸、循环功能增强等因素的作用。

三、基础代谢

基础代谢（basal metabolism）是指基础状态下的能量代谢。基础代谢率（basal metabolic rate，BMR）是指单位时间内的基础代谢，即基础状态下，单位时间内的能量代谢。基础状态是指人体处在清醒、安静，不受肌肉活动、环境温度、食物及精神紧张等因素影响时的状态。基础条件下的代谢率，比一般安静时的代谢率低

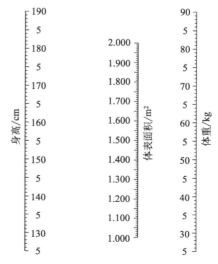

图 10-1　体表面积测算图

8%～10%。基础代谢率以每小时、每平方米体表面积的产热量为单位，通常以 kJ/(m² · h) 来表示。基础代谢率与体表面积基本上成正比。

体表面积可根据图 10-1 直接求出。将受试者的身高和体重在相应两条列线的两点连成一直线，引直线与中间的体表面积列线的交点即该人的体表面积。肺活量、心输出量、主动脉和气管的横截面、肾小球滤过率等都与体表面积有一定的比例关系。

实际测定结果表明，基础代谢率随性别、年龄不同而变化。情况相同时，男子的基础代谢率平均比女子的高，幼年人比成年人的高，年龄越大，代谢率越低。

关于我国正常人基础代谢率的水平，男女各年龄组的平均值如表 10-3 所示。

表 10-3　我国正常人的基础代谢率平均值　　　　　　　kJ/(m² · h)

性别 \ 年龄/岁	11～15	16～17	18～19	20～30	31～40	41～50	51 及以上
男性	195.5	193.4	166.2	157.8	158.7	154.1	149.1
女性	172.5	181.7	154.1	146.4	142.4	142.4	138.6

一般来说，基础代谢率的实际数值相差±10%～±15%，无论较高或较低，都不属病态。当超过 20% 时，才可能是病理变化。

当人体发热时，基础代谢率升高。一般体温每升高 1℃，基础代谢率升高 13%。其他如糖尿病、红细胞增多症、白血病以及伴有呼吸困难的心脏病等，也伴有基础代谢率升高。当机体处于病理性饥饿时，基础代谢率降低。一些疾病如阿狄森病、肾病综合征以及垂体肥胖症常伴有基础代谢率降低。

第二节　体温及其调节

一、体温

（一）体温的概念及其正常值

通常所指的体温为机体深部的平均温度。机体深部的温度相对恒定，各部位之间差异小，安静时新陈代谢最旺盛的肝脏和脑的温度最高，约为 38℃，与温度最低的直肠温度 37℃ 仅相差约 1℃。体表温度极易受外界温度和机体散热的影响，波动幅度大。人体不同部位的体表温度，差异也大，在环境温度 23℃ 时，足部皮肤温度 27℃，而额部皮肤温度可达 33～34℃。

体检中常测体温的部位有三处：①直肠温度，正常值为 36.9～37.9℃；②口腔温度，正常值为 36.7～37.7℃；③腋下温度，正常值为 36.0～37.4℃。

（二）体温的正常生理变动

人体体温呈生理性波动，波动的幅值一般不超过 1℃。

1. 体温的昼夜节律（circadian rhythm）　通常人的体温在清晨 2～6 时最低，午后 13～18 时最高。在一昼夜中呈现规律性周期性波动，这种现象称为昼夜（日）节律。下丘脑内的视交叉上核很可能是生物节律的控制中心。

2. 性别　女性在青春期后体温一般比男子约高 0.3℃，这可能与女性的皮下脂肪层较厚，散热较少有关。另外，女性的体温在月经周期中有波动（图 10-2），波动幅值约 0.5℃。月经期较低，排卵日最低，排卵后又复升高。因此，临床上常通过测绘基础体温曲线了解有无排卵及排卵日。排卵后体温升高，可能与孕激素作用相关。

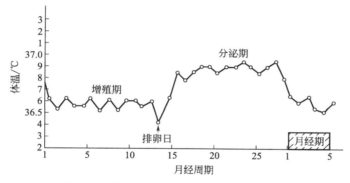

图 10-2　女子一个月经周期的基础体温曲线

3. 年龄　儿童、青少年体温较高，随着年龄的增长体温逐渐降低。新生儿，尤其早产儿，因体温调节机构发育不健全，体温调节能力差，所以体温波动大，易受环境温度的影响。老年人基础代谢率低，体温低。所以，对于老年人和小儿要做好防寒保暖工作。

4. 其他因素　机体剧烈运动、情绪紧张时致骨骼肌收缩、肌紧张加强等，均使产热增加，从而导致体温升高。

进食后，尤其进食蛋白质食物后，由于食物的特殊动力效应，额外产热，也使体温有所升高。深睡、麻醉情况下，肌肉松弛，血管紧张度降低，代谢减弱，使产热减少，因而体温较低。

二、机体的产热与散热

机体内营养物质代谢释放出来的化学能，其中 50% 以上以热能形式用于维持体温。在体温调节机制的调控下，机体产热过程和散热过程处于平衡，以维持正常体温。如果机体的产热量大于散热量，体温升高；反之，体温下降。

（一）产热过程

安静状态下，主要的产热器官是肝脏和脑，人体活动时骨骼肌组织是主要的产热部位。寒冷环境中，由于散热增加，为维持体温相对恒定，机体通过三条途径实现体温调节性产热。①骨骼肌发生不随意的战栗产热，使代谢增强而使产热增加。②寒冷刺激通过机体的交感神经系统，一方面引起肾上腺素和去甲肾上腺素分泌增多，促使细胞新陈代谢率加强。另一方面，促进褐色脂肪分解产热。新生儿主要靠褐色脂肪组织分解产热，即非战栗产热维持体温。③寒冷刺激通过下丘脑-垂体前叶使甲状腺激素分泌。甲状腺激素是促进细胞代谢率增加、使产热增多的最重要激素。

（二）散热过程

人体的主要散热部位是皮肤。当环境温度低于体温时，体热通过皮肤的辐射、传导和对流散热占 70%，通过皮肤汗液蒸发散热约占 27%，呼吸、排尿和排粪散失 3% 左右的热量。

1. 辐射（radiation）散热　是机体以热射线的形式将热量传给外界较冷物质的一种散热形式。在机体安静状态下所占比例较大。辐射散热量与皮肤与环境间的温度差以及机体有效辐射面积等因素有关。气温与皮肤的温差越大，或机体有效辐射面积越大，辐射的散热量就越多。

2. 传导（conduction）散热　传导散热是机体的热量直接传给同它接触的较冷物体的一种散热方式。机体深部的热量以传导方式传到机体表面的皮肤，再传给与它接触的物体，如床或衣服等。人体脂肪的导热度较低，女子或肥胖者皮下脂肪较多，机体由深部向表层传导的散热量要少些。水的导热度较大，可利用冰囊、冰帽给高热病人降温。

3. 对流散热（convection） 是指通过气体交换热量的一种方式。人体周围总是绕有同皮肤接触的空气，人体的热量传给空气，由于空气不断流动，将体热发散到空间。对流是传导散热的一种特殊形式。通过对流散失热量的多少，受风速影响。风速越大，对流散热量也越多。

辐射、传导和对流散失的热量取决于皮肤和环境之间的温度差，温度差越大，散热量越多；温度差越小，散热量越少。皮肤温度为皮肤血流量所控制。机体的体温调节机制通过交感神经系统控制皮肤血管的口径，增减皮肤血流量以改变皮肤温度。

炎热环境中，交感神经紧张度降低，皮肤小动脉扩张，动静脉吻合支开放，皮肤血流量大大增加，较多的体热从机体深部被带到体表层，提高了皮肤温度，增强了散热作用。衣服覆盖的皮肤表层，不易实现对流，棉毛纤维间的空气不易流动，增加衣着可以御寒。

4. 蒸发散热 身体以蒸发水分的方式散热称蒸发散热。当环境温度等于或高于皮肤温度时，蒸发散热成为唯一有效的散热方式。蒸发散热可分显汗和不显汗两种。体内水分，直接透出皮肤和黏膜、未聚成水滴就向外界蒸发，称不显汗。人体不显汗的水量约有 1000ml/d，其中通过皮肤蒸发的有 600～800ml，通过呼吸道蒸发的有 200～400ml。人体通过汗腺分泌汗液向外界蒸发散热称发汗。同样高的气温，空气湿度大时，汗液蒸发散热困难，会觉得闷热，易中暑。临床上对高烧病人进行酒精周身擦浴，就是利用酒精蒸发增加散热。体表空气对流有助于降低体表空气水蒸气的饱和度，空气对流越快，汗液的蒸发也越快，散热也越多。

5. 散热调节 散热的主要途径是皮肤。增加或减少皮肤的散热量，主要是通过改变皮肤血流量和发汗两种机制来实现。

（1）发汗 发汗分温热性发汗和精神性发汗。温热性发汗可以调节体温；精神性发汗常在精神紧张时发生，发汗部位局限于手掌、足、前额等，不参与体温调节。发汗是一种反射性活动，下丘脑有基本的发汗中枢。交感胆碱能纤维支配引起温热性发汗的小汗腺，受体为 M 型，使用 M 受体阻断剂阿托品，可阻断汗腺分泌。精神性发汗的小汗腺则由交感肾上腺素能纤维支配。

汗液是由汗腺主动分泌的。主要成分为水、NaCl 及少量尿素、乳酸、K^+ 等。醛固酮可使汗腺导管对汗液中 NaCl 的重吸收增加，起保盐的作用。

（2）皮肤血流量的改变 当流向皮肤的血流量加大时，体表温度升高；反之，体表温度下降。体表温度升高有利于辐射散热和传导散热。皮肤血流量增加也使汗腺的血供增多，有利于蒸发散热。体表温度降低减少体表散热。

体温调节的皮肤血管收缩或舒张是一种反射性活动。支配皮肤血管的交感缩血管纤维紧张性冲动发放加强时，血管收缩，皮肤血流量减少，皮肤温度下降，散热减少；反之，当交感缩血管纤维紧张性冲动发放减弱时，血管扩张，皮肤血流量增加，皮肤温度上升，散热增加。

三、体温调节

人体处在一个温度多变的外部环境中，但体温不会随环境温度的改变发生明显波动。人和其他高等动物通过自主性体温调节和行为性体温调节使体温得以维持相对恒定。行为性体温调节起辅助作用，如穿不同程度的保暖衣服、现代化冷暖设备的使用等。自主性体温调节是由机体内部的体温调节机制完成的。

（一）温度感受器

1. 外周温度感受器　外周温度感受器分冷感受器和热感受器，存在于皮肤、黏膜、内脏和大静脉周围，以冷感受器为主。其传入冲动到达大脑皮层引起温度感觉，也到达下丘脑的调定点调节体温。

2. 中枢温度感受器　在中枢神经系统内存在对温度敏感的神经元，称为中枢温度感受器。在脑干网状结构和下丘脑的弓状核中以冷敏神经元为主，在视前区-下丘脑前部以热敏神经元为主。在 PO/AH 中还存在一种神经元，既能感受局部脑温的变化，又能将下丘脑以外的中枢温度敏感神经元和外周温度感受器传入的信息汇聚、整合。这类神经元还能直接对致热原、5-HT、NE、多种肽类物质发生反应，从而导致体温改变。

（二）体温调节中枢

参与调节体温的中枢存在于从脊髓到大脑皮质的整个中枢神经系统。实验证明，只要保持下丘脑及其以下神经结构的完整性，动物就仍然具有维持体温相对恒定的能力，即体温调节的基本中枢位于下丘脑。进一步的实验证明：PO/AH 是体温调节中枢的重要整合机构。体温调节中枢输出的整合指令具有广泛性，有自主神经系统参与的血管舒缩反应、发汗反应，也有躯体神经系统参与的战栗，还有内分泌系统参与的甲状腺激素调节细胞代谢的反应。

（三）体温调节机制

体温自主性调节的机制大致可用调定点学说解释（图 10-3）。影响机体产热和散热的温度有一个精确的临界值，就是在 PO/AH 设定的一个调定点，如 37℃。当体温超过此温度时，散热高于产热；反之，体温低于此温度时，散热低于产热。其结果均使体温返回到此调定点温度。这样两个负反馈调节的结果就使体温稳定于此调定点。至于体温调定点的形成机制有众多学说，但均尚无定论。

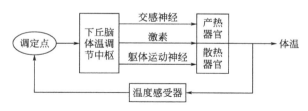

图 10-3　体温调节自动控制示意图

（高越颖　邱丽颖）

第十一章 肾脏的排泄功能

肾是维持机体内环境相对稳定的重要器官之一。通过尿的生成和排出：①排除机体的大部分代谢终产物以及进入体内的异物；②调节细胞外液量和渗透压；③保留体液中的重要电解质如钠、钾、碳酸氢盐以及氯离子等，排出氢离子，维持酸碱平衡。

第一节 概 述

一、肾的功能解剖

（一）肾单位和集合管

肾单位是肾的基本功能单位，它与集合管共同完成泌尿功能。人的两侧肾有 170 万～240 万个肾单位，每个肾单位包括肾小体和肾小管部分（图 11-1）。

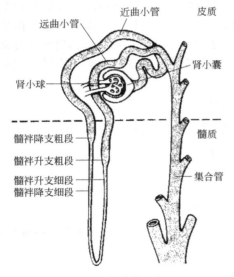

图 11-1 肾单位示意图

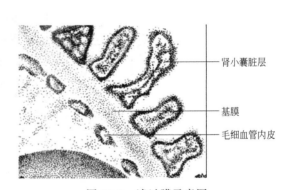

图 11-2 滤过膜示意图

1. **肾小体** 肾小体包括肾小球和肾小囊两部分。肾小球是一团毛细血管网，其包囊称为肾小囊，有脏层和壁层两层上皮细胞，两层上皮之间的腔隙称为囊腔，与肾小管管腔相通。血浆中某些成分通过肾小球毛细血管网向囊腔滤出，滤出时须通过肾小球毛细血管内皮细胞、基膜和肾小囊脏层上皮细胞，这三者构成了滤过膜（图 11-2）。

2. **肾小管** 肾小管由近球小管、髓袢细段和远球小管三部分组成。近球小管包括近曲小管和髓袢降支粗段。髓袢细段由髓袢降支细段和髓袢升支细段组成。远球小管包括髓袢升支粗段和远曲小管。远曲小管末端与集合管相连。

集合管不包括在肾单位内，在尿生成过程中，特别是在尿液浓缩过程中起着重要作用。每一集合管接受多条远曲小管运来的液体，许多集合管汇入乳头管，最后形成的尿液经肾盏、肾盂、输尿管而进入膀胱贮存。

（二）皮质肾单位和近髓肾单位

肾单位按其所在部位不同，可分为皮质肾单位和近髓肾单位两类（图 11-3）。

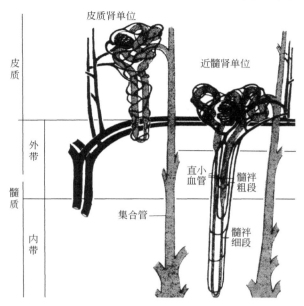

图 11-3　肾单位和肾血管的示意图

皮质肾单位主要分布于皮质层。人肾的皮质肾单位占肾单位总数的 85%～90%。其肾小球体积较小，入球小动脉的口径比出球小动脉的粗，两者口径之比约为 2∶1；其髓袢较短，只达外髓质层。出球小动脉再分为毛细血管后，几乎全部分布于皮质部分的肾小管周围。

近髓肾单位分布于近髓质的内皮质层，在人肾占肾单位的 10%～15%。其肾小球体积较大，髓袢甚长，可深入到内髓质层。出球小动脉不仅形成缠绕邻近的近曲小管或远曲小管的网状毛细血管，而且还形成细而长的 U 形直小血管。直小血管可深入到髓质，并形成毛细血管网包绕髓袢升支和集合管。这些解剖特点，决定了它们在尿的浓缩与稀释过程中的作用。

（三）近球小体

近球小体（juxtaglomerular apparatus）由颗粒细胞、系膜（间质）细胞和致密斑组成（图 11-4）。颗粒细胞是位于入球小动脉中膜内的肌上皮样细胞，内含的分泌颗粒内含肾素。系膜细胞是指入球小动脉和出球小动脉之间的一群细胞，具有吞噬功能。致密斑位于远曲小管的起始部分，此处的上皮细胞变为高柱状细胞。致密斑与入球小动脉和出球小动脉相接触，可感受小管液中 NaCl 含量的变化，并将信息传递至颗粒细胞，调节肾素的释放。近球小体主要分布在皮质肾单位。

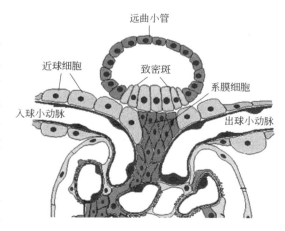

图 11-4　近球小体示意图

（四）肾的神经支配

肾交感神经来自胸 12 至腰 12 脊髓，其纤维经腹腔神经丛支配肾动脉、肾小管和释放肾素的颗粒细胞。肾交感神经末梢释放去甲肾上腺素，调节肾血流量、肾小球滤过率、肾小管的重吸收和肾素释放。目前未发现肾有副交感神经支配，肾的各种感受器可经肾神经传入脊髓，并从脊髓投射到中枢的不同部位。

二、肾血液循环的特征

肾血液供应丰富。正常成人安静时每分钟有 1200ml 血液流过两侧肾，相当于心输出量的 20%～25%。其中约 94% 的血液分布在肾皮质层，5%～6% 分布在外髓，其余不到 1% 供应内髓，通常所说的肾血流量主要指肾皮质血流量。

肾小球毛细血管网介于入球小动脉和出球小动脉之间，而且皮质肾单位入球小动脉的口径比出球小动脉的粗 1 倍。因此，肾小球毛细血管内血压较高，有利于肾小球的滤过作用；肾小管周围的毛细血管网的血压较低，可促进肾小管的重吸收。

肾血流量的调节包括肾血流量的自身调节及神经和体液调节。

（一）肾血流量的自身调节

肾血流量的自身调节表现为动脉血压在一定范围内变动时，肾血流量仍然保持相对恒定

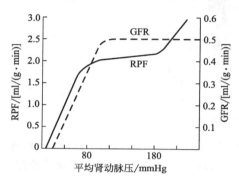

图 11-5　肾血流量和肾小球滤过率的
自身调节　（1mmHg＝0.133kPa）
RPF—肾血流量；GFR—肾小球滤过率

（图 11-5）。离体肾实验观察，当肾动脉的灌注压（相当于体内的平均动脉压）由 2.7kPa（20mmHg）提高到 10.7kPa（80mmHg）的过程中，肾血流量将随肾灌注压的升高而成比例地增加；而当灌注压在 10.7～24.7kPa（80～180mmHg）范围内变动时，肾血流量随灌注压的升高不变。这种不依赖肾外神经支配使肾血流量在一定的血压变动范围内能保持不变的现象，表明它具有自身调节。一般认为，自身调节只涉及肾皮质的血流量。

关于自身调节的机制，有人提出肌源学说。认为当肾灌注压增高时，血管平滑肌因灌注压增加而受到牵张刺激，这使得平滑肌的紧张性加强，血管口径相应地缩小，血流的阻力便相应地增大，保持肾血流量稳定；而当灌注压减小时则发生相反的变化。由于在灌注压低于 10.7kPa（80mmHg）时，平滑肌已达到舒张的极限；而灌注压高于 24.7kPa（180mmHg）时，平滑肌又达到收缩的极限。因此，在 10.7kPa（80mmHg）以下和 24.7kPa（180mmHg）以上时，肾血流量的自身调节便不能维持，肾血流量将随血压的变化而变化。只有在 10.7～24.7kPa（80～180mmHg）的血压变化范围内，入球小动脉平滑肌才能发挥自身调节作用，保持肾血流量的相对恒定。如果用罂粟碱、水合氯醛或氰化钠等药物抑制血管平滑肌的活动，则自身调节消失。通过肾血流量自身调节，使肾小球滤过率不会因血压波动而改变，维持肾小球滤过率相对恒定。

（二）肾血流量的神经和体液调节

肾血流量的神经、体液调节使肾血流量与全身的血液循环调节相配合。肾交感神经活动加强时，引起肾血管收缩，肾血流量减少。

肾上腺素与去甲肾上腺素都能使肾血管收缩，肾血流量减少。血管升压素和血管紧张素等也能使肾血管收缩；前列腺素可使肾血管扩张。

总之，在通常情况下，在一般的血压变化范围内，肾主要依靠自身调节来保持血流量的相对稳定，以维持正常的泌尿功能。在紧急情况下，全身血液将重新分配，通过交感神经及肾上腺素的作用来减少肾血流量，使血液分配到脑、心脏等重要器官，这对维持脑和心脏的

血液供应有重要意义。

三、肾脏功能概述

（一）肾脏的泌尿功能

肾脏是人体最重要的排泄器官，其主要功能是生成尿液，通过尿液排出代谢废物、毒物和药物。如尿素、尿酸、肌酐等，肾脏通过肾小球滤过和肾小管分泌，把这些废物从尿液排出体外，从而维持正常的生理活动。正常人每天尿量 1000～2000ml，平均 1500ml。如果24h尿量超过 2500ml，称为多尿；在 100～500ml 范围为少尿；在 100ml 以下为无尿。

一般情况，尿液呈淡黄色，相对密度 1.015～1.025，pH5.0～7.0，尿液中水分占95%～97%，溶质占 3%～5%，溶质成分主要是尿素、尿酸、肌酐、NaCl、硫酸盐、磷酸盐等。

（二）肾脏的内分泌功能

除泌尿功能外，肾脏还具有重要的分泌功能，其分泌的激素主要有血管活性激素和肾素、前列腺素、激肽类物质，参加肾内外血管舒缩的调节；又能生成 1,25-二羟维生素 D_3 及红细胞生成素。

第二节　尿生成过程

尿的生成包括肾小球滤过、肾小管重吸收及肾小管的排泄与分泌三个连续过程。

一、肾小球的滤过功能

循环血液经过肾小球毛细血管时，血浆中的水和小分子溶质，包括少量分子量较小的血浆蛋白，可以滤入肾小囊的囊腔形成滤过液。微穿刺直接抽到囊腔中的液体进行微量化学分析，表明，除了蛋白质含量甚少之外，各种晶体物质如葡萄糖、氯化物、无机磷酸盐、尿素、尿酸和肌酐等的浓度都与血浆中的非常接近，而且渗透压及酸碱度也与血浆的相似，由此证明囊内液确是血浆的超滤液。

单位时间内（每分钟）两肾生成的超滤液量称为肾小球滤过率（glomerular filtration rate，GFR）。据测定，体表面积为 1.73m^2 的个体，其肾小球滤过率为 125ml/min 左右，两侧肾每昼夜从肾小球滤出的血浆总量高达 180L，约为体重的 3 倍。肾小球滤过率和肾血浆流量的比例称为滤过分数（filtration fraction）。经测算，肾血浆流量为 660ml/min，滤过分数为：125/660×100%＝19%。

（一）滤过膜及其通透性

人体两侧肾全部肾小球毛细血管总面积约在 1.5m^2 以上。正常情况下，人两肾的全部肾小球滤过面积可以保持稳定。但在急性肾小球肾炎时，由于肾小球毛细血管管腔变窄或完全阻塞，以致有滤过功能的肾小球数量减少，有效滤过面积也因而减少，导致肾小球滤过率降低，出现少尿以致无尿。

不同物质通过肾小球滤过膜的能力取决于被滤过物质的分子大小及其所带的电荷。表11-1 表示被滤过物质的相对分子质量和有效半径对滤过的影响。一般来说，有效半径小于1.8nm 的物质，如葡萄糖的相对分子质量为 180，其有效半径为 0.36nm，可以被完全滤过。有效半径大于 3.6nm 的大分子物质，如血浆白蛋白相对分子质量约为 69000，则几乎完全不能滤过。有效半径介于葡萄糖和白蛋白之间的各种物质，随着有效半径的增加，被滤过的量逐渐降低。表明滤过膜上存在着大小不同的孔道，小分子物质很容易通过各种大小的孔道，而有效半径较大的物质只能通过较大的孔道，即随着有效半径增大，滤过量就不断减少。

表 11-1　物质的有效半径和肾小球滤过能力的关系

物　　质	相对分子质量	有效半径/nm	滤过能力	物　　质	相对分子质量	有效半径/nm	滤过能力
水	18	0.10	1.0	菊粉	5500	1.48	0.98
钠	23	0.14	1.0	肌球蛋白	17000	1.95	0.75
尿素	60	0.16	1.0	卵白蛋白	43000	2.85	0.22
葡萄糖	180	0.36	1.0	血红蛋白	68000	3.25	0.03
蔗糖	342	0.44	1.0	血浆白蛋白	69000	3.55	<0.01

注：滤过能力（filterability）值为 1.0 表示该物质可自由滤过，0 则表示不能滤过。

　　滤过膜的通透性还决定于被滤过物质所带的电荷。用带不同电荷的右旋糖酐进行实验观察，即使有效半径相同，带正电荷的右旋糖酐较易被滤过，而带负电荷的右旋糖酐则较难通过。血浆白蛋白虽然其有效半径为 3.5nm，由于其带负电荷，因此就难于通过滤过膜。

　　滤过膜各层含有许多带负电荷的物质，主要为糖蛋白。这些带负电荷的物质排斥带负电荷的血浆蛋白，阻止其滤过。肾在病理情况下，滤过膜上带负电荷的糖蛋白减少或消失，就会导致带负电荷的血浆蛋白滤过量比正常时明显增加，从而出现蛋白尿。

　　（二）有效滤过压

　　肾小球滤过作用的动力是有效滤过压。和组织液生成的机制一样，肾小球有效滤过压＝（肾小球毛细血管压＋囊内液胶体渗透压）－（血浆胶体渗透压＋肾小囊内压）。由于肾小囊内的滤过液中蛋白质浓度较低，其胶体渗透压可忽略不计。因此，肾小球毛细血管压是滤出的唯一动力，而血浆胶体渗透压和肾小囊内压则是滤出的阻力。有效滤过压＝肾小球毛细血管压－（血浆胶体渗透压＋肾小囊内压）。皮质肾单位的入球小动脉粗而短，血流阻力较小；出球小动脉细而长，血流阻力较大。因此，肾小球毛细血管压较其他器官的毛细血管压高。用微穿刺法测得肾小球毛细血管压平均值为 6.0kPa（45mmHg），由肾小球毛细血管的入球端到出球端，血压下降不多，两端的血压几乎相等。肾小囊内压与近曲小管内压相近，约为 1.3kPa（10mmHg）。大鼠的肾小球毛细血管入球端的血浆胶体渗透压约为 2.66kPa（20mmHg）左右。

　　在入球端，有效滤过压＝6.0－（2.66＋1.3）＝2kPa（15mmHg）。在血液流经肾小球毛细血管时，由于不断生成滤过液，血液中血浆蛋白浓度就会逐渐增加，血浆胶体渗透压也随之升高。因此，有效滤过压也逐渐下降。当有效滤过压下降到零时，就达到滤过平衡（filtration equilibrium），滤过停止。由此可见，肾小球毛细血管不是全段都有滤过作用，只有从入球小动脉端到滤过平衡这一段才有滤过作用。滤过平衡越靠近入球小动脉端，有效滤过的毛细血管长度就越短，有效滤过压和面积就越小，肾小球滤过率就低。相反，滤过平衡越靠近出球小动脉端，有效滤过的毛细血管长度越长，有效滤过压和滤过面积就越大，肾小球滤过率就越高。如果达不到滤过平衡，全段毛细血管都有滤过作用（图 11-6、图 11-7）。

　　（三）影响肾小球滤过的因素

　　滤过膜的通透性和滤过面积的改变对肾小球滤过功能的影响前已述。下面进一步分析肾小球毛细血管压、血浆胶体渗透压、肾小囊内压和肾血浆流量变化对肾小球滤过功能的影响。

　　1. 肾小球毛细血管压　全身动脉血压如有改变，将影响肾小球毛细血管的血压。由于肾血流量具有自身调节机制，动脉血压在 10.7～24.7kPa（80～180mmHg）范围内时，肾小球毛细血管压维持稳定，肾小球滤过率基本保持不变。但当动脉血压降到 10.7kPa

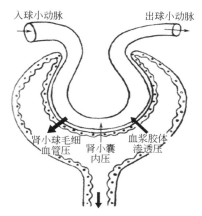

图 11-6　有效滤过示意图

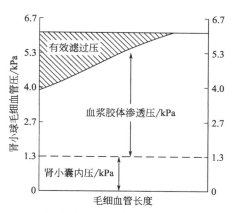

图 11-7　肾小球毛细血管压、血浆胶体渗透压
和肾小囊内压对肾小球滤过率的作用

（80mmHg）以下时，肾小球毛细血管压将相应下降，有效滤过压降低，肾小球滤过率也减少。当动脉血压降到 5.3～6.7kPa（40～50mmHg）以下时，肾小球滤过率降到零，因而无尿。在高血压病晚期，入球小动脉由于硬化而缩小，肾小球毛细血管压可明显降低，肾小球滤过率减少而导致少尿。

2. 肾小囊内压　在正常情况下，肾小囊内压是比较稳定的。当肾盂或输尿管结石、肿瘤压迫或其他原因引起输尿管阻塞，都可使肾盂内压显著升高，导致肾小囊内压也升高，致使有效滤过压降低，肾小球滤过率因而减少。有些药物如果浓度太高，可在肾小管液的酸性环境析出结晶；某些疾病时溶血过多，血红蛋白可堵塞肾小管，导致肾小囊内压升高而影响肾小球滤过。

3. 血浆胶体渗透压　人体血浆胶体渗透压正常情况下不会有很大变动。但若全身血浆蛋白的浓度明显降低时，血浆胶体渗透压也将降低，有效滤过压将升高，肾小球滤过率也随之增加。静脉快速注入生理盐水时，肾小球滤过率将增加，其原因之一可能是血浆胶体成分被稀释使胶体渗透压降低。

4. 肾血浆流量　肾血浆流量对肾小球滤过率有很大影响，主要影响滤过平衡的位置。如果肾血浆流量加大，肾小球毛细血管内血浆胶体渗透压的上升速度减慢，滤过平衡就靠近出球小动脉端，有效滤过压和滤过面积就增加，肾小球滤过率将随之增加。如果肾血浆流量进一步增加，血浆胶体渗透压上升速度就进一步减慢，肾小球毛细血管的全长都达不到滤过平衡，全长都有滤过，肾小球滤过率进一步增加。相反，肾血浆流量减少时，血浆胶体渗透压的上升速度加快，滤过平衡就靠近入球小动脉端，有效滤过压和滤过面积就减少，肾小球滤过率降低。严重缺氧、中毒性休克等病理情况下，由于交感神经兴奋，肾血流量和肾血浆流量显著减少，肾小球滤过率也因而显著降低。

二、肾小管与集合管的重吸收

人两肾每天生成的肾小球滤过液达 180L，而终尿仅为 1.5L。这表明滤过液中约 99％的水被肾小管和集合管重吸收，只有约 1％被排出体外。不仅如此，滤过液中的葡萄糖已全部被肾小管重吸收回血；钠、尿素不同程度地重吸收；肌酐、尿酸和 K^+ 等被肾小管分泌入管腔中。

重吸收（reabsorption）指小管液中的物质通过肾小管和集合管上皮细胞转运到管周毛细血管的过程。

（一）肾小管与集合管的转运方式

根据对物质的重吸收机制不同，重吸收分为主动转运和被动转运两种。主动转运是指上皮细胞将小管液中的溶质逆电化学梯度转运至肾小管周围组织间液的过程；而被动转运则是小管液中的溶质顺电化学梯度进入肾小管周围组织间液的过程。被动转运的动力是管壁内外的电压梯度或化学浓度梯度。主动转运需要细胞膜上"泵"的存在，且消耗能量。水重吸收的动力是管壁内外的渗透压差。此外，对于小管液中的少量小分子蛋白质和多肽，管壁细胞还可以通过胞饮作用重吸收。

（二）几种重要溶质和水的重吸收

1. Na^+ 的重吸收　正常成人每日从肾小球滤过的 Na^+ 多达 500g 以上，而每日随尿排出的 Na^+ 仅有 3～5g，不足其滤过量的 1%。表明超滤液中的 Na^+ 有 99% 以上被重吸收。除髓袢降支细段对 Na^+ 几乎不通透外，肾小管各段和集合管都能重吸收 Na^+。近端小管的重吸收量最多，占超滤液中 Na^+ 总量的 65%～70%，远曲小管重吸收 10%，其余的在髓袢升支和集合管重吸收。

（1）近端小管对 Na^+ 的重吸收　近端小管相邻的管壁细胞之间存在着细胞间隙，靠近管腔处，相邻的管壁细胞膜相互紧贴，构成紧密连接，紧密连接将细胞间隙和管腔隔开。管壁细胞的管腔膜刷状缘对 Na^+ 的通透性很高，Na^+ 可通过与葡萄糖、氨基酸同向转运的方式，以及 Na^+-H^+ 交换的方式进入小管细胞；而管周膜和侧膜上的钠泵不断将细胞内的 Na^+ 主动转运到细胞间隙。其结果一方面降低了细胞内的 Na^+ 浓度，使小管液中的 Na^+ 通过刷状缘不断地扩散进入细胞；另一方面，使细胞间隙的 Na^+ 浓度升高，其渗透压也升高，管腔内的水随之进入细胞间隙，这样就提高了细胞间隙的静水压。这一压力驱使细胞间隙中大部分的 Na^+ 和水进入毛细血管，同时也使少量的 Na^+ 和水通过紧密连接反流入管腔（图 11-8）。

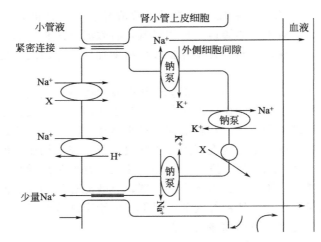

图 11-8　近端小管重吸收 NaCl 示意图

（2）远曲小管和集合管对 Na^+ 的重吸收　Na^+ 在远曲小管和集合管的重吸收是逆电化学梯度进行的主动重吸收过程。远曲小管和集合管上皮细胞间隙的紧密连接对 Na^+ 的通透性低，不易通过紧密连接回漏至小管腔内。因此，建立起来的管内外离子浓度梯度和电位梯度大，主要依靠 Na^+ 泵将 Na^+ 主动重吸收回血。远曲小管和集合管在重吸收 Na^+ 和 Cl^- 的同时多伴有 H^+ 和 K^+ 的分泌，而且 Na^+ 和水的重吸收是可被调节的。

2. HCO_3^- 的重吸收（图 11-9）　HCO_3^- 是体内重要的碱贮。正常成年人每天从肾小球

滤过的 HCO_3^- 几乎全部被重吸收。其中，近端小管的重吸收量约占 85％，其余的由髓袢和远端小管重吸收。HCO_3^- 的完全重吸收对于维持细胞外液 pH 值的相对恒定具有重要意义。

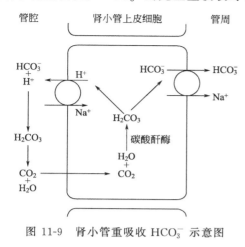

图 11-9　肾小管重吸收 HCO_3^- 示意图

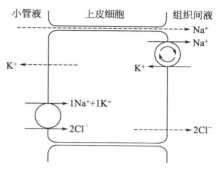

图 11-10　髓袢升支粗段继发性
主动吸收 Cl^- 的示意图

HCO_3^- 不易透过肾小管上皮细胞的管腔膜，HCO_3^- 的重吸收是通过上皮细胞 Na^+-H^+ 交换耦联进行的。H^+ 由细胞分泌到小管液中，与 HCO_3^- 结合生成 H_2CO_3，H_2CO_3 迅速分解为 CO_2 和水。CO_2 是高度脂溶性物质，能迅速通过管腔膜进入细胞内，在上皮细胞内丰富的碳酸酐酶催化下，进入细胞内的 CO_2 与 H_2O 结合生成 H_2CO_3，H_2CO_3 又解离成 H^+ 和 HCO_3^-。H^+ 通过 Na^+-H^+ 交换从细胞分泌到小管液中，HCO_3^- 则与 Na^+ 一起转运回血。因此，肾小管重吸收 HCO_3^- 是以 CO_2 的形式进行的。如果滤过的 HCO_3^- 超过了分泌的 H^+，HCO_3^- 就不能全部被重吸收。由于它不易透过管腔膜，所以余下的便随尿排出体外。可见肾小管上皮细胞分泌 1 个 H^+ 就可使 1 个 HCO_3^- 和 1 个 Na^+ 重吸收回血，这在体内的酸碱平衡调节中起重要作用。乙酰唑胺可抑制碳酸酐酶的活性，因此，用乙酰唑胺后，Na^+-H^+ 交换减少，$NaHCO_3$、$NaCl$ 和水的排出增加，可引起利尿。由于 CO_2 透过管腔膜的速度明显高于 Cl^- 的速度，因此，在近端小管的前段绝大部分，HCO_3^- 的重吸收率明显大于 Cl^- 的重吸收率。

3. Cl^- 的重吸收　小管液中绝大部分 Cl^- 是伴随 Na^+ 的主动重吸收而被动重吸收的。在近端小管的前 1/3 段，重吸收的负离子主要是 HCO_3^-（即 HCO_3^- 的优先重吸收）；后 2/3 段，伴随 Na^+ 的重吸收，Cl^- 顺电位差和浓度差被动重吸收，即以 Cl^- 的重吸收为主。

在远曲小管和集合管，Cl^- 的重吸收过程也是伴随 Na^+ 的主动重吸收进行的。而在髓袢部位其重吸收是伴随 Na^+、K^+ 协同转运被重吸收。髓袢升支粗段 Cl^- 是逆电化学梯度被上皮细胞重吸收的，形成 Na^+：$2Cl^-$：K^+ 同向转运体，通过 Na^+ 泵的活动，继发性主动重吸收 $2Cl^-$，同时伴有 $2Na^+$ 的重吸收（图 11-10）。髓袢升支粗段对水的通透性很低，水不被重吸收而留在小管内。由于 $NaCl$ 被上皮细胞重吸收至组织间液，造成小管液低渗，组织间液高渗。这种水和盐重吸收的分离，有利于尿液的浓缩和稀释。Na^+：$2Cl^-$：K^+ 同向转运对速尿、利尿酸等利尿剂很敏感，它们与同向转运体结合后，可抑制其转运功能，$NaCl$ 的重吸收受抑制，从而干扰尿的浓缩机制，导致利尿。

4. K^+ 的重吸收　肾小球滤过的 K^+，绝大部分在近端小管重吸收回血，而尿中的 K^+ 主要是由远曲小管和集合管分泌的。由于小管液中钾浓度为 4mmol/L，大大低于细胞内 K^+ 浓度（150mmol/L）。因此在管腔膜处 K^+ 重吸收是逆浓度梯度进行的。管腔膜 K^+ 主动重吸收的机制尚不清楚。

5. 葡萄糖和氨基酸的重吸收　肾小球滤过液中的葡萄糖浓度与血糖浓度相同，但尿中几乎不含葡萄糖，这说明葡萄糖全部被重吸收回血。微穿刺实验表明，重吸收葡萄糖的部位仅限于近曲小管。因此，如果在近曲小管以后的小管液中仍含有葡萄糖，则尿中将出现葡萄糖。

葡萄糖的重吸收是逆浓度差进行的继发性主动转运，其重吸收的全过程可分为两个步骤。①由于小管细胞侧膜和管周膜上钠泵的活动，小管细胞内的 Na^+ 不断被泵到细胞间隙，建立了管腔内与细胞内之间的 Na^+ 浓度差。小管液中的 Na^+ 顺此浓度差扩散进入细胞的同时，葡萄糖由同一载体转运进入细胞。所以，葡萄糖通过管腔膜进入细胞的过程是继发于钠的主动转运而实现的。②细胞内的葡萄糖浓度升高后，即顺其浓度差易化扩散到细胞间隙，最后扩散入血。

小管液中氨基酸的重吸收与葡萄糖的重吸收机制相同，也与 Na^+ 同向转运。只是转运葡萄糖和转运氨基酸的载体不同。

近曲小管对葡萄糖的重吸收有一定限度。当血液中葡萄糖浓度超过 $160\sim180mg/100ml$ 时，部分肾小管对葡萄糖的重吸收已达到极限，尿中开始出现葡萄糖。把尿中不出现葡萄糖的最高血糖浓度称为肾糖阈。肾之所以有葡萄糖重吸收限量，可能是由于近端小管上皮细胞上载体的数目有限的缘故。由于葡萄糖与 Na^+ 共用一个载体，所以当近曲小管对 Na^+ 的重吸收减少时，葡萄糖的重吸收限量也将下降。

6. 其他溶质的重吸收　小管液中的 HPO_4^{2-}、SO_4^{2-} 也与 Na^+ 同向转运而重吸收。正常时进入滤液中的微量蛋白质则通过肾小管上皮细胞吞饮作用而被重吸收。

7. 水的重吸收　每天滤出的约180L超滤液中，约99%的水被重吸收回血。近端小管重吸收水的量最大，占超滤液总量的65%～70%；其余在髓袢、远曲小管和集合管被重吸收。

在肾小管各段和集合管，水的重吸收都靠渗透压差被动进行。由于 Na^+ 等溶质的主动重吸收，建立起管腔内外的渗透压差，小管液中的水顺此渗透压差向管外渗透。因此，如果小管液中的溶质浓度过高，就会提高管腔内的渗透压，妨碍水的重吸收，使尿量增加。

近端小管对水的通透性很大。由于水与溶质重吸收的比例相等，故近端小管液的重吸收是等渗的重吸收，与体内是否缺水无关。远曲小管和集合管对水的重吸收接受激素的调节。

三、肾小管与集合管的排泄与分泌

肾小管和集合管的分泌作用是指小管上皮细胞能将细胞生成的或血液中某些物质转运到小管液中的过程。分泌可分为主动分泌与被动分泌。主动分泌是指小管上皮细胞逆着电化学梯度将物质转运到小管液。被动分泌是指小管细胞顺着电化学梯度将物质转运到小管液。

(一) H^+ 的分泌

体内代谢不断产生大量的 H^+。除髓袢细段外，肾小管各段和集合管都有分泌 H^+ 的能力，这对调节细胞外液的酸碱平衡有重要意义。

在小管上皮细胞内，CO_2 和 H_2O 在碳酸酐酶的催化下生成 H_2CO_3，H_2CO_3 又可解离成 H^+ 和 HCO_3^-，近端小管内的 H^+ 与 Na^+ 按 $1:1$ 的比例，经管腔膜上同一载体进行反向转运。这种 H^+ 的分泌与 Na^+ 的重吸收伴联，称为氢钠交换。远曲小管和集合管也能分泌 H^+，H^+ 既可与 Na^+ 进行交换，也可由 H^+ 泵主动分泌入管腔。

(二) K^+ 的分泌

尿中的 K^+ 几乎全部来源于远曲小管和集合管的分泌。K^+ 的分泌是伴随 Na^+ 的重吸收而进行的。只有当 Na^+ 主动重吸收时，才会有 K^+ 的分泌。Na^+ 的主动重吸收建立了管腔内外的电位差，腔内为负，管壁外为正，此电位差促使 K^+ 从小管上皮细胞和组织间液被动扩散入管腔。K^+ 和 Na^+ 的这种交换称为 K^+-Na^+ 交换。远曲小管和集合管既存在 H^+-Na^+ 交换，也存在 K^+-Na^+ 交换，因此二者之间存在着竞争性抑制作用，其中一个增强时，另一个就会减弱。例如当酸中毒时，H^+-Na^+ 交换增强，会导致 K^+-Na^+ 交换减弱，体内出现 K^+ 升高。

（三）NH_3 的分泌

远端小管和集合管能够分泌 NH_3，其细胞内 NH_3 主要来源于谷氨酰胺的脱氨基反应。NH_3 具有良好的脂溶性，能以单纯扩散的方式通过细胞膜，它分泌的动力是细胞与管腔内的 NH_3 浓度差。分泌到小管液中的 NH_3 能与 H^+ 结合为 NH_4^+，其结果降低了管腔内 H^+ 和 NH_3 的浓度，有利于促进 H^+ 和 NH_3 的继续分泌。当体内代谢产生大量酸性物质时，NH_3 大量分泌。NH_3 可与强酸的钠盐（如 $NaCl$、Na_2SO_4 等）的负离子结合为酸性的铵盐〔如 NH_4Cl、$(NH_4)_2SO_4$〕随尿排出。

四、尿液的浓缩和稀释

尿的渗透浓度可由于体内缺水或水过剩等不同情况而出现大幅度的变动。当体内缺水时，机体将排出渗透浓度明显高于血浆渗透浓度的主渗尿，即尿被浓缩。而体内水过剩时，将排出渗透浓度低于血浆渗透浓度的低渗尿。正常人尿液的渗透浓度可在 $50\sim1200mOsm/kg$ H_2O 之间波动。所以，根据尿的渗透浓度可以了解肾的渗透浓度和稀释能力。肾的浓缩和稀释，对维持体液平衡和渗透压恒定有极为重要的作用。

（一）尿液的稀释

尿液的稀释是由于小管液的溶质被重吸收而水不易被重吸收造成的。髓袢升支粗段能主动重吸收 Na^+ 和 Cl^-，而对水不通透，故水不被重吸收，造成髓袢升支粗段小管液为低渗。在体内水过剩而抗利尿激素释放减少时，集合管对水的通透性很低。因此，髓袢升支的小管液流经远曲小管和集合管时，$NaCl$ 继续重吸收，使小管液渗透浓度进一步下降，可降低至 $50mOsm/kg$ H_2O，形成低渗尿。如果抗利尿激素完全缺乏时，每天可排出高达 $20L$ 的低渗尿，相当于肾小球滤过率的 10%，出现严重尿崩症。

（二）尿液的浓缩

尿液的浓缩是由于小管液中的水被重吸收而溶质仍留在小管液中造成的。髓质的渗透梯度的建立是浓缩尿形成的必要条件。鼠肾的渗透浓度观察，肾皮质部的组织间液的渗透浓度与血液渗透浓度之比为 1.0，说明皮质部组织间液与血浆是等渗的。而髓质部组织间液与血浆的渗透浓度之比，随着由髓质外层向乳头部深入而逐渐升高，分别为 2.0、3.0、4.0，髓质渗透浓度从髓质外层向乳头部深入而不断升高。在抗利尿激素存在时，远曲小管和集合管对水通透性增加，小管液从外髓集合管向内髓集合管流动时，由于渗透作用，水不断进入高渗的组织间液，使小管液被浓缩变成高渗液，最后尿液的渗透浓度可高达 $120mOsm/kg$ H_2O，形成浓缩尿。肾髓质渗透梯度示意图见图 11-11。

（三）髓质高渗透梯度的形成

有人用肾小管各段对水和溶质通透性不同（表 11-2）及逆流倍增现象来解释。物理学上，两个下端相连通的并列管道（U 形管）液体流动的方向相反，称为逆流。如果此两管内的液体存在溶质浓度差或温度差，且管壁又具有通透性或导热性，则液体在逆流过程中，其溶质或热量可以在两管间进行交换，称为逆流交换。如果 U 形管管壁由细胞构成，且这些细胞能主动将升支中的溶质单方向转入降支，则降支溶液中的溶质浓度由上而下逐渐升

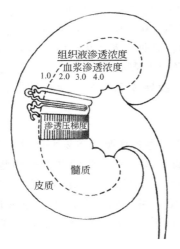

图 11-11　肾髓质渗透梯度示意图

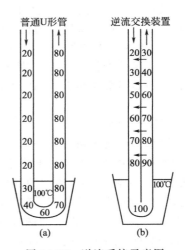

图 11-12　逆流系统示意图
(a) 管内液体向下流；(b) 管内液体向上流

高，到 U 形管返折处达最高值；而升支中的溶液则因失去溶质，使其溶质浓度由下而上逐渐降低。于是 U 形管中的溶质浓度沿管的长轴出现成倍增加的现象，称为逆流倍增。逆流系统示意图见图 11-12。

表 11-2　兔肾小管不同部分的通透性

肾小管部分	水	Na$^+$	尿素
髓袢升支粗段	不易通透	Na$^+$、Cl$^-$ 主动重吸收	不易通透
髓袢升支细段	不易通透	易通透	中等通透
髓袢降支细段	易通透	不易通透	不易通透
远曲小管	有 ADH 时水易通透	Na$^+$ 主动重吸收	不易通透
集合管	有 ADH 时水易通透	Na$^+$ 主动重吸收	皮质髓部不易通透

注：ADH 为抗利尿激素。

1. 外髓部高渗梯度的形成　在外髓部，髓袢升支粗段对水不通透，但对 Na$^+$ 和 Cl$^-$ 具有很强的主动重吸收能力，因此，小管液在经髓袢升支粗段向皮质方向流动时，小管液内 NaCl 含量逐步降低，使小管液渗透压逐步下降，而使外髓部组织间液成为高渗。所以，外髓部渗透梯度的形成是由于髓袢升支粗段主动重吸收 NaCl 而造成的。

2. 内髓部高渗梯度的形成　在内髓部，渗透梯度的形成与 NaCl 的重吸收和尿素再循环有关。

由于远曲小管、皮质部和外髓部的集合管对尿素不易通透，当小管液流经这些部位时，在抗利尿激素的作用下，水不断被重吸收，小管液的尿素浓度逐渐升高。因内髓部集合管对尿素的通透性良好，因此，小管液流至该段时，管内高浓度的尿素顺其浓度差到达内髓部的组织间液，造成内髓部渗透压升高。髓袢升支细段对尿素有中等程度的通透性，故从内髓部集合管透出的尿素可以进入升支细段，然后随小管液流经升支粗段后再重复上述过程。尿素的这种循环运行过程称为尿素再循环。尿素再循环使大量尿素聚积在内髓部组织间液，成为内髓高渗环境的主要溶质之一。

另一种主要溶质 NaCl 在内髓组织间液中的聚积与髓袢细段的通透性有关。髓袢降支细段对水有良好的通透性，但对 NaCl 不易通透。小管液在降支细段流动过程中，在管外高浓度尿素的作用下，管内水不断透到管外，而 NaCl 则保留在管内，于是小管液的 NaCl 浓度逐渐升高，渗透压也随之不断上升。当小管液到达降支底部时，管内的 NaCl 浓度和渗透压都达到最高。升支细段对水不易通透，而对 NaCl 则有良好的通透性，如此降支细段与升支细段就构成了一个逆流倍增系统。小管液在升支细段流动的过程中，管内高浓度的 NaCl 顺其浓度差不断透出管壁，到达内髓部组织间液，使内髓组织间液形成渗透梯度。

从髓质渗透梯度形成全过程来看，髓袢升支粗段对 Na^+ 和 Cl^- 的主动重吸收是髓质渗透梯度建立的主要动力。而尿素和 NaCl 是建立髓质渗透梯度的主要溶质。

（四）直小血管在保持肾髓质高渗中的作用

肾髓质高渗梯度的维持与直小血管的逆流交换作用有关。如图 11-13 所示，直小血管也是伸入内髓深部的 U 形管道，其管壁对尿素、NaCl 和水都具有良好的通透性。直小血管降支内的血液在下行过程中，由于血管外组织间液的溶质浓度逐渐升高，组织间液的 NaCl 和尿素不断扩散进入直小血管降支，而血管内的水则透出到组织间液，愈向内髓部深入，血管降支内的 NaCl 和尿素浓度愈高。在升支，朝向皮质方向流动的过程中，因血管外组织间液的溶质浓度是逐渐降低的，所以升支血管内的 NaCl 和尿素又不断透到管外，然后再透入血管降支，而组织间液的水则流向升支血管中。这样依靠直小血管的逆流交换作用，NaCl 和尿素就可以在直小血管的升支与降支之间循环运行，而不致被血流大量带走，在水被重吸收的同时保持了髓质组织间液的高渗梯度。

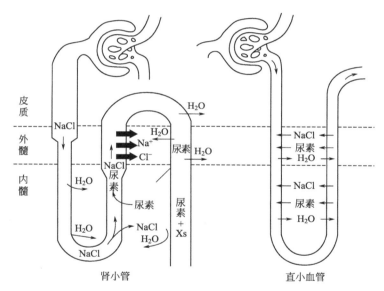

图 11-13　尿浓缩机制示意图

Xs 表示未被重吸收的溶质

第三节　尿生成的调节

机体对尿生成的调节主要通过对滤过作用、重吸收、分泌作用的调节来实现。肾小球滤过作用的调节在前文已述，本节主要讨论肾小管和集合管重吸收和分泌的调节。肾小管和集合管功能的调节包括肾内自身调节和神经、体液调节。

一、肾内自身调节

肾内自身调节包括小管液中溶质浓度的影响和球-管平衡等。

（一）小管液中溶质的浓度

小管液中溶质所呈现的渗透压，是对抗肾小管重吸收水分的力量。如果小管液溶质浓度很高，渗透压很大，就会妨碍肾小管特别是近球小管对水的重吸收，小管液中的 Na^+ 被稀释而浓度下降，小管液中与细胞内的 Na^+ 浓度差变小，Na^+ 重吸收减少，因此，不仅尿量增多，NaCl 排出也增多。例如糖尿病患者的多尿，就是由于小管液中葡萄糖含量增多，肾小管不能将葡萄糖完全重吸收回血，小管液渗透压因而增高，结果妨碍了水和 NaCl 的重吸收所造成的。临床上有时给病人使用肾小球滤过而又不被肾小管重吸收的物质，如甘露醇等，利用它来提高小管液中溶质的浓度，借以达到利尿和消除水肿的目的。这种利尿方式称为渗透性利尿（osmotic diuresis）。

（二）球-管平衡

近球小管对溶质和水的重吸收量随肾小球滤过率的变动而发生变化。肾小球滤过率增大，滤液中的 Na^+ 和水的总含量增加，近球小管对 Na^+ 和水的重吸收率也提高；反之，肾小球滤过率减小，滤液中的 Na^+ 和水的总含量也减少，近球小管对 Na^+ 和水的重吸收率也相应地降低。但不论肾小球滤过率或增或减，近球小管的重吸收率始终占肾小球滤过率的 $65\% \sim 70\%$，为定比重吸收（constant fraction reabsorption），这种现象称为球-管平衡（glomerulotubular balance）。球-管平衡的生理意义在于使尿中排出的溶质和水不致因肾小球滤过率的增减而出现大幅度的变动。

定比重吸收的机制与管周毛细血管血压和胶体渗透压改变有关。在肾血流量不变的前提下，当肾小球滤过率增加时，进入近球小管旁毛细血管的血液量减少，血浆蛋白的浓度相对增高，此时毛细血管内血压下降而胶体渗透压升高，小管旁组织间液加速进入毛细血管，组织间液内静水压因之下降，组织间液内静水压下降使得小管细胞间隙内的 Na^+ 和水加速通过基膜而进入小管旁的组织间隙，导致 Na^+ 和水重吸收量增加。这样，重吸收仍可达到肾小球滤过率的 $65\% \sim 70\%$。肾小球滤过率如果减少，便发生相反的变化，重吸收百分率仍能保持在 $65\% \sim 70\%$。

二、神经和体液调节

（一）交感神经系统

肾交感神经兴奋通过下列作用影响尿生成：①入球小动脉和出球小动脉收缩，而前者血管收缩比后者更明显，因此，肾小球毛细血管的血浆流量减少和肾小球毛细血管的血压下降，肾小球的有效滤过压下降，肾小球滤过率减少；②刺激近球小体中的颗粒细胞释放肾素，导致循环中的血管紧张素 II 和醛固酮含量增加，增加肾小管对 NaCl 和水的重吸收；③增加近球小管和髓袢上皮细胞重吸收 Na^+、Cl^- 和水。这种作用可被 α1 肾上腺素受体拮抗剂所阻断。表明，肾交感神经兴奋时其末梢释放去甲肾上腺素，作用于近球小管和髓袢细胞膜上的 α1 肾上腺素能受体，增加 Na^+、Cl^- 和水的重吸收。

（二）抗利尿激素

抗利尿激素（antidiuretic hormone，ADH）又称血管升压素（vasopressin，VP），在下丘脑视上核和室旁核神经元分泌，经下丘脑-垂体束运输到神经垂体贮存释放。其作用主要是提高远曲小管和集合管上皮细胞对水的通透性，增加水的重吸收，使尿液浓缩，尿量减少。此外，抗利尿激素也能增加髓袢升支粗段对 NaCl 的主动重吸收和内髓部集合管对尿素的通透性，从而增加髓质组织间液的溶质浓度，提高髓质组织间液的渗透浓度，有利于尿浓缩。

抗利尿激素与远曲小管和集合管上皮细胞管周膜上的 V2 受体结合后，激活膜内的腺苷酸环化酶，使上皮细胞中 cAMP 的生成增加；激活上皮细胞中的蛋白激酶，使位于管腔膜附近的含有水通道的小泡镶嵌在管腔膜上，增加管腔膜上的水通道，从而增加水的通透性。当抗利尿激素缺乏时，管腔膜上的水通道可在细胞膜的衣被凹陷处集中，形成吞饮小泡内移入胞浆，管腔膜上的水通道消失，对水不通透。抗利尿激素的作用机制见图 11-14。

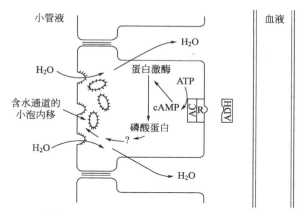

图 11-14　抗利尿激素的作用机制示意图
AC 为腺苷酸环化酶；R 为受体

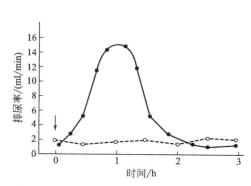

图 11-15　一次饮 1L 清水（实线）和
饮 1L 等渗盐水（虚线）后的利尿率

调节抗利尿激素的主要因素有血浆晶体渗透压、循环血量和动脉血压。①血浆晶体渗透压的改变可明显影响抗利尿激素的分泌。大量发汗、严重呕吐或腹泻等情况使机体失水时，血浆晶体渗透压升高，可引起抗利尿激素分泌增多，使肾对水的重吸收活动明显增强，导致尿液浓缩和尿量减少。相反，大量饮清水后，尿液被稀释，尿量增加，从而使机体内多余的水排出体外。例如，正常人一次饮用 100ml 清水后，约过 0.5h，尿量就开始增加，到第 1h 末，尿量可达最高值，随后尿量减少，2～3h 后尿量恢复到原来水平。如果饮用的是等渗盐水，则排尿量不出现饮清水后那样的变化（图 11-15）。这种大量饮用清水后引起尿量增多的现象，称为水利尿。②循环血量的改变，能反射性地影响抗利尿激素的释放。血量过多时，左心房被扩张，刺激了容量感受器，传入冲动经迷走神经传入中枢，抑制了下丘脑-垂体后叶系统释放抗利尿激素，从而引起利尿，由于排出了过剩的水分，正常血量因而得到恢复。血量减少时，发生相反的变化。③动脉血压升高，刺激颈动脉窦压力感受器，可反射性地抑制抗利尿激素的释放。此外，心房利尿钠肽可抑制抗利尿激素分泌，血管紧张素 II 则可刺激其分泌。

（三）肾素-血管紧张素-醛固酮系统

肾素主要是由近球小体中的颗粒细胞分泌的。它是一种蛋白水解酶，能催化血浆中的血管紧张素原生成血管紧张素 I。在血管紧张素转换酶作用下，可使血管紧张素 I 降解，生成血管紧张素 II。血管紧张素 II 可刺激肾上腺皮质球状带合成和分泌醛固酮。

肾内有两种感受器与肾素分泌的调节有关。一是入球小动脉处的牵张感受器，另一是致密斑感受器。当动脉血压下降，循环血量减少时，肾内入球小动脉的压力也下降，血流量减少，对小动脉壁的牵张刺激减弱，激活牵张感受器，肾素释放量因此增加。同时，由于入球小动脉的压力降低和血流量减少，激活致密斑感受器，肾素释放量也增加。此外，颗粒细胞受交感神经支配，肾交感神经兴奋时能引起肾素的释放量增加。肾上腺素和去甲肾上腺素也可直接刺激颗粒细胞，促使肾素释放增加。

1. **血管紧张素 II 对尿生成的调节**　①刺激醛固酮的合成和分泌：醛固酮可调节远曲小管和集合管上皮细胞的 Na^+ 和 K^+ 转运；②可直接刺激近球小管对 NaCl 的重吸收，使尿中排出的 NaCl 减少；③刺激垂体后叶释放抗利尿激素，因而增加远曲小管和集合管对水的重吸收，使尿量减少。

2. 醛固酮对尿生成的调节　醛固酮是肾上腺皮质球状带分泌的一种激素，对肾的作用是促进远曲小管和集合管的主细胞重吸收 Na^+，同时促进 K^+ 的排出，所以醛固酮有保 Na^+ 排 K^+ 作用。

醛固酮进入远曲小管和集合管的上皮细胞后，与胞浆受体结合，形成激素-受体复合物，后者通过核膜，与核中的 DNA 特异性结合位点相互作用，调节特异性 mRNA 转录，最后合成多种的醛固酮诱导蛋白（aldosterone-induced protein）。醛固酮诱导蛋白可能是：①管腔膜的 Na^+ 通道蛋白，从而增加管腔的 Na^+ 通道数量；②线粒体中合成 ATP 的酶，增加 ATP 的生成，为上皮细胞 Na^+ 泵提供更多的能量；③基侧膜的 Na^+ 泵，增加 Na^+ 泵的活性，促进细胞内的 Na^+ 泵回血液和 K^+ 进入细胞，提高细胞内的 K^+ 浓度，有利于 K^+ 分泌。由于 Na^+ 重吸收增加，造成了小管腔内的负电位，有利于 K^+ 的分泌和 Cl^- 的重吸收。在醛固酮的作用下，远曲小管和集合管对 Na^+ 的重吸收增强的同时，Cl^- 和水的重吸收增加，导致细胞外液量增多，K^+ 的分泌量增加。醛固酮作用机制的示意图见图 11-16。

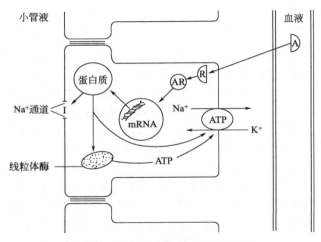

图 11-16　醛固酮作用机制的示意图

醛固酮的分泌除了受血管紧张素调节外，血 K^+ 浓度升高和血 Na^+ 浓度降低，可直接刺激肾上腺皮质球状带增加醛固酮的分泌，导致保 Na^+ 排 K^+，从而维持了血 K^+ 和血 Na^+ 浓度的平衡；反之，血 K^+ 浓度降低，或血 Na^+ 浓度升高，则醛固酮分泌减少。醛固酮的分泌对血 K^+ 浓度升高十分敏感，血 K^+ 仅增加 $0.5\sim1.0$ mmol/L 就能引起醛固酮分泌。而血 Na^+ 浓度必须降低很多才能引起同样的反应。

（四）心房利尿钠肽

心房利尿钠肽（atrial natriuretic pepitde，ANP）是心房肌合成的激素。循环中的心房利尿钠肽是由 28 个氨基酸残基组成的。它有明显的促进 NaCl 和水的排出作用。其作用机制可能包括：①抑制集合管对 NaCl 的重吸收，心房利尿钠肽与集合管上皮细胞基侧膜上的心房利尿钠肽受体结合，激活了鸟苷酸环化酶，造成细胞内 cGMP 含量增加，后者使管腔膜上的 Na^+ 通道关闭，抑制 Na^+ 重吸收，增加 NaCl 的排出；②使入球小动脉舒张，增加肾血浆流量和肾小球滤过率；③抑制肾素的分泌；④抑制醛固酮的分泌；⑤抑制抗利尿激素的分泌。

三、尿的排放

尿的生成是连续不断的过程。持续不断进入肾盂的尿液，由于压力差以及肾盂的收缩被送入输尿管，通过输尿管的周期性蠕动被送入膀胱。尿液在膀胱内贮存达到一定量时，引起反射性排尿动作，将尿液经尿道排放于体外。

正常情况下，膀胱逼尿肌在副交感神经紧张冲动的影响下，处于轻度收缩状态，使膀胱内压经常保持在 $10cmH_2O$（$1cmH_2O=98.0665Pa$）。当尿量增加到 $400\sim500ml$ 时，膀胱内压超过 $10cmH_2O$ 而明显升高；膀胱内尿量增加到 $700ml$，膀胱内压随之增加至 $35cmH_2O$ 时（图 11-17），逼尿肌便出现节律性收缩，排尿欲也明显增加，但此时还可有意识地控制排尿；当膀胱内压达到 $70cmH_2O$ 以上时，便出现明显的痛感以致不得不排尿。

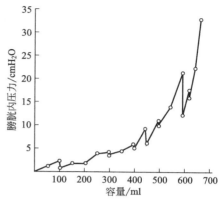

图 11-17 人膀胱充盈过程中膀胱容量与压力的关系（$1cmH_2O=98.0665Pa$）

排尿活动是一种反射活动。当膀胱尿量充盈到一定程度时（$400\sim500ml$），膀胱壁的牵张感受器受到刺激而兴奋，冲动沿盆神经传入，到达骶髓的排尿反射初级中枢，同时，冲动也到达脑干和大脑皮层的排尿反射高位中枢，并产生排尿欲。排尿反射进行时，冲动沿盆神经传出，引起逼尿肌收缩、内括约肌松弛，于是尿液进入后尿道。尿液刺激尿道的感受器，冲动沿阴部神经再次传到脊髓排尿中枢，进一步加强其活动，使外括约肌开放，于是尿被强大的膀胱内压驱出。尿液对尿道的刺激可进一步反射性地加强排尿中枢活动，通过正反馈作用使排尿反射一再加强，直至尿液排完为止。

大脑皮层等排尿反射高位中枢能对脊髓初级中枢施加易化或抑制性影响，以控制排尿反射活动。小儿大脑发育未臻完善，对初级中枢的控制能力较弱，所以小儿排尿次数多，且易发生在夜间遗尿现象。

排尿或贮尿任何一方发生障碍，均可出现排尿异常，临床上常见的有尿频、尿潴留和尿失禁。排放次数过多者称为尿频，常常是由于膀胱炎症或机械性刺激（如膀胱结石）而引起的。膀胱中尿液充盈过多而不能排出者称为尿潴留。尿潴留多半是由于腰骶部脊髓损伤使排尿反射初级中枢的活动发生障碍所致。但尿流受阻也能造成尿潴留。当脊髓受损，以致初级中枢与大脑皮层失去功能联系时，排尿便失去了意识控制，可出现尿失禁。

四、血浆清除率

清除率（clearance，C）是指肾在单位时间（一般用每分钟，min）内能将多少毫升血浆中所含的某些物质完全清除出去，这个被完全清除了某物质的血浆体积（ml）就称为该物质的血浆清除率（ml/min）。其具体计算需要测量三个数值：U（尿中某物质的含量，mg/100ml）、V（每分钟尿量，ml/min）、P（血浆中某物质的浓度，mg/100ml）。因为尿中该物质均来自血浆，所以，$U\times V=P\times C$，亦即 $C=U\times V/P$。根据上式就可计算出各种物质的清除率。各种物质的清除率并不一样。例如，葡萄糖的清除率为 0，因为尿中不含葡萄糖（$U=0mg/100ml$），而尿素则为 $70ml/min$。因此，清除率能够反映肾对不同物质的清除能力，也可了解肾对各种物质的排泄功能，所以是一个较好的肾功能测量方法。

（高越颖　邱丽颖）

第十二章 感觉器官

第一节 概 述

一、感受器、感觉器官的定义和分类

感受器指分布于体表或组织内部的专门感受机体内外环境变化的结构或装置。最简单的感受器是一些外周感觉神经末梢。有些感受器是一些结构和功能上都高度分化了的感受细胞，这些感受细胞连同它们的附属结构组成了感觉器官。感受器或感觉器官，将各种形式的刺激转换成相应的神经冲动，沿特定的传导通路到达大脑皮层特定区域，产生相应感觉，同时引起各种反射活动以调节机体姿势、运动及脏器的活动，使机体得以与内外环境的变化相适应。

机体众多的感受器有不同的方法来分类。如根据感受器的分布部位，可分为内感受器和外感受器；根据感受器所接受刺激的性质，可分为光感受器、机械感受器、温度感受器和化学感受器等。

二、感受器的一般生理特性

感受器具有如下共同的生理特性。①适宜刺激：各种感受器各有自己最敏感、最容易接受的刺激形式，这一形式的刺激就称为该种感受器的适宜刺激（adequate stimulus）。②换能作用：感受器无论接受的是何种形式的刺激，最终均要转换成电信号，通过神经纤维传入中枢。刺激作用于感受器时，首先在感受器细胞引起电紧张形式扩布的电变化，称为感受器电位。感受器电位随刺激强度而增大，直至能在相应神经纤维上引起一次动作电位产生。通常，单一神经纤维上导出的冲动频率随刺激强度的增强而增加。③编码作用：经过换能器的换能作用后，刺激的强度和其他属性就转移到了动作电位的序列之中。不同种类感觉的产生，不仅与刺激形式和感受器有关，还取决于传入冲动最终到达的大脑皮层的特定区域。④适应现象：当一个强度持续不变的刺激作用于感受器时，其传入冲动频率将随时间延长逐渐下降，称为感受器的适应现象。不同的感受器对刺激发生适应的快慢不同。皮肤的触觉感受器、味蕾、嗅细胞等发生适应快，称为快适应感受器。这些感受器适于传递快速变化的信息，有利于感受器接受新的刺激。肌梭、颈动脉窦压力感受器等发生适应慢，称为慢适应感受器。它有利于对某些功能状态进行长期监视。

第二节 视 觉 器 官

视觉是由眼、视神经和视觉中枢的共同活动完成的。眼由含有感光细胞的视网膜及其他附属结构组成，是视觉的感觉器官。据估计，人脑所获得的信息中95％以上由视觉系统接受、处理和感知。因而，眼是人体最重要的感觉器官。

一、眼的折光系统的调节

（一）眼的调节

如果安静状态的眼的折光能力正好把 6m 以外的物体成像在视网膜上，那么来自较 6m 为近的物体的光线将是不同程度呈辐射状的，它们在折射后的成像位置将在主焦点，亦即视网膜的位置之后，经调节才能成像在视网膜。

1. 晶状体调节　由于光线到达视网膜时尚未聚焦，因而物像是模糊的，由此也只能引起一个模糊的视觉形象。当模糊的视觉形象出现在视区皮层时，由此引起的下行冲动经锥体束中的皮层-中脑束到达中脑的正中核，再到达发出动眼神经中副交感节前纤维的有关核团，最后再经睫状神经节到达眼内睫状肌，使睫状肌收缩，引起悬韧带放松，促使晶状体由于其自身的弹性向前方和后方凸出，使眼的总的折光能力较安静时增大，把较辐射的光线提前聚焦，成像在视网膜上。图 12-1 表示调节前后晶状体形状的改变。很明显，物体距眼球愈近，到达眼的光线辐散程度愈大，因而也需要晶状体做更大程度的变凸。

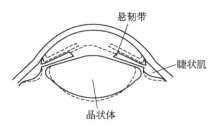

图 12-1　眼调节前后睫状体位置和晶状体形状的改变
实线为安静时的情况；
虚线为视近物经过调节后的情况

人眼看近物的能力，亦即晶状体的调节能力是有一定限度的，这决定于水晶体变凸的最大限度。随着年龄的增加，水晶体自身的弹性将下降，因而调节能力也随年龄的增加而降低，出现视近物不清，俗称老花眼。

2. 瞳孔的缩小　视近物时，还出现瞳孔的反射性缩小，称为瞳孔调节反射或瞳孔近反射。此反射的生理意义在于减少进入眼内光线的量及减少折光系统的球面像差和色像差，使物像更清晰。

3. 两眼球汇聚　当双眼视近物时，可看到两眼视轴向鼻中线的汇聚，称为眼球汇聚，又称为辐辏反射。该反射由两眼内直肌的反射性收缩引起。两眼视轴汇聚的意义是使近处物体成像于两眼视网膜的对称位置上，产生单一的物像，而不产生复视。

（二）眼的折光异常

正常眼之所以能看清远近不同的物体，是有赖于眼正常的折光能力。当眼的折光能力发生异常，平行光线不能在视网膜上清晰成像，称为屈光不正。包括近视、远视和散光。

1. 近视　近视的发生，多数是由于眼球的前后径过长，或由于折光系统的折光能力过强，故远处物体发来的平行光线被聚焦在视网膜的前方，在视网膜上所成的像是模糊的。但近视眼看近物时，近物发出的辐射状的光线成像的位置较后，此时眼无需调节或做较小的调节，就可看清近物，因此近视眼的近点比正常的近。矫正近视眼可用凹透镜，使平行光线适度辐散，光线能聚焦在视网膜上。

2. 远视　远视眼主要由于眼球前后径过短，或折光系统的折光能力太弱，来自远物的平行光线聚焦在视网膜之后。远视眼看远物时，需经过适当的调节，方可看清。远视眼看近物时，需做更大程度的调节方能看清物体，由于晶状体的调节能力是有限的，故其近点较正常人为远，视近物的能力下降。矫正的办法是配戴合适的凸透镜。

3. 散光　正常眼折光系统的各个折光面都是正球面，即折光面每一条经纬线的曲率都是一样的。如果由于某种原因，折光面（通常发生在角膜）不同方位的曲率半径不相等，这样，通过折光面射入眼内的光线就不能聚焦于同一点上，造成物像的变形或视物不清，这种情况属于散光。矫正的办法是配戴适合的柱面镜，使角膜的曲率异常得到纠正。

二、眼的感光换能系统

（一）视网膜的感光功能

视网膜感光细胞有两种：视杆细胞和视锥细胞，它们在接受光刺激后，将光刺激转换成电信号，这种感光换能作用的物质基础是视色素。

人和大多数脊椎动物的视网膜上存在着两种感光换能系统。一种由视杆细胞、双极细胞和神经节细胞等成分构成，它们对光的敏感度较高，在昏暗的环境也能感受光刺激而引起视觉，但无色觉，对物体细微结构的分辨能力差，称为视杆系统或暗视觉系统。在视网膜周边，一个双极细胞的树突可与多个视杆细胞形成突触，一个神经节细胞又可与多个双极细胞形成突触，这种逐级聚合现象，对弱光刺激具有较强的总和能力。因此，视网膜中越靠周边，暗视觉越占优势。另一种由视锥细胞、双极细胞和神经节细胞等构成，它们对光的敏感性较差，只有在强光条件下才能被刺激，视物时可以辨别颜色，且对物体的细节分辨能力高，称为视锥系统或明视觉系统。而在视网膜中央凹处，一个视锥细胞只与一个双极细胞联系，一个双极细胞又只与一个神经节细胞联系，这种单线联系方式使中央凹处对光的感受有高度分辨力。以上就称为视觉的二元学说。

（二）视网膜的感光换能机制

视网膜感光细胞在接受光刺激后，将光刺激转换成电信号，这种感光换能作用的物质基础是视色素。

1. 视紫红质的光化学反应及其代谢　视紫红质是视杆细胞所含有的视色素，是由视蛋白和视黄醛组成的结合蛋白质。它对 500nm 波长的光线吸收能力最强，这与人眼在弱光条件下对光谱上蓝绿光区域（相当于 500nm 波长附近）感觉最明亮的现象相一致，说明人的暗视觉与视杆细胞中所含视紫红质的光化学反应有直接关系。视黄醛在光照下，由本来呈 11-顺型分子构象变为全反型分子构象，并与视蛋白分离。视紫红质对光极为敏感，一个光量子的能量就能使一个视紫红质分子开始分解。视紫红质的光化学反应是可逆的，视紫红质在暗处可重新合成。视紫红质合成的第一步是全反型视黄醛变为 11-顺型视黄醛，是一个耗能的酶促反应。一旦 11-顺型视黄醛形成，就可以很快地和视蛋白结合成为视紫红质。此外，全反型视黄醛有一部分在酶的作用下还原成全反型视黄醇，再转变成 11-顺型视黄醇和 11-顺型视黄醛，后者与视蛋白结合成视紫红质。视紫红质在分解和合成的过程中，有一部分视黄醛被消耗，最终必须靠血液中的维生素 A（全反型视黄醇）补充。当血液中维生素 A 含量过低时，就会影响视紫红质的合成及其光化学反应的正常进行，影响暗视觉，引起夜盲。视紫红质的合成和分解与视黄醛的关系见图 12-2。

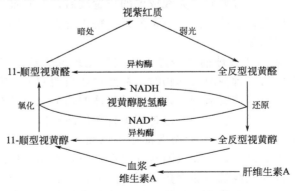

图 12-2　视紫红质的合成和分解与视黄醛的关系

人在暗处视物时，视杆细胞中既有视紫红质的分解，又有合成，是人在暗处能持续视物的基础。在暗处，视紫红质的合成超过分解，视网膜中视紫红质的浓度较高，视网膜对弱光的敏感度也就较高；反之，在亮处，视紫红质的浓度较低，视杆细胞几乎失去感光能力而由视锥细胞来承担亮光环境中的感光功能。

2. 视杆细胞感受器电位的产生　感光细胞的外段是进行光-电转换的关键部位。视杆细胞的静息电位只有$-30 \sim -40$ mV。无光照时，有相当数量的 Na^+ 通道处于开放状态并有持续的 Na^+ 内流，而内段膜有 Na^+ 泵的连续活动将 Na^+ 移出膜外，这样就维持了膜内外的 Na^+ 平衡。当视网膜受到光照时，外段膜两侧电位短暂地向超极化方向变化，形成视杆细胞的感受器电位，表现为一种超极化型的慢电位。视杆细胞外段和整个视杆细胞都没有产生动作电位的能力，由光刺激在外段膜上引起的感受器电位只能以电紧张性的扩布到达它的终点部分，影响终点外的递质释放。

3. 视锥系统的换能和颜色视觉　视锥系统外段也具有与视杆细胞类似的盘状结构，并含有特殊的感光色素。大多数脊椎动物具有三种不同的视锥色素，各存在于不同的视锥细胞中。三种视锥色素都含有同样的 11-顺型视黄醛，只是视蛋白的分子结构稍有不同。光线作用于视锥细胞外段时，在它们的外段膜两侧也发生视杆细胞类似的超级化型感受器电位，作为光-电转换的第一步。目前认为视锥细胞外段的换能机制与视杆细胞类似。

视锥细胞功能的重要特点，是它有辨别颜色的能力。颜色视觉是一种复杂的物理-心理现象，颜色的不同，主要是不同波长的光线作用于视网膜后在人脑引起的主观印象。人眼一般可在光谱上区分出红、橙、黄、绿、青、蓝、紫等七种颜色，每种颜色都与一定波长的光线相对应。用不超过单个视锥直径的细小单色光束，逐个检查并绘制在体视锥细胞的光谱吸收曲线，发现所有绘制出来的曲线不外三种类型，分别代表了三类光谱吸收特性不同的视锥细胞，一类的吸收峰值在 420nm 外，一类在 531nm 外，一类在 558nm 外，差不多正好相当于蓝、绿、红三色光的波长，与视觉三原色学说的假设相符。人视网膜中三种不同视锥细胞的光谱相对敏感性见图 12-3。

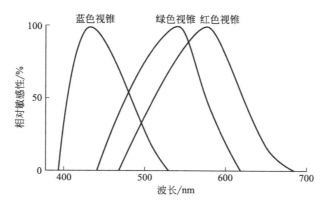

图 12-3　人视网膜中三种不同视锥细胞的光谱相对敏感性

三原色学说和它的实验依据，大体上可以说明临床上遇到的所谓色盲和色弱的可能发病机制。红色盲也称第一色盲，被认为是由于缺乏对较长波长光线敏感的视锥细胞所致。此外还有绿色盲，也称第二色盲；蓝色盲，也称第三色盲，都可能是由于缺乏相应的特殊视锥细胞所致。有些色觉异常的人，只是对某种颜色的识别能力差一些，亦即他们不是由于缺乏某种视锥细胞，而只是后者的反应能力较正常人为弱的结果，这种情况有别于真正的色盲，称为色弱。色盲除了极少数可能是由于视网膜后天病变引起外，绝大多数是由遗传因素决定的。

颜色视觉的引起是一个十分复杂的过程，它需要有从视网膜视锥细胞到皮层神经元的多级神经成分的参与才能完成。三原色学说也不能解释所有的颜色视觉现象。

三、视网膜的信息处理

由视杆细胞和视锥细胞产生的电信号，在视网膜内要经过复杂的细胞网络的传递，最后才能由神经节细胞发生的神经纤维以动作电位的形式传向中枢。视觉信息在从感光细胞向节细胞传递时，双极细胞、水平细胞和多数无长突细胞也同两种感光细胞一样，大部分没有产生动作电位的能力。但这三种细胞在前一级细胞的影响之下，既能产生超级化型慢电位，也能产生去极化型慢电位。所有这些慢电位，只能做电紧张性的扩布，影响突触前膜递质释放量的改变，从而引起下一级细胞产生慢电位变化；只有当这样的慢电位传递到神经节细胞体时，才能产生动作电位，作为视网膜的最后输出信号传向中枢。

四、与视觉有关的生理现象

（一）暗适应和明适应

人从亮处进入暗室时，最初看不清楚任何东西，经过一定时间，视觉敏感度才逐渐增强，恢复了在暗处的视力，称为暗适应。相反，从暗处初来到亮光处，最初感到一片耀眼的光亮，不能看清物体，只有稍待片刻才能恢复视觉，称为明适应。

暗适应是人眼对光的敏感度在暗光处逐渐提高的过程。在进入暗室后的不同时间，人眼刚能感知的光刺激强度阈逐渐变小，视觉的敏感度在暗处逐渐提高。一般在进入暗室后的最初约 7min 内，有一个阈值的明显下降期，以后又出现阈值的明显下降。进入暗室后 25～30min 时，阈值下降到最低点，并稳定于这一状态。暗适应的产生机制与视网膜中感光色素在暗处时再合成增加，因而增加了视网膜中处于未分解状态的色素的量有关。据分析，暗适应的第一阶段主要与视锥细胞色素的合成量增加相一致；第二阶段亦即暗适应的主要构成部分，则与视杆细胞中视紫红质的合成增强有关。

明适应出现较快，约需 1min 即可完成。耀眼的光感主要是由于在暗处蓄积起来的合成状态的视紫红质在进入亮处时先迅速分解，因为它对光的敏感性较视锥细胞中的感光色素为高；只有在较多的视杆细胞色素迅速分解之后，对光较不敏感的视锥细胞色素才能在亮光环境中感光。

（二）视野

单眼固定地注视前方一点不动，这时该眼所能看到的范围称为视野。在同一亮度下，不同颜色测得的视野范围不同。白色视野最大，黄蓝红色视野次之，绿色视野最小。各色视野均表现为颞侧较大，鼻侧较小，下侧较大，上侧较小。临床上通过视野检查，可了解整个视网膜的感光功能，了解某些视网膜病变、视觉传导通路及视皮层的病变等，在诊断上有意义。

（三）视敏度

视敏度（visual acuity）又称视力，是指眼分辨物体细微结构的最大能力。通常以辨别两点之间的最小距离为标准。视力表就是根据这个原理设计的。物体上两点发出的光线射入眼球时，在眼的节点上交叉，形成一个视角（visual angle）。视角越大在视网膜上成像越大。当人眼能看清 5m 远处视力表上第 10 行的圆形缺口时，此时视角为 1 分角，在国际标准视力表上定为正常视力，以 1.0 表示（在标准对数视力表上定为 5.0）。人中央凹处视锥细胞直径常小于 2μm，因此，只要两光点在视网膜上相隔 2μm 以上，就可兴奋被隔开的两视锥细胞，这时人眼就能分辨两点，这样，视力也可大于 1.0。

（四）双眼视觉和立体视觉

人和高等哺乳动物的双眼都在面部前方，视物时两眼视野差不多部分的像又各循自己特有的神经通路传向中枢，但正常人主观感觉上只产生一个"物"的感觉。两眼视物而只产生一个视觉形象的前提条件是：由物质同一部分的光线，应成像在两侧视网膜的相对称点上，在视觉中只"看到"一个点。

第三节　听 觉 器 官

听觉由耳、听神经和听觉中枢活动共同完成。耳是听觉的外周感觉器官，由外耳、中耳构成的传音系统和内耳的感音系统所组成。位于耳蜗螺旋器的毛细胞是耳的听觉感受器，起着感声换能的作用。

一、外耳和中耳的传音作用

（一）耳郭和外耳道的集音作用及共鸣腔作用

外耳由耳郭和外耳道组成。耳郭能够集音和帮助判断声源方向。外耳道是声波传导的通路，长 20～25mm，向内通向鼓膜。外耳道作为一个共鸣腔，对 3300～4000Hz 的声波起升压作用。

（二）鼓膜和中耳听骨链增压效应

中耳包括鼓膜、鼓室、听骨链、中耳小肌和咽鼓管等主要结构，构成了声音由外耳传向耳蜗的最有效通路。声波到达鼓膜，经听骨链到达卵圆窗膜时，振动介质变为固相的生物组织。鼓膜振动时，如锤骨柄内移，则砧骨的长突和镫骨亦与锤骨柄做同方向的内移，引起卵圆窗膜振动。由于鼓膜面积和卵圆窗膜的面积大小有差别，鼓膜振动时，实际发生振动的面积约 55mm^2，而卵圆窗膜的面积只有 3.2mm^2，如果听骨链传递时总压力不变，则作用于卵圆窗膜上的压强将增大 $55 \div 3.2 = 17$ 倍。另外，听骨链中杠杆长臂和短臂之比约为 1.3：1，即锤骨柄较长，于是短臂一侧的压力将增大为原来的 1.3 倍。这样算来，整个中耳传递过程的增压效应为 $17 \times 1.3 = 22$ 倍。因此，振动经中耳传递时发生了减幅增压效应。

（三）咽鼓管的功能

咽鼓管亦称耳咽管，它连通鼓室和鼻咽部，这就使鼓室内空气和大气相通，因而通过咽鼓管可以平衡鼓室内空气和大气压之间有可能出现的压力差，这对于维持鼓膜的正常位置、形状和振动性能有重要意义。

（四）声音的传导途径

1. 声音的气传导　正常时听觉的引起，是由于声波经外耳道引起鼓膜的振动，再经听骨链和卵圆窗膜进入耳蜗，这一条声音传递途径，称为气传导。是声音传导的主要途径。

2. 声音的骨传导　声波还可以直接引起颅骨的振动，再引起位于颞骨骨质中的耳蜗内淋巴的振动，这称为骨传导。骨传导正常时较气传导不敏感，几乎不能感觉到它的存在。

二、耳蜗的感音换能作用

耳蜗的作用是把传到耳蜗的机械振动转变成听神经纤维的神经冲动。在这一转变过程中，耳蜗基底膜的振动是一个关键因素。它的振动使位于它上面的毛细胞受到刺激，引起耳蜗内发生各种过渡性的电变化，最后引起位于毛细胞底部的传入神经纤维产生动作电位。

（一）毛细胞静息电位和内淋巴电位

耳蜗未受到刺激以及保持鼓阶外淋巴为零电位时，可测得蜗管内淋巴的电位约为

+80mV，称为内淋巴电位。将微电极插入毛细胞中，导出－60～－80mV 的电位，为毛细胞的静息电位。

（二）耳蜗微音器电位

耳蜗受到声音刺激时在耳蜗附近结构中可记录到一种交流性质的电位变化，称为耳蜗微音器电位。其特点如下：①在一定的音频范围内，微音器电位的频率和幅度与声波振动完全相同，其幅度随音强的大小而变；②潜伏期极短，小于 0.1ms，没有不应期；③对缺氧和深麻醉相对不敏感，甚至在听神经纤维变性时微音器电位仍能出现。近年来实验证明，微音器电位是多个毛细胞在接受声音刺激时所产生的感受器电位的复合表现。每个毛细胞有多根纤毛，每根纤毛的长度依次递增。当纤毛向长纤毛方向弯曲时，出现去极化电位；而当纤毛向相反方向弯曲时，则出现超极化电位。这也表明了微音器电位的波动能够同声波振动的频率和幅度一致的原因。

（三）听神经动作电位

耳蜗对声音刺激进行换能和编码后，最后表现为听神经上的动作电位。根据引导方法的不同可分为听神经复合动作电位和单一听神经纤维动作电位。

听神经复合动作电位反映了整个听神经的兴奋状态。其振幅取决于声音的强度、发生兴奋的纤维数目及放电的同步化程度。把微电极刺入听神经纤维内，可观察单一神经的动作电位。某单一神经纤维对特定频率的纯音最敏感，即存在最佳频率。最佳频率的高低取决于该纤维在基底膜上的位置。

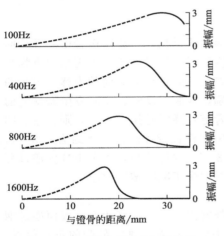

图 12-4　不同声音频率与基底膜
最大振幅出现部位的关系

（四）耳蜗对声音频率和强度的感受分析

当声波振动通过听骨链到达卵圆窗膜时，压力变化立即传给隔离蜗内液体和膜性结构，从而引起基底膜振动。基底膜的振动是以行波（traveling wave）方式进行的，即内淋巴的振动首先是靠近卵圆窗处引起基底膜的振动，此波动再以行波的形式沿基底膜向耳蜗的顶部方向传播。而且不同频率的声音引起的行波都从基底膜的底部，即靠近卵圆窗膜处开始。频率不同时，行波传播的远近和最大行波出现部位有所不同，如图 12-4 所示，振动频率愈低，行波传播愈远，最大行波振幅出现的部位愈靠近基底膜顶部。相反，高频率声音引起的基底膜振动，只局限于卵圆窗附近。

不同频率的声音引起不同形式的基底膜振动，被认为是耳蜗能区分不同声音频率的基础。来自基底膜不同区域的听神经纤维的神经冲动及其组合形式，传到听觉中枢的不同部位，就可能引起不同音调的感觉。

第四节　前庭器官

一、前庭器官的感受装置和适宜刺激

前庭器官的感受细胞都称为毛细胞，毛细胞顶部有 60～100 条纤细的毛，按一定的形式排列，其中最长的一条，位于细胞顶端的一侧边缘处，称为动毛，其余的毛较短，称为静毛。当动毛和静毛都处于自然状态时，细胞膜内外存在着约－80mV 的静息电位，与此毛细胞相接触的神经纤维有中等频率的持续放电。当毛细胞顶部的纤毛由静毛倒向动毛一侧时，静息电位去极化到约−60mV 的水平，同时有神经纤维冲动发放频率的增加。当动毛倒向静毛一侧时，细胞静息电位向超极化的方向转变，而神经纤维上的冲动发放频率也变得比纤毛处自然不受力状态时为小（图 12-5）。

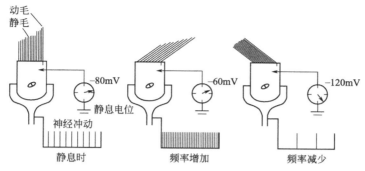

图 12-5　前庭器官中毛细胞顶部纤毛受力情况影响

　　人体直立位时，椭圆囊中囊斑所处平面呈水平，囊斑表面分布的毛细胞顶部朝上，耳石膜在纤毛上方，主要感受机体某种方向的直线变速运动的感觉。球囊与此不同，其中囊斑所处平面在人体直立时位置和地面垂直，毛细胞由囊斑表面向水平方向伸出，耳石膜悬在纤毛外侧，与囊斑相平行。毛细胞则感受头在空间位置和重力作用方向之间的差异，因而可以"判断"头以重力作用方向为参考点的相对位置变化。

　　三个半规管的形状大致相同，水平半规管能感受人体以身体长轴为轴所做的旋转变速运动。旋转开始时，由于管腔中内淋巴的惯性作用，它的起动将晚于人体和管本身的运动，因此当人体向左旋转时，左侧水平半规管中的内淋巴将压向壶腹的方向，使该侧毛细胞兴奋而产生较多的神经冲动；与此同时，右侧水平半规管中的内淋巴压力作用方向正好是离开壶腹，于是由该侧壶腹传向中枢的冲动减少。当人体停止旋转时，表现出相反变化。

二、前庭反应和眼震颤

　　来自前庭器官的传入冲动，还引起各种姿势调节的反射和自主功能的改变。延髓动物表面的某些状态反射和动物的翻正反射，就与前庭器官的传入冲动有关。人体在前庭器官受到刺激时，也会出现一些躯体调节反应，如人乘车而车突然加速时，会有背肌紧张增强而后仰，车突然减速时又有相反的情况；当电梯突然上升时，肢体伸肌抑制而屈曲，下降时伸肌紧张加强而伸直。

　　前庭反应中最特殊的是躯体旋转运动时出现的眼球特殊运动，称为眼震颤，常被用来判断前庭功能是否正常。眼震颤主要由半规管的刺激引起，而且眼震颤的方向也由于受刺激半规管的不同而不同。前庭器官受到过强或过长刺激，或刺激未过量而前庭功能过敏时，常会引起恶心、呕吐、眩晕、皮肤苍白等现象，称为前庭植物神经性反应，具体表现为晕船、晕车和航空病。

（高越颖　邱丽颖）

第十三章　神经系统

人体各器官、系统的功能都是直接或间接处于神经系统的调节控制之下，神经系统是整体内起主导作用的调节系统。人体是一个极为复杂的有机体，各器官、系统的功能不是孤立的，它们之间互相联系、互相制约；同时，人体生活在经常变化的环境中，环境的变化随时影响着体内的各种功能。这就需要对体内功能不断作迅速而完善的调节，使机体适应内外环境的变化。实现这一调节功能的系统主要是神经系统。

第一节　神经元的一般功能

一、神经元的一般功能

神经元是神经系统的结构与功能单位，具有以下特性。

（一）神经纤维传导的特征

神经纤维的主要功能是传导神经冲动。神经冲动是指沿神经纤维传导的兴奋或动作电位，神经纤维的传导有以下特征。

1. 完整性　神经纤维传导兴奋的必要条件是结构和功能的完整性。如果神经纤维受损伤或被切断，或局部使用麻醉药，均可使兴奋传导受阻。

2. 绝缘性　一根神经干中含有许多神经纤维，但各纤维传导兴奋基本上互不干扰。这是因为神经纤维间没有细胞质的沟通，局部电流主要在一条纤维上构成回路，加上神经纤维胶质细胞的绝缘作用，使兴奋能精确地沿神经通路传导。

3. 双向性　人为刺激神经纤维上任何一点引起的兴奋可同时向两端传导。但在整体内，由于突触传递只能由突触前膜传向突触后膜，因而神经冲动总是由胞体传向末梢，表现为传导的单向性。

4. 相对不疲劳性　实验中用电刺激神经纤维连续大约12h，神经纤维依然保持传导兴奋的能力。相对突触传递而言，神经纤维的兴奋传导表现为不易发生疲劳。

（二）神经纤维的传导

神经纤维的传导速度可因神经纤维的粗细、有无髓鞘、髓鞘厚度和温度有关。一般来说，神经纤维的直径越大，传导速度越快；有髓鞘的神经纤维比无髓鞘纤维传导速度快；温度在一定范围升高可使传导速度加快，温度降低传导速度减慢，温度过低时，神经传导发生阻滞，这是临床上低温麻醉的基础。

（三）神经纤维的分类

根据神经纤维上冲动传导的速度及其他生理特性，可将周围神经纤维分为 A、B、C 三类，A 类纤维又可分为 Aα、Aβ、Aγ 和 Aδ 四类；对传入纤维又以直径的大小分为Ⅰ、Ⅱ、Ⅲ、Ⅳ类。

（四）神经纤维的轴浆运输

神经元的胞体和轴突之间经常进行物质运输和交换。物质在轴浆内运输过程，称为轴浆运输。神经元的胞体具有高速合成蛋白质的结构，蛋白质合成后，通过轴浆流动，运输到其他部位，这个过程称为顺向轴浆运输。逆向轴浆运输是指自末梢向胞体的运输，这种反向的轴浆流动可能与递质的回收和异物的处理有关，也可能对蛋白质合成起负反馈调节作用。顺向轴浆运输的快速轴浆运输速度达 $300\sim400mm/d$，慢速轴浆运输速度仅为 $1\sim12mm/d$。

在缺氧、氰化物毒化等情况下，神经纤维的有氧代谢扰乱使 ATP 减少到 50% 以下时，快速轴浆流动即停止，说明它是一种耗能过程。其机制尚不十分清楚。

（五）神经的营养作用

1. 神经的营养性作用　神经对所支配的组织，除通过传导神经冲动发挥快速的调节作用以外，还通过末梢释放一些物质，调节被支配组织的内在代谢，持久地影响其结构、生化和生理变化，称为神经的营养性作用（trophicaction）。神经的营养性作用在正常情况下不易被觉察，但在神经损伤后，就明显地表现出来。例如实验中切断运动神经，所支配的肌肉逐渐萎缩；脊髓灰质炎患者，由于脊髓前角运动神经元受损，所支配肌肉也发生萎缩。

2. 神经营养性因子　神经元能释放一些物质维持所支配组织的正常代谢和功能，反过来，神经元所支配的组织也能产生支持神经元的物质，称为神经营养性因子（neurotrophin，NT）。神经营养性因子由神经末梢摄取后，经逆向轴浆运输到胞体，调节胞体合成相关蛋白质，从而维持神经元的生长、发育和功能。

二、神经胶质细胞的一般功能

神经系统中除神经元外，还有大量的神经胶质细胞（neuroglia）。它们分布于神经细胞之间，数量为神经细胞的 $10\sim50$ 倍。神经胶质细胞与相邻的细胞不形成化学突触，存在缝隙连接。目前认为主要有以下作用。

（一）支持、修复和再生作用

中枢神经系统内除了小血管外，没有结缔组织。星形胶质细胞以其突起在脑和脊髓内交织成网，构成支架，支持神经元的胞体和轴突。神经胶质细胞具有分裂能力，当脑和脊髓受伤时能大量增生、充填缺损，从而起到修复和再生的作用。此外，星形胶质细胞还能产生神经营养性因子，维持神经细胞的生长、发育和功能。

（二）绝缘和屏障作用

神经胶质细胞由于缺乏发生动作电位的能力，因而可防止神经冲动在传导时电流扩散，有很好的绝缘作用。此外，神经胶质细胞是构成血-脑屏障的重要组成部分。

（三）稳定细胞外 K^+ 浓度，维持神经元正常活动

神经元的电活动可引起 K^+ 外流增加，细胞外液 K^+ 浓度升高，星形胶质细胞此时加强自身膜上的 Na^+ 泵活动，及时将细胞外液中的 K^+ 泵入细胞内，从而缓冲了细胞外液 K^+ 的过分增多，有助于神经元电活动的正常进行。

（四）参与神经递质和生物活性物质的代谢

星形胶质细胞能摄取谷氨酸和 γ-氨基丁酸两种神经递质，以减弱其持续作用，同时将其转变为可利用的前体物质以合成其他神经递质；此外，星形胶质细胞还能合成血管紧张素原、前列腺素、白细胞介素以及多种神经营养性因子等生物活性物质。

第二节　神经元的信息传递

一、神经递质和受体

（一）神经递质

神经递质（neurotransmitter）是指由突触前神经元合成并在末梢释放，特异性地作用

于突触后神经元或效应器细胞上的受体，使信息从突触前传递到突触后的一些化学物质。递质是化学传递的物质基础。确定一种神经递质必须符合以下条件。

① 突触前神经元应具有合成递质的前体和酶系统，能合成递质并贮存在囊泡内。

② 当兴奋抵达突触前神经末梢时，囊泡内递质能释放入突触间隙。

③ 递质能作用于突触后膜上的特异受体，产生相应的生理效应。

④ 在突触部位存在着能使递质失活的酶或其他使递质移除的机制。

⑤ 有特异的受体激动剂和拮抗剂能分别模拟或阻断该递质的突触传递作用。

在神经系统中还有一类化学物质，虽由神经元产生，也作用于特定的受体，但它们并非在神经元之间起直接传递信息的作用，而是调节信息传递的效率，增强或削弱递质的效应，这类化学物质称为神经调质（neuromodulator）。

近年来发现，两种或两种以上的递质或调质共存于同一神经元，协调某些生理过程。

神经递质可根据其存在部位不同，分为中枢神经递质和外周神经递质。

1. 中枢神经递质　在中枢神经系统内参与突触传递的化学物质，称为中枢神经递质。脑内可作为中枢神经递质的化学物质有几十种，在一个神经细胞的胞体和树突上有成千上万的突触，因此，中枢神经递质的研究比较复杂和困难。以下简略地介绍几种较重要的中枢神经递质。

（1）乙酰胆碱（ACh）　以 ACh 为神经递质的神经元，称为胆碱能神经元。它们在中枢神经系统中分布极为广泛，主要分布在脊髓前角运动神经元、脑干网状结构上行激动系统、纹状体以及边缘系统等。胆碱能神经元在中枢神经系统的作用以兴奋为主，它在传递特异性感觉，维持机体觉醒状态，调节躯体运动、心血管活动、呼吸、体温、摄食、饮水以及促进学习、记忆等生理活动中均起重要作用。

（2）胺类　胺类激素包括多巴胺、去甲肾上腺素、肾上腺素、5-羟色胺和组胺，分别组成不同的递质系统。

① 多巴胺　多巴胺（dopamine，DA）属于儿茶酚胺类物质。多巴胺递质、受体系统主要包括三个部分：黑质-纹状体部分、中脑边缘系统部分和结节-漏斗部分。黑质-纹状体部分的多巴胺能神经元位于中脑黑质，其神经纤维投射到纹状体。脑内 DA 主要由黑质制造，沿黑质-纹状体投射系统分布，贮存在纹状体。破坏黑质或切断黑质-纹状体，纹状体中 DA 含量立即降低。DA 对纹状体的作用主要是抑制。中脑边缘系统部分的 DA 能神经元位于中脑脚间核头端背侧，其神经纤维投射到边缘前脑。结节-漏斗部分的 DA 能神经元位于下丘脑弓状核，其神经纤维投射到正中隆起。

② 去甲肾上腺素（NE）　NE 递质系统比较集中，绝大多数 NE 神经元分布在低位脑干。NE 递质系统与睡眠和觉醒、学习和记忆、体温、情绪、摄食行为、躯体运动和心血管活动调节有关。

③ 肾上腺素（Ad）　肾上腺素递质系统的神经元主要位于延髓和下丘脑，参与血压和呼吸运动的调节。

④ 5-羟色胺（5-hydroxytryptamine 5-HT）　5-HT 递质系统也比较集中，神经元胞体主要位于低位脑干近中线区的中缝群。5-HT 递质与睡眠、情绪、精神活动、内分泌、心血管活动及体温调节有关。

（3）氨基酸类　包括谷氨酸、门冬氨酸、甘氨酸、γ-氨基丁酸。前两种为兴奋性氨基酸，后两种为抑制性氨基酸。

① 兴奋性氨基酸　谷氨酸在脊髓背侧、大脑皮层、小脑与纹状体中含量较多。谷氨酸对所有神经元都表现明显的兴奋作用。可能是感觉传入神经和大脑皮层的兴奋性递质，在学

习、记忆以及应激反应中均起重要作用。门冬氨酸主要存在于大脑皮层锥体细胞和视皮层，对其研究尚在进行中。

② 抑制性氨基酸　甘氨酸为低位中枢脊髓、脑干的抑制性递质，对感觉和运动反射进行抑制性调控。γ-氨基丁酸（γ-aminobutyric acid，GABA）主要分布于大脑皮质浅层、小脑皮质、黑质、纹状体和脊髓，对中枢神经元有普遍的抑制作用。

（4）肽类　中枢和外周神经系统中存在着许多肽类物质，如下丘脑调节肽、脑肠肽等。这些神经肽可能是激素，也可能是神经递质和调质。已肯定的中枢肽类递质主要有 P 物质、脑啡肽、强啡肽等。中枢内的 P 物质以黑质、纹状体、下丘脑、缰核、孤束核、中缝核、延髓和脊髓背角含量较高，是第一级伤害性传入纤维末梢释放的兴奋性递质，但在脑的高级部位起镇痛效应。P 物质对心血管活动、躯体运动行为以及神经内分泌活动均有调节作用。脑啡肽是脑内生成的具有阿片样生物活性的物质，广泛分布于许多脑区，在脑内与阿片受体相伴存在，有很强的镇痛活性，在脑和脊髓均发挥镇痛作用。强啡肽具有强烈的阿片样生物活性，在脑内分布与脑啡肽类似，有相当程度重叠，在脊髓发挥镇痛作用，而在脑内反而对抗吗啡镇痛。

（5）其他递质　一氧化氮（NO）是一种气体分子，在中枢神经系统中也起递质（或调质）的作用。NO 可通过改变突触前膜的递质释放来调节突触功能。另一种气体分子一氧化碳（CO）也可能作为脑内递质。

2. 外周神经递质　由外周传出神经末梢所释放的递质，称为外周神经递质，主要包括 ACh、NE 和肽类。

（1）ACh　凡末梢释放 ACh 作为神经递质的神经纤维，称为胆碱能纤维。胆碱能纤维包括交感和副交感的全部节前纤维、副交感的节后纤维、交感神经的小部分节后纤维（如支配汗腺、胰腺、骨骼肌血管）以及脊髓前角运动神经元。

（2）NE　凡释放 NE 作为神经递质的神经纤维，称为肾上腺素能纤维。交感神经节后纤维中，除上述少量的交感胆碱能纤维外，大部分交感神经节后纤维都是肾上腺素能纤维。

（3）肽类　在自主神经的节后纤维中，除上述胆碱能纤维与肾上腺素能纤维外，近年来还发现释放多肽的第三类纤维，称为肽能纤维。肽能纤维广泛分布于外周组织，释放多种肽类递质，包括降钙素基因相关肽、血管活性肠肽、脑啡肽、强啡肽、生长抑素等。

3. 递质的代谢　在神经递质中，其代谢过程研究得比较清楚的有以下两种。

（1）ACh　ACh 由胆碱（Ch）与乙酰辅酶 A（AcCoA）在胆碱乙酰化酶（ChAc）的催化下在胞浆内生成。Ch 由血液供给，AcCoA 由葡萄糖氧化产生。ACh 合成后，进入小泡内贮存。ACh 释放到突触间隙与后膜受体结合发挥作用后，主要经胆碱酯酶（ChE）水解失活，水解产生的乙酸即进入血液，部分 Ch 可被神经末梢摄取利用。

（2）NE　NE 的合成以酪氨酸为原料，在胞浆内经酪氨酸羟化酶的作用生成多巴，再在多巴脱羧酶的作用下生成多巴胺。多巴胺进入小泡，在小泡内的多巴胺 β-羟化酶作用下合成 NE，贮存在小泡中。NE 释放与相应受体结合产生效应后，大部分被前膜摄取，并贮存于小泡内以备再用；小部分在效应细胞经酶破坏失活；另一小部分进入血液循环，在肝、肾中失活。

（二）受体

受体（receptor）是指细胞膜或细胞内能与某些化学物质发生特异性结合并诱发生物效应的特殊物质结构。受体一般根据其结合的递质来命名。例如，凡能与 ACh 结合的受体称为胆碱能受体，凡能与 NE 或 Ad 结合的受体称为肾上腺素能受体。

一些与递质相类似的物质称为配体，也可以和受体结合。与受体结合后产生生物效应的称为受体激动剂，与受体结合后不产生生物效应的称为受体阻断剂（拮抗剂）。

1. 胆碱能受体　以 ACh 为配体的受体称为胆碱能受体。根据其药理特性，胆碱能受体可分为毒蕈碱（muscarine，M 受体）受体和烟碱（nicotin，N 受体）受体。

（1）M 受体　M 受体既可以和 ACh 结合，也可以和毒蕈碱结合，它们产生相同的效应，ACh 的这种作用称为毒蕈碱样作用。M 受体广泛分布于绝大多数副交感节后纤维支配的效应器以及部分交感胆碱能纤维支配的效应器（汗腺、骨骼肌血管）细胞膜上。ACh 与 M 受体结合后，可产生一系列自主神经节后胆碱能纤维兴奋的效应，包括心脏活动的抑制，支气管平滑肌、消化道平滑肌、膀胱逼尿肌和瞳孔括约肌的收缩，消化腺和汗腺分泌增加，以及骨骼肌血管的舒张等。阿托品是 M 受体的阻断剂。

（2）N 受体　N 受体既可以和 ACh 结合，也可以和烟碱结合，它们产生相同的效应，ACh 的这种作用称为烟碱样作用。N 受体又分为 N_1 和 N_2 两种类型。现已明确，N 受体实际上是一种 ACh 门控通道。N_1 受体存在于自主神经节突触后膜上，N_2 受体存在于神经-肌接头的终板膜上，ACh 与之结合时可分别引起节后神经元的兴奋和骨骼肌细胞兴奋。氯筒箭毒碱能阻断 N_1 受体和 N_2 受体，六烃季铵主要阻断 N_1 受体，十烃季铵则主要阻断 N_2 受体。

2. 肾上腺素能受体　凡是能和儿茶酚胺类物质（Ad、NE、异丙基肾上腺素）相结合的受体，称为肾上腺素能受体。肾上腺素能受体可分为 α 和 β 两种。α 受体又分为 α1 和 α2 两种亚型，β 受体分为 β1、β2 和 β3 三个类型。肾上腺素能受体分布极为广泛。多数交感节后纤维末梢到达的效应器细胞膜上都有肾上腺素能受体。肾上腺素能受体不仅与交感末梢的递质相结合，与肾上腺髓质分泌的 Ad 和 NE，以及进入体内的儿茶酚胺类药物也结合发生效应。

（1）α 受体　α1 受体主要分布于平滑肌。儿茶酚胺与之结合后产生的效应主要是兴奋性的，包括血管收缩、子宫收缩和扩瞳肌的收缩等。近年来发现心肌细胞上也存在 α1 受体，当其被激活时可介导儿茶酚胺的缓慢正性变力作用。α2 受体主要分布于肾上腺素能纤维末梢的突触前膜，对突触前 NE 的释放进行负反馈调节。哌唑嗪（prazosin）是 α1 受体阻断剂，育亨宾是（yohimbine）α2 受体阻断剂，酚妥拉明（phenotolamine）可同时阻断 α1 受体和 α2 受体。

（2）β 受体　β1 受体主要分布于心脏组织中，其作用是兴奋性的。肾近球细胞上也有 β1 受体，当其被激活时引起肾素分泌增加。β2 受体主要分布于平滑肌，其效应是抑制性的，包括支气管平滑肌、胃肠道平滑肌、子宫平滑肌以及血管平滑肌（主要在冠状动脉、骨骼肌血管）的舒张。β 受体阻断剂已广泛应用于临床。普萘洛尔（proprarolol）能阻断 β1 受体和 β2 受体，阿替洛尔（Atenolol）为选择性 β1 受体阻断剂。

儿茶酚胺类物质激活肾上腺素能受体的作用是不同的，NE 对 α 受体作用强，对 β2 受体作用弱；Ad 对 α 受体和 β 受体的作用都强；异丙基肾上腺素（人工合成药物）主要对 β2 受体有强烈作用。肾上腺素能受体的分布及效应见表 13-1。

3. 突触前受体　分布于突触前膜上的受体称突触前受体，当其被激活时可调节突触前神经末梢递质的释放量。许多神经末梢都有突触前受体。如肾上腺素能纤维末梢的突触前膜上存在 α2 受体和 β2 受体。当 α2 受体被激活时，能反馈性抑制 NE 的释放；而当 β2 受体被激活时，则引起 NE 释放增多。

表 13-1　肾上腺素能受体的分布及效应

效应器	受体	效应	效应器	受体	效应
眼虹膜辐射状肌	α1	收缩（扩瞳）	脑血管	α1	收缩
睫状体肌	β2	舒张	腹腔内脏血管	α1（主要）	收缩
心窦房结	β1	心率加快		β2	舒张
房室传导系统	β1	传导加快	唾液腺血管	α1	收缩
心肌	α1,β1	收缩加强	支气管平滑肌	β2	舒张
冠状血管	α1	收缩	胃平滑肌	β2	舒张
	β2（主要）	舒张	小肠平滑肌	α2	舒张
皮肤黏膜血管	α1	收缩		β2	舒张
骨骼肌血管	α1	收缩	括约肌	α1	收缩
	β2（主要）	舒张	糖酵解代谢	β2	增加
			脂肪分解代谢	β1	增加

二、突触传递

（一）突触后电位的产生

由于突触传递功能有兴奋性和抑制性两种，因此有人认为，突触在形态上也可能存在两种类型。例如，有人观察了小脑皮层内突触的形态特征，见到所有平行纤维与浦肯野细胞之间的兴奋性突触小泡呈圆形，而篮状细胞与浦肯野细胞之间的抑制性突触小泡呈扁平形，因此认为，兴奋性与抑制性突触的突触小泡有形态学上的区别。兴奋性突触的前膜释放兴奋性递质，它对突触后膜的作用是产生兴奋性突触后电位；抑制性突触的前膜释放抑制性递质，它对突触后膜的作用是产生抑制性突触后电位。

1. 兴奋性突触后电位形成　在兴奋性突触，突触传递经过以下几个步骤：①突触前神经元兴奋，神经冲动传导到神经末梢；②突触前膜去极化，Na^+ 内流时，Ca^{2+} 通道也开放，Ca^{2+} 内流；③Ca^{2+} 内流使突触小泡前移与前膜接触、融合；④小泡内兴奋性递质以胞吐的方式释放入突触间隙；⑤兴奋性递质经过突触间隙的扩散与突触后膜上受体结合，提高了突触后膜对 Na^+ 和 K^+ 的通透性，特别是 Na^+ 的通透性，引起 Na^+ 内流，使突触后膜发生局部去极化。这种局部去极化使突触后神经元的兴奋性提高，因而称为兴奋性突触后电位（excitatory postsynaptic potential，EPSP）。

EPSP 的大小决定于突触前膜释放的兴奋性递质的数量，当突触前神经元传来神经冲动数量增加（发生时间总和）或参与活动的突触数目增多（发生空间总和）时，EPSP 就可总和起来，当增大到阈电位水平时，便可在突触后神经元的轴丘处诱发动作电位，引起突触后神经元兴奋，继而把信息传下去。

2. 抑制性突触后电位形成　在抑制性突触，突触前膜释放抑制性递质，与突触后膜受体结合后，可提高突触后膜对 Cl^- 和 K^+ 的通透性，尤其是 Cl^-，Cl^- 的内流使突触后膜发生局部超极化，进而使突触后神经元兴奋性下降，称之为抑制性突触后电位（inhibitory postsynaptic potential，IPSP）。IPSP 与 EPSP 在时程上相似，但使突触后神经元膜电位距离阈电位更远，因而更难发生动作电位。

在中枢神经系统中，一个神经元常与其他多个神经元发生突触联系，在一个神经细胞体上有着大量的突触，可能同时有很多冲动集中于该神经元，在兴奋性突触处产生 EPSP，在抑制性突触处产生 IPSP，这个细胞的兴奋性变化最终决定于这些局部电位的总和。

（二）中枢内兴奋传递的特征

兴奋在中枢内传递时，往往要经过一次以上的突触接替，由于突触结构、神经元之间联系方式以及化学递质参与等因素的影响。兴奋在反射中枢内的传递要比在神经纤维上复杂得多。

1. 单向传递　兴奋通过突触传递只能作单向传递，即从突触前神经元传向突触后神经元，而不能逆向传递，这是因为神经递质只能由突触前膜释放来影响突触后膜。但是近年来的研究发现，突触后的靶细胞也能释放一些化学物质，如一氧化碳、前列腺素、多肽等，逆向作用于突触前膜，改变突触前神经元的递质释放。因此从突触前后信息沟通的角度看，影响是双向的。

2. 中枢延搁　反射调节中，兴奋通过中枢部分时，传递比较缓慢，称为中枢延搁。兴奋通过一个突触耗时 0.3～0.5ms，比兴奋在神经纤维上传导同样的距离要慢得多，这是因为突触传递的过程比较复杂，包括突触前膜释放递质、递质扩散、递质作用于突触后膜等多个环节。反射活动中通过的突触数目越多，延搁时间越长，有些与大脑皮层有关的反射活动，反射所需时间达 500ms。

3. 总和　在突触传递中，突触前神经元兴奋时一次释放的递质量所产生的 EPSP 很小，必须达到总和才能使突触后膜电位变化到阈电位水平。如果总和未达到阈电位，此时膜电位与静息状态下相比，兴奋性有所提高，表现为易化。如有的突触是抑制性突触，则在突触后膜产生 IPSP。突触后神经元是否能产生动作电位，则决定所有的 EPSP 和 IPSP 最后的总和效应。

4. 兴奋节律的改变　兴奋通过反射中枢时，由于突触后电位具有总和的特征，因而突触后神经元的兴奋频率与突触前神经元发放冲动的频率不同。突触后神经元的冲动发放频率，与中间神经元的复杂联系方式和功能有关。

5. 后发放　在反射活动中，当传入刺激停止后，传出神经仍继续发放冲动，使效应器活动持续一段时间，这种现象称为后发放。发生后发放的结构基础是中间神经元的环状联系。

6. 对内环境变化的敏感和易疲劳　突触部位易受缺氧、二氧化碳、麻醉剂以及某些药物等理化因素变化的影响改变突触传递的能力。例如，酸中毒可使突触传递能力下降，而碱中毒可使突触传递能力增强。突触部位是反射弧中最易发生疲劳的环节，其原因可能与递质耗竭有关。

（三）非突触性化学传递

除经典的突触传递外，还存在非突触性化学传递（non-synaptic chemical transmission）。非突触性化学传递仍然靠神经末梢释放神经递质实现，不过这种信息传递不在典型的突触结构进行。该传递的突触前神经末梢分支布满了呈念珠状的曲张体（图 13-1），内含装有递质的囊泡。递质释放后，经细胞外液扩散，弥散地作用于邻近的靶细胞，发挥调节效应。这种无特定突触结构的化学信息传递，称为非突触性化学传递。由于此类突触不存在突触的对应支配关系，调节范围较广，作用较为弥散。

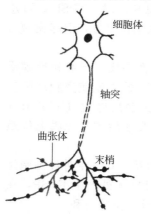

图 13-1　交感神经肾上腺素能神经示意图

非突触性化学传递与突触性化学传递相比，有下列特点：①不存在突触前膜与后膜的特化结构；②不存在一对一的支配关系，一个曲张体能支配较多的效应细胞；③曲张体与效应细胞间的距离至少在 20nm 以上，距离大的可达几十微米；④递质弥散的距离大，因此传递花费的时间可大于1s；⑤递质弥散到效应细胞时，能否发生传递效应取决于效应细胞上有无相应的受体。

三、神经反射

（一）中枢神经元的联系方式

中枢神经系统由数以千亿的神经元所组成，它们之间的联系非常复杂，归纳起来有以下几种（图 13-2）。

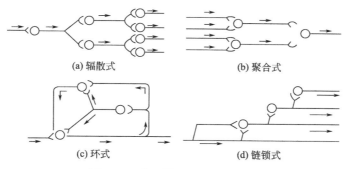

(a) 辐散式　　　　　　　(b) 聚合式

(c) 环式　　　　　　　　(d) 链锁式

图 13-2　中枢神经元的联系方式

→ 兴奋传导方向

1. 辐散式　一个神经元的轴突末梢可通过分支与其他许多神经元建立突触联系，称为辐散式联系。这种联系方式可使一个神经元的兴奋引起许多神经元的同时兴奋或抑制，从而扩大了神经元的影响范围。

2. 聚合式　许多神经元的轴突末梢共同与同一个神经元的胞体和树突建立突触联系，称为聚合式联系。这种联系方式使许多神经元的作用集中到同一神经元，从而发生整合或总和作用。

3. 链锁式与环式　神经通路中由于中间神经元的加入，使神经元之间的联系形式更加复杂化。兴奋通过链锁式联系，可扩大作用的空间范围；兴奋通过环式联系，可对原先发出兴奋的神经元进行负反馈或正反馈调节，使兴奋得以加强或使兴奋及时终止。

（二）中枢抑制

反射中枢内既有兴奋过程，也有抑制过程，中枢抑制与中枢兴奋一样，都是中枢内的重要生理过程。二者的对立统一是反射活动协调的基础。中枢抑制依赖于突触传递来实现，所以也称为突触抑制。突触抑制发生在突触后膜，称为突触后抑制；突触抑制发生在突触前膜，称为突触前抑制。

1. 突触后抑制　突触后抑制（pastsynaptic inhibition）是由于突触后膜膜电位增大，兴奋性降低引起的一种超极化抑制。突触后抑制由一个抑制性中间神经元引起，抑制性中间神经元释放抑制性递质，使突触后膜超极化，产生 IPSP。根据抑制性神经元功能与联系方式不同，突触后抑制分为传入侧支性抑制与回返性抑制。

（1）传入侧支性抑制［图 13-3（b）］　冲动沿传入神经进入中枢后，一方面通过突触联系兴奋某一中枢神经元产生传出效应；另一方面经其轴突侧支兴奋另一抑制性中间神经元，通过该抑制性神经元活动，转而抑制另一中枢神经元，这种抑制称为传入侧支性抑制，又称交互抑制。如屈反射的传入神经进入脊髓后，一方面可直接兴奋屈肌运动神经元，同时经侧支兴奋抑制性中间神经元，通过突触后抑制作用抑制伸肌运动神经元，以使在屈肌收缩的同时，伸肌舒张。传入侧支性抑制是中枢神经系统最基本的活动方式之一，其意义在于使互相拮抗的两个中枢活动协调起来。

（2）回返性抑制［图 13-3（a）］　一个中枢神经元的兴奋，可通过其侧支兴奋另一抑制

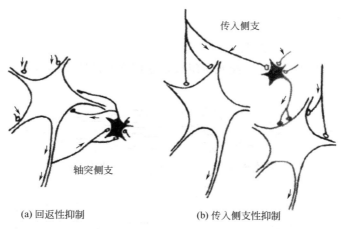

传入侧支

轴突侧支

(a) 回返性抑制 (b) 传入侧支性抑制

图 13-3 突触后抑制示意图（黑色神经元代表抑制性神经元）

性中间神经元，后者返回来抑制原先发动兴奋的神经元及其他神经元，称为回返性抑制。例如，脊髓前角运动神经元的轴突通常发出返回侧支，兴奋闰绍细胞，而闰绍细胞的轴突反过来抑制该前角运动神经元，这是一种负反馈抑制，其意义在于及时终止该神经元的兴奋。士的宁与破伤风毒素可破坏闰绍细胞的功能，阻断回返性抑制，导致骨骼肌痉挛。

2. 突触前抑制（图 13-4） 突触前抑制（presynaptic inhibition）的结构基础是具有轴突-轴突式突触联系。这种抑制形式产生机制比较复杂。突触前抑制的发生是由于一个兴奋性突触的突触前末梢与另一神经元发生了轴突-轴突式突触联系，当这个神经元兴奋时，使 A 末梢发生了部分去极化，膜电位减少，当轴突 A 兴奋传来时，形成的动作电位幅度也小，Ca^{2+} 内流也少，于是 A 的末梢释放的兴奋性递质减少，导致 C 的 EPSP 减少，兴奋性增加有限。由于这种抑制是使突触前膜发生去极化后兴奋性递质释放数量减少，EPSP 下降所造成的传递抑制，因而称为突触前抑制。又因为这种抑制发生时，突触后膜产生的不是超极化，而是去极化，形成的不是 IPSP，而是 EPSP 的减少，所以也称

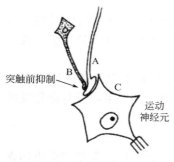

突触前抑制

运动神经元

图 13-4 突触前抑制示意图

为去极化抑制。突触前抑制在中枢内广泛存在，尤其多见于感觉传入途径中，对调节感觉传入活动具有重要作用。

第三节 神经系统的感觉分析功能

感觉是神经系统的重要功能。人体对外界事物和机体内环境中各种刺激，首先是由感受器或感觉器官感受，然后将其转化为传入神经上的动作电位，通过特定的传入神经通路传向中枢，再通过大脑皮层的分析形成各种各样的感觉。

一、脊髓的感觉传导与分析功能

来自各种感受器的传入冲动，除通过脑神经传入中枢外，大部分经脊神经后根进入脊髓。脊髓是感觉传导通路中的一个重要神经结构。

（一）浅感觉传导通路

浅感觉传导痛、温和轻触觉。其传入纤维由后根的外侧进入脊髓，在后角更换神经元

后，再发出纤维在中央管前交叉到对侧，分别经脊髓-丘脑侧束和脊髓-丘脑前束上行抵达丘脑。

（二）深感觉传导通路

深感觉指肌肉本体感觉和深部压觉。其传入纤维由后根内侧进入脊髓后，即在同侧后索上行，抵达延髓下部薄束核与楔束核，更换神经元后，再发出纤维交叉到对侧，经内侧丘系至丘脑。因此，浅感觉传导通路是先交叉后上行，而深感觉传导通路是先上行后交叉。当脊髓出现在半离断损伤时，浅感觉障碍出现在离断的对侧，而深感觉障碍发生在离断的同侧，同时出现离断侧的运动障碍，临床上称为脊髓半切综合征。

脊髓传导通路见图 13-5。

二、丘脑及其感觉投射系统

在大脑皮层不发达的动物，丘脑是感觉的最高级中枢。在大脑皮层发达的动物，丘脑成为重要的感觉传导的换元接替站。丘脑是一个由大量神经元组成的神经核群，除嗅觉以外的各种感觉传导通路都要在此更换神经元，同时也能对感觉传入进行初步的分析与综合。

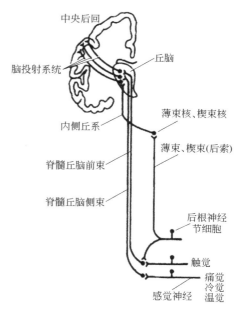

图 13-5　脊髓传导通路

（一）丘脑的核团

丘脑内有很多神经核团，根据其功能特点，可分为三大类。

1. 感觉接替核　感觉接替核接受感觉的投射纤维，换元后投射到大脑皮层的感觉区。例如后腹核接受躯干、肢体、头面部来的纤维，换元后投射到大脑皮层的感觉运动区。内侧膝状体为听觉传导通路的换元站，外侧膝状体为视觉传导通路的换元站。

2. 联络核　联络核接受感觉接替核和其他皮质下中枢来的纤维（但不直接接受感觉投射纤维），换元后也投射到大脑皮层的某一特定区域。其功能与各种感觉在丘脑和大脑皮层之间的联系、协调有关。主要包括丘脑枕核、外侧腹核和丘脑前核等。

3. 髓板内核群　髓板内核群是丘脑的古老部分，这类核群接受脑干网状结构的上行纤维投射，经多突触接替后，弥散地投射到整个大脑皮层，起着维持和改变大脑皮层兴奋状态的作用。主要包括中央中核、束旁核和中央外侧核等。

（二）丘脑的感觉投射系统

根据丘脑各部分向大脑皮层投射特征的不同，可把感觉投射系统分为以下两类。

1. 特异投射系统　丘脑的感觉接替核发出的投射纤维到达大脑皮层的神经通路称为特异投射系统。丘脑的感觉接替核和大脑皮层的特定区域，具有点对点的投射关系。该投射系统的功能是引起各种特定感觉，并激发大脑皮层发出传出神经冲动。丘脑的联络核也与大脑皮层有特定的对应投射关系，通常也将其归属这一系统。

2. 非特异投射系统　由丘脑的第三类细胞群即髓板内核群弥散地投射到大脑皮层广泛区域的传导通路称为非特异投射系统。这种投射不具有点对点的投射关系，因而不产生特异感觉。非特异投射系统向皮层的投射可维持和改变大脑皮质的兴奋状态。

动物实验发现，刺激动物中脑网状结构，能唤醒动物，脑电波呈现去同步化快波；而在中脑头端切断网状结构时，则出现类似睡眠的现象，脑电波出现同步化慢波，这个现象说明脑干网状结构内存在着具有上行唤醒作用的功能系统，称为网状结构上行激动系统。上行激动系统主要通过非特异投射系统而发挥作用。由于该系统经多突触接替，所以易受药物的影响而产生传导阻滞，如催眠药巴比妥类、全身麻醉药乙醚都有可能是阻断了该系统的活动而发挥作用的。

三、大脑皮层的感觉分析功能

各种传入冲动最后都必须到达大脑皮层，通过大脑皮层的分析和综合才能产生各种意识感觉。因此，大脑皮层是感觉的最高级部分。皮层的不同区域在感觉功能上具有不同的分工，不同性质、不同部位的感觉投射到大脑皮层的不同区域。

（一）体表感觉

1. 第一感觉区　大脑皮层的中央后回是第一感觉区，该皮层产生的感觉定位明确，性质清晰。其感觉投射有以下规律。

① 交叉投射　一侧体表感觉传入投射到对侧大脑皮层相应区域，但头面部感觉投射是双侧性的。

② 倒置投射　投射区域在中央后回的空间安排是倒置的，即下肢代表区在顶部（膝以下的代表区在皮层内侧面），上肢代表区在中间，头面部代表区在底部，但在头面部代表区局部安排是正立的（图 13-6）。

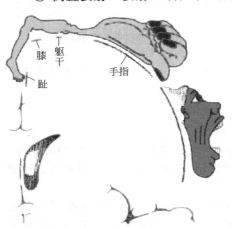

图 13-6　大脑皮层体表感觉和躯体运动功能代表区示意图

③ 投射区的大小与体表感觉的灵敏度有关　感觉灵敏度高的拇指、食指、口唇的代表区大，而躯干部位的感觉灵敏度低，其皮层的代表区也小。这是因为感觉灵敏部位有大量的感受器，皮层与其联系的神经元数量也必然较多，这种结构特点有利于精细的感觉分析。

2. 第二感觉区　第二感觉区位于中央前回和岛叶之间，面积较小，体表感觉向此区的投射是双侧性的，空间安排呈正立位，且有很大程度的重叠。从种系发生看，第二感觉区较原始，仅对感觉做粗糙分析，对感觉定位不明确、性质不清晰。人类切除第二感觉区后，并不产生显著的感觉障碍。有人认为，第二感觉区可能接受痛觉投射。

（二）肌肉本体感觉

本体感觉指肌肉、关节等的运动觉与位置觉。中央前回既是运动区，也是肌肉本体感觉代表区。刺激人脑的中央前回，可引起受试者试图发动运动的主观感觉。切除动物的运动区，由本体感受器刺激作为条件刺激建立起来的条件反射就发生障碍。

（三）内脏感觉

接受内脏感觉的皮层代表区混杂在体表感觉代表区之中。第一感觉区的躯干和下肢部位有内脏感觉代表区；第二感觉区和运动辅助区都与内脏感觉有关，边缘系统也接受内脏的感觉投射。

（四）视觉

枕叶皮层内侧面的距状裂上、下缘是视觉的主要投射区。视神经入颅后，来自两眼颞侧视网膜的纤维不交叉，来自鼻侧视网膜的纤维则发生交叉而形成视交叉，所以一侧枕叶皮层受损可造成两眼对侧同向偏盲，双侧枕叶损伤可导致全盲。

（五）听觉

颞横向和颞上回是听觉投射区。听觉投射是双侧性的，一侧听皮层接受双侧耳蜗感觉投射。故一侧听皮质受损不会引起全聋。

四、痛觉

痛觉是机体受到损伤时产生的一种独立的、复杂的感觉，常伴有精神紧张和不愉快的情绪反应，是一种复杂的生理、心理现象。疼痛可引起机体的警觉，对机体起保护作用。

（一）痛觉刺激及感受器

任何一种能量形式的刺激，只要达到了一定的强度，都能引起疼痛。例如对皮肤、黏膜及深部组织的强烈的机械刺激、电刺激、冷刺激、热刺激等，对耳过强的声音刺激，对眼过强的光线刺激等。伤害性刺激引起组织细胞的损伤，组织细胞损伤后释放致痛物质，如缓激肽、组胺、前列腺素、K^+ 和 H^+ 等，作用于痛觉感受器。痛觉感受器是广泛存在于几乎所有组织中的游离神经末梢，对致痛物质敏感，因而是一种化学感受器。痛觉感受器受致痛物质作用后产生痛觉冲动，传入中枢神经系统引起痛觉。

（二）皮肤痛觉

伤害性刺激作用于皮肤时，可先后出现快痛与慢痛两种性质的痛觉。快痛是一种尖锐的刺痛。其特点是刺激时很快发生，撤除刺激后迅速消失，感觉清晰，定位明确。吗啡对快痛无止痛作用或作用很弱。慢痛一般在刺激作用 0.5～1.0s 后才产生，特点是定位不太明确，持续时间较长，为一种强烈而难以忍受的烧灼痛，常伴有情绪反应及心血管、呼吸等方面的反应，吗啡止痛效果好。外伤时，上述两种疼痛先后相继出现，皮肤发生炎症时以慢痛为主。此外，深部组织骨膜、韧带和肌肉及内脏痛觉，也表现慢痛的特征。

皮肤快痛由较粗的、传导速度较快的 Aδ 纤维传导，慢痛则由 C 纤维传导。Aδ 纤维进入脊髓后，沿脊髓丘脑侧束的外侧部上行，主要抵达丘脑后腹核，转而投射到大脑皮层第一感觉区，引起定位明确的快痛。C 纤维进入脊髓后，在脊髓内弥散上行，沿脊髓网状束、脊髓中脑束和脊髓丘脑侧束内侧部到达丘脑髓板内核群，换元后投射到皮层，引起定位不明确的慢痛。

（三）内脏痛与牵涉痛

1. 内脏痛　内脏痛和皮肤痛相比较，有两个明显特征：①疼痛定位不明确、发生缓慢、持续时间长，对刺激的分辨能力差，常伴有明显的恶心、呕吐等自主神经活动变化和不愉快的情绪反应；②切割、烧灼等引起皮肤疼痛的刺激一般不引起内脏痛，而机械性牵拉、缺血、痉挛、炎症与化学刺激则易产生疼痛。

内脏疾患除了引起患病脏器本身的疼痛外，还能引起邻近体腔壁层浆膜（胸膜、腹膜、心包膜）疼痛，称为体腔壁痛。这种痛与躯体痛相类似，也是由躯体神经（膈神经、肋间神经和腰上部脊神经等）传入的。

2. 牵涉痛　某些内脏疾病往往引起远隔的体表部位发生疼痛和痛觉过敏，这种现象称为牵涉痛（referred pain）。不同内脏有特定的牵涉痛区（表 13-2），如心肌缺血时，可出现左肩、左上臂、心前区疼痛；胆囊炎、胆结石可出现右肩胛部疼痛；阑尾炎初期常感上腹部或脐区疼痛。牵涉痛并非内脏痛特有，深部躯体痛、牙痛也可发生牵涉痛。产生牵涉痛的机制不十分清楚。

表 13-2　常见内脏疾病牵涉痛的部位和压痛区

患病器官	心	胃、胰	肝、胆囊	肾结石炎	阑尾炎
体表疼痛部位	心前区、左臂尺侧	左上腹、肩胛间	右肩胛	腹股沟区	上腹部或脐区

第四节　神经系统对躯体运动的调节

各种躯体运动，都是在神经系统的控制下完成的，复杂的躯体运动需要中枢神经系统各级中枢，特别是高级中枢的精细调节。

一、脊髓对躯体运动的调节

脊髓是调节躯体运动的最基本中枢。脊髓单独存在时只能完成比较简单的运动反射，如屈反射、牵张反射等，但这些反射是正常机体复杂的躯体反射的基础。

（一）脊髓反射

1. 骨骼肌牵张反射　在体骨骼肌受到外力牵拉而伸长时，能反射性引起受牵拉的同一肌肉收缩，称为牵张反射。

（1）骨骼肌牵张反射的类型　肌牵张反射分为腱反射（tendon reflex）和肌紧张（muscle tonus）两种。

① 腱反射是指快速牵拉肌腱时发生的牵张反射，表现为被牵拉肌肉迅速而明显地缩短。例如快速叩击股四头肌肌腱，可使股四头肌受到牵拉而发生一次快速收缩，引起膝关节伸直，称膝反射。此外，叩击跟腱使腓肠肌收缩，称为跟腱反射；叩击肱二头肌引起肘部屈曲，称为肘反射。由于腱反射是单突触反射，其潜伏期很短。

② 肌紧张是指缓慢持续牵拉肌腱时发生的牵张反射，其表现为受牵拉的肌肉发生紧张性收缩，阻止其被拉长，受牵拉肌肉处于轻度的收缩状态，又称紧张性牵张反射。肌紧张是维持躯体姿势最基本的反射活动，是姿势反射的基础。例如，人体取直立姿势时，由于重力的作用，头部将向前倾，胸和腰将不能挺直，髋关节和膝关节也将屈曲，但由于骶棘肌、颈部以及下肢的伸肌群的肌紧张加强，就能抬头、挺胸、伸腰、直腿，从而保持直立的姿势。肌紧张反射弧的中枢为多突触接替，属于多突触反射。

（2）肌牵张反射的反射弧　肌牵张反射的感受器主要是肌梭。当肌肉受到外力牵拉而拉长时，肌梭也受到牵拉，肌梭内的 Ia 纤维传入冲动增多，传入冲动引起同一肌肉的 α 运动神经元兴奋，α 运动神经元的传出纤维将兴奋传到梭外肌，从而完成一次肌牵张反射。

（3）腱器官　肌肉中除肌梭外，还有一种分布于肌腱胶原纤维中的牵张感受器，称为腱器官，对肌肉的主动收缩产生的牵拉异常敏感。一般情况下，当肌肉受到牵拉时，首先兴奋肌梭而发动牵张反射，引起受牵拉的肌肉收缩，当肌肉收缩达到一定强度时，张力作用于腱器官，通过兴奋腱器官而抑制牵张反射。腱器官活动的生理意义在于避免肌肉过度收缩而损伤肌肉。

2. 屈反射与交叉伸肌反射

（1）屈反射　刺激作用于皮肤的感受器时，受刺激肢体屈曲，即关节的屈肌收缩，伸肌舒张，称为屈反射。屈反射使受刺激肢体避开有害刺激，对机体有保护意义。屈反射是一种以脊髓为基本反射中枢的多突触反射，反射的强弱和强度与刺激强度有关。

（2）交叉伸肌反射　在一侧肢体发生屈反射的基础上，当刺激进一步加大时，可引起对侧伸肌收缩，屈肌舒张，从而关节伸直，这个反射称为交叉伸肌反射。这是由于屈反射发生时，通过中间神经元兴奋了对侧伸肌运动神经元；同时，由于交互抑制，使对侧屈肌舒张。该反射是一种姿势反射，其意义在于当一侧肢体屈曲时，另一侧肢体伸直，支撑体重，以维持直立姿势而不至于跌倒。

（二）脊休克

当脊髓与高位中枢突然离断时，断面以下的脊髓，暂时丧失一切反射活动的能力，进入一种无反应状态，这一现象称为脊休克（spinal shock）。主要表现为以脊髓为基本反射中枢的肌牵张反射、屈反射、交叉伸肌反射均丧失，外周血管扩张，血压下降，发汗、排便和排尿反射均不能发生。脊休克是一过现象，一般而言，低等动物恢复较快，动物越高等恢复越慢。如蛙的脊休克只持续数分钟，犬持续几天，人的脊休克期持续数周甚至数月。比较原始、简单的反射，如腱反射、屈反射先恢复；而较复杂的反射，如交叉伸肌反射恢复较晚。在脊髓躯体反射恢复后，部分内脏反射活动也随之恢复，如血压逐渐回升到正常，发汗、排尿、排便反射亦有不同程度的恢复。

脊休克的产生不是由于横断脊髓的损伤性刺激引起，因为在动物脊反射恢复后，在原断面以下进行第二次脊髓切断并不使脊休克重新出现。目前认为，脊休克产生的原因是由于断面下的脊髓失去了高位中枢的调节，特别是失去了大脑皮层、脑干网状结构、前庭的下行性易化作用。

二、脑干对肌紧张和姿势的调节

（一）脑干网状结构的易化区和抑制区

使用脑立体定位技术，用电刺激动物脑干网状结构的不同区域，发现可对肌紧张进行调节，这些区域分别称为脑干网状结构的易化区和抑制区（图 13-7）。

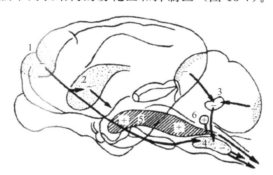

图 13-7　猫脑各部位，特别是脑干网状结构下行抑制（一）和易化（十）系统示意图

4 为网状结构抑制区，接受大脑皮层 1、尾状核 2 和小脑 3 传来的冲动；

5 为网状结构易化区；6 为延髓的前庭核，加强脊髓牵张反射作用

1．脑干网状结构易化区　脑干网状结构中能加强肌紧张和肌肉运动的区域，称为易化区。易化区范围较广，包括延髓网状结构的背外侧部分、脑桥被盖、中脑的中央灰质与被盖等脑干中央区域。电刺激易化区可增强肌牵张反射，也可增强运动皮层诱发的运动反应，增强肌紧张与肌肉运动。

2．脑干网状结构抑制区　脑干网状结构中能抑制肌紧张和肌肉运动的区域，称为抑制区。该区较小，位于延髓网状结构的腹内侧部分。抑制区通过网状脊髓束抑制 γ 运动神经元，减弱 γ 环路的活动。

（二）去大脑僵直

在中脑上、下丘之间横断脑干，动物立即出现全身肌紧张明显加强，表现为四肢伸直、脊柱后挺、头尾昂起的角弓反张现象，称为去大脑僵直。

去大脑僵直现象是由于切断了大脑皮层和纹状体等部位与网状结构的功能联系，抑制区失去了上位中枢的始动作用，使抑制区的活动水平下降；而易化区虽然也失去了和上位中枢

的一些联系，但前庭核对易化区作用依然存在，易化区本身存在自发活动，所以易化区的活动明显占优势。去大脑僵直主要由抗重力肌的肌紧张加强所致。

人在某些疾病中，也可出现类似去大脑僵直的表现。中脑疾患时也易出现去大脑僵直的表现，表现为头后仰、上下肢均僵硬伸直、上臂内旋、手指屈曲（图13-8）。临床上患者如出现去大脑僵直的表现，提示病变已严重侵犯脑干，是预后不良的信号。

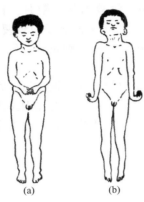

图 13-8　人类去大脑僵直

（a）正常姿态；（b）去大脑僵直

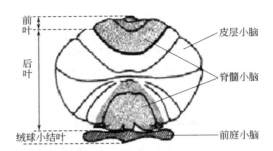

图 13-9　小脑功能分区示意图

（三）脑干对姿势的调节

由脑干整合完成的姿势反射有状态反射、翻正反射以及直线和旋转加速度反射。

1. **状态反射**　头部在空间的位置改变以及头部与躯干的相对位置改变时，可以反射性地改变躯体肌肉紧张性，这种反射称为状态反射。状态反射是在低位脑干整合下完成的，完整动物中由于高位中枢的存在，状态反射不易表现出来，只在去大脑动物上才易观察到。

2. **翻正反射**　正常动物可保持站立姿势，如将其推倒可翻正过来，这种反射称为翻正反射。如将动物四足朝天从空中落下，则可清楚地观察到动物在下坠过程中，首先是头颈扭转，然后前肢和躯干也跟着扭转过来，最后是后肢扭转，当坠落到地面时则四肢着地。中脑动物可以保持接近正常的站立状态，而且推翻后可自行翻正。

在完整动物，由于视觉可感知身体位置的异常，因此翻正反射主要是由于视觉传入信息引起的。在人类，由视觉引起的翻正反射尤为重要。

三、小脑对躯体运动的调节

哺乳类动物，在大脑新皮层高度发展的同时，小脑也有显著发展。按照功能将小脑分为前庭小脑、脊髓小脑和皮层小脑（图13-9）。

（一）前庭小脑

前庭小脑，主要由绒球小结叶构成，与身体的姿势平衡功能有密切关系。切除绒球小结叶的猴不能保持身体平衡，只能依墙而立，但其随意运动仍然很协调，能很好地完成进食动作。绒球小结叶的姿势平衡功能与前庭器官及前庭核活动有密切关系，其反射途径为：前庭器官→绒球小结叶→前庭核→脊髓运动神经元→肌肉。绒球小结叶通过前庭核、前庭脊髓束调节脊髓运动神经元的兴奋与肌肉的收缩活动，以维持身体的平衡。

（二）脊髓小脑

由小脑前叶和后叶的中间带构成。前叶与肌紧张调节有关，对肌紧张具有抑制和易化的双重调节作用。小脑后叶中间带也有易化肌紧张的功能，对双侧肌紧张均有加强作用。

协调随意运动是小脑后叶中间带的重要功能。大脑皮层运动区通过脑桥与后叶中间带之间有环路联系，因此在执行大脑皮层发动的随意运动方面有重要作用，当切除或损伤这部分小脑后，随意运动的力量、方向和限度将发生紊乱，行走摇晃，指物不准，不能进行拮抗肌的快速交替运动，还可能出现动作性或意向性震颤，但在静止时无异常。小脑损伤后出现的这种动作性协调障碍，称小脑共济性失调。

（三）皮层小脑

皮层小脑指后叶的外侧部。皮层小脑接受来自大脑皮层感觉区、运动区、联络区广大区域传来的信息，传出冲动又回到大脑皮层运动区。通过这种环路联系，皮层小脑参与运动计划的形成和运动程序的编制。在运动开始学习阶段，大脑皮层通过皮层脊髓束和皮层脑干束所发动的运动是不协调的，在学习过程中，逐步纠正运动发生的偏差，使运动逐步协调起来。在这个过程中，小脑不断接受感觉传入冲动，当精巧运动逐渐熟练完善后，皮层小脑就贮存了一整套运动程序。当大脑皮层发动精巧运动时，通过皮层小脑与大脑皮层的环路联系，提取贮存的程序，回输到大脑皮层运动区，再通过皮层脊髓束和皮层脑干束发动运动，此时所发动的运动可以非常协调而精巧，而且动作迅速。

四、基底神经节对躯体运动的调节

基底神经节的主要功能与随意运动的产生和稳定、肌紧张的调节及本体感受器的传入信息的处理均有密切关系，但基底神经节如何调节躯体运动的细节还不清楚。目前对基底神经节运动功能的了解，主要来自人类基底神经节损伤引起的运动障碍。临床上基底神经节损害的主要表现分为两大类：运动过少而肌紧张亢进的综合征和运动过多而肌紧张低下的综合征。

（一）震颤麻痹

该病主要表现为全身肌紧张增高、肌肉强直、随意运动减少、动作缓慢、面部表情呆板。此外，患者常伴有静止性震颤，震颤多出现于上肢，尤其是手，其次是下肢与头部，情绪激动时震颤频率增加，进行自主运动时减少，入睡后停止。病理学研究表明，震颤麻痹患者的中脑黑质有病变，同时脑内多巴胺含量明显下降。实验证明，黑质是脑内多巴胺能神经元胞体集中处，黑质多巴胺能神经元的轴突，上行抵达纹状体，抑制纹状体中胆碱能神经元的活动，正常时这两个系统保持平衡，从而维持正常的肌紧张和运动的协调性。当黑质病变时，多巴胺能神经元受损，黑质和纹状体中多巴胺含量明显减少，多巴胺递质系统功能减退，而乙酰胆碱递质系统功能亢进，从而产生震颤麻痹。动物实验中，用药物如利血平耗竭儿茶酚胺则会诱使动物出现震颤麻痹的症状，而用多巴胺的前体物质左旋多巴（L-dopa）治疗，则症状好转。此外，用 M 受体阻断剂东莨菪碱或安坦也能治疗震颤麻痹，说明震颤麻痹的产生与黑质抵达纹状体的多巴胺递质系统功能下降及纹状体内乙酰胆碱递质系统功能过强有关。

（二）舞蹈病

舞蹈病主要表现为上肢和头部的舞蹈样动作，并伴有肌张力降低。病理学研究表明，舞蹈病有明显的纹状体神经元病变，新纹状体严重萎缩，但黑质-纹状体通路完好，脑内多巴胺含量正常，给予这类患者左旋多巴反而加剧症状，利血平耗竭多巴胺则使症状缓解。因此，舞蹈病的发病原因主要是纹状体内胆碱能神经元功能减退，而黑质多巴胺能神经元功能相对亢进所致。

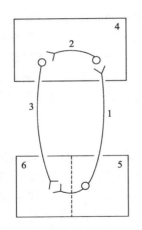

图 13-10 黑质-纹状体环路示意
1—多巴胺能神经元；2—胆碱能神经元；
3—γ-氨基丁酸能神经元；4—纹状体；
5—黑质致密部；6—黑质网状部

黑质-纹状体环路示意见图 13-10。

五、大脑皮层对躯体运动的调节

大脑皮层是调节躯体运动的最高级中枢，如果人类大脑皮层出现损伤，则随意运动出现严重障碍，肢体肌肉麻痹，并伴有肌紧张增加。

（一）大脑皮层运动区

大脑皮层中与躯体运动密切相关的区域，称为大脑皮层运动区。大脑皮层运动区的功能单位是运动柱，一个运动柱可控制同一关节几块肌肉的活动，而同一关节的每块肌肉又可接受几个运动柱的控制。

1. 主要运动区　主要运动区具有下列功能特征。

① 交叉支配　一侧皮层主要支配对侧躯体的运动，但在头面部，除下部面肌和舌肌主要受对侧面神经和舌下神经支配外，其余多数部分为双侧性支配，如咀嚼运动、喉运动及上部面肌的运动都受双侧运动神经支配。因此，当一侧内囊损伤时，头面部多数肌肉并不完全麻痹，但对侧下部面肌和舌肌发生麻痹。

② 倒置支配　从运动区的定位可看出，皮层的一定区域支配一定部位的肌肉，定位安排是倒置的，与感觉区类似。下肢代表区在顶部，上肢、躯干部在中间，头面部肌肉代表区在底部，但头部代表区内部的安排仍为正立。

③ 运动区的大小与运动的精细、复杂程度有关　即运动越精细、复杂，皮层运动区就越大。例如，手和五指所占的皮层区域与整个下肢所占面积相当。在人类，单侧中央前回受损后，对侧肢体完全失去随意运动的能力，手和脚的肌肉常完全麻痹。

2. 其他运动区

① 辅助运动区　位于大脑皮层内侧面，即两半球纵裂的内侧壁，扣带回以上，运动区之前。刺激该区可引起肢体运动和发声，反应一般为双侧性。

② 第二运动区　位于中央前回与岛叶之间，即第二感觉区的位置，用较强的电刺激能引起双侧的运动反应，定位也与第二感觉区类似。

（二）运动通路的功能

1. 皮质脊髓束　通过内侧的运动神经元控制躯干和四肢近端的肌肉，尤其是屈肌，与姿势的维持和肢体粗大运动有关。而皮质脊髓侧束在种系发生上较新，其纤维终止于脊髓前角外侧部分的神经元（其中有 $10\%\sim20\%$ 形成单突触联系），脊髓前角外侧部分的运动神经元控制四肢远端的肌肉，与精细技巧性的运动有关。

2. 皮质脑干束　指由皮质发出，经内囊到达脑干躯体运动神经核的传导束。下行过程中，大部分纤维陆续终止于双侧脑神经躯体运动核；小部分纤维完全交叉，至对侧支配面神经核下部和舌下神经核。一侧皮质脑干束受损，对侧面下部肌和舌肌瘫痪，其余脑

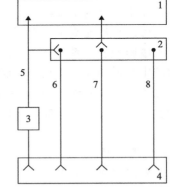

图 13-11　锥体系和锥体外系示意
1—大脑皮层；2—皮层下核团；3—延髓锥体；
4—脊髓；5—锥体束；6—旁锥体束；
7—皮层起源的锥体外系；8—锥体外系

神经躯体运动核支配的骨骼肌则无运动功能障碍。

皮质脊髓束和皮质脑干束是大脑皮层控制躯体运动最重要的最直接的通路。

3. 红核脊髓束　主要参与肢体近端肌肉粗大运动的调节和姿势调节。

锥体系和锥体外系示意见图 13-11。

第五节　神经系统对内脏活动的调节

一、自主神经系统的功能

自主神经系统的功能在于调节心肌、平滑肌和腺体（消化腺、汗腺、部分内分泌腺）的活动，这种调节是通过神经纤维末梢释放的递质作用于不同受体产生的。交感和副交感神经的节前纤维、绝大多数副交感神经节后纤维、少数交感神经的节后纤维都是胆碱能纤维，以 ACh 为神经递质。多数交感神经节后纤维以 NE 为递质。ACh 和 NE 这两种递质作用于相应的两大类受体而产生不同的生理作用。从总体上看，交感和副交感神经系统的活动有以下特征。

（一）双重支配

除少数器官外，一般组织器官都接受交感和副交感神经双重支配，在具有双重支配的器官中，交感和副交感的作用往往是拮抗的。例如对于心脏，迷走神经具有抑制作用而交感神经具有兴奋作用。又如在小肠平滑肌，迷走神经使运动增加，交感神经则抑制其收缩，说明自主神经系统能从正反两方面调节内脏的活动。有时交感和副交感的作用也可以是协同的，例如交感神经兴奋时引起黏稠唾液分泌，副交感神经兴奋时引起稀薄唾液分泌。

自主神经系统的主要功能见表 13-3。

表 13-3　自主神经系统的主要功能

器官	交感神经	副交感神经
心脏	心跳加快加强	心跳减慢，心房肌收缩减弱
血管	腹腔内脏血管、皮肤血管收缩	软脑膜血管、外生殖器血管舒张
支气管	支气管平滑肌舒张	支气管平滑肌收缩
消化腺	分泌黏稠唾液	分泌大量稀薄唾液，胃液、肠液和胆汁分泌增加
消化道	胃肠平滑肌、胆囊平滑肌收缩	括约肌舒张减弱，括约肌收缩
眼	瞳孔扩大，睫状肌松弛	瞳孔缩小，睫状肌收缩
皮肤	竖毛肌收缩，汗腺分泌	
代谢	糖原分解，脂肪动员，血糖升高，促进肾上腺髓质分泌	胰岛素分泌增加，糖原合成增加，血糖下降

（二）紧张性作用

自主神经对效应器官的支配，一般具有紧张性作用，即在安静时自主神经不断地向效应器发放低频神经冲动。例如，切断心迷走神经，心率即加快；切断心交感神经，心率则减慢，说明两种神经对心脏都具有紧张性活动。再例如由于交感神经的紧张性活动，安静时使全身血管的口径收缩至最大口径的一半，当交感神经的紧张性增加时，可使血管进一步收缩；反之，当交感神经紧张性下降时，血管就扩张。一般认为，自主神经的紧张性来源于中枢，而中枢的紧张性受很多因素的影响。例如来自颈动脉窦和主动脉弓的压力感受器的传入冲动，对调节自主神经中枢的紧张性活动具有重要作用；而脑内 CO_2 浓度，对维持交感缩血管中枢的紧张性活动也有重要作用。

（三）效应器功能状态的影响

自主神经对内脏活动的调节与其功能状态有关，例如刺激交感神经可使动物无孕子宫运动减弱，而使有孕子宫运动增加。又如胃幽门如果原来处于收缩状态，刺激迷走神经使之舒张；如果原来处于舒张状态，刺激迷走神经则使之收缩。

（四）自主神经系统对整体生理功能调节的意义

交感神经系统支配比较广泛，在环境急剧变化时，交感神经系统可以动员许多器官的潜在力量，以适应环境的变化。例如，在剧烈运动、失血、窒息、紧张、恐惧、寒冷时，交感神经系统活动明显增强，肾上腺髓质激素分泌也增加，机体出现心率增快、心缩力增加、皮肤与内脏血管收缩、骨骼肌血管扩张、支气管扩张、肝糖原分解增加以及胃肠运动抑制等表现。通过增加心输出量，血液重新分配，呼吸气体更新增加，血糖浓度升高等帮助机体度过紧急情况。

副交感神经系统活动比较局限，机体在安静时副交感神经系统活动较强，它的活动常伴有胰岛素分泌增加，称之为迷走-胰岛素系统。该系统的活动主要在于促进消化吸收、积蓄能量、加强排泄和生殖功能，有保护机体、促进修整恢复的作用。

二、中枢对内脏活动的调节

（一）脊髓

脊髓是交感神经、部分副交感神经节前纤维的发源地，是自主神经系统最低级的中枢，通过脊髓可完成一些最基本的内脏反射。脊髓高位离断的病人，脊休克过后，可出现血管张力反射、发汗反射、排尿反射、排便反射、勃起反射的恢复。但这些反射调节能力差，不能适应正常生命活动的需要。如截瘫病人虽然可维持血压于一定水平，但由卧位变为立位时即感到头晕，说明这时的血管张力反射的调节能力差，外周血管阻力不能及时发生改变。另外，病人虽有一定的反射性排尿、排便能力，但往往不能完全排空。在整体，脊髓的自主神经功能是在上位中枢的调节下完成的。

（二）低位脑干

延髓网状结构中存在着许多与心血管、呼吸、消化等内脏活动有关的神经细胞群，成为循环、呼吸、消化等生命活动重要的整合中枢，一旦延髓受损，生命可立即终结，故延髓有"生命中枢"之称。脑桥有角膜反射中枢、呼吸调整中枢以及管理心血管、消化功能的一些中枢。中脑存在瞳孔对光反射中枢，还可能是防御性心血管反应的主要神经部位。

（三）下丘脑

下丘脑与边缘前脑、脑干网状结构和丘脑有紧密的形态和功能联系。下丘脑还通过垂体门脉系统和下丘脑-垂体束调节腺垂体和神经垂体的活动。下丘脑不仅是较高级的内脏活动调节中枢，它还能把内脏活动和其他生理活动联系起来，成为自主性、躯体性和内分泌性功能活动的重要整合中枢，完成一些复杂的生理功能调节。

1. 调节内脏活动　下丘脑是对各种内脏功能进行整合的较高级中枢。例如下丘脑存在着调节心血管活动的重要整合中枢，它通过脑干心血管中枢影响心血管活动。下丘脑内侧区存在着两类神经元，分别参与心血管压力与化学感受性反射。下丘脑背内侧核还接受容量感受器的传入信息，通过调节血管升压素的合成与释放调节血量和血压。实验还证明，下丘脑后区参与机体防御反应中心血管活动的整合。

2. 调节水平衡　下丘脑通过对饮水行为和肾脏排水两方面的调节实现机体水平衡。下丘脑控制摄水的区域位于外侧区，损毁该区域动物拒食、拒饮，刺激该区域则饮水量增多。

因此认为，下丘脑外侧区存在着饮水中枢。下丘脑控制排水的功能，通过血管升压素的分泌和释放调节控制。目前认为，下丘脑存在的渗透压感受器的兴奋，既产生渴感和饮水行为，又调节血管升压素的分泌，以控制肾脏排水，从而实现机体的水平衡。

3. **调节摄食行为** 下丘脑调节机体的食欲。用电极刺激清醒动物下丘脑外侧区，则引致动物多食；而刺激下丘脑腹内侧核，可使动物拒食。由此认为，下丘脑外侧存在着摄食中枢，腹内侧核则被认为是饱食中枢，二者之间存在着交互抑制的关系。

4. **调节情绪变化** 动物实验表明，下丘脑与情绪反应密切相关。在间脑以上水平切除猫的大脑，仅保留下丘脑及以下结构，给予轻微刺激即可引起"假怒"现象，动物表现甩尾、竖毛、扩瞳、张牙舞爪、呼吸加快和血压升高，就像通常情况下猫在搏斗；若损毁整个下丘脑，则"假怒"现象不再出现。平时下丘脑的这种作用受到大脑的抑制不易表现；而切除大脑后，这种抑制解除了，下丘脑的防御反应功能被释放出来。

5. **控制生物节律** 机体的各种生命活动常按一定的时间顺序发生规律性变化，这种变化的节律称为生物节律，是生物在长期进化过程中形成的。人和动物的生物节律有日节律、月节律。日节律是最重要的生物节律，人体内许多生物功能都有日节律，如血细胞数波动，体温变动，促肾上腺皮质激素、生长激素等的分泌。

（四）大脑皮层

大脑皮层是内脏活动的最高级调节中枢，可将机体各系统的功能活动协调统一起来，使机体适应复杂的内外环境变化。

第六节　脑的高级功能和脑电图

一、大脑皮层的电活动

用电生理学方法可以引导出大脑皮层连续不断的节律性电位变化。这种脑电位变化有两种形式。一种是在没有任何特定外加刺激时，皮层经常存在的节律性电位变化，称为自发脑电活动，引导电极置于头皮上记录的称脑电图（EEG），引导电极直接置于皮层表面记录的称皮层电图（ECoG），皮层电图的振幅比脑电图大10倍，而节律、波形的相位则基本相同。另一种是在刺激的作用下，在皮层某一局限部位产生的电位变化，称为皮层诱发电位。

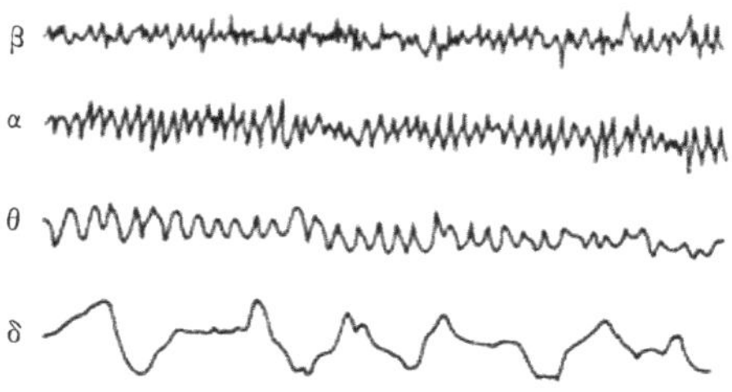

图 13-12　脑电图的 4 种波形

（一）正常脑电图波形

人的脑电图可根据频率和振幅，分为 α、β、θ 和 δ 四种基本波形（图 13-12）。

1. **α波** 人类 α 波在清醒、安静并闭眼时出现，在枕叶部位最大。α 波的波幅常出现自小而大、自大而小的周期性变化，形成所谓 α 节律的梭形波形。当受试者睁开眼睛或接受其他刺激时，α波立即消失，出现快波，这一现象称为 α 阻断；如果受试者再安静闭目，则 α 波又重新出现。通常认为，α 波是大脑皮层在安静时的主要电活动表现。α 波的频率为 8～13Hz，振幅20～100mV。

2. **β波** 在 α 波的基础上，如睁眼视物、思考问题或接受其他刺激，α 波立即消失，出现频率增快、波幅减少的 β 波。β 波在额叶和顶叶较显著。β 波的频率 14～30Hz，振幅5～20mV。

3. θ波　在成人困倦时出现，枕叶和顶叶记录较明显。θ波的频率 4～7Hz，振幅20～150mV。

4. δ波　正常成人在清醒时几乎没有δ波，只在睡眠时才出现。婴儿的脑电波比幼儿更慢，常可见到δ波。极度疲劳、深度麻醉、智力发育不全的人，可出现δ波。一般认为，θ波和δ波是大脑皮层处于抑制状态时的主要电活动表现。

由于脑电图可作为大脑皮层活动状态直接的和可测量的指标，因此，脑电图描记不仅是研究脑功能的重要手段，而且对临床某些疾病的诊断有重要价值。

（二）脑电波形成机制

皮层单一神经元的突触后电位变化不足以引起皮层表面电位改变，只有大量皮层神经元同时产生突触后电位变化，才能同步起来引起皮层表面出现电位改变。实验表明，脑电的α节律来自丘脑非特异投射系统的一些神经核，β节律是由于脑干网状结构上行激活系统的上行冲动扰断了安静时丘脑非特异投射系统与皮层间的同步活动，出现去同步化的结果。θ波与δ波出现时，是由于脑干网状结构上行激活系统的活动降低，大脑皮层处于抑制状态，脑电活动节律减慢使电位进一步同步化的结果。

（三）皮层诱发电位

皮层诱发电位是指在刺激的作用下，在皮层自发脑电的基础上产生的电位变化，其波形夹杂在自发脑电波之中，很难分辨。目前用电子计算机信号平均技术使诱发电位记录清晰，这种方法显示的皮层诱发电位称为平均诱发电位。

皮层诱发电位一般是指感觉传入系统受刺激时，在皮层某一局限区域引导的电位变化。因此在寻找感觉投射部位、研究皮层功能定位方面起重要作用。目前皮层诱发电位已成为研究人类感觉机能、神经系统疾病、行为和心理活动的一种重要手段。

二、觉醒和睡眠

觉醒和睡眠都是正常的生理活动，只有在觉醒状态下，才能从事各种体力、脑力活动；通过睡眠，可以使人的精力和体力得到恢复，保持良好的觉醒状态。成年人每天需要睡眠7～9h，儿童需要的睡眠时间比成年人长，老年人需要的睡眠时间比较短。如果睡眠发生障碍，将引起中枢神经系统活动，特别是大脑皮层功能紊乱。

（一）觉醒状态的维持

各种感觉冲动的传入对觉醒状态的维持十分重要。前已述及，脑干网状结构的上行激活系统对大脑皮层的兴奋性有激活作用，可维持觉醒状态。觉醒状态的维持与多种递质系统有关。

（二）睡眠的时相

根据睡眠时脑电波的变化特点，将睡眠分为两种时相：慢波睡眠、快波睡眠。

1. 慢波睡眠　慢波睡眠也称同步化睡眠，脑电图记录显示脑电波呈现同步化慢波。慢波睡眠期间，嗅、视、听、触觉等感觉功能减退，肌紧张下降，骨骼肌反射减弱，同时心率减慢，血压下降，呼吸缓慢，瞳孔缩小，体温降低，胃液分泌增多，唾液分泌减少等，表现交感活动水平下降，而副交感活动相对增强，且伴有生长素分泌增多，对促进生长、消除疲劳、促进体力恢复有重要意义。

2. 快波睡眠　快波睡眠也称去同步化睡眠，或异相睡眠。脑电图显示脑电波呈去同步化快波，脑电活动增加，脑电图表现属于觉醒状态。此期内各种感觉功能进一步减退，更不易被唤醒，肌紧张和骨骼肌反射活动进一步减弱，还可出现快速的眼球转动（50～60 次/min），也有人称此期为快速眼动睡眠。快速眼动时常伴有部分躯体抽动、心率加快、血压上升、呼吸加快而不规则等生理活动改变，此期可能促使某些慢性疾病或潜伏疾病（如心绞痛、脑出血、哮喘等）突然发作或恶化。但在快波睡眠期间脑组织的蛋白质合成率最高，因此，快波睡眠被认为与神经系统的发育、成熟、学习与记忆有重要意义。

睡眠过程中两个时相相互交替，成年人睡眠开始后首先进入慢波睡眠，持续 80～120min 后转入快波睡眠，持续 20～30min，又转入慢波睡眠，如此反复进行。越接近睡眠后期，快波睡眠持续时间越长。成年人的慢波睡眠和快波睡眠均可直接转为觉醒状态，但在觉醒状态下只能进入慢波睡眠，而不能直接进入快波睡眠。在快波睡眠期间，如果将其唤醒，被试者往往报告他正在做梦，一般认为做梦是快波睡眠的特征之一。

（三）睡眠发生机制

目前认为，睡眠不是脑活动的简单抑制，而是中枢内特定神经结构和神经递质主动活动的结果。在下丘脑、延髓网状结构和前脑基底部，都有一些睡眠区，一定频率的电刺激可引起慢波睡眠。诱导快波睡眠的主要结构位于脑桥网状结构。睡眠的产生与中枢内某些递质有密切关系，实验表明，慢波睡眠主要与脑干 5-羟色胺递质系统活动有关，快波睡眠主要与脑内去甲肾上腺素、5-羟色胺及乙酰胆碱递质系统功能有关。此外，近年来还发现一些肽类物质与睡眠有关。

三、学习与记忆

学习和记忆是脑的重要功能。学习是指通过神经系统的活动，在环境的不断变化中获得新的行为习惯（经验），以适应环境的过程。记忆则是将学习到的信息贮存一定时期并重新"读出"的过程。目前认为，学习和记忆是一系列条件反射建立的过程。

（一）条件反射的建立

条件反射的建立是学习的基础。条件反射是在非条件反射的基础上，个体生活过程中逐渐建立起来的反射，可以在个体生活中自然形成，也可以人工训练而形成。例如给狗喂食前先给予铃声，铃声之后给予食物，这样结合多次后，每当狗听到铃声就会分泌唾液，此时铃声（条件刺激）就成为进食的信号，由无关刺激变成了条件刺激，这样的反射就称为条件反射。任何无关刺激（例如铃声）和非条件刺激在时间上的多次结合应用，都可以形成条件反射。

（二）条件反射的消退

条件反射形成后，如只给条件刺激，而不用非条件刺激强化（例如只给铃声而不再给食物），那么条件反射就会逐渐减弱，甚至完全不出现，这种现象称为条件反射的消退。

（三）条件反射的泛化和分化

在条件反射形成的初期，若给予与条件刺激相似的刺激，也可获得条件刺激的效果，这种现象称为条件反射的泛化。例如用频率为 100Hz 的音响与食物结合，形成唾液分泌的条件反射后，90Hz 和 110Hz 的音响仍然可以引起唾液分泌，如果以后只有 100Hz 音响才给予食物，结果只有 100Hz 的音响能引起唾液分泌，其他的近似刺激将不再引起唾液分泌，这种现象称为条件反射的分化。条件反射建立时从泛化到分化的发展过程是大脑皮层实现复杂分析功能的生理基础。

（四）人类条件反射的特点

条件反射是人和动物共有的，但人类和动物在形成条件反射的质和量上都有根本性区别。动物只能对具体的信号，如声音、光线、形状、气味等第一信号建立条件反射，而人类的大脑皮层高度发达，除了能对第一信号建立条件反射，还可对语言、文字等抽象信号（第二信号，信号的信号）建立条件反射。巴甫洛夫把由第一信号建立条件反射的大脑皮层机能系统称为第一信号系统，对第二信号系统建立条件反射的大脑皮层机能系统称为第二信号系统。人类同时拥有这两类系统，这是人类和动物的主要区别。

四、学习与记忆的过程和机制

外界通过感觉器官进入大脑的信息量是很大的，据估计仅有1%的信息能被较长时期地贮存记忆。因此，在信息贮存过程中必然包含对信息的选择和遗忘。

记忆可分为短时性记忆和长时性记忆。短时性记忆包括感觉性记忆和第一级记忆。感觉性记忆指将感觉信息贮存于皮层感觉区的时间一般不超过1s，如果能在1s内对信息进行一定处理，就能转入第一级记忆，但也只能贮存几秒至几分钟，如打电话时查阅记下的电话号码，往往在用后便忘记。如果信息反复运用，便能转入第二级记忆，此级记忆的信息量大，且能持久贮存，可从几分钟至几年。有些信息，如自己的名字或每天都在操作的技艺，由于经常运用，可成为终生不忘的第三级记忆。第三级记忆贮存的信息量最大，时间最长。短时性记忆是形成长时性记忆的基础，长时性记忆的形成过程是一个有高度选择性的信息贮存过程，只有那些对个体反复起作用并具有重要意义的信息才会被长期贮存下来。

学习、记忆过程都是由许多神经元参与的，神经元活动的后作用对后继刺激能产生易化效应，可能是感觉性记忆的基础。此外，神经系统中神经元之间形成许多环路联系，神经环路的连续活动可能是第一级记忆的基础。从神经解剖的研究资料发现，长时性记忆可能与新的突触联系的建立有关。生活在复杂环境中的大鼠，其大脑皮层的厚度明显大于生活在简单环境中的大鼠，说明学习、记忆过程使大脑皮层发达，突触联系增加。进一步的研究还发现，当海马受到高频短暂电刺激时，会增强突触活动时程，持续时间可达10h以上，称为长时程突触效应（long term potentiation，LTP），LTP可能是学习、记忆的神经基础。实验表明，记忆能力强的动物，LTP长于记忆能力差的动物。

长时性记忆还可能与脑内物质代谢，特别是脑内RNA和新蛋白质合成有关。某些中枢神经递质，例如乙酰胆碱、去甲肾上腺素、兴奋性氨基酸、γ-氨基丁酸以及神经肽也可能与长时性记忆有关。

从感觉性记忆至第三级记忆的信息流图解见图13-13。

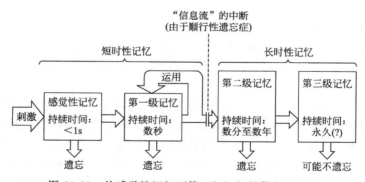

图13-13　从感觉性记忆至第三级记忆的信息流图解

（邱丽颖　杜斌）

第十四章　内分泌与生殖

第一节　概　　述

一、内分泌系统和激素的概念

体内一些分泌细胞分泌的物质不通过导管排到体表或器官管腔，而是直接释放进入血液或组织液发挥其生理作用，这种分泌方式称为内分泌（endocrine），这类细胞称为内分泌细胞。内分泌细胞所分泌的化学物质具有高效的生物活性，称为激素（hormone）。

人体内分泌细胞有些比较集中，形成内分泌腺，如垂体、甲状腺、肾上腺、性腺等。此外，还有不少内分泌细胞散在于全身各处，如消化道黏膜、肾脏、心脏；甚至某些神经细胞也能分泌激素，如下丘脑促垂体区的神经细胞。内分泌系统是由内分泌腺和散在机体各处的内分泌细胞所组成的一个大系统。

内分泌系统和神经系统是调节机体各种生理功能、维持内环境稳态的两大调节系统，两者在功能上紧密联系，互相配合。其中，内分泌系统以激素的形式携带各种调节信息，通过体液途径，广泛、缓慢、持久地调节机体的新陈代谢、生长、发育、生殖等生命过程。

本章重点介绍人体主要内分泌腺的功能。

二、激素的分类

激素种类繁多，来源和性质各异，作用途径及范围也各不相同。通常按化学性质，可将人体主要激素分为下列两大类。

1. 含氮激素　包括蛋白质类、肽类和胺类（氨基酸衍生物）。下丘脑调节性多肽、垂体激素、甲状旁腺激素、胰岛素、胃肠激素等属于蛋白质类或肽类。甲状腺激素、肾上腺髓质激素属于胺类。此类激素易被消化酶水解，作为药物使用时一般不宜口服（除甲状腺激素外）。

2. 类固醇激素（甾体类激素）　肾上腺皮质激素和性激素属于此类。

三、激素的运输途径

激素以下列 3 种途径将其携带的化学信息传递到它们所作用的器官或组织。

1. 远距分泌（telecrine）　大多数激素经血液循环运送到远距离的器官或组织细胞发挥作用。

2. 旁分泌（paracrine）　某些激素经组织间液弥散作用于邻近细胞。

3. 神经分泌（neurocrine）　下丘脑的某些神经元所分泌的调节性多肽经神经纤维的轴浆运输到神经末梢释放。

4. 自分泌（autocrine）　内分泌细胞所分泌的激素在局部扩散，又返回作用于该内分泌细胞而发挥反馈调节作用。

四、激素的一般作用特征

激素在发挥其生理作用的过程中，一般具有下列共同的特征。

1. 特异性 激素有选择性地作用于某些器官、组织或细胞，称为激素作用的特异性。激素所作用的器官、腺体或细胞，称为该激素的靶器官（target organ）、靶腺（target gland）或靶细胞（target cell）。这种特异性的生物学基础是靶细胞膜、胞浆或核内存在着能与激素发生特异性结合的受体。受体是存在于细胞膜或细胞内的一种能选择性地同相应的递质、激素、自体活性物质或药物等相结合，并能产生特定生理效应的一种大分子物质。能与受体结合的内源性递质、激素、自体活性物质或结构特异的药物，称为配体。配体与相应的受体结构互补，能结合成配体-受体复合物传递信息，引起一系列生理生化效应。各种激素作用的范围有很大的差异。有些激素的作用比较局限，如垂体分泌的促甲状腺激素，只作用于甲状腺；有些激素的作用则比较广泛，如生长素、甲状腺激素和胰岛素等，几乎对全身的组织、细胞都能发挥作用，没有特别局限的靶器官。尽管如此，这类激素仍需与细胞膜上或细胞内的特异性受体结合才能产生特定的生理效应。

2. 高效能作用 激素在血液中的浓度极低，一般情况下，仅在纳摩尔/升（nmol/L），甚至皮摩尔/升（pmol/L）数量级，即可发挥正常调节作用。如果激素的分泌稍有过多或不足，则会引起机体相应功能的亢进或减退。

3. 信使作用 激素将其携带的某种信息传递给靶细胞，从而调节后者原有的功能活动，使之加强或减弱。它既不能引起新的功能，也不为细胞提供能量，只是作为细胞间的信息传递者，起着信使的作用。它在信息传递以后，即被分解失活。

4. 激素间的相互作用 当多种激素共同参与某一生理活动的调节时，各种激素的作用可以相互影响，主要表现为三个方面。

① 协同作用 如生长素和肾上腺素，通过作用于细胞代谢的不同环节，都能使血糖升高。

② 拮抗作用 如胰岛素和胰高血糖素，前者使血糖降低，后者使血糖升高。

③ 允许作用 某些激素本身并不能对某些器官或细胞直接发生作用，但它的存在却是另一种激素在这些器官或细胞发挥作用的必备条件，这就是激素的允许作用（permissive action）。例如，糖皮质激素本身并不能引起血管平滑肌收缩，但是，只有当它存在时，去甲肾上腺素才能发挥缩血管作用。

五、激素作用的机制

（一）含氮激素的作用机制——第二信使学说

含氮激素的分子较大，一般不能直接通过细胞膜，而是与细胞膜上的特异性受体结合，当受体与其相应的激素结合成复合物时，通过 G 蛋白的转导作用，可改变膜内侧腺苷酸环化酶（adenyl cyclase，AC）的活性，使 ATP 转化为 cAMP，使细胞内 cAMP 的含量增加。cAMP 作为第二信使激活细胞内的蛋白激酶系统，最后使蛋白磷酸化，从而引起细胞各种生理反应，如腺细胞分泌、肌细胞收缩与舒张、膜通透性改变、神经细胞产生电变化以及各种酶促反应等。cAMP 发挥作用后，即被磷酸二酯酶降解为 $5'$-AMP 而失去活性（图 14-1）。

上述作用过程中，激素只是将其携带的信息传递到靶细胞，而 cAMP 将此信息由细胞表面传送到细胞内的有关酶系，产生相应的生理效应。因此，可以将激素称为第一信使，将 cAMP 称为第二信使，有关这种作用机制的学说称为第二信使学说。目前认为，除 cAMP 外，环鸟苷一磷酸（cGMP）、三磷酸肌醇、二酰甘油及钙等也能作为第二信使。应该指出，在由激素与受体结合所引起的一系列酶促连锁反应中，激素的作用得到逐级放大。如一分子的胰高血糖素使一分子的腺苷酸环化酶激活，可使 1000 个分子的磷酸化酶被激活。由此可见，激素是一种高效能的生物活性物质。

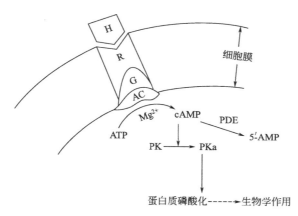

图 14-1　含氮激素作用原理示意图

H—激素；R—受体；AC—腺苷酸环化酶；PDE—磷酸二酯酶；G—鸟苷酸调节蛋白；

PKa—活化的蛋白激酶；PK—蛋白质激酶系统；cAMP—环腺苷一磷酸

（二）类固醇激素的作用原理——基因表达学说

类固醇激素具有脂溶性，而且分子较小，能直接通过细胞膜进入细胞。激素进入细胞之后，先与胞浆受体结合成复合物，此复合物在适宜温度（37℃）和 Ca^{2+} 的参与下发生变构，通过核膜进入细胞核内，再与核受体结合形成激素-核受体复合物。激素-核受体复合物启动DNA 的转录，进而促进 mRNA 的形成，诱导某种蛋白质（主要是酶）合成，最后引起相应的生理效应（图 14-2）。

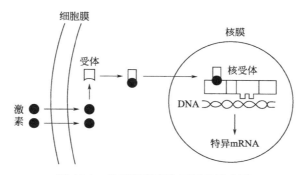

图 14-2　类固醇激素作用原理示意图

激素作用的原理除了上述两种模式外，可能还存在其他作用模式，有待进一步研究。

第二节　下丘脑与垂体

一、下丘脑的内分泌功能

在中枢神经系统内，某些神经细胞既能接受刺激、产生兴奋和传导神经冲动，保持典型神经元的作用，同时又能合成和释放激素，具有内分泌的功能，这类神经细胞称为神经内分泌细胞，它所分泌的激素称为神经激素。由于神经内分泌细胞能把神经信号转变为激素分泌的化学信号，故又被视为神经-内分泌的换能器。神经内分泌细胞主要集中于下丘脑。下丘脑的神经内分泌细胞，一方面接受中枢神经系统传来的神经冲动，另一方面合成和释放神经激素，通过下丘脑-神经垂体系统和下丘脑-腺垂体系统调控机体的生理活动和其他内分泌腺的活动。正是由于下丘脑的神经内分泌功能，使得神经系统和内分泌系统在功能上更加紧密地联系在一起，共同实现对机体各种生理过程的调节。

（一）下丘脑-神经垂体系统

下丘脑视上核和室旁核的神经纤维经漏斗柄下行，终止于神经垂体，构成下丘脑垂体束（图 14-3）。视上核的神经元主要合成血管升压素，室旁核的神经元主要合成催产素，这两种激素经轴浆运输到神经垂体贮存和释放，这样，在结构和功能上，构成了下丘脑-神经垂体系统。

（二）下丘脑-腺垂体系统

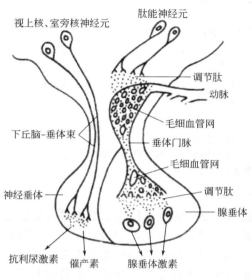

图 14-3　下丘脑与腺垂体之间的结构和功能关系示意图

下丘脑与腺垂体之间通过特殊的血管系统——垂体门脉系统发生功能联系。垂体动脉在下丘脑的正中隆起及漏斗柄形成初级毛细血管网，然后汇集成垂体门脉沿漏斗柄下行，在腺垂体再次分支形成次级毛细血管网，浸浴着腺垂体的内分泌细胞，组成了垂体门脉系统。

在下丘脑基底部存在一个促垂体区，主要包括正中隆起、弓状核、视交叉上核、腹内侧核、室周核等核团。这些核团的神经元与来自中脑、边缘系统及大脑皮层等处的神经纤维构成突触，接受中枢神经系统的控制；它们本身也发出短的轴突，其末梢与垂体门脉系统的初级毛细血管网接触。促垂体区的神经元能合成多种肽类神经激素，由轴突末梢进入初级毛细血管网，经垂体门脉运输到次级毛细血管网释放，从而调节腺垂体内分泌细胞的活动，于是，在结构和功能上形成了下丘脑-腺垂体系统。

下丘脑促垂体区分泌的神经激素又称为调节性多肽，目前已明确的有 9 种，具体见表 14-1。

表 14-1　下丘脑促垂体区分泌的调节性多肽

调节肽名称	缩写	对垂体的作用
促甲状腺激素释放激素	TRH	促进促甲状腺激素和催乳素分泌
促性腺激素释放激素	GnRH	促进黄体生成素和促卵泡激素分泌
生长抑素	GIH	抑制生长激素分泌
生长素释放激素	GHRH	促进生长激素分泌
促肾上腺皮质激素释放激素	CRH	促进促肾上腺皮质激素分泌
催乳素释放因子	PRF	促进催乳素分泌
催乳素释放抑制因子	PRIF	抑制催乳素分泌
促黑激素释放因子	MRF	促进促黑激素分泌
促黑激素释放抑制因子	MIF	抑制促黑激素分泌

二、神经垂体

神经垂体主要由下丘脑视上核和室旁核的神经内分泌细胞的轴突组成，不含腺细胞，不合成激素，它只是下丘脑视上核和室旁核所合成的升压素和催产素贮存及释放的部位。

（一）升压素

升压素（vasopressin，VP）又称抗利尿激素（ADH），为含 9 个氨基酸的多肽，主要由视上核合成，可使全身微动脉和毛细血管前括约肌收缩，升高血压。但生理情况下，血中升压素浓度极低，对血压没有明显作用，只有在严重出血或大剂量使用时，血中升压素浓度显著提高，才有缩血管作用。升压素的主要生理作用是促进肾远曲小管和集合管对水的重吸收，即抗利尿作用。

（二）催产素

催产素（oxytocin，OXT）也是一种含 9 个氨基酸的多肽，具有刺激乳腺排出和子宫收缩的双重作用，以刺激乳腺为主。

1. 生理作用

（1）对乳腺的作用　哺乳期的乳腺在催乳素作用下不断分泌乳汁，贮存于乳腺腺泡之中。催产素可使乳腺腺泡周围的肌上皮细胞收缩，促使具有泌乳功能的乳腺排乳。

（2）对子宫的作用　催产素对子宫有较强的促进收缩作用，但以妊娠子宫较为敏感。雌激素能增加子宫对催产素的敏感性，而孕激素则相反。

2. 分泌的调节　催产素的分泌主要受神经反射性的调节。婴儿吸吮乳头时，刺激信息传入到下丘脑视上核和室旁核，引起催产素分泌，使乳腺射乳，称为射乳反射，属于神经内分泌反射。在此基础上可形成条件反射，婴儿的哭声或抚摸婴儿即可引起射乳。分娩时，子宫颈和阴道受到压迫和牵引，可反射性地引起催产素分泌，有助于分娩。必须指出，催产素虽然能刺激子宫收缩，但它并不是发动分娩子宫收缩的决定因素。此外，情绪反应如惊恐、焦虑等可抑制催产素分泌。

三、腺垂体

腺垂体是人体重要的内分泌腺，作用广泛而复杂，由多种腺细胞组成，分泌的激素目前已知至少有 7 种，见表 14-2。

表 14-2　腺垂体激素

激素名称	缩写	靶腺	激素名称	缩写	靶腺
生长素	GH	*	促卵泡激素	FSH	睾丸、卵巢
催乳素	PRL	*	黄体生成素	LH	
促肾上腺皮质激素	ACTH	肾上腺皮质	促黑素细胞激素	MSH	*
促甲状腺激素	TSH	甲状腺			

注：＊指不经过靶腺而直接作用于靶细胞。

其中，促甲状腺激素（TSH）、促肾上腺皮质激素（ACTH）、促卵泡激素（FSH）、黄体生成素（LH）均作用于相应的内分泌靶腺，故统称促激素，后两个又称促性腺激素。其余的不通过靶腺直接作用于靶细胞。

（一）生长素

人生长素（growth hormone，GH）是由 191 个氨基酸构成的蛋白质激素，是腺垂体含量最多的激素，有明显的种属差异，从其他哺乳动物（除猴外）提取的生长素，对人无效。

1. 生理作用

（1）促进生长　生长素对各组织器官的生长均有促进作用，尤其是对骨骼、肌肉及内脏器官作用更为显著。幼年动物切除垂体后，生长即停止，如及时补充 GH 仍可正常生长。生长素促进软骨生长的作用必须通过生长素介质（somatomedin，SOM）才能实现。在营养良好的条件下，生长素刺激肝脏、肾脏产生生长素介质，后者能促进氨基酸进入软骨组织，加速蛋白质的合成，增加胶原组织，从而促进软骨的生长。生长素对肌肉和其他组织有类似作用，但对脑组织的生长发育无影响。除生长素外，其他激素如甲状腺激素、性激素、皮质醇以及胰岛素等均有促生长作用，而且相互影响，但生长素是起关键作用的因素。人幼年时若缺乏生长素将患侏儒症，即身材矮小但智力发育正常。生长素若分泌过多，则患巨人症。成年人生长素过多，因骨骺闭合，长骨不再增长，但可刺激肢端骨和颌面骨的生长，发生肢端肥大症，同时，其内脏器官如肝、肾也增大。

（2）对代谢的作用　①由于生长素能促使氨基酸进入细胞，加速 DNA 和 RNA 的形成，故生长素能促进蛋白质合成。②生理水平的生长素可刺激胰岛素分泌，加强糖的利用；过量则抑制外周组织对糖的摄取利用，致使血糖升高。③促进脂肪分解，游离脂肪酸增加并经肝脏氧化供能。总之，生长素对代谢的上述作用有利于机体的生长与修复。

2. 分泌的调节

①　生长素的合成和分泌受下丘脑分泌的生长素释放激素（GHRH）和生长抑素（GIH）的双重控制，前者促进其分泌，后者抑制其分泌，通常情况下，前者的作用占优势。GH 可对下丘脑和腺垂体产生负反馈调节作用。

②　某些因素如低血糖、氨基酸和脂肪酸增多以及应激刺激等均可引起生长素分泌，以低血糖的作用最强。

③　生长素的分泌还受睡眠的影响。一般在深睡 1h 左右可出现分泌高峰，与慢波睡眠时相一致。此时，糖的消耗减少，蛋白质合成增加，有利于机体的生长与修复。

（二）催乳素

催乳素（prolactin，PRL）是含有 198 个氨基酸的蛋白质激素，平时血中浓度很低，但在妊娠期及哺乳期明显升高。

催乳素的主要生理作用是促进乳腺发育，引起并维持泌乳。女性青春期乳腺发育主要是受雌激素、孕激素、生长素、胰岛素、甲状腺素等的影响。妊娠期间，催乳素、雌激素和孕激素等分泌增多，促进乳腺进一步发育，使其具有分泌乳汁的能力，但并不泌乳。其原因是妊娠期血液中雌激素和孕激素浓度过高，与催乳素竞争乳腺细胞受体，故催乳素不能发挥泌乳的作用。分娩后雌激素和孕激素水平大大降低，催乳素才发挥其启动和维持泌乳的作用。

催乳素的分泌受下丘脑的催乳素释放因子（PRF）和催乳素释放抑制因子（PRIF）的双重调节，前者促进，后者抑制，平时以后者的作用为主。吸吮乳头或触摸乳房可通过下丘脑反射性地引起催乳素分泌，这也是一种神经内分泌反射，亦可建立条件反射。

（三）促黑（素细胞）激素（melanocyte-stimulating hormone，MSH）

促黑激素主要作用于皮肤黑色素细胞，促进黑色素的合成并分散到胞浆或表皮，使皮肤变黑。

（四）促激素

促肾上腺皮质激素（ACTH）的靶腺是肾上腺皮质，其生理作用是促进束状带和网状带的发育和生长，促进糖皮质激素的合成和释放。

促甲状腺激素（TSH）的靶腺是甲状腺，主要作用是促进甲状腺的生长及甲状腺激素的合成和释放。

促卵泡激素（FSH）的主要作用是刺激卵巢卵泡的发育或睾丸精子的生成。

黄体生成素（LH）的主要作用是促进排卵和黄体生成或刺激睾丸间质细胞分泌雄激素。

第三节 甲 状 腺

甲状腺是体内最大的内分泌腺，能合成和分泌甲状腺激素（thyroid hormone）。甲状腺激素包括四碘甲腺原氨酸（T4）和三碘甲腺原氨酸（T3），都是酪氨酸的碘化物。

一、甲状腺激素的合成与代谢

（一）甲状腺激素的合成

合成 T3、T4 的主要原料是酪氨酸和碘，酪氨酸可由机体自行合成，碘则必须从食物中供给。T3、T4 的合成过程如下。

1. 聚碘　正常人每天从食物中经肠吸收 $100\sim200\mu g$ 的碘，以 I^- 的形式存在于血液之中。其中约 1/3 被甲状腺细胞的碘泵主动转运进入细胞内，腺体内碘的浓度是血浆的 $25\sim50$ 倍。甲状腺强大的聚碘能力是临床应用放射性碘（^{131}I）来测定甲状腺功能和治疗甲状腺功能亢进的生理依据。

2. 碘的活化　摄入腺细胞内的 I^- 在细胞顶端微绒毛与腺泡腔交界处经胞内的过氧化酶催化，从而活化为 I_2 或 I^+。

3. 酪氨酸的碘化　活化碘在过氧化酶的进一步催化下，立即与甲状腺球蛋白分子上的酪氨酸残基结合，生成一碘酪氨酸（MIT）和二碘酪氨酸（DIT）。

4. 耦联　一分子 MIT 和一分子 DIT 耦联成一个 T3，两分子的 DIT 耦联成一个 T4。T4 的合成量占总合成量的 90％，但 T3 的生物活性则是 T4 的 $3\sim5$ 倍，故 T3 的合成量虽小，但其作用不可忽视。

不论是碘的活化、碘化和耦联，都是在同一过氧化酶系的催化下完成的。硫脲嘧啶类药物可抑制该酶系的活性，阻断 T3、T4 的合成，故可用于治疗甲状腺机能亢进。

合成后的 T3、T4 贮存在腺泡腔内，其贮量很大，可供 $2\sim3$ 个月之用，即使用药物完全阻断 T3、T4 的合成，在数周内血中 T3、T4 的浓度仍可保持不变。因此，临床应用抗甲状腺药物治疗时，需要较长的时间方能奏效。

甲状腺激素合成及代谢示意见图 14-4。

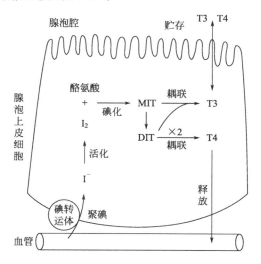

图 14-4　甲状腺激素合成及代谢示意

（二）甲状腺激素的释放与运输

当机体需要时，甲状腺腺泡细胞以吞饮的方式将含有 T3、T4 的甲状腺球蛋白吞入胞内。在溶酶体蛋白水解酶的作用下，T3、T4 从甲状腺球蛋白中分离下来，由细胞基部释放进入血液。

血中的 T3、T4，99％以上与血浆中的某种蛋白结合，游离的不到 1％，只有游离的才能进入组织细胞发挥作用。结合型与游离型之间可以互相转化，使游离型在血中保持相对稳定的浓度。

二、甲状腺激素的生理作用

（一）对代谢的作用

1. 能量代谢　T3、T4 能促进体内大多数组织细胞内的物质氧化，提高氧耗，增加产热，即具有普遍的产热效应。据估计，1mg 甲状腺激素可使人体产热量增加约 4184kJ（1000kcal）。甲状腺机能亢进（甲亢）病人因产热增加，出现怕热多汗、体温偏高、食欲增加等症状，基础代谢率可超过正常的 50％～100％。甲状腺机能减退（甲减）病人则喜热畏寒、皮肤苍白、体温偏低，基础代谢率可低于正常的 30％～45％。

2. 物质代谢　T3、T4 对三种营养物质代谢的作用，可因分泌水平和作用环节的不同而不同。生理条件下，T3、T4 促进糖和脂肪的分解，这是产热效应的物质基础，同时，促进蛋白质的合成。

过多的甲状腺激素可促进糖在小肠内的吸收，同时肝糖原分解加强，致使血糖升高。因此，甲亢病人吃糖稍多即可出现糖尿。

甲状腺激素既能促使胆固醇合成，也促进在肝内分解，但分解超过合成，故甲亢病人血胆固醇低于正常，而甲减病人则升高。

T3、T4 分泌过多将促进蛋白质的分解，特别是肌肉和骨中蛋白质的分解。甲亢病人可出现肌肉消瘦、乏力、骨质疏松。T3、T4 分泌不足则蛋白质合成减少，甲减病人可因皮下组织间隙黏蛋白增多，结合大量水分，出现所谓黏液性水肿。

（二）对生长发育的作用

甲状腺激素是维持正常生长发育不可缺少的激素，主要影响脑、长骨及生殖器的发育与生长。神经细胞树突与轴突的形成，髓鞘与胶质细胞的生长，脑的血供以及长骨生长，均有赖于足够的甲状腺激素。甲状腺功能低下的儿童，脑发育障碍，生长明显受阻，表现为智力迟钝、身材矮小，称为呆小症（又称克汀病）。由于胎儿骨的生长尚不依赖甲状腺激素，故先天性甲状腺功能低下的婴儿，出生时身长可以基本正常，在出生后数周至 3～4 个月后就会表现出明显的呆小症状。所以，预防呆小症的关键在于妊娠期补碘，治疗呆小症应在出生后 3 个月前及时补充甲状腺激素。

（三）其他作用

1. 对神经系统　甲状腺激素不但影响中枢神经系统的发育，对神经系统已经分化成熟的成年人也有作用，主要表现为提高中枢神经系统的兴奋性。因此，甲亢病人常有烦躁不安、多言多动、喜怒无常、失眠多梦等症状；甲减病人则有言行迟缓、记忆减退、淡漠嗜睡等表现。

2. 对心血管系统　T3、T4 可直接作用于心肌，使心跳加快加强，心输出量增加，收缩压升高；但由于组织耗氧增多而相对缺氧，以致小血管舒张，故舒张压可正常或稍低，脉压加大。甲亢患者常感心悸，安静时心率可达 90～100 次/min。由于心脏做功增加，往往引起心肌肥厚，甚至出现充血性心力衰竭。

3. 与其他激素的相互作用　甲状腺激素有加强或调节其他内分泌激素的作用。生长素对骨细胞的作用必须有 T3、T4 的存在才能充分发挥。去甲肾上腺素的溶脂效应在 T3、T4 存在的情况下可增加 2 倍。有足够的甲状腺激素存在，腺垂体才能合成和分泌生长素，并发挥作用。另外，甲状腺激素对正常月经周期、排卵、受精、妊娠以及性功能等，均有一定的调节作用。

三、甲状腺功能的调节

甲状腺功能主要受腺垂体分泌的促甲状腺激素（TSH）的调节，TSH 的分泌又受下丘脑分泌的促甲状腺激素释放激素（TRH）的调节和 T3、T4 的负反馈调节。这样，在下丘脑、腺垂体与甲状腺之间就构成一个完整的自动控制回路。此外，甲状腺还可进行一定的自身调节。

（一）腺垂体促甲状腺激素的作用

TSH 是调节甲状腺功能的主要激素，其作用有：①促进甲状腺细胞合成 T3、T4 的各个环节，如聚碘、碘化、耦联，促进 T3、T4 的释放；②刺激腺细胞内核酸和蛋白质合成，使腺细胞增生，腺体增大。

（二）下丘脑促甲状腺激素释放激素的作用

下丘脑分泌的 TRH 经垂体门脉系统运输到腺垂体，促进腺垂体合成和分泌 TSH。下丘脑促垂体区的神经元还接受中枢神经系统其他部位的控制，所以寒冷刺激、应激等某些因素可以通过中枢神经系统作用于下丘脑，调节 TRH 的分泌量，最后影响甲状腺的分泌活动。

（三）甲状腺激素的反馈作用

腺垂体 TSH 对血液中 T3、T4 浓度的变化十分敏感，当血液中 T3、T4 的浓度升高时，即可抑制 TSH 的合成和分泌，T3、T4 的释放也随之减少；反之则增多。这种负反馈调节经常而持续地起作用，是体内 T3、T4 浓度维持生理水平的重要机制。

由于食物及饮水中缺碘造成 T3、T4 合成减少时，上述负反馈作用减弱，TSH 分泌增多，刺激甲状腺细胞增生，导致甲状腺肿大，称为地方性甲状腺肿。这时，由于腺细胞增生，合成和分泌 T3、T4 的能力代偿性增强，因此，地方性甲状腺肿的病人不一定出现甲状腺功能减退的情况。青春期、妊娠及哺乳期的妇女，因生理需要增加而相对缺碘，有时会出现甲状腺生理性肿大。

甲状腺激素分泌的调节示意图见图 14-5。

（四）自身调节

甲状腺在 TSH 浓度不变或缺乏的情况下，对碘供应变化的调节称为自身调节。腺泡内碘的含量会使腺细胞对碘的摄取和对 TSH 的敏感性产生相应的影响。一般来说，当食物中碘含量不足时，腺泡的聚碘能力增强，对 TSH 的敏感性提高，使 T3、T4 的合成与释放不致因碘供不足而减少；反之，当碘供过多时，上述机制受到抑制，T3、T4 亦不致过多。通过这种自身调节，使甲状腺的分泌活动不致因碘供变化而呈现大的波动。

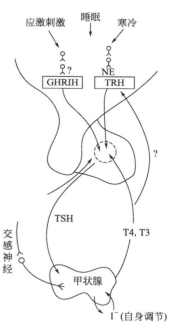

图 14-5　甲状腺激素分泌
的调节示意图
GHRIH—生长素释放抑制激素

（五）自主神经系统的调节

甲状腺细胞的膜上存在 α 受体、β 受体和 M 受体，当支配甲状腺的交感神经兴奋时，可促进甲状腺激素的合成与释放；而副交感神经兴奋时，则抑制甲状腺激素的分泌。

第四节 肾 上 腺

肾上腺包括肾上腺皮质和肾上腺髓质。

一、肾上腺皮质

肾上腺皮质分泌的激素属类固醇激素，按其生理作用不同分为三类。第一类是调节水盐代谢为主的盐皮质激素，以醛固酮为代表，由球状带细胞分泌；第二类是调节碳水化合物代谢为主的糖皮质激素，以皮质醇（氢化可的松）为代表，主要由束状带细胞分泌；第三类是性激素，包括少量雄激素和微量的雌二醇，由网状带细胞分泌。

肾上腺皮质激素是维持生命所必需的。动物去双侧肾上腺后，如不适当治疗，两周内即死去；如仅去肾上腺髓质，则动物可存活较长时间。其原因主要有两方面：①水盐损失严重，导致血压降低，终因循环衰竭而死，这主要是缺乏盐皮质激素所致；②物质代谢发生严重紊乱，抵抗力低，即使极小有害刺激也无法承受，可虚脱而亡，这是由于缺乏糖皮质激素之故。若及时补充所缺激素，动物生命可以保存。这里仅着重讨论糖皮质激素。

（一）糖皮质激素的生理作用

1. 对物质代谢的作用

（1）糖代谢 皮质醇能促使肝糖原异生，增加糖原的贮存；同时有抗胰岛素作用，使外周组织对糖的摄取和利用减少，因而使血糖升高。分泌不足时，出现肝糖原减少和低血糖；分泌过多则血糖升高，甚至引起类固醇性糖尿。

（2）蛋白质代谢 皮质醇有促进肝外蛋白质分解、抑制其合成的作用。分泌过多常引起生长停滞、肌肉消瘦、皮肤变薄、骨质疏松、淋巴组织萎缩以及创口愈合延迟等现象。

（3）脂肪代谢 皮质醇可促进脂肪组织中的脂肪分解，使血中游离脂肪酸增加；同时由于它能抑制外周组织对糖的利用，所以又能间接地促进脂肪的氧化。皮质醇对脂肪代谢的另一重要作用是当分泌过多时，使体内脂肪重新分布，出现四肢脂肪减少，面颈和躯干部脂肪增加，出现所谓"向中性肥胖"。

2. 在"应激反应"中的作用 当机体突然遭受到创伤、手术、寒冷、饥饿、疼痛、感染、中毒以及强烈的情绪刺激等不同形式的有害刺激时，常引起机体发生同一样式的非特异性全身反应，称为应激反应（stress response）。在应激反应的过程中，共同的表现就是血中 ACTH 的浓度急剧增高，糖皮质激素大量分泌，其作用是增强机体对这些有害刺激的耐受能力。动物实验表明，切除双侧肾上腺皮质后，虽给予正常维持量的糖皮质激素，但在相同的伤害刺激条件下，往往比正常动物更易死亡。糖皮质激素增强机体应激能力的机制尚未明了。

3. 对其他组织器官的作用

（1）血细胞 皮质醇能增强骨髓的造血功能，使血液中红细胞和血小板的数量增多。同时它能促使附着在小血管边缘的粒细胞进入血流，使血液中的中性粒细胞增多。皮质醇还能抑制淋巴细胞 DNA 的合成过程，因而使淋巴细胞的数量减少。

（2）心血管系统 皮质醇可抑制儿茶酚胺氧位甲基转移酶（COMT）的作用，使肾上腺素和去甲肾上腺素的灭活减慢，以维持血管平滑肌对去甲肾上腺素的正常反应，使血管保持正常的紧张性。此外，肾上腺皮质功能低下时，毛细血管扩张，通透性增大。

（3）神经系统　皮质醇有提高中枢神经系统兴奋性的作用。小剂量可引起欣快感，大剂量则引起思维不能集中、烦躁不安和失眠等现象。

（二）糖皮质激素分泌的调节

糖皮质激素的分泌主要受腺垂体促肾上腺皮质激素（ACTH）的调节，后者的分泌又受下丘脑促肾上腺皮质激素释放激素（CRH）的调节，而且糖皮质激素、ACTH 和 CRH 三者之间又存在一定的反馈关系，这就构成下丘脑-垂体-肾上腺皮质功能轴。人体糖皮质激素不但在生理条件下能保持相对恒定的基础水平，而且在应激状态下也能迅速大量分泌，正是在该功能轴的精密调控下实现的。

1. 腺垂体 ACTH 的作用　腺垂体分泌的 ACTH 能刺激肾上腺皮质束状带和网状带的发育与生长，同时刺激糖皮质激素合成与分泌。如注射适量的 ACTH，数分钟内糖皮质激素的分泌可增加数倍，几天后，腺体重量也增加若干倍。切除腺垂体的动物，束状带与网状带萎缩，糖皮质激素分泌量显著减少。

2. 下丘脑 CRH 的作用　下丘脑分泌的 CRH，经垂体门脉运输，作用于腺垂体，促进 ACTH 的合成与释放。

3. 糖皮质激素对腺垂体和下丘脑的反馈　当血液中糖皮质激素的浓度增高超过正常时，糖皮质激素与腺垂体分泌 ACTH 的细胞内的特异性受体结合，使其对 CRH 的反应减弱，于是 ACTH 的分泌减少，继之糖皮质激素的分泌也相应减少，血中浓度下降到生理水平。糖皮质激素还能直接作用于下丘脑，抑制 CRH 的分泌。糖皮质激素对腺垂体和下丘脑的负反馈，因作用途径较远，故称长反馈。

此外，腺垂体分泌的 ACTH 对下丘脑 CRH 的分泌也有抑制作用，称为短反馈。也可能存在 CRH 对下丘脑本身分泌的超短反馈。

应该指出，上述反馈调节机制对维持血液中糖皮质激素水平的相对稳定有重要作用，但在"应激"状态下，这些负反馈作用可暂时失效，使 ACTH 和糖皮质激素的分泌大大增加，以满足机体的需要，待应激结束后再行发挥调节作用。糖皮质激素分泌调节示意图见图 14-6。

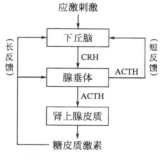

图 14-6　糖皮质激素
分泌调节示意图

二、肾上腺髓质

肾上腺髓质嗜铬细胞合成和分泌肾上腺素和去甲肾上腺素（表 14-3），二者都是儿茶酚胺类物质，其分泌比例为 4∶1，在不同生理情况下分泌比例会发生变化。肾上腺髓质接受交感神经胆碱能节前纤维的支配，肾上腺髓质在功能上相当于交感神经节后神经元。

表 14-3　肾上腺素与去甲肾上腺素的主要生理作用

器官	肾上腺素	去甲肾上腺素
心脏	心率加快,收缩力明显增强,心输出量增加	心率减慢(减压反射的作用)
血管	皮肤、胃肠、肾血管收缩,冠脉、骨骼肌血管舒张	冠脉舒张,其他血管均收缩
血压	上升(心输出量增加)	明显上升(外周阻力增大)
支气管平滑肌	舒张	稍舒张
代谢	增强	稍增强

肾上腺髓质激素的生理作用与交感神经系统紧密联系，构成交感-肾上腺髓质系统。当

机体受到伤害性刺激引发应激反应的同时，交感-肾上腺髓质系统的活动也大大增强，肾上腺髓质激素分泌量增加，出现所谓应急反应（emergency response）。此时，神经系统的兴奋性、心脏的活动、血流速度、糖原的分解等均明显提高，有利于动员机体潜在的力量以应付环境的剧变。引起应激反应和应急反应的刺激是相同的，不同之处在于前者是下丘脑-垂体-肾上腺皮质系统活动的增强，后者是交感-肾上腺髓质系统活动的增加。二者相辅相成，共同提高机体的适应能力。此外，在应激和应急的过程中还伴随有生长素、催乳素等分泌的增多，从而使机体的适应能力更加完善。

第五节 胰 岛

胰岛是散在于胰腺外分泌细胞之间的许多内分泌细胞群的总称。人胰岛细胞中主要有 A细胞，分泌胰高血糖素（glucagon）；B细胞，分泌胰岛素（insulin）；D细胞，分泌生长抑素；PP细胞，分泌胰多肽。本节介绍胰岛素和胰高血糖素。

一、胰岛素

胰岛素是由 51 个氨基酸组成的小分子蛋白质激素，是调节机体物质代谢、促进糖和脂肪贮存、促进蛋白质合成、维持血糖正常水平的主要激素。

（一）胰岛素的生理作用

1. 调节糖代谢 胰岛素能促进全身组织对葡萄糖的摄取和利用。促进葡萄糖进入肌细胞转变为肌糖原，进入脂肪细胞转变为脂肪，进入肝细胞转变为肝糖原，并抑制糖原的分解和糖原异生，因此，胰岛素有降低血糖的作用。胰岛素分泌过多时，血糖下降迅速，脑组织受影响最大，可出现惊厥、昏迷，甚至引起胰岛素休克。相反，胰岛素缺乏常导致血糖升高，若超过肾糖阈，则糖从尿中排出，引起糖尿。

2. 调节脂肪代谢 胰岛素能促进脂肪的合成与贮存，使血中游离脂肪酸减少，同时抑制脂肪的分解氧化。胰岛素缺乏可造成脂肪代谢紊乱，脂肪贮存减少，分解加强，血脂升高，久之可引起动脉硬化，进而导致心脑血管的严重疾患。与此同时，由于脂肪分解加强，生成大量酮体，出现酮症酸中毒。

3. 调节蛋白质代谢 胰岛素一方面促进细胞对氨基酸的摄取和蛋白质的合成，一方面抑制蛋白质的分解，因而有利于生长。腺垂体生长激素的促蛋白质合成作用，必须有胰岛素的存在才能表现出来。因此，对于生长来说，胰岛素也是不可缺少的激素之一。

（二）胰岛素分泌的调节

1. 血糖浓度 调节胰岛素分泌最重要并经常起作用的是血糖浓度。血糖升高可直接刺激 B细胞，使胰岛素分泌增多；同时也作用于下丘脑，通过迷走神经引起胰岛素的分泌。低血糖则可抑制胰岛素的分泌。血糖浓度对胰岛素分泌的负反馈调节是维持血中胰岛素浓度以及血糖正常水平的重要机制。另外，血中游离脂肪酸、酮体和氨基酸增多也有促进胰岛素分泌的作用。

2. 其他激素 促胃液素、促胰液素、缩胆囊素和抑胃肽等胃肠道激素对胰岛素的分泌都有一定的促进作用，以抑胃肽的作用最明显。胰高血糖素在胰岛内既可通过旁分泌作用直接刺激 B细胞的分泌，入血后又可通过提高血糖浓度而间接促进胰岛素的分泌。此外，甲状腺激素、生长素、皮质醇、孕酮、雌激素等对胰岛素的分泌也有一定的促进作用。肾上腺素对胰岛素的分泌则有抑制作用。

3. 神经系统 迷走神经兴奋时，既可通过 B细胞上的 M受体直接增强胰岛素的分泌，又可通过胃肠道激素间接促进胰岛素的分泌。交感神经兴奋时则通过 α 受体抑制其分泌。

二、胰高血糖素

胰高血糖素（glucagon）是由 A 细胞分泌的 29 个氨基酸组成的直链多肽，主要在肝灭活，靶器官主要在肝脏。

（一）生理作用

胰高血糖素的生理作用与胰岛素相反，是一种促进分解代谢的激素。它具有很强的促进糖原分解和糖原异生的作用，因而使血糖明显升高。它促进脂肪的分解和脂肪酸的氧化，使血液酮体增多；并能使氨基酸迅速进入肝细胞，脱去氨基，异生为糖。

（二）分泌的调节

胰高血糖素的分泌与胰岛素相同，也主要受血糖浓度的影响。血糖浓度降低时胰高血糖素分泌增加，反之则减少。迷走神经通过 M 受体抑制其分泌，交感神经则通过 α 受体促进其分泌。胰岛素可直接抑制 A 细胞的分泌，但可通过降低血糖间接促进胰高血糖素的分泌。

总之，血糖浓度相对稳定是机体内环境稳态的内容之一，它主要受胰岛素和胰高血糖素的调节，而血糖浓度对这两种激素的分泌又有调节作用，这样就构成了一个闭合的自动反馈调节系统，使血糖浓度稳定于正常水平。

第六节　甲状旁腺素、维生素 D_3 和降钙素

钙在人体内的总量为 1000～2000g，其中约 99％存在于骨骼、牙齿内，其余分布于体液和软组织中。血浆 Ca^{2+} 的浓度虽然只有 2.5mmol/L，但却具有重要的生理作用。机体通过对钙的吸收、转移及排泄进行调节，以维持血钙的相对恒定。甲状旁腺激素（PTH）、降钙素（CT）和维生素 D_3 正是实现这一调节作用的 3 种激素。

一、甲状旁腺激素

甲状旁腺激素（parathyroid hormone，PTH）是由甲状旁腺主细胞所合成的含有 84 个氨基酸的直链多肽。

（一）甲状旁腺激素的生理作用

PTH 的主要作用是动员骨钙入血，促进肾脏对钙的重吸收，从而提高血钙。

1. 对骨的作用　人体骨组织是钙的贮存库，PTH 动员骨钙入血的作用包括快速效应和延缓效应两个时相。快速效应在 PTH 作用后数分钟开始，主要是增强骨细胞膜上钙泵的活动，将钙转运入细胞外液。延缓效应在 PTH 作用 12～14h 开始，通常在几天或几周后达到高峰。延缓效应是通过加强破骨细胞的溶骨作用和促进破骨细胞增生而实现的。两个时相的效应相互补充，不但能适应机体对血钙的急需，而且能保持较长时间。若甲状腺手术不慎，切除了甲状旁腺，血钙浓度急剧下降，神经、肌肉的兴奋性异常增高，将引起手足搐搦，最后可因喉肌和膈肌痉挛而窒息死亡。

2. 对肾脏的作用　PTH 促进远球小管对钙的重吸收，使尿钙减少，血钙升高。PTH 还能抑制近球小管对磷酸盐的重吸收，使尿磷增加。此外，PTH 可激活肾内 1-α-羟化酶，促进 25-OH-D_3 转化成活性形式 1,25-$(OH)_2D_3$，后者对钙在肠内的吸收具有促进作用。

（二）甲状旁腺激素分泌的调节

PTH 的分泌主要受血钙浓度的调节。血钙浓度降低，PTH 分泌增加，长时间低血钙可

使甲状旁腺腺体增生。反之，血钙浓度升高，则 PTH 的分泌减少，腺体缩小。这种负反馈调节作用是机体 PTH 正常分泌和血钙浓度保持相对恒定的最重要的机制。

二、维生素 D_3

维生素 D 族中最重要的是维生素 D_3。人体维生素 D 除来自食物外，相当一部分是皮肤中 7-脱氢胆固醇经日光照射转化而成的。维生素 D_3 的活性很低，必须在肝内变为 25-OH-D_3，再在肾脏进一步变为 1,25-$(OH)_2D_3$ 才具有较高的活性。它的主要作用是促进小肠上皮细胞对钙的吸收，使血钙升高；同时它既可动员骨钙入血，又可促进骨钙沉着，是骨组织更新重建的重要因素。缺乏维生素 D_3，在儿童可引起佝偻病，在成人可引起骨软化症。

PTH 可促进 1,25-$(OH)_2D_3$ 的生成，降钙素对其生成有抑制作用。它本身对自己的生成也有负反馈性调节作用。由于 1,25-$(OH)_2D_3$ 的生成有一整套精细的调节机制，并经血循环运输作用于靶器官骨和小肠，因此，目前已将 1,25-$(OH)_2D_3$ 看成是一种激素。

三、降钙素

人体内降钙素（calcitonin，CT）是甲状腺腺泡旁细胞（又名"C"细胞）分泌的激素。它的生理作用主要是抑制原始骨细胞向破骨细胞转化并促进破骨细胞转化为骨细胞，同时抑制破骨细胞的活动，由于破骨细胞的数量减少，活动减弱，导致溶骨过程减弱，血钙浓度降低。除对骨的作用外，降钙素还能抑制肾小管对钙、磷、钠、氯的重吸收和抑制胃酸的分泌，后者对钙在肠内的吸收具有促进作用。降钙素的分泌主要受血钙浓度的反馈性调节，血钙升高时分泌增多，反之则分泌减少。

第七节　生　殖

在高等动物，生殖是通过两性生殖器官的活动实现的。生殖过程包括生殖细胞（精子和卵子）的形成过程、交配和受精过程以及胚胎发育等重要环节。

一、男性生殖

男性主要生殖器官为睾丸，此外还有附睾、输精管、精囊腺、前列腺、尿道球腺等附属性器官。

（一）睾丸的功能

睾丸由曲细精管、间质细胞和支持细胞组成。曲细精管具有生精作用，即产生男性生殖细胞——精子；间质细胞能分泌雄激素；支持细胞分泌抑制素（inhibin）。在间质细胞分泌的雄激素中，主要成分是睾酮（testosterone），卵巢也能分泌少量睾酮。

1. 睾丸的生精作用　原始的生精细胞为精原细胞，紧贴于曲细精管的基膜上，从青春期开始，精原细胞分阶段发育形成精子。精子生成的过程为：精原细胞→初级精母细胞→次级精母细胞→精子细胞→精子。在曲细精管管壁中，各种不同发育阶段的生精细胞是顺次排列的，即由基膜至管腔，分别为精原细胞、初级精母细胞、次级精母细胞、精子细胞、分化中的精子，直至成熟精子脱离支持细胞进入管腔。从精原细胞发育成为精子约需两个半月。

支持细胞为各级生殖细胞提供营养，并起着保持与支持作用，为生精细胞的分化发育提供合适的微环境，支持细胞形成的血-睾屏障防止生精细胞的抗原物质进入血液循环而引起免疫反应。

精子生成需要适宜的温度，阴囊内温度较腹腔内温度低2℃左右，适于精子的生成。在胚发育期间，由于某种原因睾丸不降入阴囊而停留在腹腔内或腹股沟内，称隐睾症，则曲细精管不能正常发育，也无精子产生。

新生的精子释入曲线精管管腔内，本身并没有运动能力，而是靠小管外周肌样细胞的收缩和管腔液的移动运送至附睾内。在附睾内精子进一步成熟，并获得运动能力。精子与附睾、精囊腺、前列腺和尿道球腺的分泌物混合形成精液，在性高潮时射出体外。正常男子每次射出精液3～6ml，每毫升精液含2000万到4亿个精子，少于2000万精子，不易使卵子受精。

2. 睾丸的内分泌功能　正常男性20～50岁，睾酮的日分泌量为4～9mg。50岁以后，随年龄加大而逐渐减少。血液中绝大部分睾酮与白蛋白或球蛋白结合，只有1%～3%处于游离状态。游离的睾酮才能发挥生物学作用，结合的睾酮在血浆中贮存。睾酮主要由肝脏灭活，以17酮-类固醇形式由尿排出，少量经粪便排出。睾酮的主要生理作用如下。

（1）维持生精作用　睾酮从间质细胞分泌后经支持细胞进入曲细精管，与生精细胞的雄激素受体结合，促进精子的生成。

（2）刺激生殖器官的生长发育和成熟，促进第二性征的出现　在青春期，睾酮能促进内外生殖器的发育和成熟，腺体开始分泌，促进男性第二性征的出现，具体表现是生长胡须、嗓音低沉、喉结突出、骨骼粗壮、肌肉发达和男性体型等。

（3）维持和提高性欲　睾酮能作用于大脑和下丘脑，引起促性腺激素和性行为的改变，提高性感，维持正常性欲。

（4）对代谢的作用　促进蛋白质合成，特别是肌肉和生殖器的蛋白质合成，同时还能促进骨骼生长和红细胞生成。男子在青春期，睾酮与生长素等其他促进生长的激素协同，可使身体出现一次显著的增长。

（二）睾丸功能的调节

睾酮分泌的调节主要是在下丘脑-腺垂体-睾丸功能轴上进行的（图14-7）。下丘脑分泌促性腺激素释放激素（Gn-RH），经垂体门脉运输到腺垂体，促进后者分泌促卵泡激素（FSH）和黄体生成素（LH）。FSH主要作用于曲细精管，促进精子的生成。LH则作用于间质细胞，促进睾酮的合成和分泌。当血中睾酮达到一定浓度后，可负反馈性地作用于下丘脑和腺垂体，抑制GnRH和LH的分泌，使血中睾酮的浓度稳定在一定的水平。另外，支持细胞分泌的抑制素，对FSH的分泌具有较强的抑制作用。

二、女性生殖

女性的主要生殖器官是卵巢，此外还有输卵管、子宫、阴道及外阴等附属性器官。卵巢的功能是产生卵子和分泌激素。

（一）卵巢的产卵功能

原始卵泡发育到初级卵泡的早期，不受垂体促性腺激素的控制，其发育取决于卵泡本身的内在因素。到初级卵泡发育晚期，颗粒细胞上出现FSH受体，内膜细胞上出现LH受体。到次级卵泡期，颗粒细胞上出现FSH受体数量

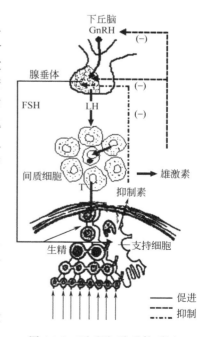

图14-7　下丘脑-腺垂体-睾丸功能轴活动的调节
T—睾酮

235

进一步增加，FSH 在雌激素的协同作用下，诱导颗粒细胞出现 LH 受体，并随着卵泡发育成熟，颗粒细胞与内膜细胞上的 LH 受体不断增加。从初级卵泡发育阶段开始，卵泡接受垂体促性腺激素的控制，促使其发育成熟。

人类每个月经周期起初有 15～20 个原始卵泡同时开始生长发育，但是通常只有 1 个卵泡发育成为优势卵泡，最后发育成熟并排卵，其他卵泡均先后退化并形成闭锁卵泡，其原因尚不十分清楚。

（二）卵巢的内分泌功能

卵巢的功能除产生卵子外，还能分泌雌激素（estrogen）、孕激素（Progestogen）和少量的雄激素。卵巢分泌的雌激素主要为雌二醇，孕激素主要为孕酮。血中 95% 雌二醇、98% 孕酮皆与血浆蛋白结合，其余为游离型。

1. 雌激素的生理作用

（1）对生殖器官的作用　雌激素与卵巢、输卵管、子宫以及阴道黏膜等处的靶细胞受体结合，使这些靶器官生长发育并维持正常功能；是卵泡发育和排卵必不可少的调节因素；有利于精子和卵子在输卵管运行；促进子宫生长发育和成熟；促进阴道上皮细胞增生，增加阴道的抗菌能力。

（2）对乳腺和副性征的作用　刺激乳腺导管和结缔组织增生，促进乳腺发育。青春期开始后，促进第二性征出现，表现为乳房发育、音调高尖、皮下脂肪增多、骨盆宽大、臀部肥厚等。

（3）对代谢的作用　对代谢的作用比较广泛。刺激成骨细胞的活动，促进钙盐沉积，加速长骨生长；促进肌肉蛋白质的合成，降低血浆胆固醇和脂蛋白的含量，影响体脂的分布；使体液向组织间隙转移，从而导致水、钠潴留。

2. 孕激素的生理作用　孕激素主要是由黄体分泌的，其主要作用是保证受精卵顺利着床和维持妊娠，但孕激素的作用必须在雌激素作用的基础上才能发挥。

（1）对子宫　孕激素使已经增生的子宫内膜进一步增生变厚，并出现分泌期的变化，以利于受精卵的着床；同时孕激素降低子宫平滑肌对催产素的敏感性，防止子宫收缩，保证胚胎有一个安定的生长环境。孕激素还可抑制母体的免疫排斥反应，不致将胚胎排出子宫，如孕激素不足，孕妇有早期流产的可能。另外，孕激素可使宫颈黏液减少变稠，阻碍精子通过。

（2）对乳腺　在雌激素作用的基础上促进乳腺腺泡的发育并具备泌乳能力。

（3）产热作用　女性基础体温在排卵后升高 0.5℃ 左右，并在黄体期一直维持在此水平上。妇女在绝经或卵巢摘除后，这种双相体温变化消失，如果注射孕酮则引起基础体温升高，因此认为女性基础体温的升高与孕酮有关。由于女性基础体温的双相变化和排卵活动与孕酮周期性的变动相吻合，临床上常将女性基础体温的改变作为判定排卵日期的标志之一。

（三）月经周期与卵巢内分泌功能的调节

女性从青春期开始到绝经期前，卵巢的功能在 GnRH、FSH 和 LH 的调控下出现周期性变化，表现为卵泡的生长发育、排卵和黄体生成。同时卵巢激素的分泌也出现周期性波动。在未孕的情况下，随着卵巢功能周期性的变化，子宫内膜出现周期性剥脱，产生阴道流血现象，称为月经（menstruation, menses）。月经大约每月一次，周而复始，故称为月经周期（menstrual cycle），平均 28 天，每次一般持续 3～5 天。子宫内膜根据其周期性变化分为功能层和基底层。功能层较厚，位于浅表，可剥脱形成月经；基底层较薄，位于深层，不脱落，当功能层剥脱后，在雌激素的作用下子宫内膜由该层增殖修复。一般可把月经周期分为三个时期。

1. 增殖期（卵泡期）　相当于月经周期第 4～14 天。此期开始时，因月经即将结束，血液中雌激素和孕激素的浓度均处于低水平，对下丘脑和腺垂体的负反馈抑制解除。在 Gn-RH 的作用下，腺垂体又开始分泌 FSH 和 LH，促使新卵泡发育，使血中雌激素水平逐渐上升。在雌激素的刺激下，子宫内膜基底层增殖变厚，血管和腺体增生，形成新的功能层，但此时无分泌活动，故称此期为增殖期或卵泡期。此期末，随着卵泡发育成熟，雌激素大量分泌，到排卵前一天左右，雌激素的分泌达到第一次高峰。在雌激素分泌增长的同时，雌激素对下丘脑和腺垂体发挥正反馈作用，GnRH、FSH 和 LH 的分泌也持续增加，其中以 LH 的增加最为明显，在雌激素高峰后形成 LH 的分泌高峰，在大量 LH 的作用下，卵泡破裂，排出卵子，这个过程称为排卵，LH 高峰是排卵发生的关键因素。卵子排出后，增殖期结束，进入下一期。

2. 分泌期（黄体期）　相当于月经周期的第 15～28 天。卵细胞排出后，残余卵泡内陷，血管破裂，血液凝固形成血体。血凝块被吸收后，新生血管长入，血体转变为一个血管丰富的内分泌细胞团，外观呈黄色，故称为黄体。在 LH 作用下，黄体细胞分泌大量的孕激素与雌激素，血中两种激素水平明显升高，形成雌激素分泌的第二次高峰。高水平的雌激素能增加黄体细胞中 LH 受体的数目，有利于 LH 促进黄体合成孕激素，使之维持于高水平。此期在两种卵巢激素的作用下，子宫内膜进一步增厚，螺旋动脉增长卷曲，血供更为丰富。同时内膜腺体增大，出现分泌活动，主要分泌含糖原的黏液，因此把此期称为分泌期或黄体期。在分泌期，子宫内膜的血供和营养处于最佳状态，为受精卵着床和妊娠做好物质上的准备。如未受孕，在卵巢激素的高峰过后，雌激素和孕激素对下丘脑和腺垂体发挥负反馈作用，使 GnRH 的分泌逐渐减少，血中 FSH 和 LH 的水平逐渐下降，黄体开始退化，对 LH 的作用不再敏感，黄体分泌的雌激素和孕激素也相应减少。黄体的寿命约 14 天，到本期末，黄体萎缩，子宫内膜因螺旋动脉痉挛收缩而缺血，肥厚的内膜因失去激素的支持出现坏死、剥脱和出血，进入月经期。

3. 月经期　相当于月经周期的 1～4 天。本期的特点是子宫内膜坏死、剥脱和出血，一般持续 4～5 天。激素水平因黄体退化萎缩降到最低点。

各种因素如环境变化、情绪波动、疾病、创伤等，可通过中枢神经系统作用于下丘脑，进一步影响腺垂体和卵巢的内分泌功能，导致月经周期紊乱。关于月经周期中各种变化和激素分泌水平的关系，总结如图 14-8。

三、妊娠

妊娠是新个体产生的过程，包括受精、着床、妊娠的维持、胎儿的生长以及分娩。

（一）受精

精子与卵子在输卵管壶腹部相遇而受精，精子与卵子相融合时称为受精卵。每一个精子和卵子各含 23 个染色体，受精卵则含有 23 对染色体。因此具有父母双方的遗传特性。

大多数哺乳动物和人类，精子必须在雌性生殖道内停留一段时间，方能获得使卵子受精的能力，称为精子获能（capacitation）。精子经过在附睾中的发育，已经具备了受精能力，但在附睾与精浆中存在去获能因子，它使精子的受精能力受到了抑制。当精子进入雌性生殖道内后，能解除去获能因子对精子的抑制，从而使其恢复受精能力。获能的主要场所是子宫，其次是输卵管，宫颈也可能有使精子获能的作用。

受精卵在输卵管的蠕动和纤毛的作用下，逐渐运行至子宫腔。受精卵在运行途中，一面移动，一面进行细胞分裂，经胚球和桑椹期阶段，发育为胚泡（blastocyst）。在受精后第四五天，桑椹胚或早期胚泡进入子宫腔，桑椹胚在子宫腔内继续分裂变成胚泡。胚泡在子宫腔

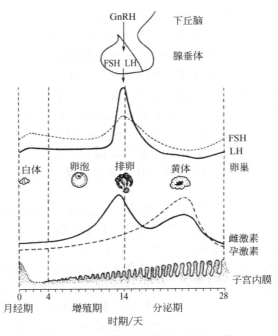

图 14-8　月经周期中激素水平的变化

内停留 2～3 天，胚泡外面的透明带变薄，胚泡可以直接从子宫内膜分泌的液体中吸收营养。

（二）着床

子宫仅在一个极短的关键时期内允许胚泡着床，此时期为子宫的敏感期或接受期。在此时期内，子宫内膜受到雌激素与孕激素的协同作用，可能分泌某些物质，激活胚泡着床。引起子宫内膜着床反应的机制尚不十分清楚，可能与胚泡子宫内膜产生某种激肽，释放组胺，或与胚泡分泌的蛋白水解酶和产生的 CO_2 有关。胚泡产生的 CO_2 扩散到子宫内膜，再进入子宫的微血管，在胚泡附近形成一个 CO_2 梯度场。CO_2 可使滋养层细胞和子宫内膜上皮细胞表面的黏蛋白黏性增高，在着床时有胚泡黏着并植入。此外，CO_2 还能刺激子宫内膜的基质发生蜕膜反应。

（三）妊娠的维持与激素分泌

正常妊娠的维持有赖于垂体、卵巢和胎盘分泌的各种激素相互配合。在受精与着床之前，在腺垂体促性腺激素的控制下，卵巢黄体分泌大量的孕激素与雌激素，导致子宫内膜发生分泌期的变化，以适应妊娠的需要。如未受孕，黄体按时退缩，孕激素与雌激素分泌减少，引起子宫内膜剥脱流血；如果受孕，在受精后第 6 天左右，胚泡滋养层细胞便开始分泌绒毛膜促性腺激素，以后逐渐增多，刺激卵巢黄体变为妊娠黄体，继续分泌孕激素和雌激素。胎盘形成后，胎盘成为妊娠期一个重要的内分泌器官，大量分泌蛋白质激素、肽类激素和类固醇激素。

1. 人绒毛膜促性腺激素（human chorionic gonadotropin，HCG）　HCG 是由胎盘绒毛组织的合体滋养层细胞分泌的一种糖蛋白激素。其分子结构和生理作用与 LH 极为相似。

卵子受精后第 6 天左右，胚泡外层的一部分细胞发展成滋养层细胞，即开分泌 HCG，但数量很少。妊娠早期形成绒毛膜后，合体滋养层细胞便分泌大量 HCG，到妊娠 8～10 周达到高峰，随后下降，在妊娠 20 周左右降到最低水平并一直维持至妊娠结束，随胎盘的娩出而从血中消失。

HCG 的主要生理作用是在妊娠早期刺激卵巢黄体转变为妊娠黄体，并使后者继续分泌雌激素和孕激素，得以维持妊娠的顺利发展。妊娠黄体的寿命只有 10 周左右，以后便发生退化萎缩，与此同时，胎盘已能接替妊娠黄体分泌雌激素和孕激素。HCG 对于维持早期妊娠至关重要，若妊娠早期 HCG 水平过低，揭示有流产的可能。绒毛膜滋养层细胞肿瘤的患者，血中 HCG 水平呈进行性增高。妊娠早期，检测母体血中或尿中 HCG 的浓度，可作为诊断早孕的准确指标。

2. 人绒毛膜生长素（human chorionic somatotropin，HCS） HCS 是胎盘合体滋养层细胞分泌的一种单链多肽激素，其分子结构和生理作用与人生长素相似，可调节母体与胎儿的物质代谢，促进胎儿生长。HCS 于妊娠第 8 周出现，第 32 周达到高峰直至分娩。

3. 雌激素和孕激素 妊娠第 8～10 周胎盘合体滋养层细胞即能合成大量雌激素和孕激素，以接替妊娠黄体的功能。目前认为，胎盘本身不能独立产生这两种激素，需要从母体或胎儿得到这两种激素的前体物质。

（邱丽颖　杜斌）

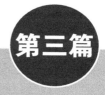

病理学基础与疾病概论

第十五章 病理学基础

第一节 健康与疾病的概念

一、健康的概念与含义

健康（health）是医学上的一个重要概念。世界卫生组织（World Health Organization，WHO）关于健康的定义是："健康不仅仅是没有疾病或病痛，而是一种身体上、心理上和社会上的完好状态。"根据这个定义，健康不仅仅是身体健康，而且还要有心理上的健康和对社会较强的适应能力。换言之，健康的人，应该是身体健康，心理也健康，而且还必须具有进行有效活动和劳动的能力，能够与环境保持协调关系。

健康定义为人类的健康划分了四个层次。①生理健康层次：指人体组织结构的完整和生理功能的正常。人体的生理功能是以其内部的组织结构为基础，通过协调一致的新陈代谢，维持人体生命活动。人体的生理功能既简单又复杂，懂得些生理学基本常识，更多地了解自己，更多地发现表象中潜藏的本质，积极生活，舒适自我，扶正以祛邪，就不难处于生理健康状态。②心理健康层次：无论在形式上或内容上心理反映的客观现实均应与客观环境相一致；一个人的认识、体验、情感和意识等心理活动和行为是一个完整和谐的统一体；一个人在长期生活经历中形成的独特个性心理特征具有相对稳定性，由其支配的行为习惯对健康有重大影响。③道德健康层次：道德健康是以生理健康和心理健康为基础，并高于生理健康和心理健康，是前二者发展的必然结果，也是健康的内涵。④社会适应健康层次：人的一切活动都是社会活动，因此健康应包括在社会活动中对社会的适应。社会适应是指一个人在社会生活中的角色适应，健康则是指这种角色适应良好，包括职业角色、家庭角色，以及学习、工作、娱乐、社交角色转换，人际关系等方面的适应。这四个健康层次中，后面每一个健康层次都是在前面一个健康层次基础上发展起来的更高层次。

二、疾病的概念与特征

疾病（disease）是指机体在一定条件下，受病因的损害作用后，出现机体自稳调节紊乱，而发生的异常生命活动的过程，并出现一系列功能、代谢、形态结构及社会行为的异常。稳态（homeostasis）是指正常机体在多种调节机制作用下，机体内环境的理化性质、各组织细胞及整体的功能与代谢保持相对稳定的状态。关于疾病的理解有以下几个特征。

① 任何疾病都是有原因的，无原因的疾病是不存在的。

② 疾病是一个动态的过程，健康和疾病之间没有明显界限，中间存在一个亚健康状态。

③ 自稳态紊乱是发病的基础。

④ 疾病过程中出现功能、代谢、形态结构及社会行为的异常，临床表现为一定的症状、体征和社会行为的异常。

疾病的始终贯穿着损伤和抗损伤的相互斗争，两方面力量的对比决定着疾病的转归。

三、亚健康的概念及表现

在一般情况下，人体自身的免疫和调节系统能够自发地维护人体生理的平衡。当人体调控功能贮备力、适应力和自愈力出现减退时，人体对自然环境和社会环境适应能力降低，对疾病防御能力降低以及稳定内环境的能力下降，就会引发疾病。几乎整个 20 世纪，人们对人体状态的认识都停留在两种状态，即健康与疾病。把健康称为第一状态，疾病称为第二状态。直到 20 世纪末人们才发现这种认识不符合人体的实际状态。人体实际上存在着既非健康又非疾病的第三状态，即亚健康状态。"亚健康"是一个新的医学概念，一般指介于健康和疾病之间的一种生理功能低下的状态，是指无器质性病变的一些功能性改变，介于健康与疾病之间的边缘状态，又称非病非健康状态的第三状态或"灰色状态"。因其主诉症状多种多样，又不固定，也被称为"不定陈述综合征"。其特点是感到"不适、不畅"，但医院却查不出符合诊断标准的器质性病变。"不适"表现为躯体上不舒服，体虚困乏易疲劳、失眠及休息质量不高、注意力不易集中，甚至不能正常生活和工作。"不畅"表现为心理、社交上感到不愉快，因而导致精神活力下降，应激能力下降。它是人体处于健康和疾病之间的过渡阶段，在身体上、心理上没有疾病，但主观上却有许多不适的症状表现和心理体验。处于西医无病可定、中医无证可辨的状况，这是一类次等健康状态，故又有"次健康"。

造成亚健康的原因是多种多样的，但过度疲劳仍是首要因素。疲劳是潜伏在人体内部的隐形"杀手"，以"积劳成疾"的"慢性自杀"方式迫使机体向疾病、向死亡迈进。

第二节　病因学概论

任何疾病都是由一定的致病因素引起的，这些致病因素称为病因。病因包括致病的原因和条件，包括诱因。

致病的原因是指能够引起疾病并决定该疾病特征的因素，它是引起疾病必不可缺少的。条件是指在疾病的原因作用于机体的前提下，促进疾病发生发展的因素。有些条件是使机体抵抗力降低或易感性、敏感性增高，从而使机体在相应原因的作用下易发病；有些条件是使相应的原因以更多的机会、更大的强度作用于机体而引起疾病。

致病的原因和条件在疾病的发生发展过程中起着不同的作用。例如，结核杆菌是引起结核病的原因，是必不可少的因素；而营养不良、过度疲劳等，常可作为条件而促进结核病的发生和发展。如果仅有结核杆菌侵入人体，而不具备这些条件，一般也不致发病。因此，原因常在一定的条件作用下而致病。

病因的种类很多，一般可分为外界致病因素、机体内部因素及自然环境和社会因素三个方面。

一、外界致病因素

外界致病因素即外因，是指外环境中的各种致病因素。它对疾病的发生和发展、疾病性质和特点有着重要的影响。主要有以下几类。

① 生物性因素　包括各种病原微生物，如细菌、病毒、立克次体、支原体、螺旋体、真菌及寄生虫（如原虫、蠕虫）等，是最常见的一类致病因素。其特点是它们都具有生命，通过一定的途径侵入机体，所引起的病变常常有一定的特异性。病原微生物作用于机体后能否引起疾病，除与致病微生物的数量、侵袭力及毒力有关外，也与机体的机能状态、免疫力

等条件有密切的关系。

②　物理性因素　包括机械力（可引起创伤、震荡、骨折等）、高温（引起烧伤、中暑）、低温（引起冻伤）、电流（引起电击伤）、电离辐射（引起放射病）、大气压的改变（可引起减压病、高山病）等。物理性因素能否引起疾病以及疾病的严重程度，主要取决于这些因素的强度、作用部位和持续时间的长短。

③　化学性因素　包括无机毒物（如强酸、强碱、一氧化碳、氰化物、有机磷农药等）、有机毒物、生物性毒物等。它们对机体的作用部位，大多有一定的选择性。例如一氧化碳进入机体后，与红细胞的血红蛋白结合，使红细胞失去携氧功能，而造成缺氧；巴比妥类药物主要作用于中枢神经。

④　营养性因素　营养过多和营养不足都可引起疾病。如长期摄入热量过多可引起肥胖病，蛋白质缺乏可引起营养不良，维生素D缺乏可引起佝偻病，食物中缺碘可引起甲状腺肿等。一些微量元素缺乏（如铁、锌、硒等）也可引起疾病。

二、机体内部因素

机体的内部因素即内因，包括免疫性因素、神经和内分泌因素、遗传性因素、先天性因素、心理因素和年龄性别因素等。其中有些内因可直接引起疾病；另有一些内因如机体的防御功能降低和对致病因素的易感性增强等可作为条件而促进疾病的发生。外界的致病因素通常是使易感的、防御机能降低的机体发病。

1.　免疫性因素　当机体的非特异性和特异性免疫功能降低时，可促进疾病的发生。但机体的免疫功能严重不足或缺乏时，可引起免疫缺陷病，此时机体易伴发致病微生物的感染或较易发生恶性肿瘤。异常的免疫反应可引起变态反应性疾病，如花粉、皮毛、药物（青霉素、链霉素）、食物（如鱼、虾）等对具有过敏体质的人易引起诸如荨麻疹、过敏性休克、支气管哮喘等变态反应性疾病。某些机体对形成的自身抗原发生免疫反应并引起组织损伤，称自身免疫性疾病，如系统性红斑狼疮和类风湿性关节炎等。

2.　神经和内分泌因素　神经和内分泌系统的机能状态对疾病的发生也有着一定的影响，例如十二指肠溃疡病的发生与迷走神经过度兴奋有关；乳腺癌的发生与卵巢激素分泌紊乱、雌激素水平长期偏高有关。

3.　遗传性因素　某些疾病的发生与遗传因素有关。遗传因素对疾病的作用主要有两方面：一是遗传物质的改变可以引起遗传性疾病，例如某种染色体畸变可引起先天愚型，某种基因突变可引起血友病等；二是由于机体某种遗传上的缺陷，使后代的生理、代谢具有容易发生某种疾病的倾向，即后代获得对某种疾病的遗传易感性，并在一定的环境因素作用下，机体发生相应的疾病（如高血压病、糖尿病等）。

4.　先天性因素　先天性因素是指能够损害正在发育的胚胎和胎儿的有害因素，而不是遗传物质的改变。如妊娠早期患风疹时，风疹病毒可损害胚胎而引起胎儿先天性心脏病。孕妇吸烟、酗酒对胎儿发育也会产生不良的影响。

5.　心理因素　心理因素对机体各器官、系统的活动起重要作用，与人们的日常生活和某些疾病的发生、发展和转归有密切关系。积极的、乐观的、坚强的心理状态是保持和增进健康的必要条件，有助于树立起与疾病作斗争的坚强信念，促进康复，提高对环境的适应能力。而消极的心理状态如长期的焦虑、怨恨、忧郁、悲伤、恐惧、紧张、愤怒等，可以引起人体各系统功能失调，导致失眠、心动过快、血压升高、食欲减退、腹泻、月经失调等，容易促进疾病的发生。某些所谓的心身疾病如偏头痛、高血压病、十二指肠溃疡病、心律失常、甲状腺机能亢进、神经官能症等，其发生、发展与心理因素有着密切的关系。近年来，在肿瘤普查中还发现，心理因素与某些恶性肿瘤的发生也有密切关系。

6. 年龄、性别因素　年龄和性别的不同，对某些疾病的易患性也不同，常可作为条件而影响疾病的发生和发展。例如，小儿由于防御机能不够完善或解剖生理特点等原因易患呼吸及消化系统传染病；而老年人患动脉粥样硬化症的较多；40 岁以上的人，癌的发病率较高；胆石症、癔症、甲状腺机能亢进症等的发病女性多于男性；胃癌的发生则男性多于女性。

三、自然环境和社会因素

自然环境包括季节、气候、气温及地理环境等因素，既可影响外界致病因素，又可以影响人体的机能状态和抵抗力，从而影响疾病的发生。例如，夏秋季节，由于气候炎热，有利于肠内致病菌的生长繁殖，容易发生细菌性痢疾、伤寒等消化系统传染病；而冬春季节，由于气候寒冷，上呼吸道黏膜抵抗力降低，容易发生流行性感冒、流行性脑脊髓膜炎等传染病。病区土壤、饮水及粮食中缺硒与大骨节病发生有一定关系。

社会因素包括社会环境和生活、劳动、卫生条件等，对人类健康和疾病的发生发展有着重要影响。正相关的社会因素如社会的进步与安定，经济的发展，生活、劳动和卫生条件的改善以及计划免疫的实施等，可以增进健康，预防或减少疾病的发生。负相关的社会因素如战争与社会动乱、经济落后与贫困、人口过剩、社会卫生状况不佳、饮食及卫生习惯不良、工业三废（废水、废气和废渣）和生活三废（粪便、污水和垃圾）以及农药、化肥所造成的大气、水和土壤的严重污染等，不仅不利于健康，而且有些还可以直接致病或通过自然、生物因素间接致病。研究社会因素对健康和疾病的影响，探索与实施增进健康和防治疾病的社会措施，对于促进人民健康水平的提高具有重要意义。

第三节　疾病过程中的共同规律

一、自稳态调节功能紊乱

机体在不断变化的内、外环境因素作用下，通过神经和体液的调节作用，使各器官系统的功能和代谢维持在正常范围内，保持着内环境状态的相对稳定，称为自稳调节下的自稳态。它是维持机体正常生命活动所不可缺少的。疾病时，由于致病因素对机体的损害作用，使自稳调节的某一方面发生紊乱，引起相应的机能和代谢障碍，进而通过连锁反应使自稳调节的其他方面也相继发生紊乱，从而引起更为严重的生命活动障碍。例如，某些病因所致的胰岛素绝对或相对不足以及靶细胞对胰岛素敏感性降低，可引起糖尿病的发生，出现糖代谢紊乱、血糖升高；而糖代谢紊乱的进一步发展，又可导致脂肪代谢紊乱和蛋白质代谢紊乱以及水、电解质代谢紊乱，还易引发动脉粥样硬化症等。

在自稳态调节中，反馈机制起着重要作用。例如，碘摄入不足是引起地方性甲状腺肿的主要原因。由于碘不足首先引起甲状腺分泌甲状腺激素减少，不能满足机体的需要；机体迅速通过反馈机制，垂体促甲状腺激素分泌增多，促使甲状腺滤泡增生、肥大以加强合成甲状腺激素的能力，维持甲状腺功能，以适应机体的需要。如缺碘长期存在，滤泡上皮可反复增生与复旧，致使上皮细胞因活动过度而衰竭，从而引起滤泡扩张，腔内贮满不能碘化的甲状腺球蛋白胶质，而表现为甲状腺肿大。

二、因果转化规律

因果转化规律是疾病发生发展中的基本规律之一，是指在原始病因作用下机体发生的某种变化又可能转化为新的原因，引起新的变化，而后者再转化为原因，再引起新的变化，如此病因与结果交替作用，形成一个螺旋式的发展过程，在这个过程中，每一环节既是前一种变化的结果，同时又是后一个变化的原因。在不同的疾病或同一疾病的不同状态下，因果转化可以向坏的方向发展，形成恶性循环，而导致死亡；也可以向好的方向发展，形成良性循环，最后导致疾病痊愈。例如，外伤性出血时，急性大量出血可引起血容量减少，血压下降；血压下降可反射性地使交感神经兴奋，小血管收缩，引起皮肤和腹腔内脏等部位的组织缺氧；持续的组织缺氧，又可导致大量血液淤积在毛细血管和微静脉内，而使回心血量和心输出量减少，这样组织缺氧更趋严重，会有更多血液淤积在微循环中，使回心血量进一步减少，如此循环作用，致使每一次因果转化都能使病情进一步恶化。相反，如果能及时采取有效的止血、输血等措施，即可防止病情的恶化。如果恶性循环已经出现，也可通过输血补液、正确使用血管活性药物、纠正酸中毒等措施来阻断恶性循环，使病情向有利于机体康复的方向发展。因此，运用此规律认识疾病发生发展中出现的恶性循环，对正确治疗疾病，防止疾病进一步恶化，具有重要意义。

三、损伤与抗损伤反应

致病因素作用于机体时，可引起机体的损伤；同时，机体则调动各种防御、代偿机能来对抗致病因素及其所引起的损伤。损伤与抗损伤的斗争，贯穿于疾病的始终。双方作用力量的对比，决定着疾病发展的方向和结局。当损伤占优势时，则疾病向恶化的方向发展，甚至造成死亡；反之，当抗损伤占优势时，则病情缓解并向痊愈发展。损伤与抗损伤反应，在一定条件下可发生转化。例如，炎症局部变质属损伤性改变，而渗出和增生属于抗损伤反应；但如果渗出物过多，大量聚集于心包腔或胸腔，则可压迫心、肺，影响其功能，而转化为损伤性因素。在医护工作中，要尽力排除或减轻损伤性改变，保护和增强抗损伤反应，促使疾病痊愈。

四、疾病的转归

疾病的转归有以下三种情况。

1. 完全恢复健康　完全恢复健康即痊愈，是指患者的症状和体征完全消退，各系统器官的功能、代谢和形态结构完全恢复正常，机体的自稳调节以及外界环境的适应能力、工作劳动能力也完全恢复正常。有的传染病痊愈后，机体还可获得免疫力。

2. 不完全恢复健康　不完全恢复健康是指疾病的主要症状已经消失，但机体的机能、代谢和形态结构变化并未完全恢复正常，而是通过代偿反应来维持正常的生命活动，可遗留下某些病理状态或后遗症，如心肌梗死愈复后所形成的瘢痕，风湿性心瓣膜炎治愈后的心瓣膜狭窄或关闭不全等。截肢或器官切除后的状态也属于不完全恢复健康。

3. 死亡　死亡是指机体生命活动的终止。死亡可分为生理性死亡和病理性死亡两种。前者较为少见，它是由于机体各器官自然老化所致，又称老死或自然死亡。病理性死亡是由于各种严重疾病或损伤所造成的死亡。过去人们一直沿用心跳和呼吸停止、反射消失作为判定死亡的标志。随着医学的发展，近年提出死亡是机体作为一个整体的功能发生了永久性停止，实际上是指包括大脑半球、间脑、脑干各部分在内的全脑功能发生了不可逆性的永久性停止，即所谓脑死亡（brain death）。

判断脑死亡的指征大致可归纳为以下几点：①出现不可逆性昏迷和对外界刺激失去反应，甚至对外界强烈的疼痛刺激亦无反应；②颅神经反射消失，如瞳孔反射、角膜反射、咳嗽反射、恶心反射、吞咽反射等均消失；③无自动呼吸，施行人工呼吸15min以上，仍无自动呼吸；④瞳孔散大、固定；⑤脑电波消失，出现零电位脑电图表现；⑥脑血管造影证明脑血液循环停止；⑦体温下降和肌张力降低，也是脑死亡的重要参考指征。如果出现上述变化，而无逆转倾向时，在排除体温过低和中枢神经抑制药物中毒的情况下，即可宣告死亡。

（邱丽颖　杜斌）

第十六章 细胞和组织的适应、损伤与修复

在生活过程中，机体的细胞、组织经常不断地受到内外环境中各种刺激因子的影响，并通过自身的反应和调节机制对刺激作出应答反应，适应环境条件的改变、抵制刺激因子的损害并得以存活。细胞、组织或器官对内外环境中各种有害因子的刺激作用而产生的非损伤性应答反应，表现出相应的功能和形态改变，称为适应（adaptation）。适应可保证细胞和组织的正常功能，维护机体正常生存。但这种反应能力是有限的，一旦刺激的性质、强度和持续时间超越了一定界限，细胞就有可能出现损伤（injury）。较轻的细胞损伤是可逆的，即消除刺激因子后，受损细胞可恢复常态，通常称之为变性或亚致死性细胞损伤。严重的细胞损伤是不可逆的，最终将导致细胞死亡。

一个刺激究竟会引起细胞的适应反应、损伤还是死亡，不仅由刺激的性质和强度决定，还与细胞的易感性、血供、营养等有关。适应与损伤是大多数疾病发生、发展过程中的基础性病理变化。

第一节 组织和细胞的适应性反应

一、萎缩

萎缩（atrophy）是指已发育到正常状态后受致病因子作用引起的器官、组织或实质细胞的体积缩小，可以伴发细胞数量的减少。组织器官的未曾发育或发育不全不属于萎缩范畴。实质细胞萎缩时，常继发其间质（主要是脂肪组织）的增生，有时使组织、器官的体积甚至比正常还大，称为假性肥大，见于萎缩的胸腺和肌肉等。

萎缩通常由于细胞的功能活动降低、血液及营养物资供应不足，以及神经或内分泌刺激减少等引起。常见的病理性萎缩包括营养不良性萎缩、压迫性萎缩、废用性萎缩、去神经性萎缩和内分泌性萎缩等。

病理变化：萎缩的器官体积缩小、重量减轻、色泽加深、质地变韧，萎缩细胞胞质内可出现脂褐素颗粒。光镜下可见实质细胞体积变小，数量减少，胞核深染，胞质中常含有未能被溶酶体酶降解的残体（即脂褐素），间质成纤维细胞和脂肪细胞增生。

萎缩一般为可复性的，只要病因消除，萎缩的器官组织和细胞可逐渐恢复原状；如果病变不断发展，萎缩的细胞则逐渐消失。

二、肥大

组织和细胞或器官体积增大称为肥大（hypertrophy）。其病变基础是细胞器增多，细胞的合成功能增强，以适应改变了的环境需要。常见类型如下。

1. 代偿性肥大　由相应器官、组织的工作负荷增加所引起，具有功能代偿作用。如高血压病人左心室工作负荷增加引起左心室心肌肥大，一侧肾脏切除后对侧肾脏的肥大。

2. 内分泌性肥大　由内分泌作用引起的肥大。如雌激素影响下妊娠子宫平滑肌细胞的肥大，哺乳期乳腺细胞的肥大。

肥大的细胞内 DNA 含量和细胞器数量均增多，结构蛋白合成活跃，功能增强。但细胞肥大产生的功能代偿作用也是有限度的。

三、增生

　　组织或器官内实质细胞数量增多称为增生（hyperplasia），可导致组织、器官体积的增大。根据其原因和性质，增生可分为：生理性增生和病理性增生。

　　（一）生理性增生

　　1. 代偿性增生　如部分肝脏被切除后残存肝细胞的增生。

　　2. 激素性增生　女性青春期乳腺发育以及月经周期子宫内膜腺体的增生等。

　　（二）病理性增生

　　常见的原因是激素的异常引起，如雌激素过多，子宫内膜过度增生；缺碘时，甲状腺激素合成减少，通过负反馈调节机制刺激滤泡上皮增生而引起甲状腺肿。

　　引起细胞、组织或器官的增生与肥大常相伴存在。对于分裂增殖能力活跃的组织器官如子宫、乳腺等，其肥大可以是细胞的体积增大（肥大），也可以是细胞数量增多（增生）；但对于细胞分裂增殖能力较低的心肌、骨骼肌等，其组织器官的肥大仅仅是因细胞肥大所致。

四、化生

　　一种已分化成熟的细胞因受刺激因素的作用而转化为另一种分化成熟细胞的过程称为化生（metaplasia）。化生主要发生于上皮细胞，也可见于间叶细胞，且这种分化上的转向通常只发生于同源性细胞之间。如柱状上皮化生为鳞状上皮，一种间叶组织转化为另一种间叶组织。这种转化过程并不是由原来的成熟细胞直接转变为另一种细胞，而是由此处具有分裂能力和多向分化能力的幼稚未分化细胞转型性分化的结果。

　　常见类型：鳞状上皮化生、肠上皮化生、结缔组织和支持组织化生。

第二节　细胞和组织的损伤

　　组织和细胞受到不能耐受的有害因子刺激后，可引起细胞及其间质的物质代谢、组织化学、超微结构、光镜乃至肉眼可见的异常变化，称为损伤（injury）。损伤的方式和结果不仅取决于引起损伤的原因、作用的强度和持续时间的长短，也取决于受损细胞的种类、所处的状态等。

一、细胞和组织损伤的原因和发生机制

　　损伤的原因很多，可以归纳为：缺氧、物理因素、化学物质和药物、生物因素、免疫因素、营养因素、社会-心理-精神因素等。

　　由多种因素引发的细胞损伤，其发生机制是很复杂的。以下涉及的几个方面对于细胞损伤的发生具有重要意义，它们常相互结合或是互为因果地导致细胞的损伤。

　　（一）细胞膜的破坏

　　细胞膜是保持细胞生命活动的基本结构，在与外界互通信息、交换物质、免疫应答、细胞分裂与分化等方面发挥重要作用。许多细胞内、外的有害因素如缺氧、感染、药物性损伤等可以通过破坏细胞膜的结构和功能，从而导致细胞的损伤。

　　（二）活性氧类物质的损伤作用

　　活性氧类物质包括处于自由基状态的氧和不属于自由基的过氧化氢，它们的强氧化作用

是细胞损伤的基本环节。

（三）细胞内高游离钙的损伤作用

正常时细胞质处于低游离钙状态，使胞质内的磷脂酶和核酸内切酶（可降解磷脂、蛋白质和 DNA）的活性稳定，细胞的结构和功能得以保持。缺氧、中毒时，ATP 减少，细胞质内会因此继发游离钙增多，上述酶类因而活化致细胞受损。

（四）缺氧的损伤作用

缺氧导致线粒体氧化磷酸化受抑制，使 ATP 生成减少，造成细胞膜钠-钾泵、钙泵功能低下而使细胞受损。缺氧尚可使氧自由基增多，脂质崩解，细胞骨架破坏等。

（五）化学性损伤

化学性损伤包括化学物质和药物的毒性作用，日益成为致细胞损伤的重要因素。作为医治疾病的药物具有可能引发细胞损伤的副作用，是最常见的医源性致病因子。化学性物质和药物损伤细胞的途径包括：直接的细胞毒性作用；代谢产物对于靶细胞的细胞毒性作用（如肝、肾、心肌、骨髓是毒性代谢产物的主要靶器官）；诱发免疫性损伤（如青霉素可经由 I 型变态反应引发过敏反应）；诱发 DNA 损伤。

（六）遗传变异

许多因素包括化学性物质和药物、病毒、射线等可损伤细胞核内的 DNA，诱发基因突变和染色体畸变，使细胞发生遗传变异，可导致结构蛋白合成低下、核分裂受阻、合成异常生长调节蛋白、酶合成障碍等。

二、损伤的形式和形态学变化

受损细胞首先呈现代谢性改变，继而出现组织化学和超微结构变化，然后再出现光镜下和肉眼可见的形态学变化。较轻度的损伤是可逆的，在去除病因后有可能恢复常态，称为变性或可逆性损伤。严重的细胞损伤是不可逆的，终致细胞死亡。

（一）变性

变性（degeneration）是指细胞或细胞间质受损伤后因代谢障碍所致的细胞质内或细胞间质中出现异常物质或正常物质异常蓄积的现象，常伴有器官的功能下降。造成蓄积的原因是这些正常或异常物质的产生过度或产生速度过快，细胞组织缺乏相应的代谢、清除和利用机制，此类损伤可完全恢复正常。

1. 细胞水肿（cellular swelling）或称水变性（hydropic degeneration）　常是细胞损伤中最早出现的改变，是由于缺氧、感染、中毒等因素损伤细胞线粒体，造成 ATP 生成不足，导致细胞膜钠-钾泵功能障碍，引起细胞内水、钠积聚，细胞线粒体和内质网肿胀，形成光镜下细胞质内红染细颗粒物。常见于缺氧、感染、中毒时心、肝、肾、脑等实质细胞。

病理变化：水肿的细胞体积增大，胞质疏松，染色淡，浆内出现细颗粒状物质。胞核稍大，染色浅。严重时整个细胞高度肿胀，胞质清亮透明，称为气球样变。此种病变常见于急性普通型病毒性肝炎。肉眼观察病变器官体积肿大，包膜紧张，边缘变钝，颜色较正常淡且外观浑浊。

2. 脂肪变性（fatty degeneration）　中性脂肪特别是甘油三酯蓄积于非脂肪细胞的胞质中，称为脂肪变性。常见于肝细胞、心肌、肾小管上皮等，与感染、中毒、缺氧和营养不良、糖尿病、肥胖等有关。这些致病因素干扰或破坏了细胞的脂肪代谢，造成脂肪在细胞内沉积。

轻度脂肪变性，肉眼观察器官可无明显变化，随着病变的加重，病变器官体积增大，包膜紧张，边缘变钝，切面隆起，切缘外翻，色浅黄，触之有油腻感。光镜下细胞体积增大，细胞质内出现大小不等近圆形的脂肪空泡，开始时分布于核周围，以后可散布于整个胞质中。严重时甚至将细胞核挤向一侧，形态类似脂肪细胞。

肝细胞是脂肪代谢的重要场所，最常发生脂肪变性，但轻度脂肪变性通常不引起肝功能障碍。重度脂肪变性的肝细胞可继发坏死和肝硬化。

慢性中毒缺氧可引起心肌脂肪变性，常累及左心室内膜下和乳头肌部位。脂肪变性心肌呈黄色，与正常暗红色心肌相间排列，呈红黄色斑纹，故称虎斑心。

3. 玻璃样变（hyaline degeneration） 又称透明变性，泛指细胞内或间质中出现 HE 染色呈均质红染、半透明状的蛋白质蓄积。玻璃样变是一组物理性状相同，但化学成分、发生机制及功能意义各异的病变。常见有细胞内玻璃样变、纤维结缔组织玻璃样变和细动脉壁玻璃样变等。

4. 病理性钙化（pathological calcification） 在骨与牙齿以外的组织内有固体性钙盐沉积，称为病理性钙化。

（1）营养不良性钙化 指继发于局部变性、坏死组织或其他异物内的钙盐沉积。如坏死灶（结核坏死灶、脂肪坏死灶、动脉粥样硬化斑块的变性坏死区）、血栓、死亡的寄生虫虫体、虫卵和其他异物的钙化。此时机体的血钙不升高，钙磷代谢正常。

（2）转移性钙化 由于全身性钙、磷代谢障碍（高血钙）所致正常肾小管、肺泡壁、胃黏膜等处的多发性钙化。可影响细胞、组织的功能。如甲状旁腺机能亢进、骨肿瘤造成骨质严重破坏等引发血钙升高，导致转移性钙化。

（二）细胞死亡（cell death）

细胞因严重损伤而累及细胞核时，可发生不可逆性代谢、结构和功能障碍，引起细胞死亡。细胞死亡包括坏死和凋亡两种类型。

1. 坏死（necrosis） 是以酶溶性变化为特点的活体内局部组织和细胞的死亡。死亡的细胞肿胀、细胞器崩解、蛋白质变性。坏死时常伴随急性炎症反应，炎症中中性粒细胞释放溶酶体酶可促进坏死的发生和局部实质细胞的溶解。坏死可由变性发展而来，也可因致病因素较强而直接导致。

（1）基本病变 细胞核的变化是细胞坏死的主要标志，主要有核固缩、核碎裂和核溶解三种形式。

（2）坏死的结局 坏死细胞自溶，引发局部急性炎症反应。当坏死组织较小时，可被坏死细胞或周围中性粒细胞释放的水解酶分解液化，再由淋巴管或血管吸收，不能吸收的碎片则由巨噬细胞吞噬清除。当坏死灶较大不易被完全溶解吸收时，发生在皮肤黏膜的坏死组织脱落后留下的组织缺损，浅者称为糜烂（erosion），深者称为溃疡（ulcer）；深部组织坏死后形成的开口于表面的深在性盲管称为窦道（sinus），两端开口的通道样缺损称为瘘管（fistula）。肺、肾等内脏的坏死物质液化后，通过支气管、输尿管等自然管道排出后残留的空腔称空洞（cavity）。若坏死组织不能完全溶解吸收又未能分离排出，则由新生的肉芽组织长入并取代坏死物，这一过程称为机化（organization）。若坏死灶太大，难以完全长入或吸收，则周围增生的肉芽组织将其包绕，称为包裹（encapsulation）。机化和包裹的肉芽组织最终形成纤维瘢痕组织。陈旧的坏死组织未被及时清除，则可发生钙盐和其他矿物质沉积，形成营养不良性钙化。

如果坏死发生在心脑组织，其后果严重。如为易于再生的细胞，坏死组织的结构和功能容易恢复。

如果发生在肺、肾等成对器官，贮备代偿能力较强，即便有较大范围的坏死也不会明显影响其功能。

2. 凋亡（apoptosis）　是活体内单个细胞或小灶性细胞的死亡，是一种形态和生化特征上都有别于坏死的细胞主动性死亡方式，也称为程序性细胞死亡。凋亡细胞的质膜（细胞膜和细胞器膜）不破裂，不引发死亡细胞的自溶，也不引起急性炎症反应。其发生与细胞的自身基因调节有关。凋亡对胚胎发生发展、个体形成、成熟细胞新旧代替以及人类肿瘤、自身免疫性疾病、病毒性疾病等的发生具有重要意义，并非仅是细胞损伤的产物。凋亡与坏死的区别见表16-1。

表 16-1　细胞凋亡与坏死的区别

项目	凋　亡	坏　死
机制	基因调控的程序性细胞死亡，主动进行（自杀性）	意外事故性细胞死亡，被动进行（他杀性）
诱因	生理性或病理性刺激因子	病理性刺激因子
死亡范围	散在的单个细胞	多为连续的大片细胞
形态特征	细胞固缩，核染色质边聚，质膜完整，形成凋亡小体	核染色质碎裂或边聚，质膜破裂，细胞自溶
生化特征	DNA 规律地降解为 180～200bp 片段，电泳呈特征性梯带状图像	DNA 降解不规律，片段较大，电泳不呈梯带状图像
周围反应	不引发炎症反应和修复再生，凋亡小体可被邻近细胞吞噬	引发周围组织炎症反应和修复再生

第三节　损伤的修复

损伤造成机体局部细胞和组织丧失，由邻近健康细胞对所形成的缺损进行修补恢复的过程称为修复（repair）。修复过程可概括为两种不同的形式：①由损伤周围的同种细胞来修复，称为再生（regeneration），若完全恢复了原有组织的结构和功能，则称为完全再生；②由纤维结缔组织来修复，称为纤维性修复，日后形成瘢痕，故也称瘢痕性修复。在多数情况下，两种形式常同时存在。

一、再生

（一）再生的类型

生理性再生指在生理过程中某些细胞不断老化消亡，由新生同种细胞不断补充，始终保持其原有的结构和功能的再生。如表皮的角化细胞不断脱落由表皮的基底细胞再生予以补充；子宫内膜周期性脱落由基底部细胞增生修复；红细胞平均寿命为 120 天等。

病理性再生指病理状态下细胞、组织受损伤后发生的再生。

（二）细胞的再生潜能

各种组织有不同的再生能力，一般而言，低等动物组织的再生能力较高等动物强；分化程度低的组织较分化高的组织再生能力强；幼稚期的组织较老年期的组织再生能力强；平常易受损的组织以及生理状态下需经常更新的组织有较强的再生能力。

（三）各种组织的再生过程

1. 上皮组织的再生　鳞状上皮缺损时，由创伤邻近部位的基底层细胞分裂增生，向缺损中心迁移，先形成单层上皮，而后再增生分化为鳞状上皮。柱状上皮缺损后，同样由邻近部位的基底部细胞分裂增生进行修补，新生的上皮起初为立方形，而后增高变为柱状上皮。腺上皮的再生取决于腺体基底膜的状况。肝细胞再生取决于肝小叶网状支架完整与否，若网状支架完整，肝细胞可沿支架延伸而获完全性再生；否则再生的肝细胞难以恢复原有小叶结构，易与增生的纤维组织共同形成结构紊乱的肝细胞团（如肝硬化时假小叶的形成）。

2.纤维组织的再生　损伤后受损处的纤维母细胞进行分裂、增生。纤维母细胞可由局部静止状态的纤维细胞转变而来，或由周围未分化的间叶细胞转变分化为纤维母细胞。新生的纤维母细胞胞体大，胞质常有突起，胞核大而淡染，有1~2个核仁。当纤维母细胞停止分裂后，开始合成并分泌前胶原蛋白，在细胞周围的间质中形成胶原纤维，自身则成熟转化为纤维细胞，此时细胞呈长梭形，胞质少，核深染，不见核仁。

3.血管的再生　毛细血管的再生过程又称为血管形成，是以生芽方式来完成的。首先在蛋白分解酶作用下基底膜分解，受损处内皮细胞分裂增生形成突起的幼芽，随后内皮细胞向前移动形成实心细胞索，其后在血流冲击下出现管腔，形成新生的毛细血管，进而彼此吻合构成毛细血管网。

4.神经组织的再生　脑和脊髓的神经细胞破坏后不能再生，由胶质细胞形成胶质瘢痕加以修复。外周神经受损时，若与其相连的神经细胞仍然存活，则可完全再生，但需数月以上的时间。

二、纤维性修复

组织结构的破坏，包括实质细胞与间质细胞的损伤，即使损伤器官的实质细胞具有再生能力，其修复也不能单独由实质细胞的再生来完成，还需由肉芽组织增生、溶解并吸收损伤局部的坏死组织及其他异物，并填补组织缺损，而后肉芽组织转化为瘢痕组织，这种修复称为纤维性修复。

（一）肉芽组织

肉芽组织（granulation tissue）由新生的薄壁毛细血管和增生的成纤维细胞组成，伴有炎症细胞浸润。镜下表现为：①新生毛细血管多，可见大量由内皮细胞增生形成的实性细胞索及扩张的毛细血管；②成纤维细胞多，胞体大，胞质两端常有突起，可见核仁；③炎症细胞多，可见巨噬细胞、中性粒细胞、淋巴细胞和浆细胞等浸润；④渗出液多，由于新生的毛细血管基底膜尚不完整，水分易漏入基质，故基质常呈疏松水肿状；⑤纤维细胞、胶原纤维少；⑥早期肉芽组织无神经末梢，故无痛触觉。

肉芽组织的作用如下。

① 抗感染保护创面：伤口中的细菌可通过肉芽组织中的中性粒细胞和巨噬细胞的吞噬、水解酶的消化而分解，并通过毛细血管吸收，达到消除感染、保护创面的作用。

② 填补伤口及其他组织缺损。

③ 机化或包裹坏死组织、血凝块、炎症渗出物和其他异物：肉芽组织在向伤口生长的过程也是对伤口中的血凝块、坏死物等的置换过程，为伤口愈合创造良好的条件。

（二）瘢痕组织

瘢痕组织（scar）是指肉芽组织经改建成熟形成的纤维结缔组织。肉眼上局部呈收缩状态，瘢痕组织颜色苍白或灰白半透明，质地坚韧并缺乏弹性。镜下见瘢痕组织主要由大量平行排列或交错分布的胶原纤维束组成，纤维束常发生玻璃样变而呈均质性红染。纤维细胞稀少，核细长而深染，组织内血管减少。瘢痕组织的作用及对机体的影响可概括为如下两个方面。

1.瘢痕组织形成对机体有利的一面　①可长期填补连接组织缺损，保持器官完整性。②抗拉力虽不如正常皮肤但优于肉芽组织，使器官保持坚固性。

2.瘢痕组织形成对机体不利的一面　①瘢痕收缩。由于水分丧失和肌成纤维细胞的收缩作用，可引起组织挛缩或腔道狭窄，如心瓣膜变形、关节运动障碍和胃肠梗阻等。②瘢痕性粘连。各器官之间或器官与体腔壁之间发生的纤维性粘连，常不同程度地影响脏器的功能。③器官硬化。器官内广泛损伤导致广泛纤维化玻璃样变，可致器官硬化。④瘢痕疙瘩。瘢痕组织生长过度突出于皮肤表面形成肥大性瘢痕，并向周围不规则地扩延，临床上又常称为"蟹足肿"。其发生机制不清，一般认为与体质有关。⑤瘢痕膨出。若胶原形成不足或承受力大而持久，加之瘢痕组织缺乏弹性，可造成瘢痕膨出，在腹壁可形成疝，在心脏可形成室壁瘤。

三、创伤愈合

创伤愈合（wound healing）指机械性外力因素造成组织连续性中断后的愈合过程，为各种组织再生和肉芽组织增生、瘢痕形成的复杂组合，表现出各种过程的协同作用。

（一）皮肤创伤愈合

创伤愈合的基本过程如下。

1. 伤口的早期变化　伤口局部有不同程度的组织坏死和血管断裂出血，数小时后出现炎症反应，表现为充血、浆液渗出及白细胞浸润，故局部红肿。渗出物和血液中的纤维蛋白、血凝块可结成痂皮，起着临时填充和保护伤口的作用。

2. 伤口收缩　伤后第2～3天，伤口边缘的皮肤和皮下组织向中心移动收缩使创面缩小。主要是肌成纤维细胞的牵拉作用所致，与胶原形成无关。伤口收缩至损伤后14天左右终止。

3. 肉芽组织增生和瘢痕形成　受伤第3天开始从伤口底部边缘长出肉芽组织，填平伤口。第5～6天起，成纤维细胞开始产生胶原纤维。随着胶原纤维不断增多，瘢痕形成。瘢痕完全形成的过程大约在伤后1个月完成，第3个月瘢痕抗拉力最强，最终胶原纤维与皮肤表面平行。

4. 表皮和其他组织再生　上皮损伤24h后，基底层细胞增生，先形成单层上皮，覆盖于肉芽组织的表面。当这些细胞彼此相遇时则停止迁移，分化为鳞状上皮覆盖创面。若伤口过大（直径超过20cm），再生的表皮很难将伤口完全覆盖，往往需要植皮。毛囊、汗腺、皮脂腺等皮肤附属器损伤后多由瘢痕修复；肌腱断裂后由纤维组织修复，但可随功能锻炼而不断改建达到完全再生。

（二）骨折愈合

骨骼完整性或连续性的中断称为骨折（bone fracture），通常分为外伤性骨折和病理性骨折两类。复位良好的单纯性外伤性骨折，数月内可完全愈合，恢复正常结构和功能。骨折的愈合大致可分为以下几个阶段。

1. 血肿形成　由于骨组织、骨髓富含血管，骨折后常伴有大量出血而形成血肿，填充在骨折的两个断端及周围组织间，数小时内血肿发生血液凝固。与此同时常出现轻度的炎症反应。

2. 纤维性骨痂形成　骨折后2～3天，血肿开始由肉芽组织长入而机化，继而发生纤维化形成纤维性骨痂，或称为暂时性骨痂。肉眼及X射线检查见骨折局部呈梭形肿胀。1周后肉芽组织中的成纤维细胞可逐渐转化形成透明软骨和骨组织。此过程2～3周。

3. 骨性骨痂形成　纤维性骨痂中逐渐分化形成的成骨细胞分泌胶原和基质，产生类骨组织，钙盐沉积后转变为骨性骨痂（编织骨）。纤维性骨痂中的软骨组织也经软骨化骨过程转变为骨组织，形成骨性骨痂。此过程4～8周。

4. 骨痂改建与重塑　骨性骨痂中的骨小梁排列紊乱，结构疏松，达不到原有的功能要求。为了适应骨活动时力学方向的要求，编织骨经过进一步改建成为成熟的板层骨，皮质骨和骨髓腔的正常关系得以恢复，骨小梁的排列结构也重新恢复。改建是在破骨细胞吸收骨质和成骨细胞形成骨质的协调作用下完成的。

第四节　常见的病理过程

一、常见循环功能障碍

（一）充血

机体局部组织或器官内血液含量增多，称为充血（hyperemia），可分为动脉性充血及静脉性充血两类。

1. 动脉性充血　局部组织或器官因动脉血输入量过多，以致含血量增多，称为动脉性充血（arterialhyperemia），简称充血。引起动脉扩张充血的原因很多，可由于缩血管神经兴奋性降低或舒血管纤维活动增强所致。还有体液因素（如血管活性物质）也起重要作用。此外，机械因素（如摩擦、挫伤）、物理因素（如高温、紫外线）、化学因素（如酸、碱）、生物因素（如细菌、毒素）等，只要有足够的作用时间和强度，均能引起局部充血。动脉性充血有时是生理性的，如饭后胃肠充血、运动时骨骼肌充血、情绪激动时面红耳赤等。

动脉充血一般表现为：充血的器官和组织内小动脉扩张，开放的毛细血管数增多，局部动脉血量增加，因而局部组织体积增大，代谢和功能活动增强。体表组织充血，局部呈鲜红色，温度升高。

动脉性充血一般对机体是有利的，因局部组织氧和营养物质供应增多，物质代谢和功能活动增强。因此，临床常用透热疗法或拔火罐等方法造成动脉性充血来治疗某些疾病。动脉性充血有时对机体不利，如脑膜血管充血，可引起头痛；若脑动脉已有病变，充血可能成为脑血管破裂的诱因。

2. 静脉性充血　静脉血液回流受阻，血液淤积在小静脉和毛细血管中，使局部组织或器官的含血量增多，称为静脉性充血（venous hyperemia）或淤血（congestion）。淤血是临床常见的现象，例如右心衰竭时发生体静脉淤血，肝硬变时发生门静脉系统淤血。局部淤血与静脉受压和静脉管腔阻塞有关，全身性淤血主要见于心力衰竭。

组织水肿长期淤血和缺氧，组织中氧化不全的酸性代谢产物大量堆积，实质细胞可发生萎缩、变性甚至坏死，营养障碍使局部抵抗力降低，组织再生能力减弱，为其他疾病的发生发展提供了条件，如肺淤血易并发肺部感染。

（二）血栓

在活体的心腔或血管腔内，血液中某些成分析出、黏集或血液发生凝固，形成固体质块的过程，称为血栓形成（thrombosis）。所形成的固体质块，称为血栓（throlnbus）。

心血管内膜损伤，是血栓形成的最重要的因素。内膜损伤，内皮下胶原暴露可发挥强烈的促凝作用，它能激活凝血因子Ⅻ，启动内源性凝血系统；还能促使血小板易于黏集在损伤的内膜表面，促发血小板释放 ADP，ADP 又进一步使更多的血小板黏集；胶原还可刺激血小板合成更多的血栓素 A2（TXA2），后者又进一步加强血小板的互相黏集。此外，损伤内膜能释放组织因子，激活外源性凝血系统，从而引起局部血液凝固，导致血栓形成。

此外，尼古丁、细菌及其毒素、免疫复合物等；血流缓慢、停滞或不规则、形成旋涡；血小板增多或黏性加大，凝血因子合成增多或灭活减弱均可导致血栓形成。临床上血栓形成常见于静脉内膜炎、动脉粥样硬化斑块或其溃疡处、风湿性或细菌性心内膜炎的心瓣膜上及心肌梗死灶的心内膜面。血栓形成有时见于组织大量坏死或细胞溶解时，如肿瘤坏死、溶血、胎盘早期剥离等，此外还与组织因子释放入血有关。

血栓内的纤维蛋白溶酶活性增高及白细胞崩解释放的蛋白水解酶均可使血栓溶解，称为血栓软化。血栓形成后1～2天，内皮细胞和纤维母细胞即开始从血管壁向血栓内生长，形成肉芽组织，血栓被肉芽组织逐渐替代的过程，称为血栓机化。血栓机化时，由于血栓的收缩和部分溶解，致使血栓内部或血栓与血管壁之间出现裂隙，随后这些裂隙的表面被新生的血管内皮细胞所被覆，形成新的血管腔，使已被阻塞的血管重新恢复血流的过程，称为再通。

血栓形成可起止血作用，在血管损伤处形成的血栓可堵塞伤口阻止出血。在炎症灶周围血管内血栓形成可防止病菌或毒素蔓延扩散。但是，在多数情况下血栓形成对机体影响较大。血栓堵塞血管腔，若阻塞动脉，可造成局部组织缺血、坏死，如冠状动脉血栓形成引起心肌梗死。若阻塞静脉，则可造成局部组织淤血、水肿、出血，甚至坏死，如肠系膜静脉血栓形成，可引起肠出血性梗死。若微循环内广泛微血栓形成（弥散性血管内凝血），可引起全身性的广泛出血、休克，器官（如肾上腺、垂体）的坏死和功能障碍，重者甚至危及生命。

（三）梗死

器官或局部组织由于血流阻断，侧支循环不能迅速建立而引起的坏死，称为梗死（infarct）。

凡能引起血管腔阻塞，导致局部组织缺血的原因均可引起梗死。血管阻塞和动脉持续性痉挛是常见的原因。

根据梗死区内含血量的多少以及有无合并细菌感染，将梗死分为贫血性梗死、出血性梗死及败血性梗死等三种。

1. 贫血性梗死（anemic infarct） 多发生于组织结构致密、侧支循环不丰富的实质器官，如肾、脾、心肌，也可发生于脑。这些器官的梗死灶色灰白，故称贫血性梗死。灰白色是由于梗死区组织致密而容纳血液少，又因梗死区组织崩解，局部胶体渗透压高，吸收水分使局部压力增高将血液挤出梗死区所致。

2. 出血性梗死（hemorrhagic infarct） 梗死区有显著出血，呈红色，称为出血性梗死，或红色梗死。常发生在组织疏松可容纳多量血液的器官，如肺、肠。但肺、肠梗死的形成，除动脉阻塞、组织疏松外，梗死前还需有严重淤血的先决条件。

3. 败血性梗死（septic infarct） 若梗死区有细菌感染，则形成了败血性梗死，此类梗死是由于含细菌的栓子阻塞血管所致。梗死区炎细胞浸润，可形成脓肿。

梗死对机体的影响，取决于梗死灶的大小、部位及有无细菌感染等因素。脾、肾小范围梗死对机体影响不大。脾梗死累及包膜，可因局部炎症反应而感刺痛。肾梗死通常仅引起腰痛和血尿，局部梗死不致影响肾功能。若心、脑等重要器官梗死，轻者出现功能障碍，重者可危及生命。败血性梗死，如为化脓菌感染，常形成脓肿，后果严重。肺、肠或肢体梗死，易继发腐败菌感染，引起相应部位坏疽。

二、组织水肿

过多的液体积聚在组织间隙中，称为组织水肿（edema）。主要是组织间液的生成大于回流和/或钠、水潴留。常见组织水肿的原因及发生机理如下。

（一）血管内外液体交换平衡失调

组织液是由血浆通过毛细血管壁滤出形成的液体。血管内外液体交换主要在毛细血管进行，液体自毛细血管动脉端滤出，其中大部分又不断地经毛细血管静脉端回流，小部分含较多蛋白质的液体进入淋巴管，成为淋巴液，再回流入静脉。以上任何因素发生异常变化，引起组织液生成增多或回流减少，或两者兼有，均可导致水肿。血管内外液体交换失衡的因素分述如下。

1. 毛细血管内流体静压增高　当静脉回流受阻，静脉压及毛细血管内的压力增高时，从毛细血管动脉端滤出的液体增多，而由静脉回流入血的液体减少，若组织液的增多超过了淋巴回流的代偿限度时，就会形成水肿。常见为淤血性水肿，如左心衰竭引起肺淤血水肿，右心衰竭引起下肢水肿等。

2. 血浆胶体渗透压降低或组织液胶体渗透压升高

① 血浆胶体渗透压降低　血浆蛋白，尤其白蛋白的浓度决定血浆胶体渗透压的大小。正常血浆蛋白的浓度为 60～80g/L，若低于 50g/L 或血浆白蛋白降到 25g/L（正常为 35～55g/L），就可出现水肿。

② 组织液胶体渗透压升高　组织间隙中蛋白质积聚时，组织液胶体渗透压升高，使组织间液增多，发生水肿。

3. 淋巴回流障碍　淋巴回流受阻，使组织液不能从淋巴管返回血液，同时，组织间隙中的蛋白质不能随淋巴液运出而导致水肿。淋巴回流障碍的原因如下。

（1）淋巴管阻塞或广泛破坏　如丝虫、异物、肿瘤细胞等栓子的阻塞；乳腺癌手术广泛摘除局部淋巴组织，可引起患侧上肢水肿。

（2）淋巴管痉挛或紧张度减弱　淋巴管炎症可引起淋巴管反射性痉挛，使淋巴回流障碍。肢体冻伤、肢体瘫痪时所出现的水肿与肢体不活动、淋巴管紧张度低和淋巴运行缓慢有关。

（3）淋巴液生成过多，超过淋巴的回流量　多继发于毛细血管压升高、血浆胶体渗透压下降及毛细血管壁通透性增高时。

（二）体内外液体平衡失调导致钠水潴留

全身性水肿，必须同时伴有钠、水在体内的潴留。正常人体，钠、水的摄入量和排出量处于动态平衡，维持这种动态平衡的诸多因素中，以肾对钠、水的调节最为重要。引起钠、水潴留的主要因素如下。

1. 肾小球滤过率下降　若肾小球滤过率急速下降，肾小管重吸收未相应减少，则钠、水排出减少，可导致钠、水潴留。肾小球滤过率下降主要取决于肾小球有效滤过压、滤过膜的通透性和滤过面积。影响诸因素的常见原因有：广泛的肾小球病变使有效循环血量减少。

2. 肾小管重吸收增强　对于钠、水潴留，肾小管和集合管重吸收功能增强比肾小球滤过功能降低更为重要。若肾小球滤过率下降，而肾小管重吸收功能代偿性地减少，则不会发生钠、水潴留。只有当肾小管重吸收功能不能代偿时，才会导致球-管失平衡和钠、水潴留。引起肾小管和集合管重吸收功能增强的因素有醛固酮和抗利尿激素增多、利钠激素分泌减少、肾内前列腺素及激肽系统的活性被抑制等。

（三）水肿对机体的影响

1. 有利方面　如炎性水肿液能稀释毒素，减轻其毒性作用，水肿液中的抗体可增强局部组织的免疫能力；水肿对循环系统可起"安全阀"的作用，当血容量迅速增加时，大量液体进入组织间隙中，这样可防止循环系统的压力急剧上升，避免血管破裂或急性心力衰竭。

2. 不利方面　水肿可影响器官组织的功能活动。如胃肠黏膜水肿可引起消化吸收障碍，肺水肿引起呼吸困难，心包积液引起心功能障碍，急性重度的咽喉部黏膜水肿可引起窒息死亡。脑水肿可引起颅内压增高（患者有头痛、呕吐等症状），严重时可发生脑疝（由于受颅骨限制，脑组织向压力低处膨出），病人可突然死亡。此外，水肿可造成组织、细胞的营养障碍，组织间隙中积聚大量水肿液后，不但扩大了组织间隙，增加细胞与血管间的弥散距离，而且还可压迫组织的微血管，致使组织、细胞发生营养障碍。因此慢性水肿患者的皮肤易发生溃疡，且伤口难以愈合修复；水肿组织的抗感染能力降低，易合并感染。

三、炎症

炎症（inflammation）是机体对致炎因子的损伤所发生的一种以防御反应为主的基本病理过程。此过程主要表现为局部组织发生变质（变性、坏死）、渗出（血管反应、液体和细胞渗出）和增生改变，临床上有红、肿、热、痛和功能障碍，而全身则常伴有不同程度的发热、白细胞增多、代谢增强等。局部发生的一系列变化，有利于局限、消灭致炎因子和清除坏死组织，促进局部修复，对机体是有利的。但是，并不是所有炎症对机体都是有利的，有时也会给机体带来危害。

（一）原因

1. 生物性因子　包括细菌、病毒、立克次体、支原体、螺旋体、真菌和寄生虫等。它们在人体内可以繁殖、扩散或释放毒素、代谢产物，损伤组织、细胞而引起炎症，也可以由其本身的抗原性或寄生于机体细胞后产生的抗原物质引起免疫反应而发生炎症。由生物性因子引起的炎症，称为感染（infection），是最常见和最重要的一类炎症。生物性因子的致病作用与病原体的数量和毒力有关。

2. 物理性因子　物理性因子如高温、低温、放射线、电击、切割、挤压等造成组织损伤后均可引起炎症反应。

3. 化学性因子　外源性化学物质如强酸、强碱等，内源性毒性物质如组织坏死所生成的分解产物和体内代谢所产生的尿酸、尿素等，可直接引起炎症反应或造成组织损伤后发生炎症反应。

4. 免疫反应异常　免疫反应所造成的组织损伤，可引起各种变态反应性炎症。例如，链球菌感染后的免疫复合物可引起肾小球肾炎，自身免疫引起的系统性红斑狼疮、结节性多动脉炎等。

5. 异物　通过各种途径进入人体的异物，如各种金属、木材碎屑、尘埃颗粒及手术缝线等，由于其抗原性不同，可引起不同程度的炎症反应。

6. 坏死组织　缺血或缺氧等原因可引起组织坏死，组织坏死是潜在的致炎因子。在新鲜梗死灶边缘所出现的充血出血带和炎性细胞的浸润都是炎症的表现。

致炎因子作用于机体，能否引起炎症以及炎症反应的强弱，一方面与致炎因子的性质、数量、强度和作用时间等有关，另一方面还与机体的防御机能状态以及对致炎因子的敏感性有密切关系。例如，新生儿由于从母体获得了抗体而不易感染麻疹和白喉，小儿患麻疹后机体抵抗力降低容易伴发肺炎，免疫缺陷患者易发生细菌或真菌感染等。因此，机体的内在因素（年龄、抵抗力、免疫力、神经内分泌的机能状态及器官、组织特性等）对炎症的发生、发展起重要的作用。

（二）炎症的基本病理变化

炎症的基本病理变化通常概括为局部组织的变质、渗出和增生。有的炎症以变质性改变为主，有的以渗出性改变为主，有的则以增生性改变为主，有时也可互相转化。

1. 变质　炎症局部组织所发生的变性和坏死称为变质（alteration）。变质既可发生在实质细胞，也可见于间质细胞。变质主要是由于致炎因子的直接作用和炎症过程中出现的局部血液循环障碍造成的。此时，局部代谢和功能也发生不同程度的障碍，在炎症介质参与下组织和细胞变性、坏死后，细胞的溶酶体膜崩解，释出多量水解酶，如蛋白酶、脂酶和磷酸酯酶等，可进一步引起周围组织、细胞的变性、坏死。

炎症介质（inflammatory mediators）是指在致炎因子作用下，由局部组织或血浆产生和释放的、参与或引起炎症反应的化学活性物质。内源性炎症介质通常以其前身或非活性状态存在于体内，在致炎因子的作用下，大量释放并变为具有生物活性的物质，在炎症过程中对某些病理变化的发生发展发挥重要的介导作用。由细胞释放的炎症介质有血管活性胺、前列腺素、白细胞三烯、溶酶体成分和淋巴因子等，由血浆产生的炎症介质包括激肽系统、补体系统、凝血系统和纤溶系统。炎症介质在炎症过程中的主要作用是使血管扩张、血管壁通透性升高和对炎细胞的趋化作用，导致炎性充血和渗出等变化。此外，有的炎症介质还可以引起发热、疼痛和组织损伤等。

2. 渗出　炎症局部组织血管内的液体和细胞成分通过血管壁进入组织间质、体腔、黏膜表面和体表的过程称为渗出（exudation）。所渗出的液体和细胞总称为渗出物或渗出液（exudates）。渗出性病变是炎症的重要标志，渗出的成分在局部具有重要的防御作用。渗出的全过程包括血管反应、液体渗出和细胞渗出三部分。

① 血管反应　当组织受到致炎因子刺激时，通过神经反射，迅速出现短暂性细动脉收缩，持续数秒至数分钟。接着细动脉和毛细血管便转为扩张，血流加快，血流量增多，形成动脉性充血，即炎性充血，可持续数分钟至数小时不等。

② 液体渗出　在炎性充血、细静脉淤血、血管壁通透性升高的基础上，血管内的液体成分通过细静脉和毛细血管壁渗出到血管外的过程，称为液体渗出。渗出液的成分可因致炎因子、炎症部位和血管壁受损伤程度的不同而有所差异。血管壁受损轻微时，渗出液中主要为水、盐类和分子较小的白蛋白；血管壁受损严重时，分子较大的球蛋白甚至纤维蛋白原也能渗出。

③ 细胞渗出　炎症过程中，不仅有液体的渗出，而且还有各种白细胞的渗出。炎症时渗出的白细胞称为炎细胞，炎细胞进入组织间隙内，称为炎细胞浸润。炎细胞浸润是炎症反应的重要形态学特征，也是构成炎症防御反应的主要环节。白细胞的渗出与液体渗出的机理不同，白细胞的渗出是一个主动运动的过程，包括白细胞附壁、游出、趋化和吞噬等步骤，在炎区发挥重要的防御作用。

3. 增生　在致炎因子、组织崩解产物或某些理化因子的刺激下，炎症局部的巨噬细胞、内皮细胞和纤维母细胞可发生增生（proliferation）。在某些情况下，炎症病灶周围的上皮细胞或实质细胞也发生增生。实质细胞和间质细胞的增生与相应的生长因子的作用有关。炎性增生具有限制炎症扩散和修复作用。例如，增生的巨噬细胞具有吞噬病原体和清除组织崩解产物的作用；增生的纤维母细胞和血管内皮细胞形成肉芽组织，有助于使炎症局限化和最后形成瘢痕组织而修复。但过度的增生，也可影响器官功能，如急性肾小球肾炎时的细胞增生可引起肾小球缺血，原尿生成减少。

（三）炎症过程的发展和结局

主要取决于损伤因子和防御措施之间的强弱。以细菌所致的炎症为例，可以消散、痊愈或迁延为慢性炎症或蔓延扩散。

一般来说，急性炎症或炎症的早期，往往渗出性和变质性病变较显著；而慢性炎症或炎症的后期，则增生性病变较突出。任何炎症的局部都有变质、渗出和增生三种改变，这三者既有区别，又互相联系、互相影响，组成一个复杂的炎症过程。在此过程中，既有致炎因子对机体的损伤作用，同时又有机体的抗损伤反应。在一定条件下，损伤能促使抗损伤过程的出现，损伤和抗损伤过程可以互相转化。正确认识和区别损伤与抗损伤反应及其转化规律，采取适当的医疗措施，增强机体的防御功能，消除致炎因子，减少组织损伤，促进病变愈复。

四、缺氧

缺氧（hypoxia）是指因组织的氧气供应不足或用氧障碍，而导致组织的代谢、功能和形态结构发生异常变化的病理过程。

（一）缺氧类型

氧从外界空气中被运送到细胞内，并最终参与完成生物氧化，在此过程中有任何一个环节发生障碍时均可引起缺氧。缺氧的发生可以是急性的，也可以是慢性的。根据缺氧的原因和血氧变化特点，缺氧一般分为四种类型。

1. 乏氧性缺氧（低张性缺氧）　主要是由于动脉血氧分压过低，以致动脉血供应组织的氧不足。

（1）常见原因　①吸入的空气中氧分压（pO_2）或氧含量过低；②呼吸功能障碍，由肺的通气或换气功能障碍引起缺氧；③静脉血分流入动脉。

（2）血氧变化特点　此型缺氧，血氧容量正常或增高（如慢性缺氧时红细胞数目增多）；动脉血氧分压、血氧含量、血氧饱和度均低于正常；动、静脉血氧含量差接近正常或缩小，病人可出现不同程度的紫绀。

2. 血液性缺氧（等张性缺氧）　主要是由于血氧容量减少，以致动脉血氧含量降低。

（1）常见原因　①各种原因引起的严重贫血，由于单位容积血液内红细胞或血红蛋白减少，因而携氧量减少，导致缺氧。②一氧化碳（CO）中毒：CO 与血红蛋白的亲和力较氧与血红蛋白的亲和力大 200 余倍。因此，只要吸入气体中含有少量的 CO，就足以形成大量的碳氧血红蛋白，从而妨碍血红蛋白与氧结合，造成血液运氧能力障碍而发生缺氧。③高铁血红蛋白形成：硝基苯、亚硝酸盐、磺胺类、非那西汀、高锰酸钾和硝酸甘油等中毒可使血红蛋白 Fe^{2+} 转化为 Fe^{3+}，形成高铁血红蛋白。不新鲜的蔬菜或新腌渍的咸菜，含有较多的硝酸盐，在肠内经细菌作用变为亚硝酸盐，如食入过多，可引起肠源性高铁血红蛋白血症（或称肠源性紫绀）。

（2）血氧变化特点　此型缺氧由于吸入气体中氧分压和呼吸功能正常，所以动脉血氧分压正常。因血液携氧能力降低，动脉血氧容量和血氧含量均降低，但血氧饱和度正常。

3. 循环性缺氧（低血流性缺氧）　主要是由于组织器官动脉血灌流量减少或静脉回流障碍所致的缺氧。

（1）常见原因　①全身性血液循环障碍，如心力衰竭、休克、大出血等。②局部性血液循环障碍，如动脉硬化、脉管炎、血栓形成、淤血、栓塞、血管痉挛或受压等。

（2）血氧变化特点　此型缺氧时动脉血氧分压、血氧饱和度和血氧含量正常。血氧容量一般是正常的。由于血流缓慢和氧离曲线右移，血氧被组织大量利用，故静脉血氧含量、血氧饱和度和血氧分压均降低。此时动、静脉血氧含量差增大。由于血流缓慢，组织从血液中摄取的氧量增加以致毛细血管中脱氧血红蛋白增多，易出现紫绀。

4. 组织性缺氧（耗氧障碍性缺氧）　主要是由于生物氧化障碍，使组织细胞利用氧的能力减弱而引起的缺氧。机体内糖、脂肪和蛋白质的代谢物不能与弥散进入细胞内的分子氧直接起反应，而需要一系列呼吸酶系的参与才能完成其氧化过程。因此，若呼吸链中某一种酶的活性受到抑制，生物氧化过程就不能正常进行，这时即使有充足的氧供应组织，组织也不能充分利用氧。

（1）常见原因　①组织中毒：如氰化物中毒时，因氰化物中的氰基与氧化型细胞色素氧化酶中的 Fe^{3+} 结合，形成氰化高铁细胞色素氧化酶，使之不能接受电子，导致细胞色素丧失传递电子的能力，从而使整个呼吸链的电子传递无法进行。磷和砷可与氧牢固结合，妨碍细胞内氧化还原过程，从而影响对氧的利用。②维生素缺乏：某些维生素（如维生素 B_1、维生素 B_2、维生素 B_{12} 等）是呼吸链中许多脱氢酶的辅酶组成成分，当这些维生素严重缺乏时，生物氧化过程可发生障碍。③放射性损伤、过热、重症感染等也可引起线粒体损伤，而使生物氧化过程发生障碍。

（2）血氧变化特点　此型缺氧动脉血氧分压、血氧容量、血氧含量及血氧饱和度均正常。由于组织利用氧障碍，静脉血氧含量、血氧分压、血氧饱和度均高于正常，故动、静脉血氧含量差减小。由于毛细血管中氧合血红蛋白含量高于正常，故皮肤、黏膜可呈现玫瑰红色。

缺氧虽分为四种类型，但疾病的发展是很复杂的，临床上往往是两种或两种以上缺氧同时或先后相继出现。如失血性休克时，常有血液性缺氧和循环性缺氧，在伴有休克肺时还可有乏氧性缺氧，当线粒体受损时可出现耗氧障碍性缺氧等。

（二）缺氧时机体的代谢和功能变化

缺氧时机体的变化包括机体对缺氧的代偿性反应和缺氧引起的损伤性变化。尽管机体的代偿适应能力很强，但若缺氧发生迅速，机体来不及代偿，或者缺氧程度超过了机体的代偿适应能力，就会出现代谢和功能障碍，甚至形态结构的变化。以下主要以乏氧性缺氧为例，说明缺氧时机体的代偿性和损害性变化。

1. 代谢和组织细胞的变化　①氧化过程减弱，氧化不全产物增多；②酸碱平衡失调；③组织和细胞变化。严重缺氧时，可出现细胞水肿、线粒体损伤、溶酶体损伤和细胞内 Ca^{2+} 增多等表现。

2. 中枢神经系统的变化　脑组织的能量来源主要依靠葡萄糖的有氧氧化，但脑内葡萄糖和氧的贮备量较少；又由于脑组织的代谢率高，脑耗氧量约为总耗氧量的 23%，因此脑组织对缺氧最敏感，尤其是大脑皮质。急性缺氧时神经中枢可表现一系列的功能障碍，如出现欣快感、肌无力、精细运动失调。如缺氧加重或时间延长，则皮质逐渐由兴奋转为抑制，出现表情淡漠、反应迟钝、意识丧失、昏迷甚至死亡。当抑制过程加深并向皮质下扩散时，可引起呼吸中枢的抑制。心血管中枢的抑制可引起心跳减弱及血管紧张度降低，动脉血压下降，最后心跳停止。慢性缺氧时，可出现注意力不集中、嗜睡、乏力等症状。此外，缺氧和酸中毒使脑血管壁通透性增高，引起血管源性脑水肿。脑水肿既可增加颅内压力，使静脉回流受阻，加重脑循环障碍；又可阻碍氧向脑细胞内弥散，使脑组织缺氧加重，造成恶性循环。总之，缺氧引起中枢神经功能障碍的机理是相当复杂的。ATP 的生成不足、神经递质合成减少、酸中毒、细胞内游离钙增多、溶酶体酶释放等都可导致中枢神经系统功能障碍。

严重缺氧时，脑组织可出现形态学改变，表现为脑细胞肿胀、变性、坏死，重者形成软化灶。

3. 呼吸系统的变化　乏氧性缺氧时由于血氧分压降低，可刺激颈动脉体和主动脉体的化学感受器，反射性地引起呼吸加深、加快，这样，不仅使肺泡通气量增加，呼吸表面积增大，使更多的氧弥散入血与血红蛋白结合；而且吸气时胸腔负压增加，可促使静脉回流，增加肺血流量，从而加强氧的摄取和运输，具有代偿意义。但在动脉血氧分压正常的缺氧（如贫血），一般不发生呼吸加强的效应。

严重缺氧时，可使呼吸中枢抑制，肺通气量减少，导致中枢性呼吸衰竭。

4. 循环系统的变化　①急性轻度或中度缺氧时，可出现心输出量增加。主要是交感神经兴奋引起。由于中枢神经系统缺氧，使交感-肾上腺髓质系统兴奋。缺氧可使呼吸加深、胸内负压增大和心脏活动增强，从而回心血量增多，心输出量增加，使组织获得更多的氧。

严重缺氧时，由于 ATP 生成减少、电解质代谢紊乱、酸中毒、心肌抑制因子形成等作用，可使心肌舒缩功能障碍，心肌变性、坏死，加之外周血管扩张，回心血量减少，而导致心输出量下降，发生心力衰竭。②器官血流量的变化：急性缺氧时，因交感神经兴奋，皮肤、内脏小血管收缩，脑和冠状血管扩张，使血液重新分配，以保证脑、心的血液供应，具有重要的代偿意义。严重缺氧时，由于酸中毒和扩血管物质增加，可引起广泛的内脏血管扩张，血压下降，甚至循环衰竭。③肺血管变化：肺泡氧分压降低，可引起肺小动脉收缩，从而改变肺内血流分布，使肺通气与血流比例趋于平衡，有利于氧的弥散，维持较高的氧分压。

肺泡缺氧所致肺小动脉收缩可增加肺循环阻力，引起肺动脉高压。慢性缺氧时，因肺小动脉持久收缩，使小动脉壁平滑肌肥大和微动脉肌化，致使管壁增厚变硬，形成稳定的肺动脉高压，进而引起右心室肥大；加上缺氧和酸中毒对心肌的损害，以致发生右心衰竭。

5. 血液及造血系统的变化　①缺氧可使红细胞增多：缺氧时肾产生促红细胞生成素增多，使骨髓内红细胞生成、成熟和释放加速，因而增加了血液携氧的能力。但红细胞增多，可使血液的黏度增高，因而增加肺血流阻力和右心负荷。②氧离曲线右移：即血红蛋白与氧的亲和力降低，易于将结合的氧释出供组织利用。这是由于糖酵解增强，其中间代谢产物 2,3-DPG 增多所致。③缺氧时脱氧血红蛋白增多，当毛细血管内脱氧血红蛋白超过 50g/L 时，皮肤、黏膜、甲床可显紫蓝色，这种现象称紫绀。

五、肿瘤

肿瘤（tumor）是机体在各种致癌因素作用下，局部组织的某一个细胞在基因水平上失去对其生长的正常调控，导致其克隆性异常增生而形成的新生物。

（一）肿瘤的病因

肿瘤的病因复杂，除外因作用外，机体内在因素也起着重要的作用，肿瘤病因中各种因素形成了错综复杂的关系。

1. 外环境致癌因素　①化学致癌因素是癌症的主要病因，目前已知有 1000 多种化学物质可以致癌，其中很多和人类癌症的发生有关，包括多环碳氢化合物、亚硝胺类化合物和霉菌毒素等。②物理致癌因素：已证实有致癌作用的物理因素有电离辐射、紫外线、慢性刺激等。其中有些（如慢性刺激）可能为促癌因素。③生物性致癌因素：如病毒、寄生虫。

2. 影响肿瘤发生的内在因素　①遗传因素；②免疫因素；③激素因素；④性别和年龄因素；⑤种族因素。

（二）肿瘤的发病机理

肿瘤的发生是细胞生长异常、分化失控的结果，病因的作用必然是导致细胞基因结构的改变或其调控失常，此即正常细胞变为癌细胞（癌变过程）机理所要探讨的问题。目前关于癌变机理的学说主要有如下三类。

1. 基因突变学说　细胞的形态和功能是由基因的遗传信息决定的。癌变是致癌物质的作用（损害），或由于外来的基因（如肿瘤病毒）掺入（整合）到细胞基因组内，致使细胞的遗传物质 DNA 的结构发生改变（基因突变），于是，正常细胞获得新的遗传特性（如不可抑制的生长和分化不成熟）而转变为癌细胞。

2. 基因表达失调学说　人体正常体细胞的千百万个基因（DNA 片段），正常情况下只启动了某些部分以合成特殊的蛋白质和酶（为了执行特殊的功能）。这种基因表达是受到严格控制和调节的。当某种致癌物质作用扰乱了基因调控的程序，使正常情况下不应启动的基因活动起来，如细胞的分裂和分化失去调控，致使细胞继续分裂，并失去分化成熟的能力，导致细胞癌变。

3. 癌基因学说　该学说认为人体细胞的 DNA 中含有病毒癌基因的同源序列，后者称为细胞癌基因。正常情况下它只有低水平的表达，可能还具有生理功能。但在理化性或病毒性致癌因素作用下，可能引起细胞癌基因的重排、扩增或突变而激活，从而使其表达增强或不适当表达，产生过量的或异常的蛋白质，而导致正常细胞发生恶性变。

（三）肿瘤对机体的影响

肿瘤对机体的影响主要取决于肿瘤的生物学特性、生长部位、生长时间和有无并发症等各种因素。

1. 良性肿瘤　良性肿瘤由于分化成熟、生长缓慢、不浸润破坏周围组织，对周围组织器官主要是压迫和阻塞作用，故影响一般较轻，无致命后果，如巨大的卵巢囊腺瘤，患者可带瘤长期生存。但生长在重要器官的良性肿瘤，其后果则可能是严重的。如颅内良性肿瘤（脑膜瘤），可引起颅内压升高和相应的神经系统症状；肾上腺的嗜铬细胞瘤，可引起阵发性高血压；胰岛细胞瘤，可引起阵发性低血糖。另外，良性肿瘤如发生并发症，其后果也是严重的，如卵巢囊腺瘤发生蒂扭转，可致瘤体的出血坏死，这时必须进行紧急的手术处理。

2. 恶性肿瘤　恶性肿瘤由于分化不成熟，生长迅速，浸润破坏组织器官，发生远处转移，并常引起出血、坏死、溃疡、穿孔和感染等继发改变，故对机体影响极大，如肝癌的破裂出血和胃癌的出血穿孔等。有些恶性肿瘤，由于局部压迫和侵犯神经可引起剧烈疼痛，如晚期肝癌所致顽固性剧痛，给患者造成极大的痛苦。

恶性肿瘤这些局部破坏作用是非常严重的，有时可成为患者直接致死的原因。

此外，患者由于营养物质的消耗和摄取障碍，以及瘤细胞代谢产物和坏死组织毒性产物的吸收中毒，引起机体代谢的严重紊乱。加之出血、感染和发热等原因，致使晚期出现恶病质状态，这是一种临床综合征，表现为机体极度消瘦、无力、贫血和全身衰竭。消化系统的恶性肿瘤，如食管癌、胃癌和肝癌，由于严重影响食物的摄取和消化吸收，故患者恶病质出现得早而且严重。由此可见，恶性肿瘤对机体的危害是十分严重的，它既可由于局部侵袭破坏和转移所致相应器官和系统的结构和功能严重障碍，更可因肿瘤性的机体慢性消耗衰竭（如恶病质）所致的整体性功能障碍，甚至死亡。

六、发热

发热（fever）是指致热原直接作用于体温调节中枢、体温中枢功能紊乱或各种原因引起的产热过多、散热减少，导致体温升高超过正常范围的情形。

正常人体温一般为 36～37℃，成年人清晨安静状态下的口腔体温在 36.3～37.2℃，肛门内体温 36.5～37.7℃，腋窝体温 36～37℃。

按腋窝体温状况，发热分为：低热（37.4～38℃）；中等度热（38.1～39℃）；高热（39.1～41℃）；超高热（41℃以上）。

由于致热原的作用使体温调定点上移而引起的调节性体温升高（超过 0.5℃），称为发热。每个人的正常体温略有不同，而且受许多因素（时间、季节、环境、月经等）的影响。因此判定是否发热，最好是和自己平时同样条件下的体温相比较。如不知自己原来的体温，则腋窝体温（检测 10min）超过 37.4℃可定为发热。

引起发热的原因很多，最常见的是感染（包括各种传染病），其次是结缔组织病（胶原病）、恶性肿瘤等。发热是由于发热激活物作用于机体，进而导致内生致热原（EP）的产生并入脑作用于体温调节中枢，进而导致发热中枢介质的释放，继而引起调定点的改变，最终引起发热。常见的发热激活物有来自体外的外致热原（如细菌、病毒、真菌、螺旋体、疟原虫等）和来自体内的内生致热原（如抗原抗体复合物、类固醇等）。内生致热原（EP）来自体内的产 EP 细胞，其种类主要有白细胞介素-1（IL-1）、肿瘤坏死因子（TNF）、干扰素（IFN）、白细胞介素-6（IL-6）等。EP 作用于位于视前区下丘脑前部（POAH）的体温调节中枢，致使正、负调节介质的产生。后者可引起调定点的改变并最终导致发热的产生。

发热本身不是疾病，而是一种症状。其实，它是体内抵抗感染的机制之一，对人体有利也有害。发热时人体免疫功能明显增强，这有利于清除病原体和促进疾病的痊愈。但发热也是疾病的一个标志。

不明原因发热（FUO）的病因诊断是一个世界性难题，有近 10％的 FUO 病例始终不能明确病因。

七、弥散性血管内凝血

弥散性血管内凝血（disseminated intravascular coagulation，DIC）是在某些致病因素作用下，凝血因子或血小板被激活，大量可溶性促凝物质入血引起的一种以凝血功能障碍为主要特征的病理过程。此过程的早期血液凝固性增高，微循环中有微血栓形成，而后转为血液凝固性降低，并伴有继发性纤维蛋白溶解系统活性加强，表现为出血、休克、器官功能衰竭及贫血等。

（一）病因及发病机理

DIC 发病机理复杂，可由各种病因通过不同途径激活体内的内源性或外源性凝血系统而引起，但其中以血管内皮细胞的损伤与组织损伤最为重要。

1. 内皮细胞损伤　细菌、病毒、螺旋体、抗原抗体复合物、败血症时的细菌内毒素、创伤或手术、休克时引起的缺氧和酸中毒、高热或寒冷等因素均能损伤血管内皮细胞，导致内皮下的胶原暴露，激活凝血因子 XII，启动内源性凝血系统，促使血液凝固和血栓形成。

2. 组织损伤　当组织和细胞损伤时，组织因子释放，易激活外源性凝血系统而导致 DIC。

3. 血细胞大量破坏　血细胞的破坏在 DIC 发病机理中占重要的作用，各种血细胞在某些细菌、毒素、药物、抗原抗体复合物、酸中毒、缺氧及物理因素等致病因素作用下发生破坏均可造成 DIC。

4. 其他促凝血物质进入血液　某些外源性物质，不但可通过损伤的血管内皮、组织、血细胞等诱发 DIC，而且还能作为一种凝血反应激活剂，作用于血液内的凝血因子引起微血栓的形成。

（二）诱发因素

促进 DIC 发生发展的因素很多，主要有以下几方面。

1. 单核巨噬细胞系统功能抑制或肝清除功能障碍　单核巨噬细胞系统能清除循环血液中的凝血物质，如凝血酶、纤维蛋白、纤溶酶、凝血酶原激活物、组织凝血活酶等。肝既能产生又能灭活某些已被激活的凝血因子及某些纤溶物质（如抗凝血酶、纤溶酶原等）。因此当它们的功能低下时，凝血和纤溶过程紊乱，从而诱发 DIC 的形成。

2. 血液的高凝状态　妊娠母体血浆内多种凝血因子（如因子 I、II、V、VII、IX、X、XII 等）的浓度升高、血小板数量增多，而具有抗凝及纤溶活性的物质如纤溶酶原活化素、抗凝血酶等均降低，从而诱发 DIC 的形成。

3. 酸中毒　酸中毒可直接损伤血管内皮细胞，使胶原暴露，从而激活内源性凝血系统；可使肝素的抗凝活性减弱；使血小板聚集性加强；使血浆中凝血因子活性升高。酸中毒是诱发或加重 DIC 的一个重要因素。

（三）DIC 时机体功能变化与临床表现

DIC 形成过程中，机体的血液系统、循环系统及其他器官的功能均有变化，这些变化是形成临床症状和体征的基础。

1. 凝血功能障碍　出血是 DIC 时的一个重要而突出的表现，主要表现为多部位严重的出血倾向，重者迅速出现皮肤大片紫癜、内脏出血（表现为咯血、呕血、便血、血尿、阴道流血等）；轻者在皮肤黏膜上出现淤点，在伤口、注射部位有持续渗血等。此种出血应用一般止血药无效，输血或用纤溶抑制剂后，有时出血反应加剧。

2. 循环功能障碍——低血压或休克　休克可伴发 DIC，特别是急性 DIC 常伴发休克或加重休克，两者互为因果，形成恶性循环。休克时，微循环内广泛的微血栓形成，导致回心血量严重不足，再有心肌细胞缺血而变性、坏死，收缩力降低及广泛出血所引起的血容量减少，均使有效循环血量明显下降，从而出现全身循环障碍。在 DIC 形成过程中，由于凝血酶和纤溶酶增多，激活补体和激肽系统，使激肽和补体成分（如 $C3a$、$C5a$ 等）生成增多，使微血管扩张，从而降低外周阻力。这是急性 DIC 时动脉血压下降的重要因素。

3. 微血栓形成引起器官功能衰竭　DIC 时微血管中有广泛的微血栓形成，因而引起器官、组织局灶性或广泛性出血或缺血性坏死。严重的坏死性病变可成为受累器官功能衰竭的原因。

4. 贫血——微血管病性溶血性贫血　DIC 可伴发微血管病性溶血性贫血。主要由于血管内广泛的纤维素性微血栓形成，当循环血中受损的红细胞通过血栓内狭窄的纤维素网眼时，被牵拉、分割或挤压变形等致机械性损伤，加上血流冲击而形成各种碎片。这些变形的红细胞脆性大，易发生溶解破坏，而引起贫血。

八、休克

休克（shock）是由各种原因引起的急性循环功能障碍，使组织血液灌流量严重不足，发生进行性低氧血症，导致各重要器官功能、代谢严重障碍的全身性病理过程。休克的主要临床表现有血压降低、面色苍白、脉搏细数、尿量减少、皮肤湿冷、静脉塌陷、表情淡漠、反应迟钝，甚至昏迷。病情常迅速恶化，如不及时抢救，组织器官将发生不可逆性损害而危及患者生命。

（一）休克的原因与分类

引起休克的原因很多，分类方法也有多种，比较常见的分类方法如下。

1. 失血或失液性休克　常见于某些疾病的大量失血（内出血或外出血）和大面积烧伤、肠梗阻、剧烈吐泻等引起大量血浆或体液的丢失，导致血容量的急剧减少。机体急性失血约达总血量的 30％ 即可发生休克。

2. 创伤性休克　各种严重的创伤，如骨折、挤压伤、火器伤等，特别是伴有一定量出血时，常引起休克。

3. 感染性休克　见于各种致病微生物，如细菌、病毒、霉菌等引起的严重感染。特别是以革兰阴性菌感染引起的休克最为常见，占感染性休克病因的 70％～80％。

4. 心源性休克　大面积急性心肌梗死、急性心肌炎、严重的心律失常、心包填塞等均可引起休克。

5. 过敏性休克　具有过敏体质的人，对某些药物（如青霉素）、血清制剂（如破伤风抗毒素）等过敏，可发生过敏性休克。

6. 神经源性休克　高位脊髓麻醉或脊髓损伤、剧烈疼痛等可引起神经源性休克。

（二）休克的发展过程及其机理

休克的发生发展演变过程是以循环系统功能的急剧变化、微循环障碍为基础。其始动环节表现为血容量减少、心输出量急剧不足或血管容量扩大等变化，这些变化之间既相互影响又密切联系。根据血液动力学和微循环变化的规律，一般可将休克过程分为三期，即微循环缺血期、微循环淤血期和微循环衰竭期，又分别称为休克初期、休克中期和休克晚期。

1. 休克初期（微循环缺血期）　交感-肾上腺髓质系统兴奋，使儿茶酚胺大量释放，微动脉、后微动脉、毛细血管前括约肌痉挛性收缩，大量真毛细血管关闭和微静脉收缩。因而微循环处于缺血状态，导致组织细胞代谢紊乱。

此期微循环变化对机体有一定的代偿意义，主要表现在：①机体发生明显的血液重新分布，保证了心、脑的血液供应，表现出休克早期的代偿特点；②回心血量增加，心输出量增多，动脉血压维持正常或略高，交感神经兴奋和儿茶酚胺增多，内脏血管发生收缩，尤其是微动脉和毛细血管前括约肌（前阻力血管）的收缩更明显。结果，既提高了总外周血管阻力，维持正常血压，又降低了微循环血管内的血压，使其血流量减少，有助于组织间液回流入毛细血管，使回心血量增加。此外，醛固酮与抗利尿激素增多，可使肾小管对钠、水重吸收增强，增加循环血量。此时，皮肤、腹腔内脏、肾等许多组织器官的缺血缺氧改变，进一步造成组织细胞的代谢紊乱和组织细胞的损伤。

本期病人表现轻度烦躁，精神紧张。由于交感肾上腺髓质系统兴奋，表现皮肤苍白、四肢厥冷、出冷汗、尿量减少、血压正常、脉压减小、心率加快等。

2. 休克中期（微循环淤血期）　由于休克初期未得到及时合理防治，使微循环持续性缺血，进而发展为微循环血管扩张淤血，表现为外周血管总阻力降低，动脉血压明显下降，病情显著恶化。微循环内血液淤滞，血管通透性增强，血浆外渗，有效循环血量减少，血压明显下降，心、脑供血不足，微循环缺氧更加严重，使休克进一步恶化。本期全身组织器官处于严重淤血性缺氧状态，可出现休克的典型临床表现。如因脑缺血而出现神志淡漠、意识模糊，甚至昏迷；皮肤因淤血缺氧而出现紫绀、花斑纹；由于心输出量急剧减少，故血压进行性下降，脉压缩小，心率加快，脉搏细数；肾血流量急剧减少而致尿量更少，甚至无尿；回心血量减少，使中心静脉压降低及出现静脉塌陷。

3. 休克晚期（微循环衰竭期）　由于严重的淤血、缺氧和酸中毒使微血管高度麻痹、扩张，并使其对活性物质失去反应，同时血管内皮受损。高度淤血使血流更加缓慢，血小板和红细胞易于聚集。这些改变均有利于启动凝血过程而发生 DIC。严重缺氧和酸中毒可使细胞内的溶酶体膜破裂，释出的溶酶体酶可造成细胞损伤，导致全身各重要器官功能和代谢严重障碍，致使休克转入难治阶段或不可逆期。

（三）休克时代谢变化和细胞损伤

1. 能量代谢和其他代谢变化　休克时，微循环严重障碍引起组织缺氧，细胞有氧氧化障碍，糖无氧酵解增强，乳酸生成增多，ATP 生成减少，使细胞膜 Na^+-K^+-ATP 酶活性降低，使细胞内 K^+ 逸出而细胞外 Na^+ 和水进入细胞内，导致细胞水肿和高钾血症。蛋白质和酶的合成受到抑制，使细胞不能维持正常功能和结构。脂肪酸氧化受阻，加重了细胞的损伤。

2. 代谢性酸中毒　休克时由于组织缺氧，糖酵解过程增强，乳酸生成增多；丙酮酸不能充分氧化而被还原为乳酸，肝缺氧不能利用乳酸，其本身又产生大量乳酸，因此出现乳酸血症，发生乳酸性酸中毒。此外，肾泌尿功能障碍，排酸保碱功能降低，亦可加重代谢性酸中毒。酸中毒可使微血管进一步扩张淤血，促进 DIC 的形成。

3. 细胞损伤　休克时缺氧、酸中毒、内毒素和氧自由基生成过多等因素，通过直接或间接作用破坏生物膜系统的功能和结构。当膜完整性遭受破坏时，细胞即开始发生不可逆性损伤。生物膜损伤最早表现为细胞膜和细胞器膜的通透性增高，Na^+泵障碍，引起细胞水肿和细胞器肿胀；细胞膜上腺苷酸环化酶系统受损，使细胞内各种代谢过程发生紊乱。线粒体的损伤最早表现为呼吸功能和 ATP 合成受抑制，此后发生线粒体结构改变，线粒体明显肿胀，直至破坏。溶酶体的损伤则表现为溶酶体膜通透性增加，溶酶体肿大、溶酶体酶释放增加，甚至溶酶体膜破裂。

（四）休克时器官的变化

休克过程中各器官功能和结构常发生异常改变，尤其是心、脑、肾、肺等重要器官的功能衰竭，成为休克难治的重要因素，也是休克患者死亡的常见原因。

1. 心　心源性休克的起因即为原发性心功能障碍，故休克早期就表现为心脏收缩力减弱或舒张期充盈不足，以致心输出量急剧减少，动脉血压明显降低。血压降低和心率加快引起的心舒期缩短，使冠脉灌流量减少。交感-肾上腺髓质系统兴奋使心率加快、心肌收缩加强，导致心肌耗氧量增加，加重心肌缺氧；酸中毒对心肌舒缩功能的影响；高血钾可使心肌兴奋-收缩耦联减弱；心肌内 DIC 引起心肌缺血和出血；内毒素对心肌的损害作用；氧自由基通过对细胞膜及细胞器膜的脂质过氧化反应而损伤心肌。上述因素可通过多种机制使心肌缺血缺氧，代谢障碍，心肌发生变性、坏死，心舒缩功能发生障碍，从而导致心力衰竭。

2. 脑　休克初期，由于机体内的血液发生代偿性重新分布，脑血流量保持正常，患者意识清楚，脑功能无明显障碍。随着休克的发展，动脉血压降低和 DIC 的形成等导致脑内微循环障碍，脑组织缺血、缺氧和酸中毒，使脑细胞膜和脑微血管通透性增高，引起脑细胞水肿和脑血管源性水肿及颅内压增高。大脑皮质可因缺氧不断加重而由兴奋转为抑制，表现出神志淡漠、意识模糊，甚至昏迷。

3. 肾　休克初期，交感-肾上腺髓质系统兴奋和肾素-血管紧张素-醛固酮系统活性增高，同时由于肾小动脉明显收缩，肾皮质缺血，使肾小球滤过压降低，肾小球滤过率减少。在动脉血压降低之前即可出现少尿，甚至无尿。如尿量每小时少于 20ml，即可提示微循环灌流不足。此时，肾小管上皮细胞虽然也出现缺血性改变，但时间较短，上皮细胞仍保持正常的重吸收功能，加之醛固酮和抗利尿激素的作用，以致肾小管对钠、水的重吸收增强。这时的肾功能改变属于功能性急性肾功能衰竭，是可逆性的，如能及时治疗使休克逆转，泌尿功能可恢复正常。若休克持续时间较长，肾缺血持续性加重，可引起急性肾小管坏死，发生器质性急性肾功能衰竭。肾功能衰竭可使休克进一步恶化，许多休克患者常因休克后的急性肾功能衰竭而死亡。

4. 肺　在休克过程中，肺功能变化一般由早期的轻度呼吸功能障碍发展为休克肺。休克初期，由于呼吸中枢兴奋使呼吸加快、加深，通气过度，可引起低碳酸血症和呼吸性碱中毒。随后，由于交感-肾上腺髓质系统兴奋和其他血管活性物质（如 5-羟色胺）的作用，使肺循环血管阻力增高，终末气道强烈收缩，引起通气不足和局限性肺不张。这种肺泡通气与血流分布不均和比例失调可导致动脉血氧分压降低及代偿性呼吸加强。在肺微循环障碍的基础上，出现明显肺淤血、间质性肺水肿、肺泡水肿、出血、局限性肺不张、微血栓形成和栓塞，以及肺泡腔内透明膜形成等病理改变，称为休克肺。休克肺可导致急性呼吸衰竭而死亡。休克肺的发病机理尚未完全阐明，可能与肺水肿发生和局部肺不张有关。

5. 肝　休克时由于肝动脉、门静脉血流量减少，肝内微循环障碍和形成 DIC，致使肝细胞缺血缺氧，引起肝结构破坏和功能障碍。可见肝小叶中央区肝细胞变性坏死，肝血窦和中央静脉内有微血栓形成以及枯否细胞增生。肝代谢障碍表现为肝细胞对乳酸的利用障碍而发生乳酸血症；蛋白质和凝血因子合成障碍引起低蛋白血症和出血。解毒功能降低使由肠内吸收入肝的各种毒素不能充分解毒而引起机体中毒。

6. 胃肠　休克初期在血管活性物质等作用下，胃肠微小血管发生痉挛性缺血，继而转变为淤血、水肿，黏膜上皮细胞发生变性、坏死，出现黏膜糜烂，甚至有溃疡形成和出血等病变，造成胃肠功能紊乱。如消化液分泌减少，胃肠蠕动减弱，导致消化、吸收不良；肠黏膜屏障功能减弱或破坏，使肠内细菌毒素大量吸收入血而加重休克。

7. 多器官功能衰竭　休克晚期常出现两个或两个以上的器官相继或同时发生功能衰竭，谓之多器官功能衰竭。多器官功能衰竭是休克患者致死的重要原因。其发病机理尚不很清楚，可能是多因素参与作用的结果。休克时组织器官严重缺血缺氧、代谢障碍、酸中毒和毒血症等在多器官功能衰竭发生机理中起重要作用。补体、凝血、激肽、纤溶等系统激活而产生的大量血管活性物质，以及中性粒细胞聚集并释放的各种酶等对组织的损伤也起一定的作用。

（邱丽颖　杜斌）

第十七章　各系统常见疾病概述

第一节　常见血液系统疾病

一、贫血

贫血（anemia）是指红细胞数目减少和血红蛋白含量下降引起的一组综合征。

（一）营养性贫血

营养性贫血是指因机体生血所必需的营养物质，如铁、叶酸、维生素 D 等物质相对或绝对地减少，使血红蛋白的形成或红细胞的生成不足，以致造血功能低下的一种疾病。多发于 6 个月至 2 岁的婴幼儿、妊娠期或哺乳期妇女以及胃肠道等疾病所致营养物质吸收较差的患者。

【缺铁性贫血】

1. 病因及发病机制　①铁的需要量增加而摄入不足；②铁的吸收不良；③慢性失血，是缺铁性贫血最多见、最重要的原因。消化道出血如溃疡病、癌、钩虫病、食道静脉曲张出血、痔出血、服用水杨酸盐后发生胃窦炎以及其他可引起慢性出血的疾病，妇女月经过多和溶血性贫血伴含铁血黄素尿或血红蛋白尿等均可引起缺铁性贫血。

缺铁性贫血的发生是在一个较长时间内逐渐形成的。铁耗竭期，贮存铁耗尽，血清铁蛋白降低，此时并无贫血，若缺铁进一步加重，贮存铁耗尽，血清铁蛋白和血清铁下降，总铁结合力增高，出现缺铁性贫血。

2. 临床表现

（1）上皮组织损害引起的症状　口角炎与舌炎，萎缩性胃炎与胃酸缺乏，皮肤干燥、角化和萎缩，毛发易折与脱落，指甲不光整、扁平甲、反甲和灰甲等。

（2）神经系统方面症状　15％～30％患者表现神经痛（以头痛为主），感觉异常，严重者可有颅内压增高和视乳头水肿。5％～50％患者有精神、行为方面的异常，例如注意力不集中，易激动、精神迟滞和异食癖。原因是缺铁不仅影响脑组织的氧化代谢与神经传导，也能导致与行为有关的线粒体单胺酸氧化酶的活性降低。

（3）脾肿大　其原因与红细胞寿命缩短有关。

【巨幼红细胞性贫血】

1. 病因及发病机制　维生素 B_{12} 和叶酸摄入不足，吸收和利用障碍，需要量增加。

2. 临床表现

（1）贫血表现　轻度或中度贫血占大多数，面色蜡黄、疲乏无力。因贫血而引起骨髓外造血反应，且呈三系减少现象，故常伴有肝、脾、淋巴结肿大。

（2）精神神经症状　表情呆滞、嗜睡、对外界反应迟钝、少哭或不哭、智力发育和动作发育落后、甚至倒退，如原来已会认人、会爬等，病后又都不会。此外尚有不协调和不自主的动作，肢体、头、舌甚至全身震颤，肌张力增强，腱反射亢进，踝阵挛阳性，浅反射消失，甚至抽搐。

（3）消化系统症状 有食欲不振、舌炎、舌下溃疡、腹泻等。

（二）再生障碍性贫血

再生障碍性贫血（aplastic anemia）简称再障。是多种病因引起的造血障碍，导致红骨髓总容量减少，代以脂肪髓，造血衰竭，以全血细胞减少为主要表现的一组综合征。据国内21省（市、自治区）的调查，年发病率为0.74/10万人口，慢性再障发病率为0.60/10万人口，急性再障为0.14/10万人口；各年龄组均可发病，但以青壮年多见；男性发病率略高于女性。

1. 病因与发病机制 病因不明。骨髓造血干细胞和/或造血微环境损伤性血液病。可能由于：①多种病因导致造血干细胞或基质细胞损伤；②造血调控因子产生或功能异常；③造血干细胞表面死亡受体表达增强或对致凋亡作用敏感性升高；④机体产生针对造血干细胞的异常自身免疫。

2. 临床表现 一般表现为骨髓造血功能低下、全血细胞减少和贫血、出血、感染、发热（高烧或低烧），并伴有走路乏力、头晕等症状。

二、血小板减少性紫癜

原发性血小板减少性紫癜（idiopathic thrombocytopenic purpura，ITP）是一种免疫性综合征，是常见的出血性疾病。其特点是外周血小板显著减少，骨髓巨核细胞发育成熟障碍，临床以皮肤黏膜或内脏出血为主要表现，严重者可有其他部位出血如鼻出血、牙龈渗血、妇女月经量过多或严重吐血、咯血、便血、尿血等症状，并发颅内出血是本病的致死病因。

（一）病因及发病机制

本病的病因及发病机制尚未完全阐明。与以下因素有关。

1. 血小板相关抗体 慢性ITP病人血清中存在抗血小板抗体。若将慢性ITP病人的血浆输给正常人，可使正常人的血小板减少；如将正常人的血小板输给ITP病人，输入的血小板在短时间内被破坏。由此证实ITP病人血小板寿命缩短是由于血清中存在有破坏血小板的抗体，称为血小板相关抗体（PAIC3），95%为IgG型。ITP病人血循环中存在血小板相关补体C3（PAC3），其增高与PAIg增高成正比。

2. 血小板破坏机制 正常血小板平均寿命为7～11天，而ITP病人血小板的寿命仅40～230min。因为脾脏含有大量的巨噬细胞，可产生高浓度的抗血小板抗体，且血流缓慢可阻留抗体被覆的血小板，因此脾脏成为血小板破坏的主要场所。肝脏和骨髓也是血小板破坏的场所。慢性ITP血小板破坏是由于抗血小板抗体与其相关抗原结合后，被巨噬细胞吞噬所致。急性ITP血小板破坏是由于病毒抗原吸附于血小板表面，并与相应的抗病毒抗体结合，导致血小板被破坏。

3. 巨核细胞成熟障碍 因血小板和巨核细胞有共同抗原，故抗血小板抗体也可抑制骨髓巨核细胞，使其成熟障碍，从而影响血小板的生成。

4. 其他因素

① 雌激素的作用：慢性型多见于育龄妇女，妊娠期容易复发，提示雌激素可能在本病发病中有一定作用，可能是雌激素增加巨噬细胞对血小板吞噬和破坏能力。

② 抗体损伤毛细血管内皮细胞，引起毛细血管通透性增高而加重出血。

（二）临床表现

1. 急性型 多为10岁以下儿童，病前多有病毒感染史，以上呼吸道感染、风疹、麻疹、水痘居多；也可在疫苗接种后。感染与紫癜间的潜伏期多在1～3周内。主要为皮肤、黏膜出血，往往较严重，皮肤出血呈大小不等的淤点，分布不均，以四肢为多。黏膜出血有鼻衄、牙龈出血、口腔舌黏膜血泡。常有消化道、泌尿道出血，眼结膜下出血，少数视网膜出血。脊髓或颅内出血常见，可引起下肢麻痹或颅内高压表现，可危及生命。

2. 慢性型　多为20～50岁，女性为男性的3～4倍。起病隐秘，发病前常无明显诱因。患者可有持续性出血或反复发作，有的表现为局部的出血倾向，如反复鼻衄或月经过多。淤点及淤斑可发生在任何部位的皮肤与黏膜，但以四肢远端较多。严重者可有消化道、颅内出血及泌尿道出血。外伤后也可出现深部血肿。病程较长，部分病人可反复发作迁延数年，自行缓解者少见。

三、白血病

白血病（leukemia）是一类造血干细胞的恶性克隆性疾病，全称为骨髓增生异常综合征。其克隆中的白血病细胞增殖失控，分化障碍，凋亡受阻，而停止在细胞发育的不同阶段。在骨髓和其他造血组织中白血病细胞大量增生累积，并侵润其他组织和器官，而正常造血受抑制。临床可见有不同程度的贫血、出血、感染发热以及肝、脾、淋巴结肿大和骨骼疼痛。白血病原发病患者中，男性多于女性。

（一）病因与发表机制

机制目前尚不完全清楚，主要与下列因素有关。

1. 病毒因素　RNA肿瘤病毒在鼠、猫、鸡和牛等动物的致白血病作用已经肯定，这类病毒所致的白血病多属于T细胞型。

2. 化学因素　一些化学物质有致白血病的作用。如接触苯及其衍生物的人群白血病发生率高于一般人群。亚硝胺类物质、保泰松及其衍生物、氯霉素等诱发白血病的报告也可见到，但还缺乏统计资料。某些抗肿瘤的细胞毒药物如氮芥、环磷酰胺、甲基苄肼、VP16、VM26等，都公认有致白血病的作用。

3. 放射因素　包括X射线、γ射线。有确实证据可以肯定各种电离辐射条件可以引起人类白血病。日本广岛、长崎爆炸原子弹后，受严重辐射地区白血病的发病率是未受辐射地区的17～30倍。爆炸后3年，白血病的发病率逐年增高，5～7年时达到高峰，至21年后其发病率才恢复到接近于整个日本的水平。放射线工作者、经常接触放射线物质（比如钴60）者，白血病发病率明显增加。接受放射线诊断和治疗可导致白血病发生率增加。

4. 遗传因素　有染色体畸变的人群白血病的发病率高于正常人。

5. 其他血液病　某些血液病最终可能发展为白血病，如骨髓增生异常综合征、淋巴瘤、多发性骨髓瘤、阵发性睡眠性血红蛋白尿症等。

（二）临床表现

儿童及青少年病人多起病急骤。常见的首发症状包括发热、进行性贫血、显著的出血倾向或骨关节疼痛等。起病缓慢者以老年及部分青年病人居多，病情逐渐进展，此类病人多以进行性疲乏无力、面色苍白、劳累后心慌气短、食欲缺乏、体重减轻或不明原因发热等为首发症状。

1. 慢性粒细胞白血病的症状　起病缓慢，早期常无自觉症状，患者可以很长时间内都没有任何不适的感觉，多因健康检查或因其他疾病就医时才发现血象异常或脾肿大，才被确诊。随着病情发展，可出现乏力、低热、多汗或盗汗、体重减轻、新陈代谢亢进的表现。由于脾肿大而感左上腹坠胀、食后饱胀等症状。患者面色、甲床、口唇苍白，最为突出的是脾肿大。胸骨下部常有压痛。晚期患者的皮肤、黏膜可出现出血点。眼眶、头颅、乳房等组织可出现无痛性肿块。

病情可稳定 1～4 年，之后进入加速期，迅速出现贫血及更多症状。过后便转变为急性髓细胞白血病。

2. 急性淋巴细胞白血病的临床表现

（1）贫血 常较早出现并逐渐加重。表现苍白、无力、头晕、心悸、厌食和浮肿等。患者的贫血程度与出血量往往不成比例。

（2）出血 约半数病例有不同程度出血。出血的发生一般稍晚于贫血。常见出血有皮肤出血点、紫斑、鼻衄、牙龈和口腔黏膜出血、月经增多等；严重时可出现血尿、消化道出血（呕血、便血），视网膜出血可致视力障碍，甚者可发生颅内出血，常危及生命。

（3）发热和感染 一半以上患者由发热起病，可为低热或高热。无论治疗前或治疗中发热多数为合并感染。感染可发生在体内任何部位，但以咽峡炎、口腔炎最多见，上呼吸道及肺部感染、肛周炎、肛旁脓肿和胃肠炎较常见，若合并白血病是引起死亡的主要原因之一。某些急性白血病发热可无明显感染灶（尤其中性粒细胞 $<0.2\times10^9$ 个/L 时），但不能排除感染；相反，体温 $<38.5℃$，化疗开始后自动退热的病人，说明发热与白血病本身有关（肿瘤热）。当然临床也不乏见肿瘤热与感染并存的情况。

第二节 常见心血管疾病

一、高血压

高血压病（hypertensive disease）是一种以动脉血压持续升高为主要表现的慢性疾病，常引起心、脑、肾等重要器官的病变并出现相应的后果。正常人的血压在不同生理状态下有一定幅度的波动，且随年龄增长而增高。但舒张压比较稳定。

按 WHO 的标准，人体正常血压为收缩压 $\geqslant140$ mmHg（1mmHg＝0.133kPa）和（或）舒张压 $\geqslant90$ mmHg，即可诊断为高血压。收缩压在 140～149mmHg 和（或）舒张压在 90～99mmHg 之间为临界高血压。1979 年，我国根据世界卫生组织的诊断标准修订为：在安静休息状态下（测定血压前必须休息 15min 以上），收缩压等于或高于 140mmHg，舒张压等于或高于 90mmHg，两项中有一项即可诊断为高血压。

高血压病是一种常见病，根据普查资料，我国的发病率为 3%～10%，主要发生在中年（35～40 岁）以后，且随年龄增长而增加。不同职业中发病率有显著差异，如长期精神紧张、注意力高度集中而又缺乏体力活动的职业者发病率较高。

（一）病因及发病机理

高血压病的病因和发病机理尚未完全阐明。从生理学角度看，决定动脉血压的因素主要是心输出量和外周阻力，前者取决于心肌收缩力和血容量，后者取决于全身细、小动脉的舒缩状态，因此，凡能增强心肌收缩力、增加血容量，特别是能引起全身细、小动脉收缩的各种因素，均能发生高血压。影响因素主要有以下几种。

1. 遗传因素 有高血压病家族史的家族，高血压病的发病率常高达 59%。并认为这是由于高血压病患者存在多基因遗传缺陷、多个遗传因子通过不同机理影响血压而引起血压升高。

2. 精神神经因素 由于不良情绪（如忧郁、恐惧、悲伤等）、长期精神过度紧张等刺激，使大脑皮质功能紊乱，失去对皮质下中枢的控制和调节，故皮质下血管活动中枢功能失调。当血管活动中枢产生长期固定的收缩冲动占优势的兴奋灶时，既可引起全身细、小动脉痉挛，使外周阻力增加，从而导致血压升高。持久的血管收缩，还可引起细、小动脉硬化，进而造成恒定的高血压。

3. 体液因素　通过肾素-血管紧张素-醛固酮系统活动增强，使细、小动脉强烈收缩，增加外周阻力；使醛固酮分泌增加，引起钠、水潴留，增加血容量，从而使血压升高。肾上腺素能加强心肌收缩力，使心输出量增加；去甲肾上腺素能引起全身细、小动脉痉挛。

4. 食盐摄入量高　由于钠的潴留可使血容量增加；使中枢和外周交感神经的紧张性升高；使激肽、前列腺素等扩血管物质产生和释放减少，血管紧张素产生增多，并可增加血管对血管紧张素等的敏感性，引起血压增高。相反，钾和钙的摄入量与血压呈负相关，给某些高血压患者补充钾和钙可使血压下降。

可见多种因素在高血压的发生发展上均起一定作用。但是，高血压病的发生究竟是何种因素起始动和决定作用，至今仍不完全清楚。目前一般认为，高血压病很可能是在中枢神经系统调节障碍时，由多种因素综合作用的结果。

（二）临床表现

1. 头疼　部位多在后脑，并伴有恶心、呕吐等症状。若经常感到头痛，而且很剧烈，同时又恶心作呕，就可能是向恶性高血压转化的信号。

2. 眩晕　女性患者出现较多，可能会在突然蹲下或起立时有所感觉。

3. 耳鸣　双耳耳鸣，持续时间较长。

4. 心悸气短　高血压会导致心肌肥厚、心脏扩大、心肌梗死、心功能不全。这些都是导致心悸气短的症状。

5. 失眠　多为入睡困难、早醒、睡眠不踏实、易做噩梦、易惊醒。这与大脑皮质功能紊乱及自主神经功能失调有关。

6. 肢体麻木　常见手指、脚趾麻木或皮肤如蚁行感，手指不灵活。身体其他部位也可能出现麻木，还可能感觉异常，甚至半身不遂。

（三）并发症

高血压本身并不可怕，诊断治疗都很容易，可怕的是高血压的各种并发症。高血压病患者由于动脉压持续性升高，引发全身小动脉硬化，从而影响组织器官的血液供应，造成各种严重的后果，成为高血压病的并发症。在高血压的各种并发症中，以心、脑、肾的损害最为显著。

1. 心力衰竭　心脏（主要是左心室）因克服全身小动脉硬化所造成的外周阻力增大而加强工作，于是发生心肌代偿性肥大。左心室肌壁逐渐肥厚，心腔也显著扩张，心脏重量增加，当代偿机能不足时，便成为高血压性心脏病，心肌收缩力严重减弱而引起心力衰竭。由于高血压病患者常伴冠状动脉粥样硬化，使负担加重的心脏处于缺血、缺氧状态，更易发生心力衰竭。

2. 脑出血　脑内小动脉的肌层和外膜均不发达，管壁薄弱，发生硬化的脑内小动脉若再伴有痉挛，便易发生渗血或破裂性出血（即脑出血）。脑出血是晚期高血压最严重的并发症。出血部位多在内囊和基底节附近，临床上表现为偏瘫、失语等。发生脑卒中的概率是正常血压人的 7.76 倍。

3. 肾功能不全　由于肾入球小动脉的硬化，使大量肾单位（即肾小球和肾小管）因慢性缺血而发生萎缩，并继以纤维组织增生（这种病变称为高血压性肾硬化）。残存的肾单位则发生代偿性肥大、扩张。在肾硬化时，患者尿中可出现较多的蛋白和较多的红细胞。在疾病的晚期，由于大量肾单位遭到破坏，以致肾脏排泄功能障碍，体内代谢终末产物，如非蛋白氮等，不能全部排出而在体内潴留，水盐代谢和酸碱平衡也发生紊乱，造成自体中毒，出现尿毒症。

二、动脉粥样硬化症

凡动脉壁增厚、变硬、弹性减弱，病理上均称为动脉硬化。动脉粥样硬化症是一种与脂质代谢障碍有关的全身性疾病，主要累及大、中型动脉，病变特点是在动脉内膜发生脂质沉积，形成粥样斑块，造成动脉硬化。其重要性在于心、脑等重要器官的动脉发生粥样硬化，导致这些器官的缺血性改变，产生严重后果。在我国 30～35 岁以上的中老年人中，发病率占 5％～7％，也是严重危害人民健康的一种常见病，近年还有不断增加的趋势。

（一）病因机理

1. 脂质代谢障碍　血中的脂质，包括胆固醇都是以脂蛋白的形式存在。根据脂蛋白分子的大小可以分为：乳糜微粒（CM）、极低密度脂蛋白（VLDL）、低密度脂蛋白（LDL）和高密度脂蛋白（HDL）。同时，因 VLDL 降解后即成为 LDL，故 VLDL 亦有重要意义。

现在认为在高脂血症时，主要是血中的 LDL 和 VLDL 增高对本病的发生起重要作用。造成高脂血症的原因包括：①外源性摄入过多，主要是由于饮食中含有饱和脂肪酸组成的动物蛋白过多，而又缺少体力活动；②内源性合成过多，见于各种引起高脂血症的疾病，如糖尿病、甲状腺机能低下、肾病综合征、家族性高胆固醇血症等。特别是糖尿病意义更大，因为糖尿病一般均伴有高胆固醇血症，而且糖尿病患者血中 HDL 降低，血小板活性增强，这些在动脉粥样硬化的发生上均起着重要作用。

2. 动脉内膜损伤　正常动脉壁仅有少量分子较小的脂蛋白从血中进入内膜，而且这些进入内膜的脂蛋白又可透过中膜经外膜淋巴管移出，即使在这一过程中动脉壁内有少量胆固醇析出，也可因动脉壁具有合成磷脂和蛋白质的能力而将它运载清除。但是，动脉内膜受到损伤后，常可造成内皮细胞受损，甚至坏死、脱落，导致内膜通透性增加，使血中各种脂蛋白均能容易地进入内膜；内皮细胞损伤后，暴露其下的胶原纤维，可使血中的血小板黏附并聚集于局部，形成附壁血栓，聚集的血小板和内皮细胞均可释放生长因子，从而刺激动脉中膜平滑肌细胞移入内膜，并刺激其增生，这种增生的平滑肌细胞不仅能吞噬和分解脂蛋白，还具有产生胶原、弹力纤维和酸性黏多糖等基质成分的能力。这些由于动脉内膜损伤而引起的改变，对动脉粥样硬化的发生和发展均具有重要意义。

引起动脉内膜损伤的因素有：①高血压，主要是由于高血压的力学作用造成血管内膜的机械牵拉损伤，故高血压患者与同年龄、同性别者比较，其动脉粥样硬化发病更早，病变更重，而且动脉粥样硬化的病变也易发于腹主动脉后壁和主动脉的分支开口处；②吸烟，大量吸烟者其血中的碳氧血红蛋白增多（高达 10％～15％），这些血红蛋白均无载氧功能，故可引起动脉管壁缺氧而造成内膜损伤，而且烟草中所含的尼古丁还可使肾上腺素分泌增加，从而促进血小板聚集和内皮细胞收缩；③血管活性物质，如缓激肽、组胺、5-羟色胺、儿茶酚胺、前列腺素、血管紧张素等，均可使内皮细胞收缩、细胞间隙加大，甚至直接损伤内皮细胞，上述物质在炎症、过敏反应以及情绪紧张等情况下产生增多；④此外，如免疫反应、高脂血症本身均可直接引起内皮细胞损伤。

目前对于动脉粥样硬化症发生机理的认识，一般倾向于：在高脂血症基础上，病变首先开始于动脉内皮细胞受损处，以后血中 LDL 渗入管壁，同时血小板在局部黏集，释放血小板因子，引起血栓形成和平滑肌细胞增生，从而导致动脉粥样硬化病变的发生。因此，近年来对动脉粥样硬化症高危因素的研究日益受到重视，有的国家通过长期系统的人口普查，确定主要的危险因素为高脂血症、高血压、糖尿病和吸烟四种。

（二）临床表现

主要决定于血管病变及受累器官的缺血程度，主动脉粥样硬化常无症状；冠状动脉粥样硬化者，若管径狭窄达 75％ 以上，则可发生心绞痛、心肌梗死、心律失常，甚至猝死；脑动脉硬化可引起脑缺血、脑萎缩，或造成脑血管破裂出血；肾动脉粥样硬化常引起夜尿、顽固性高血压，严重者可有肾功能不全；肠系膜动脉粥样硬化可表现为饱餐后腹痛、便血等症状；下肢动脉粥样硬化引起血管腔严重狭窄者，可出现间歇性跛行、足背动脉搏动消失，严重者甚至可发生坏疽。

上述病变发展缓慢，病程可长达数十年，各阶段病变可以交替出现或相互融合，也可停止相当时间暂不发展，所以同一动脉内膜可见到新旧病灶重叠，最后导致动脉管壁增厚、变硬、弹性减弱，特别是在中型动脉，还可引起管腔不同程度的狭窄，若再发生继发性改变，常造成急性阻塞，导致严重后果。

三、冠心病（心肌缺血性疾病）

冠状动脉性心脏病（conary heart disease）是指由冠状动脉各种病变或冠脉循环障碍所引起的各种心脏病，简称冠心病。由于绝大多数都是由冠状动脉粥样硬化引起，故一般所称的冠心病就是指冠状动脉粥样硬化性心脏病。这类心脏病的发病基础都是心肌缺血，现在国内外均主张改称为缺血性心脏病。

由于冠状动脉粥样硬化，致使冠状动脉管壁增厚、变硬、弹性减弱、管腔狭窄，特别是在发生血栓形成或斑块内出血等继发改变时，常可迅速造成管腔完全阻塞而导致心肌缺血。这些都是冠状动脉粥样硬化引起冠心病的根本原因。

冠心病包括心绞痛、心肌梗死和心肌硬化三种临床类型。

（一）心绞痛

心绞痛（angina pectoris）是冠状动脉供血不足，心肌急剧的、暂时缺血与缺氧所引起的以发作性胸痛或胸部不适为主要表现的临床综合征。其特点为阵发性的前胸压榨性疼痛感觉，可伴有其他症状，疼痛主要位于胸骨后部，可放射至心前区与左上肢，常发生于劳动或情绪激动时，每次发作 3～5min，可数日一次，也可一日数次，休息或用硝酸酯制剂后消失。本病多见于男性，多数病人在 40 岁以上，劳累、情绪激动、饱食、受寒、阴雨天气、急性循环衰竭等为常见的诱因。

心绞痛的直接发病原因是心肌供血不足。而心肌供血不足主要缘于冠心病。有时候，其他类型的心脏病或者失控的高血压也能引起心绞痛。

（二）心肌梗死

心肌梗死（myocardial infarction）是指心肌的缺血性坏死，为在冠状动脉病变的基础上，冠状动脉的血流急剧减少或中断，使相应的心肌出现严重而持久的急性缺血，最终导致心肌的缺血性坏死。发生急性心肌梗死的病人，在临床上常有持久的胸骨后剧烈疼痛、发热、白细胞计数增高、血清心肌酶升高以及心电图反映心肌急性损伤、缺血和坏死的一系列特征性演变，并可出现心律失常、休克或心力衰竭，属冠心病的严重类型。

1. 病因与发病机制　心肌梗死最主要的原因是冠状动脉粥样硬化，一般是在冠状动脉粥样硬化基础上并发血栓形成或斑块内出血等引起冠状动脉的急性阻塞所致；少数可在已有严重狭窄基础上，由于冠状动脉持久性痉挛、休克或心动过速等因素，使冠状循环血流进一步减少或中断引起；有时，也可因过度劳累，使心脏负荷过重，心肌相对缺血造成。心肌梗死发生与否与心肌侧支循环的代偿情况有很大关系，如果病变发展较慢，侧支循环代偿良好，即使某一分支阻塞也可不致发生心肌梗死。

2. 临床表现

（1）疼痛　是最先出现的症状，疼痛部位和性质与心绞痛相同，但常发生于安静或睡眠时，疼痛程度较重，范围较广，持续时间可长达数小时或数天，休息或含硝酸甘油片多不能缓解，病人常烦躁不安、大汗淋漓、恐惧，有濒死之感。在我国 1/6～1/3 的病人疼痛的性质及部位不典型，如位于上腹部，常被误认为胃溃疡穿孔或急性胰腺炎等急腹症；位于下颌或颈部，常被误认为骨关节病。部分病人无疼痛，多为糖尿病人或老年人，一开始即表现为休克或急性心力衰竭。

（2）全身症状　主要是发热，伴有心动过速、白细胞增高和红细胞沉降率增快等，由坏死物质吸收所引起。一般在疼痛发生后 24～48h 出现，程度与梗死范围常呈正相关，体温一般在 38℃ 上下，很少超过 39℃，持续 1 周左右。

（3）胃肠道症状　约 1/3 有疼痛的病人，在发病早期伴有恶心、呕吐和上腹胀痛，与迷走神经受坏死心肌刺激和心排血量降低组织灌注不足等有关。

（4）心律失常　见于 75%～95% 的病人，多发生于起病后 1～2 周内，尤其 24h 内。心电图可呈现弥漫性异常。

（5）低血压和休克　疼痛期中，会导致血压下降，可持续数周后再上升，且常不能恢复以往的水平。如疼痛缓解而收缩压低于 80mmHg（1mmHg＝0.133kPa），病人烦躁不安、面色苍白、皮肤湿冷、脉细而快、大汗淋漓、尿量减少、神志迟钝，甚至昏厥者则为休克的表现。

（6）心力衰竭　主要是急性左心衰竭，可在起病最初数日内发生或在疼痛、休克好转阶段出现。发生率为 20%～48%，为梗死后心脏收缩力显著减弱和顺应性降低所致。病人出现呼吸困难、咳嗽、紫绀、烦躁等。

（三）心肌硬化

心肌硬化即广泛的心肌纤维化，它是由于冠状动脉粥样硬化引起心肌长期慢性缺血，使心肌细胞萎缩、间质纤维组织增生所致。心肌纤维化可影响心脏收缩和扩张，严重时可引起慢性充血性心力衰竭。

四、心律失常

心律失常指心律起源部位、心搏频率与节律以及冲动传导等任一项异常。心律失常既包括节律又包括频率的异常。

（一）病因

心律失常可见于各种器质性心脏病，其中以冠状动脉粥样硬化性心脏病（简称冠心病）、心肌病、心肌炎和风湿性心脏病（简称风心病）为多见，尤其在发生心力衰竭或急性心肌梗死时。发生在基本健康者或植物神经功能失调患者中的心律失常也不少见。其他病因尚有电解质或内分泌失调、麻醉、低温、胸腔或心脏手术、药物作用和中枢神经系统疾病等。部分病因不明。

（二）临床表现

按发生原理，心律失常分为冲动发生异常、传导异常以及冲动发生与传导联合异常。这种分类方法主要根据实验研究结果，在临床诊断技术目前尚难确定心律失常电生理机制的状况下，实用价值不高。此外，某些快速心律失常起始和持续的机制可能不同，如由异常自律性引起的室性早搏，可由折返机制而形成持续型室性心动过速。

按心律失常时心率的快慢，心律失常可分为快速性和缓慢性心律失常。近年来有些学者还提出按心律失常时循环障碍严重程度和预后，将心律失常分为致命性、潜在致命性和良性三类。

五、心力衰竭

心力衰竭也称泵衰竭，指由于心脏泵功能减弱，使心输出量绝对或相对减少，以致不能适应机体代谢需要的一种病理过程或综合征。当其呈慢性经过时，常伴有显著的静脉系统充血，故临床上亦称为充血性心力衰竭。各种原因所引起的心脏疾病最终均可能发生心力衰竭。

根据发生的速度分为急性和慢性，根据发生的部位分为左心衰竭和右心衰竭，根据心输出量的高低分为低输出量性和高输出量性。临床上以慢性、低输出量性和左心衰竭最多见。

（一）原因

心力衰竭的根本问题是心肌收缩性降低。引起心肌收缩性降低的原因是多方面的，归纳起来不外乎是心肌本身的原发性损害和心脏负荷过重两个方面。

心脏负荷过重或心肌的原发性损害，如严重的心肌缺血、缺氧、感染、中毒等造成大量心肌纤维变性、坏死，使心肌收缩蛋白大量破坏时，必然引起心肌收缩性的减弱。另外，心肌能量代谢障碍使心肌活动时能量供应不足。

当心脏负荷过重或心肌受损引起心肌收缩性减弱时，并不能立即引起心输出量减少和出现静脉系统充血的临床表现。这是因为机体通过一系列代偿适应措施，仍能维持必需的心输出量。只有当心脏疾病继续加重，心肌收缩性进一步减弱时，才导致心力衰竭。

（二）诱因

促使心力衰竭发生的各种因素，主要是因引起心肌耗氧增加或供氧减少所致。

① 感染：可直接损害心肌或间接影响心脏功能，如呼吸道感染、风湿活动等。

② 严重心律失常：特别是快速性心律失常如心房颤动、阵发性心动过速等。

③ 贫血、妊娠、分娩、过多过快的输液、过多摄入钠盐等可增加心脏负荷。

④ 过度的体力活动和情绪激动，可增加心脏负荷。

⑤ 洋地黄中毒或不恰当地停用洋地黄。

⑥ 其他疾病，如肺栓塞等。

（三）临床表现

心力衰竭时，由于心脏泵功能减弱，不能将回心血液完全排出，从而导致心输出量减少，并使静脉系统血液回心障碍，引起肺、体循环淤血，这是心力衰竭时机体产生各种功能代谢变化和临床表现的病理基础。

1. 肺淤血的改变与临床表现　左心衰竭时，由于左心房内压升高，肺静脉回流受阻，使肺毛细血管内压过高，这是造成肺淤血和肺水肿的决定性因素。肺淤血的基本症状为呼吸困难，主要体征是肺内的湿啰音。呼吸困难类型及发生机理如下。

（1）劳力性呼吸困难　心力衰竭早期或程度较轻时，仅在体力劳动时由于循环速度加快，回心血量增多，使左心房内压升高，加重肺淤血，而出现呼吸困难。这常是左心衰竭的早期表现。

（2）端坐性呼吸　平卧时呼吸困难加重，故患者常被迫采取高枕、半卧位或坐位，以减轻呼吸困难。因为平卧时从下肢和腹腔静脉回心的血量增多，加重肺淤血；同时，卧位时膈肌上举，妨碍肺的扩张。

（3）夜间阵发性呼吸困难　这种呼吸困难主要发生在夜间熟睡后 1~2h，患者常因胸闷、气紧突然惊醒，立即坐起，频繁咳嗽，咯出泡沫样痰，并伴气喘，故又称为心脏性哮喘。主要因为夜间睡眠时迷走神经兴奋性相对增高，使支气管平滑肌痉挛；呼吸中枢兴奋性降低，呼吸浅慢，使 CO_2 在血中逐渐聚积，当达到一定程度时，即可刺激中枢化学感受器，反射性地引起呼吸加深加快。

2. 心输出量减少的改变与临床表现　心力衰竭时，由于出现代偿反应，心输出量早期不致过低，但随心肌损害和心脏负荷的进一步加重，即可出现心输出量减少和外周组织灌注不足的各种改变。①心输出量减少，使肾血流减少，肾小球滤过率因而降低；肾素-血管紧张素-醛固酮系统活动增强，使醛固酮分泌增多，导致钠、水潴留，这是慢性心力衰竭最重要的改变。②由于心输出量减少，常可造成全身组织、器官的血液灌注不足，出现心源性休克。外周血液灌注不足的表现为疲乏无力、失眠、嗜睡、皮肤苍白或紫绀、皮温较低、易出汗、尿少及夜尿、脉压差变小等，严重者血压下降、昏迷、周期性呼吸，甚至休克。

3. 体循环淤血的改变与临床表现　慢性右心衰竭或全心衰竭时，体循环淤血十分严重。由于体循环淤血引起静脉压升高和血流变慢，而出现以下改变：①颈静脉怒张，由于静脉压升高，使颈静脉极度扩张，并常有搏动，这是右心衰竭的早期表现；②肝淤血表现为肝肿大并有压痛，也是右心衰竭的早期表现；③胃肠淤血，常因胃、肠壁淤血水肿，患者表现消化不良、食欲不振、恶心、呕吐和腹泻，严重者可引起肠源性蛋白丧失，促进恶病质形成；④紫绀，表现为指（趾）、唇、耳郭等末梢部位的皮肤呈紫蓝色，一般慢性右心衰竭时明显。

（四）并发症

1. 呼吸道感染　较常见，由于心力衰竭时肺部淤血，易继发支气管炎和肺炎，必要时可给予抗生素。

2. 血栓形成和栓塞　长期卧床可导致下肢静脉血栓形成，脱落后可引起肺栓塞。

3. 心源性肝硬化　由于长期右心衰竭，肝脏长期淤血缺氧，小叶中央区肝细胞萎缩和结缔组织增生，晚期出现门脉高压，表现为大量腹水、脾脏增大和肝硬化。

4. 电解质紊乱　常发生于心力衰竭治疗过程中，尤其多见于多次或长期应用利尿剂后，其中低血钾和失盐性低钠综合征最为多见。

① 低钾血症　轻者全身乏力，重者可出现严重的心律失常，常加重洋地黄毒性。

② 失盐性低钠综合征　是由于大量利尿和限制钠盐摄入所引起，多发生在大量利尿之后。发病较急，出现软弱无力、肌肉抽搐、口渴及食欲不振等症状，严重者可有头痛、烦躁不安、意识不清，甚至昏迷等低钠性脑病表现。患者皮肤干燥、脉细速、尿量减少，甚至血压降低。

第三节　常见呼吸系统疾病

一、慢性支气管炎

慢性支气管炎（chroaic bronchitis）是慢性阻塞性肺疾病（chronic obstructive pulmonary disease，COPD）中的一种。慢性阻塞性肺疾病是由于小气道或肺泡阻塞性病变所引起的呼吸道气流呼出阻力增加，并以呼气性呼吸困难为特征的一组疾病，除慢性支气管炎外，还包括肺气肿、支气管哮喘和支气管扩张症等。慢性支气管炎起病多不明显，病变特点是支气管黏膜及黏膜下层以增生为主的慢性炎症。临床上以长期咳嗽、咳痰为主要症状，重症患者伴有喘息。本病多见于老年人，冬春季节易于发病。

（一）病因与发病机制

1. 理化因素　长期吸烟或吸入有害气体、刺激性的烟雾和粉尘等，能损伤呼吸道黏膜，促使腺体分泌增加，肺泡巨噬细胞的抗菌能力降低。寒冷、受凉、气温骤变可使支气管壁黏膜血管收缩、纤毛上皮运动减弱和气管过滤及净化功能降低。

2. 感染因素　病毒、细菌等感染是慢性支气管炎发病的重要原因。凡能引起感冒的各种病毒都可能引起本病的发生和复发，其中以鼻病毒和黏液病毒较为多见。常见细菌有流感嗜血杆菌、奈瑟球菌、甲型链球菌和肺炎球菌，尤其是流感嗜血杆菌被认为是本病最重要的病原菌。一般认为，受寒、感冒等可削弱呼吸道防御功能，使呼吸道常居菌发挥致病作用，引起支气管炎。

3. 过敏因素　有些患者因对某种物质如粉尘、药物、烟草、食物等过敏而发病。特别是喘息型患者，往往有过敏史。

由于上述因素的长期作用，支气管分泌的黏液大量增加，同时支气管纤毛上皮细胞受损，纤毛排送功能削弱，黏液潴留，造成支气管腔内阻塞或半阻塞，从而影响支气管，尤其是小气道的通气，也为细菌侵入和继发感染创造条件。细菌感染又可促使黏液分泌亢进，加重黏膜上皮损害，形成恶性循环，这可能是本病迁延不愈和反复发作的病理基础。

（二）临床表现

慢性支气管炎因杯状细胞和黏液腺增多，分泌旺盛，痰液增多，患者因而出现咳痰，痰多呈白色泡沫状，并发感染时，可呈脓性，肺部可闻及干、湿性啰音。痰液和炎症刺激支气管黏膜可引起咳嗽。由于支气管黏膜肿胀、痰液阻塞和细小支气管平滑肌痉挛而出现哮喘样发作，两肺布满哮鸣音，呼吸急促，不能平卧。

部分慢性支气管炎患者，如治疗不及时、不彻底，病变可反复发作，严重者可并发支气管扩张。年老体弱者，极易并发支气管肺炎。晚期常并发肺气肿和肺源性心脏病。

二、支气管哮喘

支气管哮喘（bronchlal asthma）是一种发作性的以细支气管广泛性痉挛为特征，伴有呼气性呼吸困难和肺部哮鸣音的过敏性疾病。多见于儿童和青年，好发于秋冬季节。

（一）病因及发病机理

支气管哮喘常由吸入花粉、灰尘、螨尘、动物皮毛、皮屑、真菌孢子、化学粉尘、摄入鱼虾及某些药物等引起。病人往往有过敏的家族史和个人过敏病史，说明遗传因素起一定作用。

外界抗原刺激后，机体产生特异性 IgE 抗体增加，它可渗透到黏膜中并附着于肥大细胞表面，当再次接触同种抗原后，肥大细胞脱粒，释放出组胺、缓激肽和某些前列腺素等生物活性物质，导致支气管平滑肌痉挛、支气管黏膜充血水肿、腺体分泌增加、细支气管阻塞而引起哮喘发作。

（二）临床表现

哮喘发作时的呼吸困难主要是由于支气管平滑肌痉挛和黏膜肿胀、黏液阻塞管腔，使管腔随呼气自然收缩而变得更小，以致出现呼气性呼吸困难。长期反复发作可导致肺气肿、胸廓变形，有时可并发气胸。持续性哮喘状态时，由于通气障碍，氧吸入减少而并发严重缺氧，严重时可出现二氧化碳潴留而致呼吸性酸中毒。

三、慢性阻塞性肺气肿

慢性阻塞性肺气肿（chronic obstructive emphysema）是由于小、细支气管阻塞性通气障碍引起的末梢肺组织（肺泡、肺泡囊、肺泡管、呼吸性细支气管）过度充气和膨胀。病变特征是肺组织弹性减退、含气量过多、肺功能降低。

（一）病因及发病机理

慢性阻塞性肺气肿最常见的原因是慢性支气管炎，亦见于长期反复发作的支气管哮喘、支气管扩张症、尘肺等。其共同特点是最终导致气道阻塞和通气功能障碍。

1. 细支气管阻塞性通气障碍　这是引起肺气肿的一个重要原因。慢性支气管炎和细支气管炎时，由于小、细支气管痉挛或平滑肌等组织被破坏而引起纤维组织增生，管壁增厚，管腔内黏液栓形成，引起小、细支气管不完全阻塞。吸气时小、细支气管扩张尚能进入部分气体，呼气时因支气管回缩，阻塞加重，难以呼出足够的气体，以致肺内贮气量增加。此外，长期咳嗽，肺泡长期处于高张状态，久而久之其弹性减弱，使末梢小气道和肺泡扩张。

2. 细支气管支撑组织破坏　由于炎症损伤了细支气管和肺泡壁的弹力纤维，细支气管失去支撑而使管腔塌陷，形成阻塞性通气障碍导致肺气肿。

（二）临床表现

本病病程较缓慢，其主要症状是呼吸困难，早期仅在劳累、受寒、感冒后才出现胸闷、气急。若并发呼吸道感染可加重支气管腔阻塞，肺通气量减少更为严重，患者出现由缺氧和 CO_2 潴留等引起的一系列症状，如呼吸困难、心动过速和紫绀等。

严重肺气肿患者，由于肺的膨胀和呼吸肌长期收缩，使胸腔几乎固定在深吸气的位置上，肋骨上举，胸廓前后径增大，使胸廓呈桶状，称桶状胸。

（三）并发症

肺气肿可引起肺动脉高压，最后导致肺源性心脏病。个别病例由于邻近胸膜的肺大泡内压增大而破裂，空气进入胸腔，发生自发性气胸。

四、肺源性心脏病

慢性肺源性心脏病（chronicr pulmonale）是指由慢性肺部疾病、胸廓畸形或肺血管病变引起肺循环阻力增加、肺动脉高压以致右心室肥大与扩张的一类心脏病，又称肺心病。是我国较常见的心脏病之一。

许多原因可引起慢性肺源性心脏病。最常见的是慢性支气管炎并发慢性阻塞性肺气肿（90%以上），其次是支气管哮喘、支气管扩张症、肺结核、尘肺等并发肺气肿或肺纤维化。还有胸廓成形术、胸膜纤维化、胸廓和脊椎畸形使胸廓运动受限等，都可导致肺心病。其共同的发病环节是肺动脉高压，肺循环阻力增大，导致右心衰竭。

缺氧、右心衰竭、二氧化碳潴留是肺心病的主要功能变化。由于缺氧，患者有心跳加快、紫绀、呼吸困难。在未出现右心衰竭时，一般只存在原发病症状。由慢性支气管炎引起的，常有多年咳嗽、咳痰病史。随着疾病的发展，肺动脉压升高，右心负担加重，患者出现心悸、气急、肝肿大、下肢水肿等右心衰竭的症状和体征。缺氧和呼吸道感染均可诱发或加重右心衰竭。

重度肺心病患者发生呼吸衰竭时，因缺氧和 CO_2 潴留可并发肺性脑病。肺性脑病为肺心病患者重要致死原因。严重缺氧和 CO_2 潴留还可并发代谢性酸中毒和呼吸性酸中毒。

五、肺功能衰竭

肺或肺外疾病引起通气和/或换气功能障碍，在平静状态呼吸空气的条件下，p_{O_2} 明显下降，同时伴有或不伴有 p_{CO_2} 升高，并出现相应的症状和体征，称为呼吸功能不全（respiratory insufficiency）。如果呼吸功能不全进一步加重，同时伴有或不伴有 p_{CO_2} 超过

6.67kPa（50tnmHg），临床出现明显的症状和体征，则称为呼吸衰竭（respiratory failure）。

（一）原因及发病机理

引起呼吸衰竭的原因很多，临床上常见的原因有支气管和肺疾病、胸廓和胸腔疾病、颅脑和脊髓病变等。但任何原因引起的呼吸衰竭其发病环节不外乎是肺通气和/或换气障碍。

1. 肺通气功能障碍

（1）限制性通气不足　呼吸中枢受损、呼吸肌活动障碍和胸廓或肺的顺应性降低，都可引起肺通气动力减弱，导致肺的扩张或回缩受限制。

（2）阻塞性通气不足　主要由于呼吸道狭窄或受压阻塞引起气道阻力增大所致的肺泡通气不足。

2. 换气功能障碍

（1）弥散障碍　常见于肺泡膜面积减少和肺泡膜厚度增加。

（2）肺泡通气量与肺血流量比例失调　正常成人在静息状态下，肺泡通气量（VA）约为4L/min，肺血流量（Q）约为5L/min，VA/Q约为0.8。某些肺疾患，由于肺内病变轻重不一，病变分布不均，使肺内各部分的通气与血流比例严重失调，导致换气障碍。

（二）临床表现

呼吸衰竭对机体代谢和功能的影响，主要是由低氧血症和高碳酸血症以及由此而产生的一系列平衡失调所引起。

1. 酸碱平衡失调及电解质紊乱

（1）酸碱平衡失调　由于通气障碍所致呼吸衰竭，因大量 CO_2 潴留，p_{CO_2} 升高，而引起呼吸性酸中毒；同时因严重缺氧，氧化过程障碍，酸性代谢产物又增多，常可并发代谢性酸中毒。

（2）电解质紊乱　呼吸性酸中毒时，肾小管泌氢增加，红细胞内的 HCO_3^- 与血浆 Cl^- 交换引起血 Cl^- 降低和 HCO_3^- 增多。血钾、血钠、血钙的变化，受酸碱平衡紊乱、治疗措施及肾功能的影响，其浓度可正常，亦可升高或降低。

2. 中枢神经系统的变化——肺性脑病　肺性脑病（pulmonary encephalopathy）是指由于呼吸衰竭而引起的以中枢神经系统功能障碍为主要表现的综合征。临床上，早期由于兴奋过程增强，患者表现有记忆力减退、头痛、头晕、烦躁不安、幻觉、精神错乱等。当 p_{CO_2} 达到10.6kPa（80mmHg）以上时，大脑皮质发生抑制，患者逐渐转为表情淡漠、嗜睡、意识不清、昏迷等。肺性脑病早期多为功能性障碍，出现脑血管扩张、充血。晚期可有脑水肿、脑出血等严重病变。肺性脑病是由缺氧、高碳酸血症、酸中毒、脑内微血栓形成等综合作用的结果。

3. 呼吸系统的变化　根据原发病不同，呼吸系统常表现为吸气性呼吸困难（上呼吸道不全阻塞）或呼气性呼吸困难（下呼吸道阻塞）、浅而快呼吸、浅慢呼吸，严重时可发生呼吸节律紊乱，出现潮式呼吸、延髓型呼吸、叹气样呼吸和抽泣样呼吸等。

4. 循环系统的变化

① 一定程度的 p_{O_2} 降低和 p_{CO_2} 升高，可刺激外周化学感受器（颈动脉体和主动脉体），使心跳加快、心肌收缩力加强、血压升高。

② 一定程度的 CO_2 潴留对外周小血管也有直接作用，使其扩张（肺、肾动脉除外），皮肤血管扩张可使肢体末梢温暖红润，伴有大汗；睑结膜和脑血管扩张充血。

③ 严重的缺氧和 CO_2 潴留可直接抑制心血管中枢和心脏活动，加重血管扩张，导致血压下降、心肌收缩力降低等不良后果。

④ 呼吸衰竭常伴发心力衰竭，尤其是右心衰竭。

5. 肾功能的变化 由于缺氧和 CO_2 蓄积可引起肾小动脉持续性痉挛，使肾血流量减少，肾小球滤过率降低，轻者尿中出现蛋白、红细胞、白细胞及管型等。严重者可发生急性肾功能衰竭，出现少尿、氮质血症和代谢性酸中毒等变化。

6. 胃肠变化 严重缺氧使胃壁血管收缩，使胃黏膜上皮细胞更新变慢，从而降低胃黏膜的屏障作用。CO_2 潴留可使胃酸分泌增多，故呼吸衰竭时可出现胃黏膜糜烂、坏死和溃疡形成，导致消化道出血。

第四节　消化系统疾病

一、消化不良

消化不良（dyspepsia）是一种临床综合征，是由胃动力障碍所引起的疾病，也包括胃蠕动不好的胃轻瘫和食道反流病。消化不良主要分为功能性消化不良和器质性消化不良。也可继发于多种全身性疾病。

（一）病因与发病机制

引起消化不良的原因很多，包括胃和十二指肠部位的慢性炎症，使食管、胃、十二指肠的正常蠕动功能失调。患者的精神不愉快、长期闷闷不乐或突然受到猛烈的刺激等均可引起。胃轻瘫则是由糖尿病、原发性神经性厌食和胃切除术所致。

老年人的消化功能减退，易受情绪影响，有时食物稍粗糙或生冷及食物过多、过油腻时也可诱发。

（二）临床表现

症状表现为断断续续有上腹部不适或疼痛、饱胀、烧心（反酸）、嗳气等。常因胸闷、早饱感、腹胀等不适而不愿进食或尽量少进食，夜里也不易安睡，睡后常有噩梦。

凡具有上述消化不良症状，而无确切的器质性疾病可解释者，称为功能性消化不良（functional dyspepsion，FD）。此类消化不良发生率最高。发病原因主要和精神、心理因素有关，如情绪波动、睡眠状态、休息不好、烟酒刺激等。西方国家资料统计 FD 占消化系统疾病的 $20\%\sim40\%$。

二、胃炎

慢性胃炎是指不同病因引起的各种慢性胃黏膜炎性病变，是一种常见病，其发病率在各种胃病中居首位。常有一定程度的萎缩（黏膜丧失功能）和化生，常累及贲门，伴有 G 细胞丧失和胃泌素分泌减少；也可累及胃体，伴有泌酸腺的丧失，导致胃酸、胃蛋白酶和内源性因子的减少。

（一）病因与发病机制

慢性胃炎的病因和发病机理尚未完全阐明，可能与下列因素有关。

① 幽门螺旋杆菌（HP）感染：幽门螺旋杆菌是一微弯曲棒状革兰阴性杆菌，存在于多数慢性胃炎病人的黏膜上皮表面和腺体内的黏液层中，不侵入腺体，在肠上皮化生区也无此细菌。它可分泌尿素酶、细胞毒素相关蛋白、细胞空泡毒素等物质而致病。如尿素酶能水解尿素，产生氨和二氧化碳，可抵御胃酸对细菌的杀灭作用。在慢性胃炎、胃溃疡、十二指肠溃疡内镜活检标本 HP 的检出率分别是 63.6%、71.9%、100%，因此认为 HP 感染与慢性胃炎、消化性溃疡密切相关。

② 长期慢性刺激：急性胃炎后，胃黏膜病变持久不愈或反复发作，均可形成慢性胃炎。

③ 十二指肠液反流对胃黏膜屏障的破坏。

④ 自身免疫损伤：免疫功能的改变在慢性胃炎的发病上已普遍受到重视，萎缩性胃炎，特别是胃体胃炎患者的血液、胃液或在萎缩黏膜内可找到壁细胞抗体；胃萎缩伴恶性贫血患者血液中发现有内因子抗体，说明自身免疫反应可能是某些慢性胃炎的有关病因。

（二）慢性胃炎诱因

① 精神因素：过度的精神刺激、忧郁以及其他精神因素反复作用于大脑皮质，使大脑皮质功能失调，导致胃壁血管的痉挛性收缩，胃黏膜发生炎症或溃疡。

② 细菌及其毒素的作用：由于鼻、口腔、咽喉等部位感染病灶的细菌或毒素不断地被吞入胃内或胃内缺乏胃酸，细菌易在胃内繁殖，长期作用而引起慢性胃炎。

③ 长期服用对胃有刺激的药物、食物及进食粗糙食物或吸烟等，这些因素反复作用于胃黏膜，使其充血水肿。

④ 胃黏膜长期淤血缺氧，如充血性心力衰竭或门脉高压症的病人，胃黏膜长期淤血、缺氧，引起营养障碍导致胃炎。

⑤ 急性胃炎如治疗不当，迁延不愈可转变为慢性胃炎。

⑥ 胃酸缺乏，细菌容易在胃内繁殖，也可造成慢性胃炎。

⑦ 营养缺乏、内分泌功能障碍、免疫功能异常，可引起慢性胃炎。

（三）临床表现

慢性胃炎缺乏特异性症状，症状的轻重与胃黏膜的病变程度并非一致。大多数病人常无症状或有程度不同的消化不良症状，如上腹隐痛、食欲减退、餐后饱胀、反酸等。萎缩性胃炎患者可有贫血、舌炎、腹泻等。个别病人伴黏膜糜烂者上腹痛较明显，并可有出血。

本病进展缓慢，常反复发作，中年以上好发病，并有随年龄增长而发病率增加的倾向。部分患者可无任何症状。

三、胃、十二指肠溃疡

胃、十二指肠溃疡是极为常见的疾病。它的局部表现是位于胃、十二指肠壁的局限性圆形或椭圆形的缺损。患者有周期性上腹部疼痛、反酸、嗳气等症状。本病易反复发作，呈慢性经过。十二指肠溃疡较胃溃疡多见，据统计前者约占 70％，后者约占 25％，两者并存的复合性溃疡约占 5％。

（一）病因与发病机制

1. 十二指肠溃疡的发生　十二指肠溃疡是由多种原因引起的，其形成的机理是胃酸、胃蛋白酶的消化作用与十二指肠的抵御作用之间失去平衡，和胃酸分泌过多有密切关系。造成胃酸过多的原因是：①壁细胞数目增多；②迷走神经亢进，对刺激反应的敏感性较大，导致较多的胃酸分泌；③胃排空过快，使胃内未被食物中和好的酸性胃液进入十二指肠，损伤十二指肠球部黏膜。

2. 胃溃疡的发生　①胃溃疡常见于慢性胃炎病人，胃黏膜抗力缺陷。②过多的胆汁反流入胃，直接损害、破坏了黏膜或削弱黏膜抗力。③胃壁血液供应较差、黏液分泌不足、黏膜上皮再生能力差等，引起胃黏膜屏障严重损害，以致氢离子大量逆向弥散，黏膜出血、糜烂而形成溃疡。④胃排空延迟，以致胃内食物淤积。长时间的食物滞留可以引起胃窦机械性膨胀，并持续与胃窦黏膜相接触，导致一时性的胃泌素和胃酸的分泌大量增加，损害黏膜。

（二）临床表现

此病慢性过程呈反复发作，病史可达几年甚或十几年。发作呈周期性，与缓解期相互交替。发作有季节性，多在秋冬或冬春之交发病，可因不良精神情绪或解热镇痛药及消炎药物诱发。多发于中青年男性。

消化性溃疡的主要临床表现为上腹部疼痛，可为钝痛、灼痛、胀痛或剧痛，也可表现为仅在饥饿时隐痛不适。典型者表现为轻度或中度剑突下持续性疼痛，可被制酸剂或进食缓解。临床上约有2/3的疼痛呈节律性：早餐后1～3h开始出现上腹痛，如不服药或进食则要持续至午餐后才缓解；食后2～4h又痛，也须进餐来缓解；约半数患者有午夜痛，病人常可痛醒。节律性疼痛大多持续几周，随着缓解数月，可反复发生。部分病例可无上述典型的疼痛，而仅表现为无规律性较含糊的上腹隐痛不适，伴腹胀、厌食、嗳气等症状。随着病情的发展，可因并发症的出现而发生症状的改变。一般来说，十二指肠溃疡具有上腹疼痛而部位不很确定的特点。

第五节　常见肾脏疾病

一、肾小球肾炎

肾小球肾炎（glomerulonephritis）是以肾小球损害为主的变态反应性炎症，是一种较为常见的疾病。

（一）病因与发病机制

关于肾炎的发病原因医学界不清楚，一般认为可能是肾小球基底膜合成的遗传性缺陷引起。这种病有一个特点，就是有明显的家庭史，往往在一家几代的家庭成员中，有多人发生血尿，血尿是遗传性肾炎最常见的表现，以青年男性多见。

引起肾小球肾炎的抗原物质大致可分为内源性和外源性两大类。

1. 内源性抗原　①肾小球本身的成分：肾小球基底膜的成分如层连蛋白和Goodpasture抗原、肾小球毛细血管上皮细胞的膜糖蛋白抗原、内皮细胞膜抗原、系膜细胞膜抗原等。②非肾小球抗原：核抗原、DNA、免疫球蛋白、免疫复合物、肿瘤抗原、甲状腺球蛋白抗原等。

2. 外源性抗原　①感染的产物：细菌如链球菌、葡萄球菌、肺炎球菌、脑膜炎球菌、伤寒杆菌等；病毒如乙型肝炎病毒、麻疹病毒、EB病毒等；霉菌如白色念珠菌等；寄生虫如疟原虫、Manson血吸虫、丝虫等。②药物如青霉胺、金和汞制剂等。③异种血清、类毒素等。

（二）临床表现

肾炎起病时症状一般不明显，多数病人具有以下特点。

① 大多数病人在发病前一个月有先驱感染史，起病多突然，但也可隐性缓慢起病。

② 多以少尿开始，或逐渐少尿，甚至无尿。可同时伴有肉眼血尿，持续时间不等。小儿时常仅尿检查有轻度蛋白尿和血尿，常常在剧烈运动后或上呼吸道感染后加重。一般蛋白尿随着年龄增长而逐渐加重，个别病例可有重度蛋白尿。

③ 约半数病人在开始少尿时出现水肿，以面部及下肢为重。水肿一旦出现难以消退。

④ 起病时部分病人伴有高血压，也有在起病以后过程中出现高血压，一旦血压增高，呈持续性，不易自行下降。

⑤ 临床上有水肿、尿少、全身循环充血状态如呼吸困难、肝大、静脉压增高等为特征。

⑥ 病情呈持续性加重是本病的特点。持续缓慢地进展，男性病情多严重，常在壮年时即死于慢性肾衰；女性病情较轻，可有正常寿命。

二、膜性肾病

膜性肾病（membranous nephropathy，MN）又称膜性肾小球肾炎（membranous glomerulonephritis），是肾小球基底膜上皮细胞下弥漫的免疫复合物沉积伴基底膜弥漫增厚，临床以肾病综合征（NS）或无症状性蛋白尿为主要表现。膜性肾病可为原发性，亦可继发于多种疾病，见于感染（乙、丙型肝炎病毒）、系统性疾病（如红斑狼疮）、药物治疗（如金、青霉胺等）以及恶性肿瘤。该病具有病程反复、慢性迁延的特点。

（一）病因与发病机制

虽然对原发性膜性肾病的发病机制了解不多，但多数学者同意免疫损伤是其发病的基本机制。认为膜性肾病是一种针对正常肾小球上皮细胞膜上的抗原成分产生的自体抗体介导的肾小球损害，免疫复合物由上皮细胞膜上脱落到基底膜的上皮细胞形成典型的免疫复合物沉着。沉着的免疫复合物激活补体，由此产生 C5b-9。补体膜攻击复合物引起蛋白尿，病变过程中激活的细胞因子导致基底膜细胞外基质成分改变引起基底膜增厚，使病变进一步发展。

（二）临床表现

本病可见于任何年龄，但大部分病人诊断时已超过 30 岁，发病年龄高峰为 30～40 岁和 50～60 岁两个年龄段。膜性肾病大多缓慢起病，一般无前驱上呼吸道感染史。少数病人呈无症状性蛋白尿，多数病人（70%～80%）有大量蛋白尿，表现为肾病综合征。潜伏期一般为几周至几个月，80% 的病人以水肿为首发症状，20% 因蛋白尿就诊。本病初期多无高血压，但随着疾病发展 30%～50% 病人出现血压升高。早期肾功能多正常，起病数周至数月因肾小球滤过下降、间质病变等因素可逐渐出现肾功能不全及尿毒症。

三、尿崩症

尿崩症（diabetes insipindus）是指血管加压素（vasopressin，VP）[又称抗利尿激素（antidiuretic hormone，ADH）]分泌不足（又称中枢性或垂体性尿崩症），或肾脏对血管加压素反应缺陷（又称肾性尿崩症）而引起的一综合征，其特点是多尿、烦渴、低密度尿和低渗尿。

（一）垂体性尿崩症（diabetes insipidus）

垂体性尿崩症（diabetes insipidus）是由于脑下垂体后叶激素之一的抗利尿激素的缺乏所引起的肾脏排出水分增加的现象。原因是肾小管的再吸收受到影响。多尿症意味着尿量的增加，它和糖尿并无关系。

1. 病因 ①原发性：原因不明，患者视上核、室旁核内神经元减少，且在循环中存在下丘脑神经核团的抗体。②继发性尿崩症：发生于下丘脑或垂体新生物或侵入性损害。③遗传性尿崩症：十分少见，可以是单一的遗传性缺陷。④物理性损伤：常见于脑部尤其是垂体、下丘脑部位的手术、同位素治疗后，严重的脑外伤后。

2. 临床表现 垂体性尿崩症可见于任何年龄，通常在儿童期或成年早期发病，男性较女性多见，男女之比约 2∶1。一般起病日期明确。①尿崩症的主要临床表现为多尿、烦渴与多饮，起病常较急。24h 尿量可多达 5～10L，但最多不超过 18L。尿相对密度常在 1.005 以下，尿渗透压常为 50～200mOsm/kg H_2O，尿色淡如清水。②由于低渗性多尿，血浆渗透压常轻度升高，因而兴奋口渴中枢，患者因烦渴而大量饮水，喜冷饮。③长期多尿可导致膀胱容量增大，因此排尿次数相应有所减少。④继发性尿崩症除上述表现外，尚有原发病的症状与体征。

（二）肾性尿崩症

肾脏对抗利尿激素不起反应即肾性尿崩症。即在血浆 ADH 正常或增高的情况下，肾脏不能浓缩尿液而持续排出稀释尿的病理状态。

1. 病因　①原发性：先天性和家族性。②继发性：多见于多种慢性肾病（多囊肾、髓质囊性病、慢性间质性疾病、严重肾功能衰竭）、阻塞性尿路病、单侧肾动脉狭窄、肾移植术后、急性肾小管坏死、低钾、慢性高钙血症、药物（锂、甲氧氟烷、地美环素、秋裂胺、两性霉素 B、庆大霉素等）、自身免疫性疾病（多发性骨髓瘤、淀粉样变、干燥综合征等）。

2. 临床表现　①发病情况：遗传性者 90% 发生于男性，伴性显性遗传，多为完全表现型，病情较重。女性较少，女性传递一般无症状，多为不完全表现型，病情较轻。多于出生后不久即发病，但推迟至 10 岁才出现症状。②多饮、烦渴。③多尿、持续性低渗尿。④智力及生长发育障碍等。⑤新生儿常因脱水而出现高热、惊厥，随年龄增加症状可逐渐减轻。⑥多尿，可发生膀胱膨胀及肾盂积水。

四、慢性肾功能衰竭

慢性肾功能衰竭（简称慢性肾衰）又称慢性肾功能不全，是指各种原因造成的慢性进行性肾实质损害，致使肾脏明显萎缩，不能维持其基本功能。出现以代谢产物潴留，水、电解质、酸碱平衡失调，全身各系统受累为主要表现的临床综合征，也称为尿毒症。

（一）病因与发病机制

1. 疾病病因　①肾脏疾病引起：急、慢性肾炎，急、慢性肾盂肾炎，肾小动脉硬化，肾结核，尿路梗阻。②肾外疾病：系统性红斑狼疮，糖尿病，痛风，多发性骨髓瘤和多囊肾。③药物以及长期服用解热镇痛剂及接触重金属等病史。

2. 疾病机理　肾小球进行性损害的机理有以下几种学说。

① 肾小球过度滤过学说：认为残余肾单位肾小球的过度滤过，最终导致肾小球相继硬化。

② 矫枉失衡学说：认为某些引起毒性作用的体液因子，在体内浓度逐渐增高，并非完全由于肾脏清除减少所致，而是机体一种平衡适应，但在适应过程中，又出现新的不平衡，如此周而复始，引起机体进行性损害。

③ "毒素"学说：认为大量有毒物质对肾脏的损害。

3. 慢性肾衰竭进行性恶化的机制　其机制目前尚未完全弄清楚。目前认为：血管紧张素 Ⅱ 在肾衰进行性恶化中起着重要的作用。血管紧张素 Ⅱ 使肾小球毛细血管血压增高，引起肾小球通透性增加，过多蛋白从肾小球滤出，近曲小管细胞通过胞饮作用将其吸收后，可引起肾小管损害、间质炎症及纤维化，以致肾单位功能丧失。因此认为，蛋白尿是肾衰进行性恶化的另一个重要因素。

（二）临床表现

肾功能损害是一个较长的发展过程，一般表现为恶心、呕吐、腹泻、下肢灼痛难忍须经常移动、皮肤瘙痒、骨痛、抽搐和出血征象等。在疾病的不同阶段，有其不同的程度和特点。

1. 肾功能代偿期　肾功能单位受损未达到总数 1/2 时，不产生血尿素氮和肌酐升高、体内代谢平衡，不出现症状 [以血肌酐（Scr）在 $133\sim177\mu mol/L$（2mg/dl）]。

2. 肾功能不全期　肾功能水平降至 50% 以下，血肌酐（Scr）水平上升至 $177\mu mol/L$（2mg/dl）以上，血尿素氮（BuN）水平升高 $>7.0mmol/L$（20mg/dl），病人有乏力、食欲不振、夜尿多、轻度贫血等症状。

3. 肾功能衰竭期 当内生肌酐清除率（Ccr）下降到 25ml/min 以下，BuN 水平高于 17.9～21.4mmol/L（50～60mg/dl），Scr 升至 442μmol/L（5mg/dl）以上，病人出现贫血，血磷水平上升，血钙下降，代谢性酸中毒，水、电解质紊乱等。

4. 尿毒症终末期 Ccr 在 10ml/min 以下，Scr 升至 707μmol/L 以上，酸中毒明显，出现各系统症状，以至昏迷。

第六节 常见神经系统疾病

一、帕金森综合征

帕金森综合征（PD）又称震颤麻痹，是中老年人最常见的中枢神经系统变性疾病，可发生于任何年龄组。发病率约占全部病人的 8% 左右。

（一）病因与发病机制

帕金森病的病因现在还不是很清楚。目前公认其病因是神经细胞的退行性变，主要病变部位在黑质和纹状体。黑质细胞数量的逐渐减少、功能的逐步丧失，致使多巴胺分泌减少。

原发性震颤麻痹，即找不到明确的原因或者发病原因可能跟遗传有关，10% 左右的病人有家族史。继发性震颤麻痹，因某种脑炎、中毒、脑血管病、颅脑损伤、脑肿瘤等引起。

（二）临床表现

该病起病缓慢，呈进行性加重，表现如下。

1. 姿势与步态 面容呆板，形若假面具；头部前倾，躯干向前倾屈曲，肘关节、膝关节微屈；走路步距小，初行缓慢，越走越快，呈慌张步态，两上肢不做前后摆动。

2. 震颤 多见于头部和四肢，以手部最明显，手指表现为粗大的节律性震颤（呈搓丸样运动）。震颤早期常在静止时出现，做随意运动和睡眠中消失，情绪激动时加重，晚期震颤可呈持续性。

3. 肌肉僵硬 伸肌、屈肌张力均增高，被动运动时有齿轮样或铅管样阻力感，分别称为齿轮样强直或铅管样强直。

4. 运动障碍 与肌肉僵硬有关，如发音肌僵硬引起发音困难，手指肌僵硬使日常生活不能自理（如生活起居、洗漱、进食等都感困难）。

5. 其他 易激动，偶有阵发性冲动行为；出汗、唾液、皮脂腺液等分泌增多；脑脊液、尿中多巴胺及其代谢产物降低。

二、脑缺血性疾病

脑的短暂性血液供应不足并出现症状称为短暂性脑缺血发作，是一种常见的急性脑血管病。病人突然发病，类似脑出血或脑梗死的表现，一般在 24h 内完全恢复正常，但可以反复发作。短暂性脑缺血发作病人一般在 1～5 年内可能发生脑梗死。而脑梗死的病人中的 1/3～2/3 曾经发生过短暂性脑缺血发作。

（一）引发短暂性脑缺血的危险因素

① 动脉粥样硬化：某些脑小动脉暂时性闭塞，当侧支循环及时建立、再通后，供血改善使症状在 24h 内消失。

② 高血压病：引起脑血管痉挛，血流不畅，供血不足。

③ 微小血栓栓塞：经机体本身作用而消除，血循环再通，但可引起同一症状在复发时再现。

④ 血小板增多使血黏稠度高，血氧含量不足，以及贫血、心脏病、心肌炎均可引起短暂性脑缺血发作。

⑤ 高脂血症、糖尿病及并发症。

⑥ 其他：过度用脑、情绪激动、寒冷、劳累。

（二）临床表现

1. 突然的、短暂的、局灶性神经功能缺失　发作在24h恢复，无后遗症。局灶性神经功能缺失症状主要有：①偏瘫、偏身麻木、感觉减退、视力障碍、球麻痹；②眩晕、头痛、耳鸣、眼前发黑、面部麻木、四肢无力、饮水呛咳、说话不清。症状可持续数分钟或数小时即完全恢复正常，少数病人持续到十几小时，但均在24h内恢复正常。

2. 反复发作　以上临床症状反复出现。

3. 发病年龄　多在50岁以上，有心脏病和动脉粥样硬化病史。

三、老年痴呆

所谓的老年痴呆症，又称阿尔茨海默病（Alzheimer's disease，AD），是发生在老年期及老年前期的一种原发性退行性脑病，指的是一种持续性高级神经功能活动障碍，即在没有意识障碍的状态下，记忆、思维、分析判断、视空间辨认、情绪等方面的障碍。其特征性病理变化为大脑皮层萎缩，并伴有β-淀粉样蛋白沉积，神经元纤维缠结，大量记忆性神经元数目减少，以及老年斑的形成。目前尚无特效治疗或逆转疾病进展的治疗药物。

（一）病因与发病机制

1. 遗传因素　有三种不同体染色体显性基因与少数家族性、早发性AD有关。发病的年纪有50％的遗传性。

2. 神经毒素的侵害　蓝藻生物皆含有神经毒素BMAA（β-N-methylamino-L-alanine），会对动物产生强烈的毒性，加速动物脑神经退化、四肢肌肉萎缩等。

3. 饮食　大规模调查显示，多摄取蔬菜、鱼虾类食物将减少患阿尔茨海默病的概率，肉类的过多摄取则会使得概率提高。

4. 铝致病说　阿尔茨海默病患者脑内检测出的铝离子浓度比正常人高出数十倍，这是阿尔茨海默病的成因还是导致的结果目前还不明。

在病理学上显示出脑组织萎缩、大脑皮质出现老年斑等现象。主要是神经细胞的损失（或退化），以及脑中出现类淀粉斑以及神经纤维丛。研究发现老年斑是β-淀粉样蛋白沉积所造成的。

（二）临床表现

通常在老年期（60岁以上）发病。最初征兆从失忆开始。症状表现为逐渐严重的认知障碍（记忆障碍、见识障碍、学习障碍、注意障碍、空间认知机能障碍、解决问题能力的障碍），逐渐不能适应社会。严重的情况下无法理解会话内容，无法解决如摄食、穿衣等简单的问题，最终瘫痪在床。

其特点是逐渐恶化。病情恶化的途中，有的患者会伴有被害妄想幻觉等现象出现。通常还能见到诸如行为语言粗暴、举止下流等症状。

阿尔茨海默病的症状因人而异，大致可分为三个阶段。有的拖延数年却变化不明显，有的几个月便到晚期，难以预料。

1. 早期症状　于最初发病2～3年，健忘（尤其新近发生的事），缺乏创造力、进取心，且丧失对原有事物的兴趣与工作冲劲。

2. 中期症状　于最初发病的3～4年后，对人、事、地、物渐无定向感，注意力转移，且一般性理解能力降低。此外，会重复相同的语言、行为及思想，而情绪不稳，缺乏原有的道德与伦理标准，常有迫害妄想的人格异常等现象，但无病识感。偶尔会出现"黄昏综合征"。

3. 晚期症状　语无伦次、不可理喻、丧失所有智力功能、智能明显退化。而且逐渐不言不语、表情冷漠、肌肉僵硬、憔悴不堪，以及出现大小便失禁、容易感染等。

第七节　常见内分泌系统疾病

一、甲状腺疾病

（一）地方性甲状腺肿

地方性甲状腺肿（endemic goiter）是甲状腺肿的一种。甲状腺肿按地区分布可分为地方性和散发性两种。地方性甲状腺肿是由于一个地区存在特定的环境致甲状腺肿因素（主要是碘缺乏），因此，使生活在这一地区的人群中有一定比例的人发生了甲状腺肿。一定比例是指当地学龄儿童甲状腺肿大概在5%以上，即甲状腺肿的存在已构成公共卫生问题。一般来说低于5%属散发性甲状腺肿，大多由非缺碘因素造成。

1. 病因与发病机制　世界公认地方性甲状腺肿的主要病因是缺碘，该病主要多见于远离沿海及海拔高的山区，流行地区的土壤、水和食物中含碘量极少。碘作为甲状腺激素的合成原料，摄入不足会导致甲状腺激素合成减少。但缺碘不是唯一原因，除此之外还见于：①水中含钙、氟、镁过多也可致甲状腺肿；②一些与I^-类似的单价阴离子如SCN^-、F^-、Br^-、At^-、ClO_4^-、ReO_4^-、BF_4^-等与碘竞争，使甲状腺浓集碘的能力下降，合成甲状腺激素减少，刺激垂体分泌较多的TSH，使甲状腺肿大；③在自然界含碘丰富的地区也有地方性甲状腺肿流行，主要是因为摄入碘过多，从而阻碍了甲状腺内碘的有机化过程而抑制T4的合成，促使TSH分泌增加而产生甲状腺肿，称为高碘性地方性甲状腺肿。

2. 临床表现　早期无明显临床症状，甲状腺轻、中度弥漫性肿大，质软，无压痛。极少数明显肿大者可出现压迫症状，如呼吸困难、吞咽困难、声音嘶哑、刺激性咳嗽等。胸骨后甲状腺肿可有食管或上腔静脉受压症状。甲状腺功能基本正常，但约5%的患者由于甲状腺代偿功能不足而出现甲状腺功能降低，影响智力及生长发育。少数地方性甲状腺肿病人由于长期血清、TSH水平增高，当补充碘后，甲状腺激素合成过多，形成碘甲亢。

3. 并发症

（1）甲减　应用放射免疫分析技术测定激素以来，证实多数地方性甲状腺肿大患者临床甲状腺功能多正常（代偿），甚至非甲状腺肿大患者有程度不同的甲减改变。

（2）甲亢　地方性甲状腺肿大病人中甲亢的发病率并不高，仅见于40岁以上的有毒性结节性的患者。

（3）甲状腺癌　甲状腺癌是否与地方性甲状腺肿大有关，一直有争论。

（4）气管软化　质地坚硬或钙化的甲状腺结节直接压迫气管是造成气管软化的主要因素。病人的主要症状是呼吸困难，甚至不能平卧，半数以上患者还有心慌气促等。

（二）甲状腺机能亢进

甲亢是甲状腺机能亢进症的简称，是指由多种原因导致甲状腺功能增强，分泌甲状腺激素（TH）过多，造成机体的神经、循环及消化等系统兴奋性增高和代谢亢进为主要表现的临床综合征。多数甲亢起病缓慢，亦有急性发病，发病率约为31/10万，女性多见，男女之比为 1：（4～6）。各年龄组均可发病，以 20～40 岁发病者为多。

1. 病因及发病机制　甲亢是一种有细胞免疫参与的自身免疫性疾病，有 80%～90% 甲亢病人的血清中能测出甲状腺刺激性免疫球蛋白，具有抑制血清促甲状腺激素与其受体或与其有关组织结合，从而激活腺苷酸环化酶，加强甲状腺细胞的功能，甲状腺被刺激增生，激发、增强甲状腺对碘的吸收及甲状腺激素的合成与分泌的生理效应，引起甲状腺功能亢进。

甲状腺自身免疫的发生、发展过程迄今尚不清楚，其相关的诱发因素包括创伤、精神刺激、感染、过度疲劳、某些药物（如乙胺碘呋酮）等。不少甲亢的诱发主要与自身免疫、遗传因素有关，部分甲亢病人的发病有可能在避免诱发因素的条件下得到预防。

2. 临床表现　甲状腺功能亢进是由多种原因引起的甲状腺激素分泌过多所致的一组常见内分泌疾病。主要临床表现为多食、消瘦、畏热、多汗、心悸、激动等高代谢综合征，神经和血管兴奋增强，以及不同程度的甲状腺肿大和眼突、手颤、颈部血管杂音等为特征，严重的可出现甲亢危相、昏迷，甚至危及生命。

3. 并发症　甲状腺机能亢进如果没有妥善治疗，长期控制，严重者可能造成许多合并症。

（1）心脏衰竭　长期心跳持续快速，最后会导致心房纤维颤动，引起心脏衰竭。

（2）肌肉病变　甲状腺机能亢进，因为代谢快，能量消耗快，可能引起肌肉萎缩，造成肌肉无力，尤其是近端肌肉（如大腿、上臂）。

（3）骨质疏松　因为甲状腺机能亢进增加骨骼的代谢，所以长期下来会引起骨质疏松。小孩如果甲状腺机能亢进不治疗会造成 X 腿。

（4）皮肤病变　皮肤粗糙，没有弹性，特别是脚的皮肤。

（5）眼睛病变　眼球突出，眼皮盖不紧，可能引起角膜受伤，视力受损。或者因为眼球肌肉肿大压迫视神经，造成视力减退。

二、肾上腺皮质分泌增多症

本病是由肾上腺皮质分泌糖皮质激素（主要是皮质醇）过多所致，多发于 20～40 岁女性。

（一）病因与发病机制

本病的详细病因尚不清楚，可能与肾上腺皮质腺瘤、肾上腺皮质癌肿、肾上腺皮质增生、肾上腺皮质增生伴多发性腺瘤有关。另外，肾上腺以外的肿瘤异位分泌 ACTH 或医源性皮质激素应用过多也可导致本病。

（二）临床表现

主要临床症状为满月脸，向心性肥胖，高血压，多毛，月经减少或停经，性欲减退，皮肤紫纹（好发于下腹部、大腿内外侧、臀部），痤疮，骨质疏松，肌肉萎缩，抗病能力降低容易遭受各种感染，血液改变容易出血，多血质。半数病人有不同程度的精神和情绪改变，如抑郁、烦躁、易怒、失眠。少数者视力模糊，眼球疼痛等。重者可迅速恶化，不能行动乃至死亡。

三、糖尿病

糖尿病（diabetes）是由遗传因素、免疫功能紊乱、微生物感染及其毒素、自由基毒素、精神因素等各种致病因子作用于机体导致胰岛功能减退、胰岛素抵抗（insulin resistance，IR）等而引发的糖、蛋白质、脂肪、水和电解质等一系列代谢紊乱综合征。临床上以高血糖为主要特点，典型病例可出现多尿、多饮、多食、消瘦等表现，即"三多一少"症状。分Ⅰ型糖尿病和Ⅱ型糖尿病。在糖尿病患者中，Ⅱ型糖尿病所占的比例约为95%。Ⅰ型糖尿病多发生于青少年，因胰岛素分泌缺乏，依赖外源性胰岛素补充以维持生命。Ⅱ型糖尿病多见于中、老年人，其胰岛素的分泌量并不低，甚至还偏高，临床表现为机体对胰岛素不够敏感，即胰岛素抵抗。

（一）病因与发病机制

1. 与Ⅰ型糖尿病有关的因素

（1）自身免疫系统缺陷　在Ⅰ型糖尿病患者的血液中可查出多种自身免疫抗体，这些异常的自身抗体可以损伤人体胰岛分泌胰岛素的B细胞，使之不能正常分泌胰岛素。

（2）遗传因素　目前研究提示遗传缺陷是Ⅰ型糖尿病的发病基础，Ⅰ型糖尿病有家族性发病的特点。

（3）病毒感染可能是诱因　Ⅰ型糖尿病患者发病之前的一段时间内常常得过病毒感染，而且Ⅰ型糖尿病的"流行"，往往出现在病毒流行之后。引起流行性腮腺炎和风疹的病毒，以及能引起脊髓灰质炎的柯萨奇病毒家族，都可以在Ⅰ型糖尿病中起作用。

2. 与Ⅱ型糖尿病有关的因素

（1）遗传因素　和Ⅰ型糖尿病类似，Ⅱ型糖尿病也有家族发病的特点，很可能与基因遗传有关。

（2）肥胖　遗传原因可引起肥胖，同样也可引起Ⅱ型糖尿病。

（3）年龄　有一半的Ⅱ型糖尿病患者多在55岁以后发病。高龄患者容易出现糖尿病也与年纪大的人容易超重有关。

（4）饮食　吃高热量的食物和运动量的减少也能引起糖尿病，有人认为这也是由于肥胖而引起的。

3. Ⅱ型糖尿病发病机制　大量研究已证明，氧化应激不仅参与了Ⅱ型糖尿病的发病过程，也构成糖尿病晚期并发症的发病机制。人体在高血糖和高游离脂肪酸（FFA）的刺激下，自由基大量生成，进而启动氧化应激。氧化应激信号通路的激活会导致胰岛素抵抗（IR）、胰岛素分泌受损和糖尿病血管病变。B细胞也是氧化应激的重要靶点。B细胞内抗氧化酶水平较低，故对活性氧簇（ROS）较为敏感。ROS可直接损伤胰岛B细胞，促进B细胞凋亡，还可通过影响胰岛素信号转导通路间接抑制B细胞功能。

胰岛素抵抗可以先于糖尿病发生，在其作用下，疾病早期胰岛素代偿性分泌增加以保持正常糖耐量。当胰岛素抵抗增强、胰岛素代偿性分泌减少或二者共同出现时，疾病逐渐向糖耐量减退和糖尿病进展，血糖开始升高。高血糖和高FFA共同导致ROS大量生成和氧化应激，也激活应激敏感信号途径，从而又加重胰岛素抵抗。

（二）临床表现

糖尿病症状可总结为"三多一少"，所谓"三多"是指"多食、多饮、多尿"，"一少"指"体重减少"。

1. 多食　由于大量尿糖丢失，机体处于半饥饿状态，能量缺乏需要补充，引起食欲亢进，食量增加。同时又因高血糖刺激胰岛素分泌，因而病人易产生饥饿感，食欲亢进，甚至每天吃五六次饭，主食达1~1.5kg，副食也比正常人明显增多，还不能满足食欲。

2. 多饮　由于多尿，水分丢失过多，发生细胞内脱水，刺激口渴中枢，出现烦渴多饮，饮水量和饮水次数都增多，以此补充水分。排尿越多，饮水也越多，形成正比关系。

3. 多尿　尿量增多，每昼夜尿量达3000~5000ml，最高可达10000ml以上。排尿次数也增多，1~2h就可能小便1次，有的病人甚至每昼夜可达30余次。糖尿病病人血糖浓度增高，不能完全被肾小管重吸收，形成渗透性利尿，出现多尿。

4. 消瘦（体重减少）　由于胰岛素不足，机体不能充分利用葡萄糖，使脂肪和蛋白质分解加速来补充能量和热量。其结果使体内碳水化合物、脂肪及蛋白质被大量消耗，再加上水分的丢失，病人体重减轻、形体消瘦，以致疲乏无力、精神不振。同样，病程时间越长，血糖越高，病情越重，消瘦也就越明显。

（三）并发症

威胁糖尿病病人生命的为心血管病变，约 70％以上病人死于心血管病变的各种并发症。血管病变非常广泛，不论大中小血管、动脉、毛细血管和静脉，均可累及。研究发现，糖尿病血管基膜中有糖类沉积，其中主要为羟赖氨酸减少，通过不明机制引起血管基膜增厚。此种微血管病变常伴有微循环异常，为并发许多脏器病变的病理基础。引起肾脏病变、眼底病变、神经病变及心肌等肌肉病变，成为决定患者预后的主要因素。

四、骨质疏松症

骨质疏松（osteoporosis）是多种原因引起的一组骨病，骨组织有正常的钙化，钙盐与基质呈正常比例，以单位体积内骨组织量减少为特点的代谢性骨病变。在多数骨质疏松中，骨组织的减少主要是由于骨质吸收增多所致。发病多缓慢，个别较快，以骨骼疼痛、易于骨折为特征。生化检查基本正常。病理解剖可见骨皮质菲薄，骨小梁稀疏萎缩，类骨质层不厚。

原发性骨质疏松是以骨量减少、骨的微观结构退化为特征的，致使骨的脆性增加以及易于发生骨折的一种全身性骨骼疾病。

（一）病因与发病机制

导致骨质疏松的原因很多，钙的缺乏是被大家公认的因素。降钙素以及维生素 D 的不足也很重要。另外，酸性体质也是重要因素。人体的正常环境是弱碱性，受饮食、生活习惯、周围环境、情绪等的影响，人的体液很多时候都会出现酸性，尤其是在人体摄入大量高蛋白、高糖时，为了维持体液的酸碱平衡，身体动用体内的碱性物质来中和这些酸性物质。而体内含量最多的碱性物质就是钙质。因此，酸性体质是钙质流失、骨质疏松的重要原因。

1. 老年性和绝经期后骨质疏松　老年性骨质疏松可能与性激素水平低下、蛋白质合成性代谢刺激减弱以及成骨细胞功能减退、骨质形成减少等有关。雌激素有抑制破骨细胞活性、减少骨吸收和促进成骨细胞活性及骨质形成作用。绝经期后雌激素降低，故骨吸收加速而逐渐发生骨质疏松。随着年龄的增长，骨母细胞逐渐死亡，骨基质在量与质方面都在改变。因此老年性骨质疏松实际上是机体老化过程的表现，特别是骨组织表现最突出。

2. 营养性骨质疏松　蛋白质缺乏，骨有机基质生成不良，维生素 C 缺乏影响基质形成，并使胶原组织的成熟发生障碍；饮食中长期缺钙（每日不足 400mg）者可发生继发性甲状旁腺功能亢进症，促进骨质吸收也可致病。

3. 废用性骨质疏松　各种原因的废用少动、不负重等，对骨骼的机械刺激减弱可造成肌肉萎缩、骨形成作用减少、骨吸收作用增强而形成骨质疏松。

4. 青年特发性骨质疏松　原因不明，多见于青年人，故又称青年型骨质疏松。

5. 内分泌性骨质疏松　皮质醇增多症、糖尿病、肢端肥大症、原发性甲状旁腺功能亢进引起。

6. 其他　遗传性结缔组织病、类风湿性关节炎等也促进骨质疏松。长期肝素治疗影响胶原结构可致骨质疏松。

（二）临床表现

1. 疼痛 原发性骨质疏松症以腰背痛多见，占疼痛患者中的 70%～80%。疼痛沿脊柱向两侧扩散，仰卧或坐位时疼痛减轻，直立时后伸或久立、久坐时疼痛加剧，日间疼痛轻，夜间和清晨醒来时加重，弯腰、肌肉运动、咳嗽、大便用力时加重。

2. 身长缩短、驼背 多在疼痛后出现。脊椎椎体前部几乎多为松质骨组成，而且此部位是身体的支柱，负重量大，容易压缩变形，使脊椎前倾，背曲加剧，形成驼背。随着年龄增长，骨质疏松加重，驼背曲度加大，致使膝关节挛拘显著。

3. 骨折 这是退行性骨质疏松症最常见和最严重的并发症。

4. 呼吸功能下降 胸、腰椎压缩性骨折，脊椎后弯，胸廓畸形，可使肺活量和最大换气量显著减少，患者往往可出现胸闷、气短、呼吸困难等症状。

（邱丽颖 杜斌）

参 考 文 献

[1] 柏树令. 系统解剖学. 第 7 版. 北京：人民卫生出版社.

[2] 邹仲之. 组织学与胚胎学. 第 6 版. 北京：人民卫生出版社.

[3] 丁自海. 人体解剖学. 第 2 版. 北京：中国科学技术出版社.

[4] 刘方. 人体解剖学. 第 3 版. 北京：人民卫生出版社.

[5] 郭光文，王序. 人体解剖彩色图谱. 北京：人民卫生出版社.

[6] 姚泰. 生理学. 第 6 版. 北京：人民卫生出版社.

[7] 刘玲爱. 生理学. 北京：人民卫生出版社.

[8] 姚泰. 生理学（供 8 年制使用）. 北京：人民卫生出版社.

[9] 唐四元. 生理学. 北京：人民卫生出版社.